Experimentelle Medizin, Pathologie und Klinik

Band 19

Herausgegeben von

R. Hegglin · F. Leuthardt · R. Schoen · H. Schwiegk
A. Studer · H. U. Zollinger

Das Karzinoid

Klinik, Endokrinologie, pathologische Anatomie,
Pathogenese und Therapie

Hans Joachim Kähler

Mit 32 Abbildungen

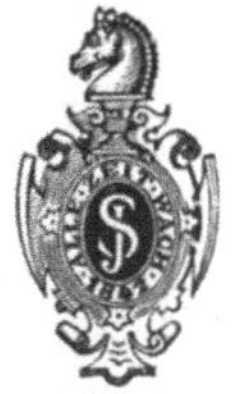

Springer-Verlag Berlin · Heidelberg · New York 1967

Dr. Hans Joachim Kähler
Wiesbaden

ISBN-13: 978-3-642-86058-4   e-ISBN-13: 978-3-642-86057-7
DOI: 10.1007/978-3-642-86057-7
Softcover reprint of the hardcover 1st edition 1967
© by Springer-Verlag Berlin · Heidelberg 1967

Library of Congress Catalog Card Number 67-12302

Titel-Nr. 6542

Zum Geleit

Mein langjähriger Mitarbeiter HANS JOACHIM KÄHLER legt in der vorliegenden Monographie eine umfassende Darstellung der Klinik, der pathologischen Physiologie, der Pathologie und Therapie der Karzinoide mit und ohne endokrine Semiotik vor. Darin werden die Karzinoide des Dünndarms, des Magens, der Bronchien und des Rektums eingehend besprochen. Einen größeren Raum nimmt das typische Karzinoid-Syndrom ein. In einem Anhangskapitel wird die Physiologie, Pathophysiologie und Pharmakodynamik des Serotonins besprochen. Der Autor hat sich viele Jahre mit mir gemeinsam mit dem Karzinoidproblem an meiner Freiburger Klinik befaßt. Seine besondere Begabung, ein umfassendes Problem unter Berücksichtigung der gesamten Literatur souverän und klar zur Darstellung zu bringen, kommt auch der vorliegenden Arbeit zugute. Jeder Arzt und Forscher, der sich mit dem Karzinoid-Problem befaßt, wird darin über alle Fragen auf das Beste beraten. So darf ich dieser ausgezeichneten Monographie eine weite Verbreitung wünschen.

LUDWIG HEILMEYER

Freiburg i. Brsg. — Ulm/Donau

Inhalt

Einführung

In den letzten Jahren ist immer wieder einmal offen oder versteckt darüber geklagt worden, daß sich sowohl Forschung wie Lehre der Medizin allzu sehr auf seltene Krankheitsbilder konzentrieren, deren Kenntnis für den praktisch tätigen Arzt nur von untergeordneter Bedeutung sein könne. An der Tatsache einer Ausweitung des medizinischen Interesses auch auf Randgebiete der menschlichen Pathologie kann wohl nicht gezweifelt werden, der etwaige Vorwurf einer Versäumung dringlicherer Gegenwartsaufgaben wäre jedoch nicht gerecht. Mit der zunehmenden Durchdringung der Heilkunde mit naturwissenschaftlichen Denk- und Arbeitsmethoden konnte sich nicht nur das Wissen um häufiger auftretende Erkrankungen ständig mehr vertiefen, sondern mußten auch solche Leiden zum Gegenstand von Forschung und Lehre werden, die infolge einer geringeren Morbidität bislang nur wenig Aufmerksamkeit auf sich gelenkt hatten.

Es gibt jedoch noch einen anderen Grund für das intensive Studium dieser Erscheinungen an der Peripherie menschlichen Krankseins. In nicht wenigen Fällen solch seltener Krankheiten bietet nämlich die Natur eine ganz einmalige Möglichkeit, Lebensvorgänge zu erforschen, die ansonsten nicht oder nur schwer zugänglich wären. Mag es auf Anhieb auch noch nicht offensichtlich sein, so ist doch meist zu erwarten, daß die hieraus gewonnenen Erfahrungen zu einer Befruchtung des Verständnisses anderer physiologischer, vor allem aber auch pathologischer Erscheinungen führen und hier nicht zuletzt auch Anhaltspunkte für ein erfolgreiches therapeutisches Handeln bieten. Um die Bedeutung dieser Forschung aber noch weiter zu unterstreichen, sei noch auf das immer wieder vorkommende Phänomen hingewiesen, daß diese angeblich seltenen Krankheiten oft gar nicht mehr solche Raritäten darstellen, nachdem ihre Symptome besser bekannt geworden sind.

Zu derartigen Erkrankungen gehört auch das Karzinoid, eine Geschwulst, die in den vergangenen Jahren ein ganz außergewöhnlich lebhaftes Interesse auf sich gezogen hat und über die im deutschen Schrifttum bereits einmal ausführlich referiert wurde [408]. Diese Übersicht versuchte, den Stand der Ergebnisse einer Erforschung dieser Geschwulst bis etwa zum Jahre 1960 zu erfassen. Seit dieser Zeit sind jedoch so viele weitere Erfahrungen mitgeteilt worden, daß sich nicht nur eine erneute Bearbeitung dieses Themas lohnt, sondern sich geradezu aufdrängt, zumal manche Daten heute einer kritischen Überprüfung unterzogen werden müssen.

Das Karzinoid ist in der Tat eine nicht gerade häufige Geschwulst. Es ist auf jeden Fall so selten, daß viele Ärzte niemals mit der Problematik seiner Erkennung und Behandlung konfrontiert werden. Dieses liegt aber auch noch daran, daß es oft keine Krankheitserscheinungen verursacht und dann höchstens zufällig bei einer aus anderen Gründen durchgeführten Operation oder Autopsie entdeckt wird. Schon hieraus geht eine Gutartigkeit der Geschwulst hervor, die es dem Träger erlaubt, mit ihr ohne jegliche Beeinträchtigung von organischen Funktionen und subjektivem Befinden zu leben. Diese Benignität ist auch pathologisch-anatomisch erkennbar, ist jedoch nur relativer Natur, und jedem Karzinoid wohnt die Potenz zur Infiltration und Absetzung entfernter Tochtergeschwülste inne. Aber auch dieses maligne Karzinoid ist insofern noch gutartigen Charakters, als es oft noch eine recht langsame Wachstumstendenz aufweist und den Befallenen nur wenig gefährdet.

Seinen Ausgang nimmt das Karzinoid meist von der Schleimhaut des Verdauungskanals, aber auch im Bronchialbaum und weiterhin in Teratomen der Gonaden kommt es vor, sofern sich in diesen Gewächsen Abkömmlinge der intestinalen oder bronchialen Schleimhaut entwickelt haben. Vom histologischen Standpunkt aus rechnet das Karzinoid zu den epithelialen Geschwülsten, seine relative Gutartigkeit rechtfertigt jedoch die Bezeichnung „Karzinoid" als Unterscheidung gegenüber echten Karzinomen vollauf.

Als Ursprung der Geschwulstentwicklung ist nicht die Schleimhaut der erwähnten Organe schlechthin anzusehen, sondern eine hierin eingebettete besondere Zellart. Dieser oft auch schlicht „helle Zelle" benannte Ursprungsort ist durch eine Reihe von speziellen Eigenschaften gekennzeichnet, die sich oft auf die hieraus hervorgehende Geschwulst übertragen. Eine dieser Eigenschaften ist der Besitz eines Hormons. Nach langjähriger Forschung konnte dieses Hormon mit dem 5-Hydroxytryptamin oder Serotonin identifiziert werden.

Mutterzelle und Geschwulst, in Sonderheit aber die Metastasen, können diesen Wirkstoff in großen Mengen in die Blutbahn ausschütten und kraft seiner Pharmakodynamik entstehen hierdurch neue, teils flüchtige, teils bleibende Krankheitssymptome, die mit unter dem Terminus „Karzinoidsyndrom" zusammengefaßt werden. Ob allerdings dieser Symptomkomplex allein durch das Serotonin ausgelöst wird, ist eine Frage, die näher zu prüfen wäre. Unabhängig von diesem Zweifel gehört das Karzinoid durch diese Eigenschaft zu den fakultativ endokrin wirksamen Tumoren, und es erinnert an ähnlich aktive Geschwülste wie das Phäochromozytom, die Adenome des Inselorgans, der Hypophyse, Nebennierenrinde, Schilddrüse und Nebenschilddrüse. Auch mit dem Chorionepitheliom und dem Prostata-Karzinom besitzt es die Gemeinsamkeit der Erzeugung spezifischer Wirkstoffe und mit der Mastozytose oder Urticaria pigmentosa verbindet es die Sekretion eines biogenen Amins.

bestehen, daß es sich bei dieser noch als „Drüsenpolyp" bezeichneten Geschwulst um die erste Beschreibung eines Karzinoids im Ileum gehandelt hat. Andere Autoren zitieren zwar eine noch ältere, aus dem Jahre 1838 von MERLING stammende Beobachtung [262, 647], doch entzieht sich dieser Hinweis einer näheren Überprüfung. Stichhaltig ist dafür wieder eine Veröffentlichung aus dem Jahre 1888 von LUBARSCH [483]. Wiederum bei der Sektion von zwei Kranken waren im Ileum multiple, vornehmlich in der Mukosa und Submukosa gelegene Tumoren angetroffen worden, die auf der Schnittfläche einen ungewöhnlichen gelblichen Farbton aufwiesen. LUBARSCH war noch von der karzinomatösen Natur dieser Geschwülste überzeugt und sprach daher von „kleinen Karzinomen" oder einem „Carcinoma cylindromatosum". Nach der ganzen Beschreibung zu urteilen, müssen aber auch in diesen Fällen Karzinoide vorgelegen haben, wobei noch bemerkenswert ist, daß hier ihre heute gut bekannte Eigenschaft eines multiplen Auftretens erstmals angeschnitten wurde.

Den entscheidenden Schritt einer Abgrenzung dieser Geschwülste von gewöhnlichen Karzinomen vollzog jedoch erst der Pathologe OBERNDORFER [557, 558]. Auch bei diesem stellten diese Tumoren autoptische Zufallsbefunde, vor allem im Ileum und in der Appendix dar, und er mußte auf Grund dessen wenigstens vorerst zu der Ansicht gelangen, daß sie im allgemeinen doch recht klein bleiben, nur lokalisiert auftreten würden und folglich harmloser Natur seien. Die pathologisch-anatomische Unterscheidung und wohl auch klinisch so gemeinte Abtrennung dieser Geschwülste von echten Karzinomen war daher nur folgerichtig. Berechtigt war dann aber auch sein Vorschlag, sie fortan als „Karzinoide" zu bezeichnen.

Wenn sich auch an der Wesensverschiedenheit von Karzinoiden und Karzinomen grundsätzlich kaum etwas änderte, so mußte doch sehr bald die ursprünglich von OBERNDORFER getroffene Definition des Karzinoids einer Modifikation unterzogen werden. Die Abwandlung des Begriffes betraf zunächst vor allem die Frage der Möglichkeit einer Infiltration und Bildung von Metastasen. Schon 1882 war von BEGER [44] autoptisch in der Appendix eine Geschwulst festgestellt worden, bei der es sich aller Wahrscheinlichkeit nach um ein Karzinoid gehandelt hatte. Der Tumor war hier aber breit in seine Umgebung infiltriert! RANSOM berichtete dann 1890 über eine wahrscheinlich gleiche Geschwulst des Ileums, die sogar zu Lebermetastasen geführt hatte [628], ähnliche Mitteilungen stammten 1911 von M. B. SCHMIDT [698] und 1923 von GÜBITZ [314] und schließlich hat dann auch OBERNDORFER selbst im Jahre 1929 anhand von fünf metastasierten Karzinoiden seine ehemalige Ansicht von der Gutartigkeit dieser Tumoren revidiert [559].

Eine weitere Abwandlung mußte die von OBERNDORFER geprägte Definition des Karzinoids auch im Hinblick auf die pathogenetische Potenz erfahren. Hatte es sich zweifellos bei den bisher beschriebenen lokalisierten, ja selbst bei den bereits metastasierten Karzinoiden um autoptische

Zufallsbefunde gehandelt, so zeigte doch SALTYKOW im Jahre 1912, daß diese Tumoren zu einer Stenosierung des Darmlumens und damit auch zu Krankheitserscheinungen führen, in sehr ungünstigen Fällen sogar zur Todesursache werden können [665].

War man schließlich zunächst der Ansicht, daß Karzinoide ausschließlich im Ileum, allenfalls noch in der Appendix vorkommen, so mußte auch diese Meinung geändert werden. So fand man Karzinoide im Duodenum [225, 665], Magen [15, 225], Kolon [665], Rektum [225, 665, 732], in der Gallenblase [395], in Ovarial- [778] und Hodenteratomen [734], im Bronchialbaum [327] und sogar im Endometrium [517]. Die Karzinoide außerhalb des Magen-Darm-Traktes nahmen allerdings immer eine recht umstrittene Stellung ein.

Auf Grund dieser Daten konnte somit der Begriff des Karzinoids dahingehend präzisiert werden, daß es sich hierbei um echte epitheliale Geschwülste handelt, die meist vom Magen-Darmtrakt und hier vor allem vom Ileum ihren Ausgang nehmen, die eine relativ langsame Wachstumstendenz aufweisen und häufig keine Krankheitserscheinungen verursachen, die aber durchaus von jedem Organ aus auf lymphogenem und hämatogenem Wege zur Metastasierung führen und entsprechend ihrer jeweiligen Lokalisation auch klinische Erscheinungen zur Folge haben können. Verschiedene monographische Abhandlungen haben in den vergangenen Jahrzehnten diese Wesensmerkmale herausgestellt und eine Grundlage für die weitere Forschung abgegeben [226, 559, 716].

2. Histogenese der Karzinoide und Entdeckung der basalgranulierten Zellen

Mit der grundsätzlichen Abgrenzung der Karzinoide von echten Karzinomen tauchte auch die Frage nach ihrer Histogenese auf. Die Antwort mußte in einem normalen zellulären Vorbild der Schleimhaut des Magen-Darm-Traktes und sonstiger Örtlichkeiten, wo Karzinoide vorkommen, zu suchen, aber doch verschieden von dem Ursprung gewöhnlicher Krebse sein. Sie lag nur nicht zum Greifen nahe, sondern setzte eine ganze Reihe von Beobachtungen, Experimenten und auch Auseinandersetzungen voraus.

Angesichts ihrer Topographie und Histologie war es natürlich richtig, wenn man den Ursprung der Karzinoide analog den Verhältnissen bei Karzinomen auch in einer Wucherung von Epithelzellen der jeweiligen Schleimhautoberfläche erblickte. LUBARSCH erkannte denn auch bereits 1888 [483] gewisse räumliche Beziehungen zwischen dem submukösen Tumorgewebe und den Lieberkühnschen Krypten des Ileums, und an einer Stelle sah er auch eine Ausbuchtung derselben mit direktem Übergang in gewucherte Zapfen des Tumorepithels.

Die gesuchte Antwort ließ sich aber durch die einfache Betrachtung von Tumor und nahegelegener Schleimhaut mit gewöhnlichen morphologischen

Methoden nicht erreichen, und so hat man sich dann vorübergehend mit heute nicht mehr diskutablen Hypothesen ausgeholfen. Eine solche Hypothese stammte bereits von OBERNDORFER (1907), der in den Karzinoiden embryonale Mißbildungen vermutete [557, 558], M. B. SCHMIDT (1911) sprach auch von embryonalen Störungen und verglich diese Geschwülste mit der Polyposis intestini [698]. Nach der Ansicht von ASCHOFF (1910) hätte es sich auch um ähnliche Gewebsmißbildungen wie bei den Pigmentnaevi der Haut, hier also um „Schleimhautnaevi" handeln können [13]. SALTYKOW (1912) erblickte demgegenüber in den Karzinoiden eine Verwandtschaft zum Pankreasgewebe, vor allem zu den Langerhansschen Inseln, das an entfernten Orten durch eine Keimverschleppung bei der Pankreasanlage aufgetreten wäre [665]. Er prägte daher den Terminus „Tumor pancreaticus intestini" und hielt die Karzinoide für „Choristome". Diese Auffassung wurde auch noch von ENGEL (1923) geteilt [196], der gleichzeitig mit gewichtigen Argumenten der Meinung von MATHIAS (1920) entgegentrat, wonach die Karzinoide als „Progonoblastome"* anzusehen seien [513].

Es sind noch zahlreiche weitere Möglichkeiten der Histogenese von Karzinoiden erörtert worden, die jedoch heute kein Interesse mehr beanspruchen können und hier übergangen werden müssen. Auch die erwähnten Hypothesen haben schließlich der heute weitgehend anerkannten Lehre von der Histogenese der Karzinoide weichen müssen, nachdem vor allem auch die Anwendung histochemischer Methoden ganz neue Zusammenhänge erkennen ließen. Diese Untersuchungen führten zur Entdeckung eines Zelltyps mit ganz besonderen Eigentümlichkeiten. Seine Elemente können heute als der Ausgangspunkt der Genese von Karzinoiden angesprochen werden.

Die Entdeckung dieser Zellen besitzt auch bereits eine längere Vorgeschichte. So beschrieb HEIDENHAIN 1870 in den Drüsenschläuchen des Magens vom Hund kleine Zellen, die nach Chromatfixation dunkelgelb gefärbt waren und sich von den Haupt- und Belegzellen unterschieden (Lit. bei 330]. Im Jahre 1897 stellte dann KULTSCHITZKY in Charkow an einem ebenfalls mit chromathaltiger Lösung fixierten Darmpräparat des Hundes in das Epithel der Darmzotten und Lieberkühnschen Krypten eingelagerte Zellen fest, die an ihrer Basis durch eine feine „azidophile" Körnelung auffielen [441]. Seine Originalzeichnung ist in der Abb. 1 wiedergegeben. Möglicherweise hatten zuvor auch schon NICOLAS (1891) und kurz darauf MÖLLER (1899) diese eigenartigen Zellen gesehen. Auf Anregung von ASCHOFF hatte dann J. E. SCHMIDT (1905) histologische Untersuchungen

---

* Progonoblastome = organoide, in geschwulstmäßiges Wachstum geratene Gewebsteile, die nicht durch fetale Abreißung und Versprengung, sondern gesetzmäßig durch Rückschlag im phylogenetischen Ausbreitungsgebiet eines Organs an einer bestimmten Körperstelle auftreten können (ENGEL, 1923).

an einem operativ entfernten Darmpräparat des Menschen durchgeführt und hier ebenfalls diese zwischen Kern und Basis granulierten Zellen angetroffen [697]. Wegen ihrer schon im ungefärbten, aber mit Müller-Formol fixierten Präparat in Erscheinung tretenden Farbe bezeichnete er sie als „gelbe Zellen". Auch auf seine Originalzeichnung sei hier in der Abb. 2 hingewiesen. Wegen des angewandten Fixierungsmittels nahm J. E. SCHMIDT an, daß die gelbe Farbe auf eine Affinität der Zellen zur Chromsäure deute und es sich hier somit um „chromaffine Elemente" handle. Diese Zellen

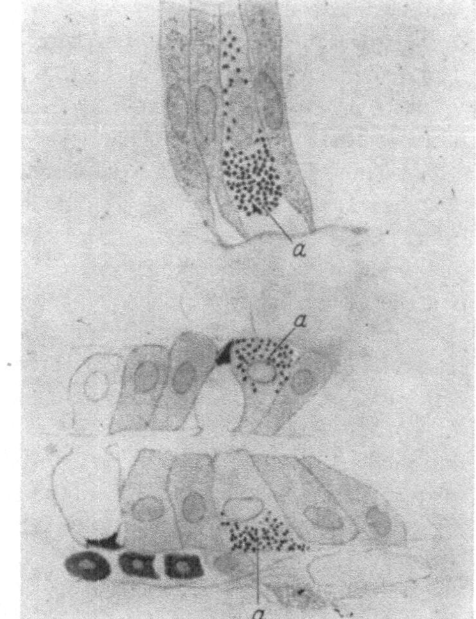
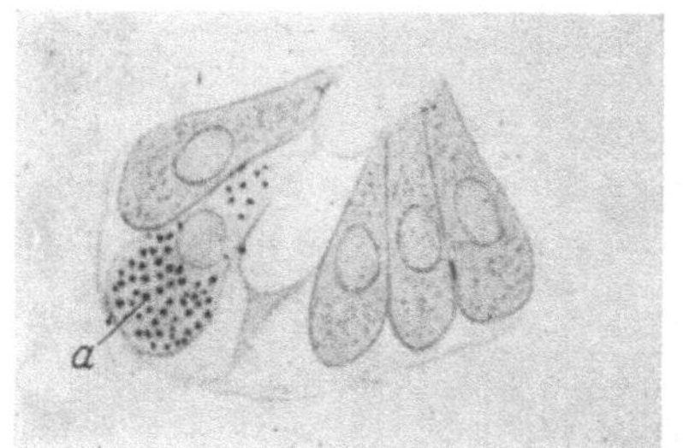

Abb. 1. Die Zellen mit azidophiler Körnelung wie KULTSCHITZKY sie 1897 sah und demonstrierte. Rechts oben das Epithel einer Zotte des Hundedarmes, bei a eine azidophil gekörnte Zelle. Links und rechts unten Teile der Lieberkühnschen Drüsen, bei *a* wieder die granulierten Zellen. Färbung mit Ehrlich-Biondischer Mischung

wurden dann auch noch einmal von CIACCIO in Palermo (1907) bei verschiedenen Tierarten beschrieben [123], vor allem wiederum beim Hund, der normalerweise keine der von PANETH (1888) in der Darmschleimhaut nachgewiesenen und ebenfalls granulierten Zellen besitzt [571]. Auch CIACCIO machte auf die Chromaffinität aufmerksam, die auf einer feinen protoplasmatischen Granulierung beruhe. Um die chromaffinen Zellen des Magen-Darm-Trakts von jenen des Nebennierenmarks und der Paraganglien zu unterscheiden, prägte er die Bezeichnung „entero-chromaffine Zellen". Seiner Beobachtungsgabe war es nicht entgangen, daß diese oft auch piriformen und diffus verteilten Zellen meist das Darmlumen gar nicht erreichen, ein Befund, der für die Frage nach der Funktion dieser Zellen von Bedeutung sein mußte. Wenn aber auch somit die Chromaffinität eine besondere Eigentümlichkeit dieser Zellelemente darzustellen schien, so war es jedoch schon im voraus fraglich, ob hierin ein entscheidendes Wesensmerkmal zu erblicken war. KAUFMANN-WOLF (1911) nannte sie daher unverbindlicher „basalgekörnte Zellen".

In der Tat zeigten weitere Untersuchungen, daß die Chromaffinität nicht die alleinige histochemische Besonderheit des basalgekörnten oder basalgranulierten Zellen darstellt. GOSSET und MASSON fanden nämlich im Jahre 1914, daß diese Zellen und ihre Granulationen nach vorausgegangener Fixierung in Formol die Eigenschaft aufweisen, aus einer ammoniakalischen

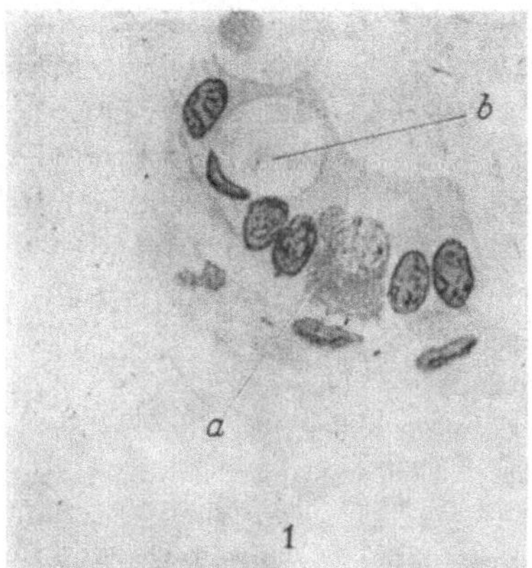

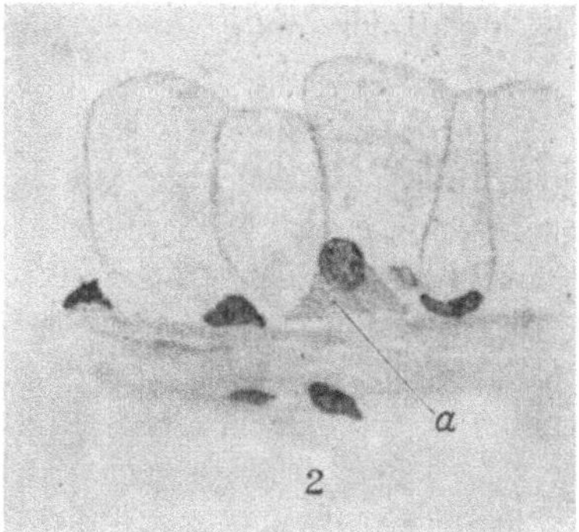

Abb. 2. Die gelben Zellen nach der Darstellung von J. E. SCHMIDT im Jahre 1905. 1 = Epithel aus dem unteren Teil einer Dünndarmkrypte eines neugeborenen Menschen. *a* gelbe Zelle, *b* Becherzelle. Fixierung: Müller-Formol. Alaunkarmin. 2 = Epithel einer Brunnerschen Drüse eines erwachsenen Menschen. *a* gelbe Zelle. Fixierung: Müller-Formol. Hämatoxilin-Muzikarmin

Silbernitratlösung (Fontana) metallisches Silber zu reduzieren [*301, 510*]. Ohne Anwesenheit eines Reduktionsmittels werden die Granulationen hierbei schwarz angefärbt. Seit der Auffindung dieser Eigenschaften spricht man auch von „argentaffinen Zellen". Da aber durchaus nicht alle der hier zu erörternden Zellen chromaffin oder argentaffin sind, fand der Terminus „basalgekörnte Zellen" immer wieder einen Vorzug [*124*].

Der Entdeckung der Argentaffinität folgte noch eine Auffindung weiterer Farbreaktionen. So erzeugen die Granulationen auf Grund ihrer Reduktionsfähigkeit nach GOMORI (1948) auch eine positive Schmorlsche Reaktion, d. h. eine Reduktion von Ferrizyankalium, wobei sie selbst einer blaugrünlichen Anfärbung unterzogen werden [Lit. bei *330*]. Erwähnt werden muß dann noch die Diazotierbarkeit der Granulas mit verschiedenen Diazoniumsalzen. Diese Diazokupplungsreaktion wurde erstmals 1930 von CORDIER und LISON mit Erfolg zur Darstellung basalgekörnter Zellen angewendet [Lit. bei *330*]. Erös zeigte hierauf im Jahre 1932, daß diese Zellen nach Formolfixation im UV-Licht unter dem Fluoreszenzmikroskop eine goldgelbe Eigenfluoreszenz entwickeln [*197*]. Mit Hilfe spezieller Verfahren ließen sich in den basalgranulierten Zellen auch noch reichlich chromotrope Lipoide, ein hoher Wassergehalt sowie Mukopolysaccharide nachweisen.

Für die Beantwortung der Frage nach der Histogenese der Karzinoide war es nun entscheidend, daß an diesen Geschwülsten die erwähnten Eigenschaften der basalgekörnten Zellen wiedergefunden werden konnten. Auf dem richtigen Wege befand sich schon Ransom (1890), als er bei Anwendung einer Silberimprägnation zwischen den Tumorzellen und bestimmten Elementen der Lieberkühnschen Krypten eine Verwandtschaft erkannte [*628*]. Auf die Chromaffinität mancher Karzinoide machte als erster Oberndorfer im Jahre 1929 aufmerksam [*559*], und dieser wie schon Hasegawa 1923 [*335*] fand im Protoplasma der Geschwulstzellen reichlich doppelbrechende und chromotrope Lipoide sowie Neutralfett. Unterzogen Gosset und Masson [*301, 510*] ein Karzinoid ihrer Silberreaktion, so wiesen außer den basalgekörnten Zellen auch die Tumorzellen eine deutliche Argentaffinität auf. Wie es 1910 schon Huebschmann vermutet hatte [*375*], bestand somit ganz offenbar ein histogenetischer Zusammenhang zwischen beiden Zellarten. Diese Annahme wurde noch unterstützt durch den Nachweis der Eigenfluoreszenz von Karzinoiden, der Erös gelungen war [*197*]. Sollte aber die Annahme von der Abstammung der Karzinoide wirklich zutreffen, so müßten sie auch überall dort vorkommen, wo sich basalgranulierte oder argentaffine Zellen nachweisen ließen. Argentaffine Zellen fanden sich beim Menschen von der Kardia abwärts bis zur Pars analis recti, im Oberflächenepithel und in den Gangdrüsen des Ductus pancreaticus maior und minor, im Ductus choledochus innerhalb der Papilla Vateri und schließlich in der Gallenblase, und überall hier sind in der Tat auch Karzinoide beobachtet worden [*124, 165, 375, 387*]. Zweifellos stand die Häufigkeit der argentaffinen Zellen der jeweiligen Örtlichkeit nicht in Parallele mit der Verteilung der Karzinoide [*684*], aber zum Auftreten einer Geschwulst gehören ja auch noch kausale Faktoren, die im Falle des Karzinoids bislang unbekannt geblieben sind.

In der Frage nach der Herkunft der Karzinoide waren hiermit gewichtige Argumente zusammengetragen worden, in der Frage nach der *Herkunft der basalgekörnten Zellen* blieben die Meinungen jedoch einander widersprechend. Krompecher (1919) faßte sie als eine rudimentäre, der Basalzellschicht der Haut entsprechende Zellage in den Lieberkühnschen Krypten auf, die aus ihnen hervorgehenden Geschwülste sprach er daher als „Basaliome" an [*438*]. Dieser Ansicht trat auch noch Siburg (1929) bei [*732*]. Nach Hasegawa (1923) würden sich die basalgekörnten Zellen möglicherweise aus embryonalen Darmepithelsprossen entwickeln [*335*], wobei er auch noch einmal auf die Engelsche Theorie [*196*] von der embryonalen Gewebsversprengung der Karzinoidanlage zurückgriff. Diese Vermutungen brauchten in der Tat zu den Beobachtungen von Masson [*510*] nicht in Widerspruch zu stehen. Noch extremer war die Annahme von Raiford (1933),

die basalgekörten Zellen seien ektodermalen Ursprungs und in der Embryonalperiode aus der Neuralanlage ausgewandert, die Karzinoide demzufolge mit den
Neuroblastomen verwandt [623]. Ähnlich hatte sich auch Danish (1924) auf
Grund seiner Beobachtungen an menschlichen Embryonen schon dafür ausgesprochen, daß die Karzinoide als Phäochromoblastome oder -zytome zu betrachten seien [155]. Gegen die Theorie von der ektodermal-neurogenen Abstammung der basalgekörnten Zellen sprach aber der bis heute vor allem im ausgereiften Organismus des Menschen nicht gelungene Nachweis einer direkten
Kontinuität zwischen diesen Epithelien und dem Nervensystem. Lediglich bei
ähnlichen Zellen in der Bronchialschleimhaut ist einmal ein solcher Nachweis gelungen [267], von anderer Seite jedoch nicht bestätigt worden [243]. Gegen eine
neurale Herkunft der Karzinoide und damit auch ihrer Mutterzellen sprach
schließlich auch noch die Feststellung einer Peptidase in diesen Geschwülsten
[583], wie sie mit ähnlichen Eigenschaften auch in den schleimproduzierenden
Darmdrüsen vorkommt.

Die histochemisch und histophysikalisch gestützte Annahme von der
Abstammung der Karzinoide konnte nun bereits vor Jahren noch durch ein
weiteres Phänomen wesentlich unterstützt werden. In einer für die Karzi-
noidliteratur schon klassisch gewordenen Abhandlung aus dem Jahre 1924
konnte Masson in dem sich für solche Untersuchungen besonders eignen-
den Wurmfortsatz unter bestimmten pathologischen Bedingungen am
Grunde der Lieberkühnschen Krypten eine Ausknospung und Isolierung
kleiner Zellhaufen erkennen, denen eine amitotische Wucherung ungranu-
lierter Zellen vorausgegangen war [511]. Diesen Vorgang der Ausknospung
bezeichnete er als „Bourgeonnement". Ein solcher Prozeß wurde besonders
häufig in chronisch entzündeten Wurmfortsätzen angetroffen, und zwar
dann oft in Verbindung mit einer Wucherung des submukösen Nervenplexus, worin sich die ausgesproßten Zellelemente bevorzugt anreicherten.
Hierin erblickte Masson zunächst einmal das pathologisch-anatomische
Substrat der „Appendicite neurogène". Zum anderen zog er aber auch den
Schluß, daß fallweise über diese Zellknospen auch eine Entwicklung zu
Geschwülsten mit organoider Struktur (also den Karzinoiden) möglich, in
dem Bourgeonnement also sozusagen das Karzinoid im statu nascendi erfaßt sei.

Zwar ließ sich auch der kritische Einwand nicht überhören, daß es nicht
sicher bewiesen sei, ob es sich bei den ausknospenden Zellen tatsächlich um
vorher basalgekörnt gewesene Zellen gehandelt hatte [124], aber dieser
prinzipielle Vorgang der Karzinoidentwicklung ließ sich doch auch noch
an anderen Objekten beobachten. So war es Feyrter im Jahre 1931 aufgefallen, daß sich unter einigen typischen Karzinoiden auch solche der Papilla
santorini befanden, die weder Chrom- noch Argentaffinität besaßen und die
man daher nicht ohne weiteres den Geschwülsten an die Seite stellen konnte,
die ansonsten aus den basalgekörnten Zellen hervorzugehen pflegen [225].
Im Oberflächenepithel des Ductus virsungi und santorini ließen sich aber
besondere, von der Lichtung abgerückte, bisweilen auch feingekörnte

„helle Zellen" und von diesen ableitbare knospenartige Zellhaufen erkennen. Diesen Vorgang der Zellknospung bezeichnete FEYRTER als
„Endophytie" und in ihm ließ sich der Ursprung der mit diesen Zellknospen färberisch und histochemisch übereinstimmenden Karzinoide der
Papilla santorini erblicken. Eine Endophytie heller Zellen konnte auch im
Wurmfortsatz beobachtet werden, wo sie gewöhnlich in das örtliche Nervengewebe hinein stattfindet. Sie fand sich auch im Magen und Duodenum
und ist nach FEYRTER [230] auch in anderen Darmabschnitten anzunehmen,
wo Karzinoide wie im Ileum häufig auftreten.

Diese Beobachtung war insofern von großer Bedeutung, als sie das von
MASSON aufgestellte Prinzip der Karzinoidentstehung für Örtlichkeiten bestätigte, in denen wegen fehlender histochemischer Indizien diese These
sonst nicht anwendbar gewesen wäre. Das betraf vor allem auch die klinisch
so wichtigen Bronchuskarzinoide [327]. Sie führte aber auch zur Entdeckung der morphologisch untereinander ähnlichen und „mehr an der
Basis als an der Lichtung gelegenen hellen Zellen" zylinderepitheltragender
Schleimhäute verschiedener Organe. Zu diesem zu einem System vereinigbaren „hellen Zellen" rechnen auch die Mutterzellen der Darmkarzinoide,
sie sind daher bisweilen, jedoch nicht obligat chrom- und argentaffin, sehr
häufig aber argyrophil und sie besitzen die Eigenschaft, in die Tiefe zu
wuchern und solide Geschwülste von karzinoidem Bau zu bilden. Eine
Nahtstelle zwischen dem System heller Zellen im Gangbaum des Pankreas
(insuläres Gangorgan) und des Dünndarms schien an der Papilla duodeni
zu liegen, wo sich beide Systeme offenbar überschneiden [229]. Außer der
Entstehung makroskopisch erkennbarer Karzinoide beschrieb FEYRTER im
Jahre 1959 aber auch noch eine nur geschwulstähnliche hyperplasiogene
Endophytie des Helle-Zellen-Organs der Bronchial- und Magenschleimhaut
zu kleinen multiplen Epithelnestern, die erst bei mikroskopischer Betrachtung erkennbar werden und dann an Karzinoide erinnern [239]. Solche
Knötchen wurden von WHITWELL [Lit. bei 239] bereits als „Tumourlets"
bezeichnet, FEYRTER schlug hierfür den Terminus bronchiale oder pulmonale Mikrokarzinoidose vor.

3. Endokrine Funktion der basalgranulierten Zellen und ihrer Geschwülste

Mit der Entdeckung der basalgranulierten oder basalgekörnten Zellen
mußte sich die Frage nach ihrer speziellen Funktion sofort aufdrängen, da
ihre diffuse Verteilung, die basalen Granulationen und das Abrücken von
der Schleimhautoberfläche eine Gleichstellung mit den benachbarten Elementen nicht erlaubte. Doch glaubte KULTSCHITZKY (1897) noch an eine
Beteiligung an der Nahrungsresorption [441], und J. E. SCHMIDT (1905)
blieb die physiologische Tätigkeit noch völlig unklar [697]. Erst CIACCIO

(1907) nahm wegen der ungleichen Verteilung der Granulationen im Zytoplasma eine Funktion an, die heute prinzipiell als gesichert bezeichnet wird, nämlich die Sekretion eines reaktionsfreudigen Wirkstoffes [123]. Er vermutete eine Ausschüttung von Adrenalin in das Darmlumen. Diese These wurde von GOSSET und MASSON (1914) wieder aufgegriffen, jedoch bezeichneten sie die Gesamtheit der basalgranulierten Zellen jetzt als eine diffuse endokrine Drüse [301, 510]. Die Annahme einer endokrinen Funktion wurde sehr gestützt durch die regelmäßige und organoide Struktur der Geschwülste dieser Zellen, der Karzinoide, die stark an den Aufbau endokriner Drüsen erinnerte. Bedingt durch die Auswahl von chronisch entzündeten Wurmfortsätzen als Untersuchungsmaterial stellte MASSON dann 1924 die These von der Neurokrinie der basalgranulierten Zellen auf [511]. Sie hat aber nur wenig Widerhall gefunden und wurde später auch von FEYRTER abgelehnt. Bei jenen Zellen, die mit einem Zellpol das Darmlumen erreichen, ließ sich auch eine Produktion schleimiger Massen, also eine exokrine Funktion erkennen, und diese war auch bei manchen Karzinoiden in Gestalt schleimerzeugender Drüsenformationen wieder erkennbar. Diese exokrine Funktion konnte aber nicht die Hauptleistung der basalgranulierten Zellen sein.

Die wesentliche Funktion der basalgranulierten Zellen mußte dagegen in der Endokrinie biologischer Wirkstoffe erblickt werden. Hinweise hierauf ergaben sich 1931 für FEYRTER daraus, daß die im Deckepithel und in den mukoiden Drüsen der Ausführungsgänge des Pankreas eingestreuten hellen Zellen morphologische und histochemische Eigenschaften wie die Inselzellen aufwiesen und mit diesen auch die Endophytie gemeinsam hatten [225]. Daraus ließ sich auch für die hellen Zellen eine endokrine Funktion herleiten, so daß hier von einem insulären Gangorgan gesprochen werden konnte, und den aus den Langerhansschen Inselzellen hervorgehenden Inseladenomen konnten die aus den hellen Zellen des Gangbaumes im Pankreas hervorgehenden Geschwülste mit karzinoider Struktur an die Seite gestellt werden. Durch den Nachweis von argentaffinen Zellen in einem malignen Inselzelltumor wurde die Beziehung zu den Karzinoiden noch unterstrichen [284]. Eine Verwandtschaft zum Inselzellgewebe konnte schließlich auch der bemerkenswert hohe Zinkgehalt in Karzinoiden nahelegen [847].

Das Helle-Zellen-Organ im Gangbaum des Pankreas, nunmehr also auch insuläres Gangorgan genannt, wurde als der Modellfall der den kompakten zentralen Drüsen gegenüberzustellenden peripheren endokrinen Drüsen angesehen [227, 230]. Ihre Funktion wurde allerdings nicht nur in einer humoralen Fernwirkung, sondern auch in einer hormonellen Beeinflussung der unmittelbaren Umgebung, d. h. in einer Parakrinie erblickt. Die Zusammenfassung der Gesamtheit von hellen Zellen zu einem peripheren diffusen inkretorischen Drüsensystem ist zwar auch auf Kritik gestoßen

[*124, 579, 580*], hat sich aber auch durch die Weiterentwicklung der Lehre von der Karzinoidkrankheit ihre Bestätigung erworben.

Über die Art des Wirkstoffes der hellen Zellen konnten zunächst nur Vermutungen geäußert werden. FEYRTER dachte naturgemäß anfänglich vor allem an das Insulin, in Extrakten der Geschwülste dieser Zellen konnte er 1934 dieses Hormon jedoch pharmakologisch nicht nachweisen [*226*]. Zuvor hatte schon 1924 DANISH [*155*] und 1929 OBERNDORFER [*559*] Adrenalin oder eine verwandte Substanz in die engere Wahl gezogen. FEYRTER und UNNA gelang es dann 1937 auch im salzsauren Alkoholextrakt eines Appendixkarzinoids einen Stoff zu ermitteln, dessen pressorische Wirkung an

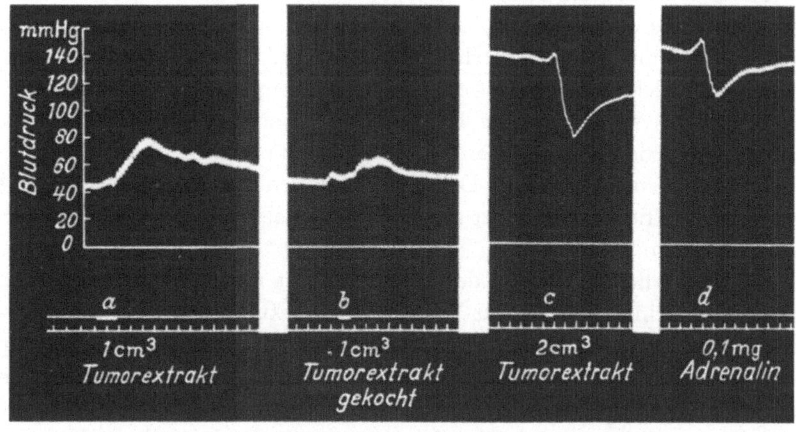

Abb. 3. Vermuteter Nachweis von Adrenalin im Extrakt eines Appendixkarzinoids durch FEYRTER und UNNA im Jahre 1937. Katze, 3300 g schwer. In Äthernarkose dekapitiert. Künstliche Atmung. Blutdruck aus der Art. femoralis. Zeitschreibung: 10 sec. a) 1 cm³ Tumorextrakt. b) 1 cm³ Tumorextrakt, gekocht. Zwischen b und c erhielt die Katze 3 mg Sensibamin. c) 2 cm³ Tumorextrakt. d) 0,1 mg Adrenalin

der dekapitierten Katze durch Mutterkornalkaloide umgekehrt werden konnte [*246*]. Dieser Befund sprach sehr für die Anwesenheit von Adrenalin (s. Abb. 3). SELBERG erhielt 1941 und 1952 mit Extrakten aus Ileumkarzinoiden jedoch einen depressorischen Effekt, und es ist anzunehmen, daß dieser der Aufklärung des gesuchten Wirkstoffes schon recht nahe war [*717, 718*]. Solche Befunde ließen auf jeden Fall das Vorhandensein einer gefäßaktiven Substanz in den Tumoren und damit auch in den argentaffinen Zellen als sehr wahrscheinlich, in der Gesamtheit der hellen Zellen immerhin als möglich erscheinen.

Da pharmakologische Untersuchungen vorerst zu keinen greifbaren Ergebnissen führten (und auch nicht führen konnten), hat man längere Zeit durch eine Deutung histochemischer und histophysikalischer Reaktionen die Natur des Inkrets zu klären versucht. Hierbei standen Reaktionen an den eigentümlichen Granulationen im Mittelpunkt. CIACCIO (1907) hatte nun allerdings schon darauf hingewiesen, daß diese Granulationen nur nach Formolfixierung im gefärbten oder ungefärbten Präparat sichtbar würden [123]. Sie wurden daher lange Zeit als Kunstprodukte angesehen. Die Konstanz ihrer Erscheinung mußte in ihnen jedoch mindestens „Äquivalentbilder" erblicken lassen [124] und aus modernen Untersuchungen ist schließlich bekannt, daß den Granulationen sehr wohl eine Realität zukommt [23]. So waren Deutungsversuche von Reaktionen der oben genannten Art durchaus berechtigt, konnten aber auch in eine abwegige Richtung verlaufen [387]. Im allgemeinen wiesen histochemische Reaktionen jedoch zunächst nur auf die Anwesenheit einer reduzierenden Substanz bzw. eine Formaldehyd-Reaktionsproduktes, und wie unspezifisch eine solche Feststellung war, geht auch daraus hervor, daß sämtliche für helle Zellen typische Reaktionen auch bei einem zirrhösen Magen-Ca positiv ausfallen können [366].

Ohne die Hilfe anderer Wissenschaftszweige war es schließlich doch nicht möglich, nähere Angaben über die Natur des vermuteten Inkrets der basalgranulierten Zellen zu erhalten oder gar seine Zusammensetzung exakt zu bestimmen. Diese Hilfe traf aber ein, und zwar vor allem von pharmakologischer Seite. Schon seit den Untersuchungen von LUDWIG und SCHMITZ (Leipzig) im Jahre 1868 war bekannt, daß im Blutserum eine vasokonstriktorische Substanz vorhanden ist, doch bereitete ihre Identifizierung zunächst große Schwierigkeiten. Sie zog aber immer wieder das Interesse auf sich, und 1948 gelang es schließlich RAPPORT, GREEN und PAGE aus dem Rinderserum eine kristalline Substanz zu isolieren, die auch ein eigenartiges Indolderivat enthielt und neben verschiedenen pharmakologischen Eigenschaften auch die Wirkungsqualitäten des gesuchten Serumfaktors aufwies [630, 631]. Dieser Faktor erhielt den Namen *Serotonin*, und ein Jahr später zeigte RAPPORT, daß die pharmakologisch entscheidende Substanz ein 5-Hydroxytryptamin darstellt [629]. Einen anderen Weg zur Auffindung dieser Substanz hatte seit 1937 der italienische Pharmakologe ERSPAMER mit seinen Mitarbeitern eingeschlagen [198—203, 207, 208]. Ziel seiner Untersuchungen war die Isolierung jener Verbindung, die für die histochemischen Eigenschaften des enterochromaffinen Zellsystems der Vertebraten und Aszidien verantwortlich gemacht werden konnte. 1940 gelang es, diese Substanz chemisch und pharmakologisch näher zu charakterisieren, wegen ihrer Herkunft wurde sie *Enteramin* genannt [199—201]. Weitere Untersuchungen durch ERSPAMER und ASERO führten dann 1952 zu dem Ergebnis, daß Enteramin mit dem Serotonin identisch sei [207].

Die Richtigkeit der Annahme, daß im Serotonin der, oder wenigstens ein entscheidender Wirkstoff der basalgranulierten Zellen und speziell ihrer Granulationen vorliegt, konnte durch verschiedene Argumente gestützt werden. So ließen sich einmal die einzelnen histochemischen und histophysikalischen Reaktionen der Granulationen auch in vitro an einem

5-Hydroxytryptamin-Formalin-Reaktionsprodukt reproduzieren [*28, 29, 471, 636, 728*]. In vivo fielen diese Reaktionen dann negativ aus, wenn der Organismus zuvor mit dem Neuroleptikum Reserpin behandelt wurde [*875*]. Hierbei nimmt nämlich der Serotoningehalt des Gewebes ab und der Wirkstoff erscheint als Abbauprodukt im Harn [*87, 610, 676, 731*]. Ein weiteres Argument war aber schließlich der direkte Nachweis von Serotonin in den grobgranulären Ultrazentrifugatfraktionen von Homogenaten der Duodenalschleimhaut des Hundes, welcher 1959 BAKER gelang [*23*]. Die getroffene Annahme, daß es sich bei dem Serotonin um einen Wirkstoff der basalgranulierten Zellen handelt, fand aber auch schon 1953 ihre Bestätigung durch die Identifizierung dieses biogenen Amins in den Geschwülsten dieser Zellen, den Karzinoiden, durch den Pharmakologen LEMBECK [*465*].

4. Beobachtung endokriner Krankheitsbilder bei Karzinoiden

Somit konnte es bereits im Jahre 1953 als erwiesen angesehen werden, daß im Serotonin ein Wirkstoff der basalgranulierten Zellen und ihrer Geschwülste vorlag. Die zuvor nur aus verschiedenen Indizien getroffene Schlußfolgerung einer endokrinen Funktion dieser Zellen hatte sich also nach langen Jahren vollauf bestätigt. Es war daher auch nur konsequent, wenn ebenso für die Karzinoide eine endokrine Aktivität angenommen und nach entsprechenden, hormonell begründbaren Krankheitserscheinungen dieses Leidens gefahndet wurde. Von anderen endokrinen Geschwülsten waren solche Auswirkungen ja lange bekannt.

Die Suche nach solchen Symptomen reicht bereits auf jene Zeiten zurück, in denen die endokrine Funktion der basalgranulierten Zellen und ihrer Geschwülste lediglich aus morphologischen Gründen vermutet worden war. So haben BOHN und FEYRTER schon 1940 und 1942 angenommen, daß auch dem noch lokalisierten Karzinoid des Darmes ein wohldefinierbares Krankheitsbild in Form der *endokrin-nervösen Enteropathie* entspräche [*67, 68*]. Ein Teil dieser Kranken, die oft auch unter einer Appendizitis leiden, sollte aber auch nur pathologisch-anatomisch das Bild der „Appendicite neurogène" (MASSON) bieten, wobei der histologische Befund im Wurmfortsatz nur als die örtliche Erscheinungsform, als die Akme einer über größere Darmabschnitte ausgedehnten nervös-endokrinen Erkrankung aufzufassen sei [*66*]. Durch den schließlich gelungenen Nachweis von Serotonin in den basalgranulierten Zellen und Karzinoiden erhielt die Lehre von der endokrin-nervösen Enteropathie natürlich einen großen Auftrieb, doch blieb die Existenz eines solchen Krankheitsbildes beim noch lokalisierten Darmkarzinoid und bei der Appendicite neurogène für den Kliniker immer recht zweifelhaft. Vor allem aber konnte mit gutem Grund bestritten werden, daß die sog. endokrin-nervöse Enteropathie mit der angeblich von PORGES [*616*] beschriebenen, in Wirklichkeit aber schon länger bekannten chronischen Enteritis identisch sei [*462*]. Die Symptomatologie der chronischen Enteritis (SCHMIDT-NOORDEN) ist jedenfalls sicherlich nicht allein durch ein Hormon wie das Serotonin erzeugbar, wenn es auch an seiner Pathogenese beteiligt sein mag. Die sog. endokrin-nervöse Enteropathie ist auch bislang durchaus noch kein fest umrissenes Krankheitsbild; wenn es sie überhaupt gibt, so müßte ihre Feststellung auch einmal die präoperative Diagnose eines lokalisierten Karzinoids ermöglicht haben und sofern das Serotonin der entscheidende Krankheitsfaktor sein sollte, so wäre der Nachweis seiner vermehrten Produktion und Sekretion zu verlangen. Beide Bedingungen wurden aber bislang bei noch lokalisierten Darmkarzinoiden nicht erfüllt. Eine Ausnahme bildeten lediglich zwei Fälle von Appendicite neurogène [69], die jedoch vorerst noch einer Bestätigung harren, ganz abgesehen davon, daß die dort beobachtete vermehrte Serotoninsekretion auch auf Fehlermöglichkeiten beruhen konnte, die man zum damaligen Zeitpunkt noch nicht kannte.

Demgegenüber gelang es aber vor allem bei metastasierten Dünndarmkarzinoiden eine Symptomatik zu erkennen, die ihre Entstehung der endokrinen Aktivität der Geschwülste verdankt, wenn auch heute noch offen gelassen werden muß, inwieweit hierfür allein das Serotonin verantwortlich gemacht werden kann. Die über die reine Tumorsymptomatik hinausgehenden endokrinen Erscheinungen bestehen vornehmlich in anfallsweise auftretender fleckiger Hautrötung, auch Flush genannt, in Durchfällen mit krampfartigen Leibschmerzen, Bronchialasthma, Gelenkschwellungen, Wasserretention, und später können Teleangiektasien auf der Haut und eine eigentümliche, in der Lokalisation von der Lage der Tumoren abhängige Endokardfibrose hinzutreten [408].

Von verschiedenen Seiten ist angenommen worden, daß schon STEINER und VOERNER (1909) den Karzinoidflush beobachtet haben [774]. Doch kann man solches mit guten Gründen bezweifeln [408]. Anders steht es jedoch mit einem von SCHOLTE (1931) geschilderten Krankheitsfall, einem 47jährigen Manne, der am Herzversagen starb und bei dessen Sektion ein in die Leber metastasiertes Karzinoid des Ileums, eine Verschwielung des Endokards und des Klappenapparates vornehmlich des rechten Herzens sowie erweiterte und hyalin-degenerierte Hautgefäße zutage traten [705]. Auch die Vorgeschichte deutete in Richtung eines endokrin aktiven Karzinoids. Der typische Anfallscharakter der Hautverfärbung kam aber mehr bei einem Fall zum Ausdruck, den ARNETT und LONG (1931) beschrieben haben [12]. Gewisse Zweifel daran, ob es sich hier wirklich um ein endokrin aktives Karzinoid handelte, sind zwar geäußert worden [650], ließen sich aber doch entkräften [408].

Die eindrucksvollste und eindeutigste Beschreibung des Flush-Anfalles, verbunden mit Durchfällen und Störungen der Atmung, rührte aber von CASSIDY (1931) her [111, 112]. Die seiner meisterhaften Darstellung entnommene Abbildung der charakteristischen Hautveränderungen, im chronischen Stadium noch durch Teleangiektasien bereichert, sei hier in voller Würdigung der Verdienste des Autors wiedergegeben (s. Abb. 4, S. 101). Von CASSIDY stammt auch die Bezeichnung „phenomenal flushing" für die paroxysmal auftretenden Rötungen der Haut. Der Primärtumor der Lebermetastasen konnte in diesem Falle auch bei einer Sektion nicht gefunden werden, was aber für metastasierte Karzinoide nichts Ungewöhnliches bedeutet. Ein zweiter Fall mit dem Primärtumor im Magen wurde von dem gleichen Autor im Jahre 1934 beschrieben [113].

Ein metastasiertes Ileumkarzinoid mit Flush, Dyspnoe, Ödemen, Pulmonal- und Trikuspidalstenose beschrieb 1943 dann MILLMAN [535]. Auch der Fall 3 von DOCKERTY und ASHBURN (1943) mit seinen Flush-Anfällen und Leibkrämpfen bei einem in die Leber metastasierten Karzinoid der Ileozökalregion [176] und der Fall 4 von CURRENS, KINNEY und WHITE (1943), der unter einer Reihe von elf Fällen mit einer Pulmonalstenose ohne Ventrikelseptumdefekt aufgeführt wurde [148], dürfte sicherlich hier mit einiger Berechtigung eingeordnet werden. Dieses trifft noch mehr für die Beobachtung zu, die BIÖRCK, AXEN und THORSON 1952 mitteilten [54].

In all diesen Fällen war jedoch der kausale Zusammenhang zwischen der Geschwulst und der funktionellen wie irreversiblen Symptomatik noch nicht erkannt worden. Im allgemeinen wurde an ein zufälliges Zusammentreffen der Erscheinungen gedacht, auch waren die Geschwülste vereinzelt nicht als Karzinoide angesprochen worden, was ihrer Seltenheit und der geringen Kenntnisse über diese Geschwülste zuzuschreiben ist. Der Verdienst, die Einheitlichkeit des Krankheitsbildes und den Zusammenhang zwischen Tumor und Fernwirkungen erkannt zu haben, gebührt dagegen eindeutig den Schweizern ISLER und HEDINGER (1953) sowie HEDINGER und GLOOR (1954) auf der einen [343, 384] und den Schweden THORSON, BIÖRCK, BJÖRKMAN und WALDENSTRÖM (1954) auf der anderen Seite [798]. Ihnen gegenüber hatten einige Autoren entweder etwa gleichzeitig oder kurz zuvor lediglich an die Möglichkeit gedacht, daß dem Krankheitsbild wahrscheinlich keine zufällige Koinzidenz zugrunde läge [480, 655, 834]. Nicht lange nach diesen Veröffentlichungen erkannten dann zahlreiche Autoren, daß es in diesen Fällen zu einer teilweise gewaltigen Bildung und Ausschüttung von Serotonin aus den Tumoren kommt [58, 349, 466, 467, 570, 593, 637, 743]. Damit war in der Frage nach der Pathogenese der Fernwirkungen ein Faktor gefunden worden, der hierbei eine entscheidende Rolle spielt und die Einheitlichkeit des Krankheitsbildes auch biochemisch begründet. Seit dieser Zeit wird die Semiotik eines Karzinoids, das mit endokrinen Fernwirkungen einhergeht, unter dem Terminus „*Karzinoidsyndrom*" geführt, auch der Ausdruck „Karzinoidose" (WALDENSTRÖM) wurde vorgeschlagen.

Nach diesen ersten Mitteilungen über ein Karzinoidsyndrom erschienen in rascher Folge ähnliche Berichte aus zahlreichen Ländern [408], womit die Lehre von der Endokrinie der Karzinoide weiter gefestigt wurde. Doch schon 1954 stellten WALDENSTRÖM und LJUNGBERG die Frage, ob nicht auch funktionell verschiedene Karzinoidtypen existieren würden [*836*]. Diese Vermutung hat sich bestätigt durch die Beobachtung eines entsprechend abartigen Karzinoidsyndroms, wobei das biochemische Unterscheidungsmerkmal in einer Sekretion von 5-Hydroxytryptophan bestand, der unmittelbaren Vorstufe bei der endogenen Bildung von Serotonin [*593, 595, 837*]. Dieses führte zur Abgrenzung der Gruppe von *atypischen Karzinoiden* [*634*]. Ihr folgte die Unterscheidung weiterer Klassen.

Schließlich verblieb noch die Frage nach der endokrinen Funktion der *Bronchuskarzinoide*. Die Wahrscheinlichkeit, daß auch diese Tumoren fallweise zur Serotoninbildung in der Lage sein könnten, war schon durch die Beobachtung solcher Fälle größer geworden, in denen sich an diesen Geschwülsten die typischen histochemischen Reaktionen nachweisen ließen, wie sie bei Darmkarzinoiden vorkommen und wo sie für die Anwesenheit von Serotonin sprechen [*245, 793*]. Die weitere Entwicklung hat dann gezeigt, daß es tatsächlich auch Serotonin-bildende und -ausschüttende Bronchuskarzinoide gibt, wenn diese auch selten sind [*514, 515, 742, 769*]. Das hierbei auftretende Karzinoidsyndrom glich in Semiotik und Biochemie völlig dem endokrinen Krankheitsbild beim Darmkarzinoid. Dem Arbeitskreis um SANDLER gelang es 1961 sogar ein Bronchuskarzinoid aufzuspüren, das 5-Hydroxytryptophan sezernierte [*674*].

Da ein typisches oder atypisches Karzinoidsyndrom im allgemeinen nur bei metastasierten Geschwülsten vorkamen, eine Ausnahme bildete lediglich der Sonderfall eines noch lokalisierten Karzinoids in einem Gonadenteratom [*799*], war es längere Zeit fraglich, ob auch gutartige Karzinoide inkretorisch tätig werden können. Dieses scheint nach neueren Beobachtungen beim Bronchuskarzinoid [*840*], darunter auch die Mitteilung von SALZER [*666*] und JÜNGST [*403*], doch der Fall zu sein. Das Karzinoidsyndrom kann hiernach auch einmal eine Frühsymptomatik darstellen, deren Erkennung zur Diagnose, radikalen Therapie und Heilung führt.

Endlich ist nach neueren Untersuchungen darauf hinzuweisen, daß die *Spezifität des Karzinoidsyndroms* eingeschränkt werden mußte, denn ganz offensichtlich kann es vorkommen, daß ihm gelegentlich auch ein gewöhnliches Karzinom zugrundeliegt [*855*]. Doch stellten solche Krankheitsfälle große Ausnahmen dar.

Somit kann die Lehre von der Karzinoidkrankheit auf eine fast 100jährige Geschichte zurückblicken. Zu ihrer Entwicklung war die Zusammenarbeit verschiedenster naturwissenschaftlicher und medizinischer Disziplinen erforderlich. Es wäre jedoch ein Irrtum anzunehmen, sie könnte sich jetzt als ein abgeschlossenes Kapitel der menschlichen Pathologie präsentieren. Mit der Ausweitung und Festigung des Wissens um diese Krankheit sind viele Fragen neu aufgetaucht und nicht zuletzt liegt die Behandlung vor allem der fortgeschrittenen Stadien noch sehr im argen.

B. Zur Nomenklatur der Karzinoide

Der Ausdruck „Karzinoid" stammt von OBERNDORFER (1907), der erstmals diese Geschwulst von gewöhnlichen Karzinomen unterschieden hatte [557, 558]. Diese Bezeichnung hat sich weitgehend durchgesetzt, und es besteht kein Anlaß, sich einer anderen zu bedienen. Sie sollte nicht zu einer Verwechslung mit dem „Kankroid" führen, der von den Basalzellen ausgehenden, gleichfalls relativ gutartigen Geschwulst der Epidermis (= Basaliom). Der bisweilen in der nordamerikanischen Literatur anzutreffende Terminus „Adenocarcinoma grade 1 (carcinoid)", vorgeschlagen von DOCKERTY und ASHBURN [176], weicht von der hier üblichen Sprachregelung nicht grundsätzlich ab, hebt aber noch mehr eine Verwandtschaft zu den Adenokarzinomen hervor. Der Bezeichnung haftet jedoch eine unpraktische sprachliche Schwerfälligkeit an, außerdem könnte sie übersehen lassen, daß Karzinoide und Karzinome histogenetisch ganz verschiedener Herkunft sind.

Wenn man den Ausdruck „Karzinoid" bevorzugt, so muß man wissen, daß er von OBERNDORFER ausgewählt worden war, damit eine Gleichstellung dieser Geschwülste mit gewöhnlichen Darmkarzinomen auf jeden Fall vermieden werde. Die ursprüngliche Ansicht, diese Geschwülste seien absolut gutartiger und harmloser Natur, ist von OBERNDORFER aber später auf Grund weiterer Beobachtungen revidiert worden [559]. Nachdem heute die potentielle Fähigkeit der Karzinoide zur Infiltration und Metastasierung allgemein bekannt ist, beinhaltet ihr Name jetzt eher eine nähere Beziehung zu echten Karzinomen [584]. Diese Beziehung erstreckt sich auf infiltrierendes und diskontinuierliches Wachstum, jedoch nicht auf die für Karzinome kennzeichnenden anaplastischen Zellveränderungen, und auch die relative klinische Gutartigkeit berechtigt in dem „Karzinoid" doch eine Sonderform epithelialer Geschwülste zu erblicken.

Um der Schwierigkeit einer genaueren Klassifizierung der Karzinoide aus dem Wege zu gehen und um nichts durch eine vorzeitige Namensgebung zu präjudizieren, hat man auch besonders im ausländischen Schrifttum die Bezeichnung „Argentaffinom" vorgeschlagen und verwendet. Die Benennung dieser Neoplasmen nach einer histochemischen Eigenschaft hat sich aber nicht eingebürgert. Der Nachweis einer Argentaffinität ist nämlich an eine ganz bestimmte Technik gebunden, nur innerhalb von 6 Stunden nach dem Tode des Karzinoidkranken ist mit einer positiven Reaktion zu rechnen. Vor allem aber weist durchaus nicht jedes Karzinoid diese histochemische Eigenschaft auf und darüber hinaus besitzt die Reaktion auf Argentaffinität, die man ursprünglich zum Anfärben granulierter Pigmente benutzte, auch keine absolute Gewebsspezifität. Ebenso kann man heute nicht mehr von „tumeurs endocrines" [301] sprechen, da viele Karzinoide nicht endokrin wirksam sind.

Unterschiedliche Auffassungen bestehen auch in der nomenklatorischen Differenzierung örtlich begrenzter und diskontinuierlich gewachsener Karzinoide. Häufig wird hierbei von „benignen" und von „malignen" Karzinoiden gesprochen. Hiergegen wäre nichts einzuwenden, wenn hiermit Geschwülste gemeint wären, welche nicht nur klinische, sondern vor allem auch die pathologisch-anatomischen Kriterien der Gutartigkeit oder Bösartigkeit erfüllten. Angesichts der Karzinoide ist es aber eine schon seit langem von vielen Untersuchern gemachte Erfahrung, daß auf Grund des histologischen Bildes eine solche Unterteilung der Karzinoide niemals oder aber nur in einem kleinen Prozentsatz möglich ist. Auch „benigne" Karzinoide weisen meist Kriterien einer Malignität in Gestalt eines infiltrierenden und destruierenden Wachstums auf, Karzinoidmetastasen lassen sich andererseits zytologisch und histologisch kaum von den noch örtlich begrenzten Geschwulstformen unterscheiden. Das besondere Kennzeichen maligner Karzinoide ist also höchstens ihre Metastasierung [635]. Da allen Karzinoiden heute die Möglichkeit der Infiltration und diskontinuierlichen Fortpflanzung zugesprochen wird [331], ist es daher auch meist nicht möglich, die den Kliniker im Hinblick auf seine Therapie und auf die Prognose des Leidens interessierende Frage zu beantworten, ob durch einen operativen Eingriff mit einer radikalen Entfernung des Tumors und mit einer Dauerheilung gerechnet werden könnte. Eine Unterteilung der Karzinoide in gut- und bösartige wird demzufolge für zwecklos gehalten [649], und es ist dem Vorschlag beizupflichten, Karzinoide lediglich nach dem Grad ihrer Infiltration zu bezeichnen [489].

Dieser Vorschlag entspricht der eigenen Gepflogenheit, unverbindlicher nur von lokalisierten oder metastasierten Karzinoiden zu sprechen. Diesen Bezeichnungen kann man sowohl pathologisch-anatomische wie klinische Begriffe subsummieren, auch dem endokrinologischen Gesichtspunkt werden sie gerecht, denn örtlich noch nicht sehr ausgedehnte Tumoren sezernieren nur ausnahmsweise Wirkstoffe, während die metastasierte Form häufiger endokrin aktiv wird.

C. Lokalisation der Karzinoide

Entsprechend der weiten Verteilung der „hellen Zellen" kommen die aus ihnen hervorgehenden Karzinoide in zahlreichen Organen vor, wenn auch in unterschiedlicher Häufung. Sie entwachsen speziell den Schleimhäuten der inneren Oberfläche des Organismus, außerhalb hiervon beschriebene Geschwülste blieben hinsichtlich ihrer Zugehörigkeit zu den Karzinoiden umstritten.

Als Lokalisation von Karzinoiden ist in erster Linie der gesamte Magen-Darm-Trakt von der Kardia bis herab zur Pars analis recti zu erwähnen (s. Abb. 5). In seinem Verlaufe ist es vor allem das Ileum [225, 314, 335, 557

—559, 665, 698, 716, 717] und die Appendix [225, 314, 335, 557—559], die als Sitz dieser Geschwülste hervorgehoben werden, aber auch im Magen [15, 225, 226], Duodenum [225, 665], Jejunum [142, 192, 558, 735], Kolon [225, 665, 717] und Rektum [225, 665, 732] sind sie seit langem gut bekannt. Hinzuweisen ist hierbei noch auf die Möglichkeit des Vorkommens eines Karzinoids in einem Meckelschen Divertikel [558] und in der Gallenblase [26, 395, 584]. Nicht nur theoretisch interessant, sondern auch praktisch

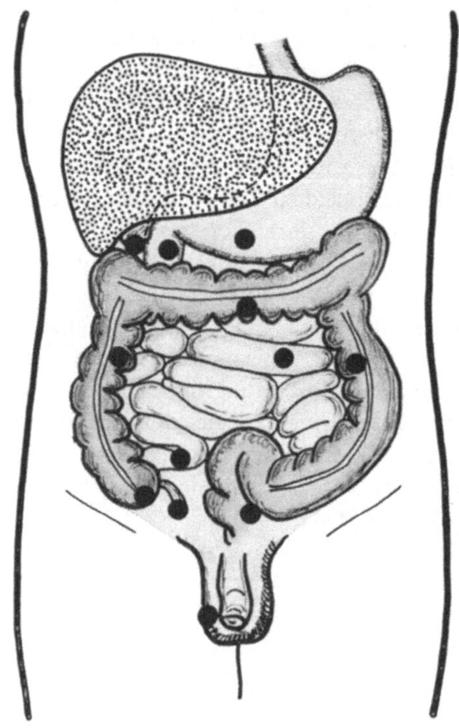

Abb. 5. Das Vorkommen von Karzinoiden in abdominellen Organen. In den Gonaden ist ihr Auftreten an intestinales Gewebe von Teratomen gebunden

bedeutungsvoll ist die Beobachtung von Karzinoiden in Teratomen des Ovars [269, 778] oder der Hoden [734], auch hier gehen sie gewöhnlich aus Gewebsabkömmlingen des Intestinaltrakts hervor. Sinngemäß gehören diese Geschwülste also auch zu jenen des Verdauungskanals. Dieses ist ebenso der Fall bei Karzinoiden im Mesenterium ohne nachweisbaren Primärtumor im Darm [432]. Hier ist anzunehmen, daß der Primärtumor sehr klein ist und daher unauffindbar bleibt, oder es ist zu einer sehr frühzeitigen lymphogenen Verschleppung winzigen Tumorgewebes bzw. endophytischer Knospen gekommen. Man spricht hierbei von einem ektopischen metastasierenden Karzinoid [68, 226].

Auch außerhalb des Magen-Darm-Traktes sind in Einzelfällen Geschwülste als Karzinoide angesprochen worden, so im Endometrium [517], im Ductus spermaticus [171], in der Speicheldrüse [Lit. bei 855] und in der Zunge [879]. Bezüglich des Endometriums ist das Vorkommen von echten Karzinoiden jedoch sehr zweifelhaft, vor allem gelang es auch nicht, kleine und nicht versilberbare Plattenepithelbäumchen der Korpusschleimhaut mit wirbelförmiger Zellanordnung auf eine Endophytie gewisser heller Zellen dieser Örtlichkeit zu beziehen [627]. Auch für das präinvasive Oberflächenkarzinom des Collum uteri ist es abzulehnen [231], hier von einer „karzinoiden Wucherung" (HINSELMANN) zu sprechen. Dieses ist eine virtuelle maligne Neoplasie, die sich im Gegensatz zu den Karzinoiden zu echten Karzinomen entwickeln kann. Bei dem oben erwähnten Karzinoid des Ductus spermaticus hat es sich möglicherweise um eine Metastase gehandelt [171]. Bei den übrigen Beobachtungen in der Speicheldrüse und Zunge lagen sehr seltene Ausnahmen vor. Nicht beschrieben wurde bislang ein Karzinoid im Verlaufe des Ösophagus.

Eine wichtige Lokalisation von Geschwülsten mit karzinoider Struktur ist aber noch der Bronchialbaum [327, 388]. Ihre Zuordnung zu derartigen Geschwülsten des Magen-Darm-Traktes wird heute kaum noch bestritten. Ebenso ist man sich aber auch darüber einig, daß es sich hierbei um Karzinoide handelt, denen eine gewisse Sonderstellung einzuräumen ist.

Die überwiegende Mehrzahl aller Karzinoide entwickelt sich auf dem Boden der Schleimhaut des Magen-Darm-Traktes, andere Örtlichkeiten sind dagegen seltener (Bronchus) oder gar sehr selten der Ausgangspunkt einer solchen Geschwulst. Ganz unabhängig von der Art des zugrundeliegenden Ausgangsmaterials läßt sich nun leicht feststellen, daß die Verteilung der Karzinoide über den Magen-Darm-Trakt sehr unterschiedlich ist. Einzelne Abschnitte werden bevorzugt, andere ausgesprochen wenig befallen. Betrachtet man aber darüberhinaus die Verteilung von Karzinoiden aus chirurgischen und autoptischen Kollektiven getrennt, so ergibt sich hierbei noch ein sehr charakteristischer Unterschied in der örtlichen Häufung dieser Geschwülste.

In der Tab. 1 wurden die von mehreren Autoren angegebenen Ergebnisse einer Auswertung größerer Kollektive zusammengefaßt und getrennt nach chirurgischem [1, 11, 309, 419, 461] und autoptischem [11, 171, 226, 419, 716] Ausgangsmaterial wiedergegeben. Im autoptischen Material befinden sich zunächst fast 90% der Tumoren im Dünndarm und in der Appendix, aber es zeigt sich vor allem ein auffallendes Überwiegen der Dünndarmkarzinoide über Karzinoide der Appendix und anderer Lokalisationen. Innerhalb des Dünndarms wird außerdem das Ileum noch bei weitem bevorzugt. Bei Primärtumoren unbekannten Ursprungs handelte es sich gewöhnlich um Metastasen in Lymphknoten und in der Leber. Im chirurgischen Material trifft man auch etwa 76% der Karzinoide im Dünndarm und in der Appendix an, doch fällt hier sofort das starke Überwiegen der Karzinoide im Wurmfortsatz über jene im Dünndarm auf. Innerhalb des Dünndarms wird sonst auch das Ileum bevorzugt. Auffällig ist hier noch die Häufung von Rektumkarzinoiden. Diese Unterschiede sind von verschiedenen Seiten und auch in neuerer Zeit wieder betont worden [84, 244, 427]. Sie zeigten sich sogar auch dann, wenn nur Literaturangaben zugrunde gelegt wurden [650], was insofern erstaunlich ist, als man eine häufigere Publikation der relativ selteneren Lokalisationen hätte erwarten können. Dieses ist aber offenbar nicht geschehen.

Sicherlich kommt die Häufung der Karzinoide in den einzelnen Abschnitten des Magen-Darm-Traktes im autoptischen Material ihrer natür-

Tabelle 1. *Verteilung der Primärtumoren von Karzinoiden auf die einzelnen Abschnitte des Magendarmtraktes und auf die Gonaden* [408]

Lokalisation	Nach chirurgischen Kollektiven (%)	Nach autoptischen Kollektiven (%)
Magen	2,8	sehr selten
Duodenum	1,4	0,6
Jejunum und Ileum	**13,3**	**59,8**
Appendix	**63,0**	**30,0**
Zökum	1,1	1,3
Kolon	3,1	2,5
Rektum	14,0	5,1
Ursprung unbekannt*	1,8	0,6
Meckelsches Divertikel		
Gallenblase	} sehr selten	} sehr selten
Gonaden		

* Metastasen

lichen Verteilung am nächsten, das chirurgische Verteilungsmuster besitzt jedoch die größere praktische Bedeutung, da es gleichzeitig auch ein etwaiges Abbild des relativen Vorkommens von intravitalen Erkrankungen an einem Karzinoid darstellt. So können besonders die nicht gerade völlig distal gelegenen und das Lumen verschließenden Appendixkarzinoide frühzeitig zu den Erscheinungen einer Appendizitis und damit zur Entfernung des Wurmfortsatzes führen. Zu dieser Ursache für die Häufung von Appendixkarzinoiden im chirurgischen Material kommt noch, daß die ohnehin oft vorkommende Appendizitis durch Operation zur Entfernung eines bislang symptomlos gebliebenen Karzinoids führt. Operativ entfernte Wurmfortsätze werden zudem sehr oft einer histologischen Untersuchung unterzogen, wobei dann makroskopisch nicht erkennbare kleine Karzinoide aufgefunden werden. Wird demgegenüber in einer Klinik entgegen der allgemeinen Gepflogenheit die akute Appendizitis nicht grundsätzlich mit einer Appendektomie behandelt, so überrascht es nicht, wenn sich dann unter 25 Karzinoiden auch nur vier solche der Appendix befinden [*358*]. Schließlich können Appendixkarzinoide auch noch zufällig bei anderen abdominellen Eingriffen entdeckt und abgetragen werden [*683*]. Durch all diese Faktoren läßt sich das Überwiegen der Appendixkarzinoide in chirurgischen Statistiken recht gut erklären, während ihr Zurücktreten im autoptischen Material wohl auch noch dadurch mit verursacht wird, daß der Wurmfortsatz oft bereits im frühen Lebensalter entfernt wurde. Die Häufung von Karzinoiden des Rektums im chirurgischen Material ist durch das Auftreten von äußerlich feststellbaren Symptomen und durch die diagnostisch gute Zugänglichkeit dieses Organs ausreichend erklärt.

Die hiermit dargelegte prozentuale Verteilung der Karzinoide über die einzelnen Abschnitte des Magen-Darm-Traktes ist für die Art des jeweiligen Kollektivs so charakteristisch, daß man hieran immer erkennen kann, ob

Tabelle 2. · *Verteilung der Karzinoide über den Magendarmtrakt bei 509 Krankheitsfällen aus der Literatur, autoptisches und chirurgisches Material zusammengenommen* [*650*]

Lokalisation	Anzahl der Fälle	%
Magen	9	2
Duodenum	5	1
Gallenblase	1	0,2
Jejunum-Ileum	117	23
Appendix	341	67
Kolon	18	4
Rektum	13	3
Ursprung unbekannt	5	1

sich eine Statistik auf bioptisches oder autoptisches Material stützt. Wird eine solche Unterscheidung nicht getroffen, so überwiegen zwar auch die Karzinoide der Appendix jene des Ileums, jedoch meist nicht so ausgeprägt [*192, 254, 489, 584, 623, 797*]. Dieses kommt auch zum Ausdruck bei einer Zusammenstellung, die sich allein auf Literaturangaben stützt [*650*]. Ihr Ergebnis ist in der Tab. 2 wiedergegeben. Man erkennt den aus größeren chirurgischen Kollektiven bekannten Verteilungsmodus, der durch die „Beimischung" autoptisch gewonnener Ergebnisse hier und da abgewandelt wird.

Zieht man das Fazit, so gelangt man zu folgendem Schluß: Alle Statistiken weisen eine Übereinstimmung darüber auf, daß die Mehrzahl der Karzinoide des Verdauungstraktes dem terminalen Ileum, der Appendix und dem Kolon entstammt. Die Zahlenangaben bewegen sich hier um 90 bis 95% [*11, 175, 584, 623*]. Läßt man die Appendixkarzinoide einmal außen vor, da sie wahrscheinlich besonders „gutartig" sind und wegen des Auftretens einer Appendizitis vorzeitig entfernt werden, so befinden sich mindestens 64% aller übrigen Karzinoide im Ileum [*584*]. Diese Feststellung hat große praktische Bedeutung. Sofern Krankheitserscheinungen auftreten, die ein Karzinoid in Erwägung ziehen lassen müssen, so ist der Primärtumor am ehesten im Ileum zu suchen.

D. Klassifizierung der Karzinoide

In den vergangenen Jahren, vor allem aber seitdem man die fakultative Endokrinie der Karzinoide erkannte, hat es nicht an Versuchen gefehlt, diese Geschwülste in verschiedene Klassen aufzuteilen. Die Notwendigkeit einer Klassifizierung bestand zweifellos, nachdem sich herausstellte, daß es nicht nur pathologisch-anatomisch, sondern auch klinisch und endokrinologisch differente Arten von Karzinoiden gibt. Unklar blieb es jedoch bislang, welchem Ordnungsprinzip hierbei der Vorzug zu geben sei.

Von pathologisch-anatomischer Seite bot sich eine Einteilung unter histologischen und histochemischen Gesichtspunkten an, denen sich eine Reihe von biochemischen und klinischen Merkmalen zuordnen ließen [*634 —636*]. Es wurde hierbei unterschieden zwischen a) typischen ausgereiften Karzinoiden, b) atypischen Karzinoiden und c) unausgereiften Karzinoiden. Mit das entscheidende Kriterium dieser Klassifizierung war der wechselnde Differenzierungsgrad der Tumorzellen. Hieraus ließen sich die verschiedenen Eigenschaften der Geschwülste recht gut erklären. Diese Einteilung ließ sich jedoch nur auf Karzinoide des Magen-Darm-Traktes anwenden, die so wichtigen Bronchuskarzinoide konnten nicht berücksichtigt werden, denn pathologisch-anatomisch verhalten sie sich mehr wie atypische Karzinoide, klinisch wie ausgereifte Karzinoide und biochemisch im Sinne von beiden Klassen. Dieser Umstand mußte unbefriedigend bleiben, aber es ist natürlich vorstellbar, daß neue Kriterien noch eine vollständige Klassifizierung nach dem genannten Prinzip möglich machen.

Von anderer Seite ist demgegenüber eine Einteilung unter mehr embryologischen Gesichtspunkten vorgeschlagen worden [*857*]. Ihr lagen zugrunde die Gemeinsamkeiten, die Karzinoide an Örtlichkeiten aufweisen, welche ontogenetisch dem Vorder-, Mittel- oder Enddarm zugehören. Hiernach würden Karzinoide des Bronchus und Magens, des Dünndarms vom mittleren Duodenum bis herab zum mittleren Colon transversum sowie von hier bis zum Rektum jeweils zu Gruppen zusammenzufassen sein. Eine Kongruenz ist jedoch auch innerhalb dieser Gruppen nicht vollständig gewahrt. So ist die Sekretion von 5-Hydroxytryptophan für Karzinoide des Magens zwar recht typisch, für jene des Bronchus aber vorerst eine Ausnahme [*674*]. Dieser Unterschied greift auch auf die klinische Semiotik über. In den anderen beiden Gruppen ist die Übereinstimmung im gesamten Verhalten der Geschwulst dafür recht gut gewahrt.

Diese gute Übereinstimmung im biologischen Verhalten der Karzinoide, welche aus dem embryonalen Mittel- und Enddarm ihren Ursprung beziehen, sollte dazu veranlassen, einer Klassifizierung nach der anatomischen Lokalisation der Primärtumoren den Vorzug zu geben, wobei Geschwülste des Magens und Bronchus als verschiedene Arten zu unterscheiden wären. In der Tat scheint vorerst eine solche Einteilung noch am zweckmäßigsten zu sein, jedenfalls solange eine andere keinen Anspruch auf Vollständigkeit erheben kann oder doch zu sehr an mangelnder Übereinstimmung der einzelnen Gruppen leidet. In der Tab. 3 sind die Karzinoide in derartige

Tabelle 3. *Klassifizierung und typische Merkmale der Karzinoide*

Lokalisation	Wachstum	Argentaffinität	Serotonin im Tumor	Endokrinie	Klinische Symptomatik
Dünndarm ab unteres Duodenum, Zökum, Colon ascend., Colon transv., Gonaden-Teratome	lokalisiert	+	+	∅ oder 5 HT	allgemeine Tumorsymptome oder typisches Karzinoidsyndrom
	metastasiert	+	+	∅ oder 5 HT	allgemeine Tumorsymptome oder typische Karzinoidsyndrom
Magen	lokalisiert	∅	?	?	allgemeine Tumorsymptome
	metastasiert	∅	(+)	∅ oder 5 HTP	allgemeine Tumorsymptome oder atypisches Karzinoidsyndrom
Bronchus	lokalisiert	∅	∅ oder (+)	∅ oder 5 HT	allgemeine Tumorsymptome oder typisches Karzinoidsyndrom
	metastasiert	∅	∅ oder (+)	∅ oder 5 HT selten 5 HTP	allgemeine Tumorsymptome oder typisches Karzinoidsyndrom, selten atypisches Syndrom
Oberes Duodenum, Colon transv. und descend., Rektum	lokalisiert	∅	∅	∅	allgemeine Tumorsymptome
	metastasiert	∅	∅	∅	allgemeine Tumorsymptome

5 HT = Serotonin (5-Hydroxytryptamin), 5 HTP = 5-Hydroxytryptophan

Klassen aufgeteilt worden, und man erkennt, daß die Geschwülste der jeweils zusammengefaßten Örtlichkeiten in verschiedenen Merkmalen recht gut übereinstimmen bzw. sich von anderen abtrennen lassen. Ausnahmen kommen in allen Gruppen vor, sind aber selten und bestätigen eher die Regel.

Nicht mehr zu den Karzinoiden gehören noch zwei Gruppen, nämlich seltene Karzinome mit einem karzinoiden Einschlag [*635, 636*] und schließlich noch jene Karzinome, die eine endokrine Funktion entfalten [*164, 855*], wie man es von den Karzinoiden des Dünndarms oder Magens her kennt. Auf diese Krankheitsgruppen muß aber auch hingewiesen werden, zumal sie hier differentialdiagnostisch von Bedeutung sind.

E. Häufigkeit der Karzinoide

Wenn über Karzinoide auch bereits ein sehr umfangreiches Schrifttum vorliegt, so darf dieses nicht darüber hinwegtäuschen, daß es sich hierbei doch um relativ seltene Geschwülste handelt. Vor allem viele Pathologen und Chirurgen bekommen während ihrer Tätigkeit nur wenige derartige Tumoren zu Gesicht. An manchen Orten scheinen sie überhaupt nicht oder nur ganz ausnahmsweise vorgekommen zu sein. So befand sich unter einer Reihe von 25000 Autopsien angeblich kein einziges Karzinoid [*589*]. Da Karzinoide oft nur schwer auffindbar sind, ist es aber sehr wichtig, daß nach ihnen ganz zielstrebig gesucht wird, will man sich ein objektives Urteil über ihre Häufigkeit bilden. So fand sich z. B. unter 27 bösartigen Tumoren des Dünndarms an der I. Chirurgischen Universitätsklinik in Wien (1931) nur ein Appendixkarzinoid [*703*]. Später wurde jedoch an der gleichen Klinik in der Zeit von 1938 bis 1957 gleich über sechs Fälle von Dünndarmkarzinoid berichtet [*776*].

Zunächst sei hier auf die im Bauchraum gelegenen Karzinoide eingegangen. Exakte Angaben über ihre absolute Häufigkeit gibt es praktisch nicht. Solche Angaben müßten schon deswegen ungenau sein, weil Karzinoide häufig symptomlos bleiben und allenfalls erst auf dem Sektionstisch erkannt werden. Aber auch Berechnungen der Morbidität liegen nicht vor, d. h. des an einem Karzinoid erkrankten Anteiles der Bevölkerung.

Alle tatsächlich vorhandenen Angaben über die Häufigkeit von Karzinoiden sind relativer Natur, aber auch schon hieraus geht ihre Seltenheit immer wieder deutlich hervor. So befanden sich unter 265577 Personen, die in den Jahren 1952 bis 1956 in die Krankenhäuser der amerikanischen Stadt Dayton (Ohio, 500000 Einwohner) eingewiesen wurden, nur fünf Kranke mit einem Karzinoid [*136*]. Dreimal lag die Geschwulst in der Appendix, zweimal im Rektum. Dieses würde einer Frequenz von 19:1000000 oder 0,0019% entsprechen, was die Seltenheit dieser Tumoren eindrucksvoll veranschaulicht. Eine Reihe von Autoren hat daneben die Häufigkeit der Karzinoide des Magen-Darm-Traktes im autoptischen oder bioptischen Material berechnet [*11, 84, 192, 226, 254, 384, 489, 584, 650, 716, 757, 797*], oder es ließen sich auf Grund ihrer Daten solche Berechnungen ausführen. Ein Teil dieser Ergebnisse wurde in der Tab. 4 zusammengestellt.

Tabelle 4. *Häufigkeit von Karzinoiden im autoptischen und bioptischen Material*

Autor	Autoptisches Material						Bioptisches Material					
	Umfang des Kollektivs	Anzahl der Karzinoide außerhalb der Appendix	%	Anzahl der Appendix-karzinoide	%	Zu-sammen %	Umfang des Kollektivs	Anzahl der Karzinoide außerhalb der Appendix	%	Anzahl der Appendix-karzinoide	%	Zusammen %
FEYRTER [226]	2500	30	1,2	4	0,16	1,36						
BRETSCHGER [84]	12156			4	0,03							
ARIEL [11]	5745	6	0,1	2	0,03	0,13	41300	4	0,009	19	0,046	0,055
SELBERG [716]	13478	53	0,39	—								
PEARSON und FITZGERALD [584]	11621	38	0,33	1	0,000086	0,33	47479	3	0,0063	25	0,053	0,06
FOREMAN [254]	7553	14	0,19	1	0,01	0,20	12000	5	0,04	18	0,15	0,19
ISLER und HEDINGER [384]	16812	20	0,12									
SPAIN [757]	8000	24	0,3	2	0,03	0,33						
ELDRED [192]	6092	11	0,18	1	0,016	0,20						
THORSON [797]	10285	7 (Dünndarm)	0,07	0	0,0	0,07	262780	40 (Dünndarm)	0,016	52	0,02	0,035

Hiernach beträgt die Häufigkeit der Karzinoide im Sektionsmaterial 0,07 bis 1,36%, im bioptischen Material 0,035 bis 0,19%. Die Karzinoide kommen also im autoptischen Material öfter vor, was wiederum mit ihrer häufigen intravitalen Symptomlosigkeit zu erklären ist. Die Angaben darüber, wie oft Karzinoide zu Krankheitserscheinungen führen, liegen zwischen 23 und 36% [11, 584, 723]. Aus der Tab. 4 geht auch noch einmal das Überwiegen von Appendixkarzinoiden im bioptischen Material hervor, wofür wieder jene Gründe angeführt werden können, wie sie bereits als Ursache des Dominierens dieser Tumoren unter allen Karzinoiden des Bauchraumes in chirurgischen Statistiken vorgetragen wurden (s. S. 24).

Für einen Chirurgen hat noch eine praktische Bedeutung die Beantwortung der Frage, wie oft bei einer Appendektomie mit einem Karzinoid im Wurmfortsatz zu rechnen ist. In der Tab. 5 sind die Ergebnisse einiger

Tabelle 5. *Prozentuale Häufigkeit der Appendixkarzinoide, bezogen auf bioptisch untersuchte Wurmfortsätze*

Autor	Anzahl der untersuchten Wurmfortsätze	Anzahl der Karzinoide	%
Feyrter [226]	1600	6	0,37
Bretschger [84]	4780	22	0,46
Wengen [849]	(4615)	18	0,39
Ritchie [650]	214622	362	0,17
Kevorkian [419]	1685	2	0,12
Buchberger [94]	15077	24	0,16
zusammen	242379	434	0,18

Autoren zusammengestellt worden, welche eine größere Anzahl von Wurmfortsätzen bioptisch untersucht haben [84, 94, 226, 419, 650, 849]. Die hier aufgeführten Daten wurden teilweise auf Grund von Angaben der Autoren rechnerisch ermittelt. Hiernach kann man feststellen, daß in 0,18% von histologisch untersuchten Wurmfortsätzen mit einem Karzinoid gerechnet werden muß.

Interessant ist noch der Anteil der Karzinoide an den bösartigen Tumoren der einzelnen Abschnitte des Magen-Darm-Traktes. Insgesamt umfassen Karzinoide nur 1 bis 1,8% aller Malignome des Verdauungskanals [561, 623]. An einzelnen Abschnitten kann das Karzinoid aber mehr oder weniger stark hervortreten. Die Karzinoide des Magens betragen nur 0,39% seiner Malignome [461], nach anderen Angaben ist dieser Anteil noch geringer [716]. Im Duodenum fand sich unter 16 Karzinomen und zwei Sarkomen kein Karzinoid [716], andere Autoren sprachen von einem Anteil der Karzinoide in Höhe von 12,5% [4] oder 15% [27]. Im Dünndarm umfassen die Karzinoide zwar nur 1,1% aller Tumoren, jedoch 8,3% der hier sonst selteneren Malignome [11]. Bei anderen Autoren liegt der letztere

Wert sogar zwischen 23 und 43% [*176, 650, 776, 797*]. Da Dünndarmkarzinoide ganz überwiegend im unteren und terminalen Ileum gelegen sind, andere Malignome hier aber kaum vorkommen, stellt das Karzinoid im Ileum nahezu die ausschließliche bösartige Geschwulst dar. In der Tat fand ein Pathologe im Ileum nur drei Karzinome und zwei Sarkome, aber 48 Karzinoide und hiervon 44 allein im mittleren und unteren Drittel [*716*]. Die entscheidende maligne Geschwulst bildet das Karzinoid auch in der Appendix. Hier umfaßt es etwa 90% seiner Malignome [*650, 715*]. Die restlichen 10% verteilen sich hier auf Adenokarzinome und maligne Mukozelen. Im Kolon geht der Anteil der Karzinoide unter den bösartigen Gewächsen wieder stark zurück [*716*], erst im Rektum entfallen wieder 5% der palpablen und proktoskopisch erkennbaren Tumoren auf Karzinoide [*175, 650*].

Aus diesen Angaben kann der Kliniker und Praktiker den wichtigen Schluß ziehen, daß es sich, wenn man die biologisch weniger bedeutenden gutartigen Tumoren außer acht läßt, bei einem Tumor des Ileums und der Appendix auch ohne pathologisch-anatomische Untersuchung mit großer Wahrscheinlichkeit um ein Karzinoid handelt. An anderen Örtlichkeiten des Magen-Darm-Traktes kann die Diagnose auf jeden Fall nur histologisch gestellt werden, es sei denn, es liegen endokrin wirksame Tumoren vor.

Auch die Bronchuskarzinoide sind recht seltene Tumoren. Doch besteht die begründete Hoffnung, daß die weitere Verbesserung und Intensivierung der bronchiologischen Diagnostik zu einem Anstieg der Anzahl von Beobachtungen und auch zu einer frühzeitigen Erkennung klinisch noch latenter Geschwülste führen wird. Dieses könnte eine Revision der Vorstellungen von der Häufigkeit der Bronchuskarzinoide zur Folge haben. Vorerst muß jedoch der allgemeine Eindruck vorherrschen, daß es sich hierbei um seltene Tumoren handelt. So operierten zwei Autoren im Laufe von 7 Jahren insgesamt nur 25 Bronchuskarzinoide [*440*]. In der Literatur fanden sich von 1882 bis 1954 insgesamt 824 benigne epitheliale Tumoren des Tracheobronchialbaumes erwähnt, von denen 285 eindeutig als Karzinoide bezeichnet wurden [*388*]. Bei dem Interesse, das gutartigen Tumoren dieser Örtlichkeit naturgemäß entgegengebracht wird, besagen solche Literaturdaten aber nicht viel.

Exaktere Angaben liegen dagegen über die relative Häufigkeit von Karzinoiden im Vergleich zu gutartigen und bösartigen Bronchusgeschwülsten vor. Unter Zugrundelegung von Literaturangaben soll das Verhältnis von Karzinoiden zu Zylindromen 5:1 betragen [*388*]. Da man früher jedoch häufig nicht zwischen diesen beiden Geschwulsttypen unterschieden hatte, ist die Annahme nicht unbegründet, daß sich das Verhältnis in Wirklichkeit noch mehr zu Gunsten der Karzinoide verschieben könnte [*388*]. Andere Autoren nannten daher auch eine Relation von 9:1 [*661*]. Zu den Malignomen besteht natürlich ein ganz anderes Häufigkeitsverhältnis. So wurden

an einer Klinik im Laufe von 7 Jahren rund 3000 bösartige Lungengeschwülste beobachtet, von denen 450 reseziert wurden [*440*]. Auf den
gleichen Zeitraum entfielen 25 Karzinoide. Diese umfassen somit 3 bis 10%
der resezierten Lungengeschwülste.

F. Alter der Karzinoidträger

Karzinoide sind in jeder Lebensdekade angetroffen worden. Da es sich
hierbei um sehr langsam wachsende und sicherlich längere Zeit symptom-
lose Geschwülste handelt, sagen Altersangaben aus autoptischem oder
bioptischem Material nichts über ihr Entstehungsdatum aus, sondern nur
etwas über den Zeitpunkt ihrer Erkennung. Die jüngsten und ältesten Fälle
stellen hierbei Einzelbeobachtungen dar. So wurde zunächst über ein Karzinoid bei einem 10 Tage alten Säugling berichtet [*650*]. Ein Ileumkarzinoid
führte bei einem 4jährigen Knaben zu einer ileokolischen Intussuszeption

Tabelle 6. *Durchschnittsalter der Träger eines Dünndarmkarzinoids*

Autor	Durchschnitts-alter in Jahren	Frauen/Jahre	Männer/Jahre
OBERNDORFER (autopt., [*559*])	61	59	63
COOKE [*135*]	54,3		
RAIFORD [*623*]	55		
ARIEL [*11*]	56,3		
BRETSCHGER [*84*]	58		
DOCKERTY und ASHBURN [*176*]	58		
GRIMES und BELL [*309*]	58		
PEARSON und FITZGERALD [*584*]	66,6		
FOREMAN [*254*]	33,1		
LE BRUN [*464*]	65		
SPAIN [*757*]	59,3	54,7	61,2
ELDRED [*192*]	58,7		
KEVORKIAN [*419*]	55	47	57
THORSON [*797*]	57	54	59

[*520*]. Die gleichen Tumoren wurden bei Kindern im Alter von 6 bis
10 Jahren festgestellt [*842*]. Appendixkarzinoide fanden sich bei einigen
Kindern, die im Alter von 5 bis 7 Jahren standen [*1, 559, 859*]. Wohl die
höchsten Lebensalter gaben einige Autoren mit 83 [*493*], 84 [*559*], 85 [*464*],
88 [*584*] und 89 Jahren [*461*] an. In allen Fällen handelte es sich um außerhalb der Appendix gelegene Karzinoide.

Nach zahlreichen Angaben liegt der Altersbereich der Erkennung von
Dünndarmkarzinoiden zwischen der 1. bis 9. Lebensdekade und das Durchschnittsalter zwischen dem 4. und 7. Dezenium. In der Tab. 6 wurden die
von verschiedenen Autoren bzw. die nach ihren Angaben errechneten
Werte für das Durchschnittsalter der Dünndarmkarzinoidträger zusammen-

gestellt. Bei den meisten Autoren weisen die Angaben über das Durchschnittsalter der Träger eines Dünndarmkarzinoids auf die 6. Lebensdekade. Damit liegt ihr mittleres Alter eindeutig über dem Durchschnitt der Kranken mit einem Darmkarzinom. Dieses kann nur seinen Grund darin haben, daß das Karzinoid vor allem im Dünndarm längere Zeit benötigt, um zu Krankheitserscheinungen zu führen, falls es nicht gar erst bei einer Autopsie zufällig entdeckt wird. Ein sehr protrahierter Krankheitsverlauf zeigt sich auch dann, wenn man versucht, aus der Anamnese Anhaltspunkte über den klinischen Beginn des Karzinoidleidens zu gewinnen [797]. Das hierbei ermittelte Durchschnittsalter liegt um mehrere Jahre unter dem mittleren Alter der Erkennung des Karzinoids. Das Durchschnittsalter der nicht lokalisierten und der bereits metastasierten Krankheitsfälle differierte bei einigen Autoren nicht wesentlich [135, 584], obwohl ein solcher Unterschied eigentlich anzunehmen wäre. Die weiblichen Karzinoidträger scheinen schließlich etwas jünger als die männlichen zu sein.

Auch die recht seltenen *Karzinoide des Magens* können in der 2. bis 9. Lebensdekade angetroffen werden. Die Altersgruppe über 40 Jahre wird bevorzugt befallen. Von 15 Autopsiefällen lagen allein elf über dem 60. Lebensjahr [461]. Von 20 klinischen Fällen lagen zwar auch 16 über dem 40. Lebensjahr, aber nur drei über dem 60. Jahr. Schon hieraus kann man einen Hinweis darauf entnehmen, daß Karzinoide des Magens offenbar bösartiger sind. Natürlich kann auch einmal ein ungünstiger anatomischer Sitz vorzeitig zu Symptomen führen.

Bei den *Duodenalkarzinoiden* liegt das Alter auch meist über 40 Jahren [27]. Es finden sich Angaben über eine Altersspanne von 44 bis 70 [369] und 49 bis 72 Jahren [684]. Als Durchschnittsalter wurde 58,3 Jahre errechnet [369]. In der Literatur mitgeteilte Einzelbeobachtungen lagen in diesen Bereichen [4, 632].

Karzinoide im Kolon traten in sieben Fällen in der 3. bis 8. Dekade auf [419], das Durchschnittsalter betrug 60 Jahre, für Frauen 50 und für Männer 65 Jahre. Ein Autor hatte früher einen Durchschnitt von 45 Jahren angegeben, besaß selbst aber nur zwei Fälle dieser Art in seiner Zusammenstellung [623].

Bei *182 Karzinoiden im Rektum* erstreckte sich der Altersbereich von 9 bis 81 Jahren [262], bei 25 klinischen Fällen von 29 bis zu 74 Jahren [598]. 84% der letzteren Gruppe war über 40 Jahre alt, 32% über 60 Jahre. Auch bei einigen anderen Autoren lag das Alter der Kranken mit nur wenigen Ausnahmen über 40 Jahren [1, 446, 757]. Das Durchschnittsalter betrug bei 16 Fällen 49 Jahre, bei den Frauen 52, bei den Männern 43 Jahre [419]. Dieses deckt sich etwa mit dem aus einer größeren Fallzahl errechneten Durchschnittsalter von 46,3 Jahren [262].

Bei den *Karzinoiden im Wurmfortsatz* liegt das Durchschnittsalter bereits in der 3. bis 4. Lebensdekade, der Altersbereich erstreckt sich hier sonst auch über alle Dezenien. Die von verschiedenen Autoren errechneten Werte für das Durchschnittsalter der Träger eines Appendixkarzinoids sind in der Tab. 7 zusammengefaßt worden. Appendixkarzinoide werden hiernach im Gegensatz zu den übrigen Karzinoiden des Magen-Darm-Traktes mehr im jugendlichen Alter, und zwar besonders in der 3. und 4. Lebensdekade beobachtet, bei Frauen noch meist etwas früher als bei Männern. Das Durchschnittsalter der Träger eines Adenokarzinoms in der Appendix liegt demgegenüber deutlich höher [715]. Die Häufung des Appendixkarzinoids in den jüngeren Altersgruppen hat aber die gleichen Ursachen wie die schon erwähnte Vorliebe des Karzinoids für dieses Organ. Ob diese Häufung

Tabelle 7. *Durchschnittsalter der Träger eines Appendixkarzinoids*

Autor	Durchschnitts-alter/Jahre	Frauen/Jahre	Männer/Jahre
HASEGAWA [335]	39,1		
OBERNDORFER [559]	40	35	42
nur operative Fälle	24		
RAIFORD [623]	25		
BRETSCHGER [84]	—	25	30
ARIEL [11]	25		
WENGEN [849]	28	29	27
GRIMES und BELL [309]	29,5		
FOREMAN [254]	33,1		
nur operative Fälle	22,1		
ELDRED [192]	42		
ADAMSON und			
POSTLETHWAIT [1]	27,7		
KEVORKIAN [419]	35	34	39
THORSON [797]	28	29	28

absoluter Natur sei, ist schon lange in Frage gezogen worden [226]. Es ließ sich in der Tat auch feststellen, daß die absolute Häufigkeit der Appendixkarzinoide in der Altersgruppe von 16 bis 25 Jahren mit 0,5% etwa dem Gesamtdurchschnitt von 0,46% entspricht, die Bevorzugung des jugendlichen Alters daher eher eine Folge des größeren Untersuchungsmaterials in diesem Lebensalter ist. Die Appendixkarzinoide sind hier also in Wirklichkeit nicht häufiger.

Bei einer Reihe von 14 Fällen von endokrin nicht aktiven *Karzinoiden des Meckelschen Divertikels* lag das Alter zwischen 12 und 68 Jahren, im Mittel bei 48 Jahren und 6 Monaten [22]. 13 Fälle lagen in der 4. bis 6. Lebensdekade.

Über die Altersverteilung von *Karzinoiden in Ovarialteratomen* können nur approximative Angaben gemacht werden, da nur wenige Fälle bekannt sind. Um einen vollständigeren Eindruck zu erhalten, kann man zu den endokrin inaktiven [212] noch die endokrin aktiv gewesenen Fälle mit einbeziehen

[*51, 681, 799, 833*]. Hiernach lag das Alter der Kranken zwischen 29 und 72 Jahren, im Durchschnitt bei 54,2 Jahren. Das Alter der Krankheitsfälle, bei denen Karzinoide in zystischen Teratomen des Hodens aufgetreten waren, betrug jeweils 58 Jahre [*719, 734*].

Bei den *Karzinoiden des Bronchus* reicht die Altersverteilung vom 2. bis 8. Lebensjahrzehnt, hat aber einen deutlichen Häufigkeitsgipfel um das 40. Lebensjahr [*327, 388, 661, 688*]. Auffällig ist die Beobachtung von relativ vielen jugendlichen Krankheitsfällen und wenigen, die über 50 Jahre alt sind. Die Altersverteilung ist damit gegenüber den echten Bronchialkarzinomen einwandfrei in jüngere Jahrgänge verschoben. So wiesen auch 71 Bronchialkarzinome, die an der Strahlenabteilung der Medizinischen

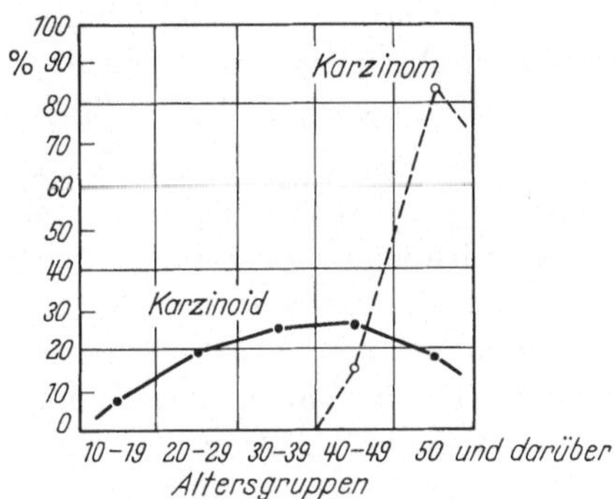

Abb. 6. Altersverteilung des Bronchialkarzinoids an Hand der 285 von JAEGER [*388*] angegebenen Fälle und von 71 Bronchialkarzinomen der Strahlenabteilung der Medizinischen Universitätsklinik Freiburg/Br. (1948 bis 1960)

Universitätsklinik Freiburg/Br. (Leiter: Doz. Dr. K. MUSSHOFF) behandelt wurden, bei Beginn der Therapie folgende Altersverteilung auf:

unter   40 Jahre = kein Fall,
Altersgruppe 40 bis 49 Jahre = 11 Fälle = 15,5%,
Altersgruppe 50 bis 59 Jahre = 34 Fälle = 47,9%,
Altersgruppe 60 bis 69 Jahre = 22 Fälle = 30,9%,
Altersgruppe 70 bis 79 Jahre = 4 Fälle = 5,6%.

Bei den Karzinomen waren hiernach 84,5% der Kranken über 50 Jahre alt. Bei den Karzinoiden sind es nach einer größeren Zusammenstellung [*388*] aber nur 19,3%. Diesen für die Diagnostik so wichtigen Unterschied in der Altersverteilung der Karzinoide und Karzinome des Bronchialbaumes soll die Abb. 6 noch graphisch veranschaulichen. Diese Verschiebung in der Altersverteilung hat ihren wesentlichen Grund wohl auch in der Tatsache, daß die Bronchuskarzinoide durch die Verursachung bronchopulmonaler Symptome frühzeitig die Aufmerksamkeit auf sich lenken, um damit beizeiten erfaßt und operativ angegangen zu werden.

3*

G. Geschlecht und Rasse der Karzinoidträger

Die Karzinoide des Magen-Darm-Traktes weisen an einzelnen Stellen eine mehr oder weniger eindrucksvolle Geschlechtsdisposition auf. Diese Bevorzugung kann weniger oder gar nicht zum Ausdruck kommen, wenn einer Berechnung der Geschlechtsverteilung nur kleine Fallzahlen zugrunde liegen. Mehrere Autoren sind auf diese Weise zu dem Ergebnis gekommen, daß bei Karzinoiden kein wesentlicher Unterschied des Geschlechts besteht [1, 559, 623]. Für bestimmte Abschnitte des Magen-Darm-Traktes muß diese Ansicht aber revidiert werden.

Bei *Karzinoiden des Magens* liegt sehr wahrscheinlich keine Bevorzugung eines Geschlechtes vor. Sowohl autoptische wie klinische Krankheitsfälle verteilen sich auf beide Geschlechter etwa gleichmäßig [461]. Unter den Karzinoiden des *Duodenums* überwiegt das männliche Geschlecht allenfalls gering, sicher ist dieses jedoch nicht [27, 369, 684].

Eindeutiger liegen die Verhältnisse bei den Karzinoiden des *Jejunums und Ileums*. Hier ist seit langem bekannt, daß Karzinoide bei Männern im Alter von 45 bis 87 Jahren häufiger sind als bei Frauen der gleichen Altersgruppe [226]. Das Zahlenverhältnis soll 3,2:1 betragen [244]. Bei einem Sektionsmaterial der Karzinoide dieses Darmabschnittes standen 41 Männer zwölf Frauen gegenüber [716], bei einem Autor umfaßten die männlichen Karzinoidträger 82% der Fälle [419]. Diese Bevorzugung des männlichen Geschlechtes erstreckt sich auch auf das Meckelsche Divertikel [22], soll hier allerdings auch darauf beruhen, daß ein solches Divertikel bei Männern häufiger vorkommt und bei diesen auch Sektionen öfter ausgeführt werden. Unabhängig hiervon ist es aber weitgehend anerkannt, daß im Jejuno-Ileum Karzinoide bei Männern häufiger als bei Frauen auftreten. Unter Berücksichtigung ihrer Lokalisation und Altersverteilung scheint das Ileumkarzinoid typisch für den alternden und alten Mann zu sein [244].

Anders liegen die Verhältnisse beim Karzinoid in der *Appendix*. Dieses kommt bei Frauen häufiger vor [226, 550]. Ihr Anteil kann 61%, bei ausschließlichen Operationsfällen sogar bis zu 87% betragen [84, 244, 419, 559, 650, 849]. Gynäkologische Operationen sollen nicht die Ursache dieser Häufung darstellen [559], auch ist sie nicht die Folge der bei Frauen öfter durchgeführten Appendektomien [84]. Auch absolut, d. h. berechnet auf die Zahl der Appendektomien sind Frauen häufiger von einem Appendixkarzinoid befallen (Männer:Frauen = 0,25:0,61%). Das schließt natürlich nicht aus, daß es bei Frauen auch einmal bei einer gynäkologischen oder sonstigen Operation zur Entdeckung eines Karzinoids kommen kann [168, 259, 683]. Appendixkarzinoide treten also sehr wahrscheinlich bei Frauen häufiger auf und sie bevorzugen hier, wenn auch nicht absolut, so doch relativ das jugendliche Alter der 3. und 4. Lebensdekade.

Bei den Karzinoiden des *Kolons* scheint keine Bevorzugung eines Geschlechtes vorzuliegen [*419*]. Beim Karzinoid im *Rektum* läßt sich eine sichere Aussage noch nicht machen [*226*]. Bei zwei Autoren überwiegen die Männer mit etwa 60% [*262, 598*], bei einem Autor, der allerdings nur 16 Fälle überblickte, dominierten dagegen die Frauen mit 69% [*419*]. Möglicherweise wird das männliche Geschlecht aber doch etwas bevorzugt befallen.

Wenn bei den Karzinoiden des *Bronchus* beide Geschlechter gleichmäßig vertreten sind, so ist dieses ein sehr wichtiger Befund, der deutlich in einem Gegensatz steht zu den Verhältnissen beim Bronchialkarzinom. Dieser Unterschied wird in der Abb. 7 eindrucksvoll veranschaulicht. Hierin wird die Geschlechtsverteilung des Bronchuskarzinoids anhand von 319 der Literatur entnommenen Krankheitsfällen [*388*] jener eines nicht ausgewählten Kollektivs von 71 Bronchialkarzinomen gegenübergestellt, die in den

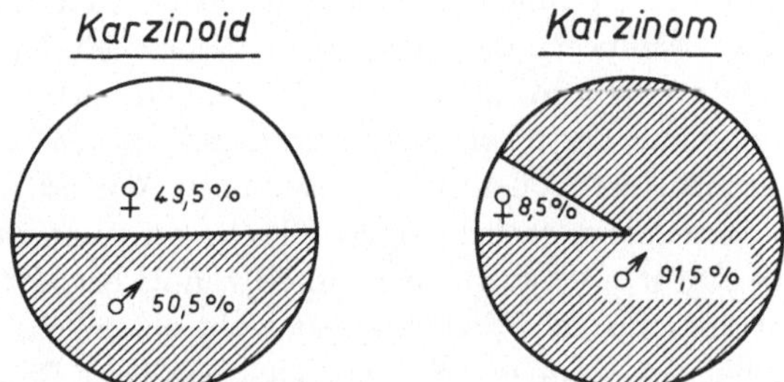

Abb. 7. Geschlechtsverteilung des Bronchialkarzinoids an Hand der 319 von JAEGER [*388*] angegebenen Fälle und von 71 Bronchialkarzinomen der Strahlenabteilung der Medizinischen Universitätsklinik Freiburg/Br. (1948 bis 1960)

Jahren 1948 bis 1960 in der Strahlenabteilung der Medizinischen Universitätsklinik in Freiburg/Br. behandelt wurden und die alle histologisch gesichert sind. Man erkennt die bekannte Bevorzugung des männlichen Geschlechtes beim Bronchialkarzinom und das Fehlen eines Unterschieds beim Bronchialkarzinoid. Diese Feststellung kann differentialdiagnostische Bedeutung haben. Nebenher weist dieser Unterschied auch darauf hin, daß exogene Faktoren auf die Entstehung des Bronchialkarzinoids nicht den Einfluß ausüben dürften, wie er beim Bronchialkarzinom angenommen wird.

Ob Karzinoide bei einer bestimmten Rasse gehäuft auftreten, ist nicht bekannt [*623*]. Eine umfangreichere gezielte Prüfung dieser Frage erfolgte allerdings noch nicht. Wenn bei einer Erhebung ein Überwiegen der weißen Rasse festgestellt wurde, so ließ der Befund jedoch noch kein endgültiges Urteil zu [*262*]. Vorerst muß man sich mit dem Hinweis begnügen, daß auch bei Farbigen Karzinoide des Magens [*1, 461*], Duodenums [*1, 27, 369*], des Ileums und der Appendix [*1, 171, 328, 331*], des Ovars [*51*] sowie des Rektums [*172, 254, 727*] beobachtet wurden.

II. Spezieller Teil

A. Karzinoide im Dünndarm und die mit diesen verwandten Geschwülste

Geschwülste ohne endokrine Semiotik

Schon OBERNDORFER (1929) hob hervor, daß die meisten Karzinoide des Bauchraumes allenfalls zufällig bei Sektionen angetroffen werden [*559*], also während des Lebens klinisch stumm bleiben. In dieser Hinsicht kann man diese Karzinoide gutartigen Tumoren des Magens und Darmes an die Seite stellen, etwa den polypösen Adenomen, Neuromen, Neurofibromen, Myofibromen, Fibromyomen, Lipomen und Angiofibromen [*642*], die ebenfalls oft Zufallsbefunde darstellen. All diesen Geschwülsten ist eine größere Häufung in autoptischen Kollektiven eigentümlich. Wie oft Karzinoide im Dünndarm zu Krankheitserscheinungen führen, wird unterschiedlich beurteilt. Manche Autoren nehmen einen Anteil von 23 bis 36% an [*11, 584, 723*], was den tatsächlichen Verhältnissen wohl entsprechen dürfte. An anderen Örtlichkeiten, etwa in der Appendix, ist dieser Prozentsatz aber wohl noch geringer.

1. Klinik

a) Karzinoide des Ileums

Bei einem großen Teil der Karzinoide im Ileum werden Krankheitserscheinungen zeitlebens völlig vermißt. Dieses ist oft selbst dann der Fall, wenn schon Metastasen aufgetreten sind [*247*]. Krankheitserscheinungen treten im allgemeinen aber dann auf, wenn der Tumor breit in seine Umgebung infiltriert, wenn eine von ihm ausgehende Fibrosierung des umgebenden Gewebes zur Schrumpfung, Abknickung und Verklebung von Darmschlingen führt oder wenn umfangreichere Metastasen in den regionalen Lymphknoten, in der Leber oder in anderen Organen abgesetzt wurden [*584, 665*]. Beim Eintreten von Symptomen sind viele Karzinoide daher nicht mehr lokalisiert. Aber es sind auch bei noch auf die Darmwand beschränkten Tumoren Krankheitserscheinungen möglich, wenn sie sich entgegen ihren sonstigen Gepflogenheiten mehr in die Darmlichtung hinein vorwölben, gestielt wachsen oder ringförmig die Darmwand ummauern und verengen [*716*]. Die Symptomatik dieser noch lokalisierten Ileumkarzinoide ist daher in erster Linie die Folge einer mechanischen und zudem sich in typischer Art intermittierend bemerkbar machenden Verlegung des Darmlumens.

Charakteristischerweise reicht die Vorgeschichte dieser Karzinoidträger oft viele Jahre zurück, womit das langsame Wachstum ihrer Tumoren offenkundig wird. Ihre *Symptome* bestehen gewöhnlich in episodisch, förmlich auch in Anfällen und desgleichen nächtlich auftretenden Leibschmerzen mit Auftreibung und Spannung des Leibes, lebhaften Darmgeräuschen, sichtbarer Peristaltik, Aufstoßen, Erbrechen, Fieber und mehr oder weniger schwerem Krankheitsgefühl. Hierbei kommt es zur absoluten oder relativen Stuhl- und Windverhaltung, die sich erst nach Stunden oder Tagen spontan oder durch therapeutische Maßnahmen wieder löst. Doch kann es auch einmal zur raschen Verschlechterung und gelegentlich zum Exitus letalis kommen [665]. So trat in einem Falle eine eitrige Peritonitis infolge einer Dünndarmperforation ein, woran der Kranke verstarb [432]. Kommen die Kranken in einem solchen Stadium in ärztliche Behandlung, so wird das übliche klinische und röntgenologische Bild des akuten Abdomens als Folge eines Subileus oder Ileus beobachtet [264, 572, 642].

Durchaus möglich ist es, daß die Erkrankung auch trotz des Bestehens von Metastasen bislang klinisch völlig latent war, jedoch dann zufällig durch zusätzliche Einengung der Darmlichtung manifestiert wurde. So verstarb eine Patientin an einem akuten Ileus, nachdem ein verschluckter Geflügelknochen sich an einem Ileumkarzinoid verfangen, mit seinem einen Ende die Darmwand ulzeriert und damit zur tödlichen Peritonitis geführt hatte [386]. In einem ähnlichen Falle hatte sich ein aus Mohnbestandteilen zusammengesetzter Darminhalt hinter einem kleinen Dünndarmkarzinoid aufgestaut und möglicherweise noch zu einer spastischen Kontraktion des von der Geschwulst befallenen Darmgewebes Anlaß gegeben [848]. Ein recht typisches und zum Darmverschluß überleitendes Ereignis stellt auch die *Intussuszeption* eines Darmteiles in einen anderen hinein dar, besonders die ileokolische Intussuszeption, und dieses vor allem dann, wenn gestielte Tumoren vorliegen. Kinder werden auch hier bevorzugt [520, 842], doch machen Erwachsene, bei denen die Intussuszeption sonst ja recht selten und dann gewöhnlich die Folge eines gutartigen Darmtumors ist, keine Ausnahme, wie entsprechende Beobachtungen zeigen [171, 277, 494, 788]. Durch dieses Ereignis werden aber vielleicht doch manche Karzinoide frühzeitiger und in einem noch gut lokalisierten Stadium erkannt.

In den Zeiten zwischen solchen Stadien mit akuteren intestinalen Verschlußerscheinungen sind die Kranken aber auch durchaus nicht immer völlig beschwerdefrei. Sie klagen über Obstipation oder über Durchfälle mit fünf bis zehn wäßrigen Stühlen am Tage. Über Schmerzen wird nicht immer geklagt, allenfalls einmal im rechten Unterbauch, was differentialdiagnostisch ja viele Möglichkeiten eröffnet. Eine verminderte Tagesdiurese mit einem hochgestellten Harn kann hierbei natürlich vorkommen [505]. Der Stuhl enthält meist kein Blut, da die Schleimhaut über den Geschwülsten fast immer intakt ist. Teerstühle kommen noch seltener vor [437, 500].

Stärkere Gewichtsverluste sind ebenfalls nicht obligat [*428, 518*], meist wird nur eine leichte Reduktion des Körpergewichtes festgestellt.

Werden die Kranken in einem solchen Intervall untersucht, so fällt dann oft vor allem ihr guter Allgemeinzustand auf, wenn auch leichte dystrophische Erscheinungen vorkommen und durch die chronischen Diarrhoen ausreichend erklärt werden können. Auch mit der Pellagra verwandte Hauterscheinungen als Ausdruck unzureichender enteraler Eiweiß- und Vitaminresorption sind möglich [*119, 524*]. Bei der Auskultation des Bauches lassen sich hier und da lebhafte Darmgeräusche vernehmen. Ist der Tumor noch lokalisiert, so ist seine Palpation gewöhnlich nicht möglich. Fühlt man dennoch durch die Bauchdecken eine Resistenz, so handelt es sich um Metastasen im Gekröse oder Netz [*464*]. Ebenso entsprechen bei der rektalen Untersuchung im Douglasschen Raum palpable Knoten gewöhnlich Sekundärgeschwülsten. Bei einer Ausbreitung der Geschwulst in die Leber ist diese wie üblich vergrößert, derb und knotig, doch spricht selbstverständlich ein unauffälliger Lebertastbefund nicht gegen hepatische Absiedelungen [*437*].

Weitgehend uncharakteristisch ist der Ausfall verschiedener *Laboruntersuchungen*, was aber differentialdiagnostisch gerade von Bedeutung sein kann. Die Blutsenkungsgeschwindigkeit, die bei mindestens 70% aller anderen Malignome beschleunigt zu sein pflegt, weist selbst bei einem metastasierenden Karzinoid kaum eine oder nur eine minimale Zunahme auf, wenn auch in einigen Fällen Ausnahmen vorkommen können. Das gleiche betrifft die relative Zusammensetzung der Serumeiweißkörper, so daß hier auch die sonst oft so kennzeichnende Linksverschiebung des Weltmannschen Koagulationsbandes im Stich läßt. Eine Verminderung der Gesamteiweißkörper des Blutserums kann bei chronischen Diarrhoen durchaus als unspezifischer Befund beobachtet werden. Bestimmungen des Serum-Kupfers und Serum-Eisens wurden leider bisher nicht systematisch durchgeführt. Der Stuhl ist gewöhnlich hell, dünnflüssig bis wäßrig, auch fäkulent riechend, und er kann unverdaute Speisereste enthalten, Symptome, die auf eine beschleunigte Darmpassage und auf Fäulnisvorgänge im Darm hindeuten, jedoch noch nicht allein zu einer Identifizierung des Krankheitsbildes mit der „chronischen Enteritis" (SCHMIDT-NOORDEN) berechtigen. Eiterpartikel finden sich im Stuhl nicht. Die Benzidinprobe ist bei einer Durchsicht der Literatur höchstens in 10% der Fälle positiv ausgefallen, was differentialdiagnostisch wertvoll sein kann. Pathogene Darmbakterien oder sonstige Parasiten werden vermißt. Trotz ausgedehnter Metastasierung ist die Exkretions- und Stoffwechselfunktion der Leber selten eingeschränkt, ein Befund, der ja auch von anderen in dieses Organ metastasierenden Geschwülsten bekannt ist. Nur selten besteht eine merkliche Galleretention mit einer Hyperbilirubinämie und einem Anstieg der Aktivität der alkalischen Phosphatase im Serum. Störungen des Kohlenhydratstoffwechsels sind Zufallsbefunde. Schließlich fehlt auch die bei anderen Malignomen so häufige sekundäre Anämie, es sei denn, daß fallweise schwere Darmblutungen vorausgegangen sind. Veränderungen des leukozytären und thrombozytären Systems werden ebenfalls vermißt. Der Harnbefund ist uncharakteristisch und diagnostisch nicht verwertbar, der Wasserhaushalt höchstens durch begleitende Leiden gestört.

Die *Diagnose* eines endokrin inaktiven Karzinoids im Ileum wird selten vor einer Operation gestellt, da spezifische Krankheitserscheinungen fehlen

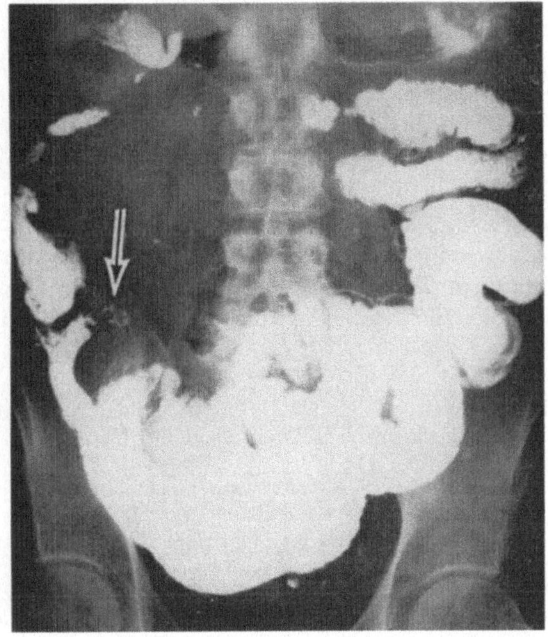

Abb. 8. Karzinoid im terminalen Ileum, gut kenntlich an Hand eines Füllungsdefektes (Pfeil) bei der Breipassage des Dünndarms [*374*]

[*153*]. Immerhin ist die Diagnose aber nicht unmöglich. So sollte eigentlich die typische Tetrade: Chronischer intermittierender Darmverschluß mit Leibschmerzen, Diarrhoen und bisweilen auch Gewichtsverluste! ein Karzinoid immer in die engere Wahl ziehen lassen [*192*]. Die sich oft über viele Jahre hinziehende Vorgeschichte, das häufig auffallend gute Allgemeinbefinden und die normalen Laborbefunde trotz verdächtigen Tumors verstärken den Verdacht und machen gleichzeitig das Vorliegen eines gewöhnlichen Karzinoms unwahrscheinlicher. Der bioptischen Diagnostik leicht zugängliche Lymphknoten werden nur selten befallen. Eher besteht hier und da die Aussicht, einmal von gynäkologischer Seite durch eine Ovarialmetastase auf das Vorliegen des Malignoms aufmerksam gemacht zu werden. Bei einem verdächtigen Leberbefund sollte man auf jeden Fall eine

Laparoskopie und Leberpunktion durchführen. Bei der Röntgenuntersuchung des Magen-Darm-Traktes wird leider oft kein krankhafter Befund erhoben. Allenfalls kann bei dem einen oder anderen Kranken noch ein Hinweis auf eine Obstruktion erhalten werden, deren Ursache jedoch hierbei offen gelassen werden muß [176, 464, 514, 515]. Immerhin ist dieses natürlich schon ein wertvoller Befund. Noch günstiger ist natürlich die nur selten gelingende Feststellung von Füllungsdefekten, wie es die Abb. 8 demonstriert [374]. Ein charakteristisches röntgenologisches Zeichen bei der Breipassage soll in einer scharfen Abknickung des Darmes bei Fehlen eines größeren Füllungsdefektes bestehen [534]. Dieses Zeichen hat auch bereits zur präoperativen Diagnose geführt [534]. Seine Entstehung erklärt sich gut aus der besonderen Wachstumsweise der Darmkarzinoide. Sehr typisch soll es auch für die klinisch so wichtigen Karzinoide der Ileozökalklappe sein [464]. Auf ein Karzinoid besonders suspekt sind aber multiple Füllungsdefekte im Dünndarm, zumal wenn sie sich noch mit der als typisch angegebenen Abknickung von Darmschlingen kombinieren [374]. Differentialdiagnostisch sind sonst bei lokalisierten Geschwülsten die verschiedenen gutartigen Tumoren des Dünndarms, bei metastasierten Geschwülsten Adenokarzinome und Sarkome mit in Erwägung zu ziehen.

Kasuistik

31jährige Frau S. W., von Beruf Verkäuferin. Patientin der Medizinischen Universitätsklinik Freiburg/Br. (Direktor: Prof. Dr. med. Dr. h. c. L. HEILMEYER).

Vorgeschichte: Mit 27 Jahren Gelbsucht während einer Schwangerschaft. Sonst früher gesund gewesen. Unauffällige Familienvorgeschichte.

Seit 2 Jahren in Intervallen Schmerzen im rechten Oberbauch, vor allem nach seelischen Erregungen und nach Verzehr schwerverdaulicher Speisen. Vor einem halben Jahr plötzlich in der Nacht kolikartige Schmerzen im ganzen Leib und Erbrechen. Als Ursache wurde zunächst eine kleine Umbilikalhernie angesehen, die operativ versorgt wurde. Bei dieser Gelegenheit Exstirpation eines vergrößerten Lymphknotens aus der Leiste. Die histologische Untersuchung ergab eine teils produktive, teils exsudative Lymphknotentuberkulose. Der große Reichtum der Tuberkel ließ auch einen M. Boeck in Erwägung ziehen. Daher Verlegung in eine Heilstätte (Prof. Dr. K. WURM, Höchenschwand), von dort Überweisung in die Klinik wegen des Verdachtes auf ein Malignom.

Befund: Bei der Untersuchung gibt die Frau im Augenblick keine Beschwerden an. Sie befindet sich in einem ausreichenden Allgemein- und Ernährungszustand. Temperatur normal, BSG 19/35 mm n.W.

Die Leber ist deutlich vergrößert, derb und druckschmerzhaft. Das Cholezystogramm ist positiv und läßt keine Steine erkennen. Bilirubin im Serum gesamt 0,4 mg-%, Weltmann-Band 4. R., Takata-Ara 100 mg-%, Thymolprobe negativ, Bromthaleinbelastung: 13% Retention. Bei der Laparoskopie (Doz. Dr. K. BECK) zeigen sich auf der Leberoberfläche mehrere weiße bis pflaumengroße Vorwölbungen, teilweise auch mit Nabelbildung (s. Abb. 9). Der Befund erinnert an Fernmetastasen eines Malignoms. Die histologische Untersuchung eines Leberpunktates (Prof. Dr. E. GRUNDMANN, Freiburg/Br.) ergibt Wucherungen eines bösartigen kleinzelligen Tumors, wobei ein Karzinoid in die engere Wahl zu ziehen ist. Eine biochemische Sicherung der Diagnose gelingt insofern nicht, als die Ausscheidung der 5-Hydroxyindolessigsäure im Harn normal ist (semiquantitative Methode).

Eine Auffindung des Primärtumors ist zunächst nicht möglich. Bei der röntg. Magen-Darmpassage und beim Kontrasteinlauf zeigt sich kein krankhafter Befund. Auch der gynäkologische Befund ist normal. Im übrigen finden sich periphere und hiläre Lymphknotenschwellungen, entsprechend der bereits bekannten Tuberkulose. Der Herzbefund ist auch im EKG normal. RR 110/75 mm Hg. Serumeisen 35 γ-%, Serumkupfer 157 γ-%. Regelrechter Harnbefund.

Diagnose : Metastasiertes Karzinoid, endokrin inaktiv, Lokalisation des Primärtumors unbekannt, wahrscheinlich im Ileum. Gleichzeitig besteht eine Lymphknotentuberkulose.

Weiterer Verlauf : Fortsetzung der tuberkulostatischen Behandlung, ansonsten symptomatische Maßnahmen und Entlassung nach drei Wochen in hausärztliche Betreuung. Nach weiteren 3 Monaten Auftreten einer ausgesprochenen Stenoseperistaltik und jetzt Feststellung einer prästenotischen Erweiterung des Dünndarms im mittleren bis oberen Ileum (Dr. MÜHLENBROCK, Neuß). Ausscheidung der 5-Hydroxyindolessigsäure im Harn jetzt auf 12,9 mg-% in 24 Std

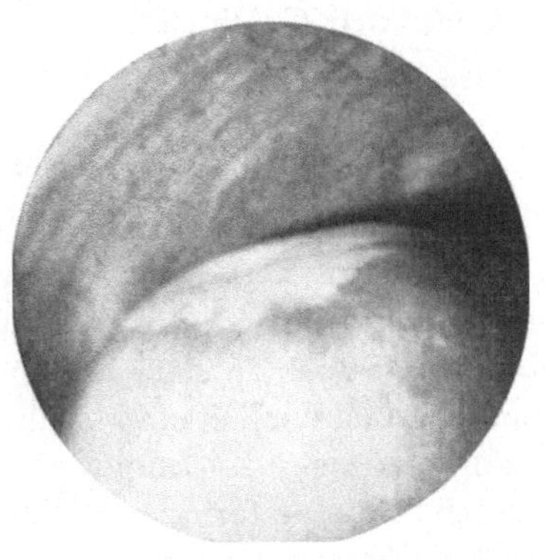

Abb. 9. Metastase eines Karzinoids im Ileum auf der Leberoberfläche, betrachtet durch das Laparoskop (Aufnahme K. BECK, Freiburg/Br.)

angestiegen. Nach einem Monat wieder Subileus, Zunahme des Lebertumors, jetzt auch Metastasen in den Lungen. Keine Flushanfälle. Moribunder Zustand, Prognose infaust.

b) Karzinoide im Meckelschen Divertikel

Das Meckelsche Divertikel bleibt in etwa 2% der Fälle als ein Rest des Ductus omphaloentericus in Form eines blindsackartigen Gebildes am unteren Ileum gegenüber dem Mesenterialansatz bestehen. Bis zum Nabel ziehende Reste des Ductus können zu klinischen Komplikationen führen. An Geschwülsten kommen hier einmal Lipome, Adenome, Leiomyome, Neurinome, echte Karzinome und Sarkome vor. Da das Divertikel mit Darmschleimhaut ausgekleidet ist, in der basalgranulierte Zellen enthalten sind, kann es auch zum Sitz eines typischen Karzinoids werden [*22, 42, 81, 86, 192, 256, 435, 559, 576, 582, 649*].

Bei diesen Karzinoiden handelt es sich meist um nur wenige Millimeter große und lokalisierte Knötchen, die zufällig bei Autopsien oder bei aus verschiedenen Anlässen durchgeführten abdominellen Eingriffen angetroffen werden. Selbst wenn sie schon Metastasen gesetzt haben, was durchaus vorkommt [*192, 435*], können sie klinisch noch völlig stumm bleiben. So waren von 14 Fällen insgesamt zehn Zufallsbefunde bei Operationen oder Autopsien [*22*]. Die übrigen Fälle hatten durch Entzündungen zur Operation geführt. Ein Fehlen jeglicher intestinaler Obstruktionserscheinungen erklärt sich leicht, wenn der Primärtumor an der Spitze des Divertikels, mehrere Zentimeter vom eigentlichen Darm entfernt gelegen ist [*256*]. Aber Entzündungen und entzündliche Verklebungen können zur Einklemmung von Dünndarmschlingen führen [*576*]. Wird der Tumor größer, kommt es zu einem invasiven Wachstum und zur ausgedehnten Metastasierung, so entspricht die Symptomatologie jener der Ileumkarzinoide. Mehrfach ist besonders darauf hingewiesen worden, daß es auch selbst bei in die Leber metastasierten Geschwülsten keinen Anhalt für eine endokrine Aktivität gab [*22, 192, 256, 435*].

c) Karzinoide im Jejunum

Auch die meisten Karzinoide des Jejunums werden zufällig bei Autopsien entdeckt [*514*]. Doch kann es auch in einigen Fällen zu den Erscheinungen des akuten oder chronisch intermittierenden Darmverschlusses kommen, ja auch zu einer Intussuszeption [*192*], so daß eine spezielle Behandlung und auch operative Eingriffe notwendig werden. Ebenso ist die Perforation eines Karzinoids im Jejunum in die freie Bauchhöhle, was klinisch an ein perforiertes peptisches Ulkus denken ließ, bei einer 59jährigen Frau beschrieben worden [*735*]. Bezeichnenderweise werden die von den Kranken geklagten Schmerzen meist mehr in den linken Mittel- oder Oberbauch hinein lokalisiert. Sonst entspricht das klinische Bild der seltenen Karzinoide des Jejunums weitgehend jenem der entsprechenden Geschwülste im Ileum [*142*]. In chronischen Fällen ist eine Verwechslung mit Erkrankungen des Pankreas, der Leber oder des Magens durchaus möglich. Auch gutartige Tumoren können gleichartige Krankheitserscheinungen erzeugen. Die Metastasierung erfolgt hier offenbar seltener als beim Ileumkarzinoid, kann aber infolge ausgedehnten Einwachsens in benachbarte Organe eine Radikaloperation vereiteln und die Prognose verschlechtern [*377*].

d) Karzinoide im Wurmfortsatz

In der Appendix ist das Karzinoid die häufigste maligne Geschwulst dieses Darmteiles. Nur etwa 10% seiner Malignome entfallen auf echte Adenokarzinome, Lymphosarkome und auf die maligne Mukozele [*715*]. An gutartigen Tumoren können im Wurmfortsatz benigne Mukozelen, Myome, Fibrome, Myofibrome, Fibromyxome, Lipome, Myxolipome, Hämangiome, Endometriosen und polypöse Adenome vorkommen [*647*].

Die meisten Karzinoide sitzen an der Spitze des Wurmfortsatzes [*94*], also an einer relativ unschädlichen Stelle. Ein Teil ist mehr in seinem mittleren Abschnitt oder an seiner Basis gelegen und kann daher zur Okklusion des Lumens und zum poststenotischen Empyem und zur Gangrän führen. In seltenen Fällen kann eine solche Stenose wohl auch die Ursache für die Entstehung einer mit gallertiger Masse gefüllten benignen Mukozele abgeben [*259*], die sogar von sich aus durch Torsion ein akutes Krankheitsbild auslösen kann [*114*]. Wegen der Gefahr der Ruptur und des Pseudomyxoma peritonei ist sie sehr gefürchtet [*213*].

Solche Karzinoide können somit zweifellos zu Krankheitserscheinungen führen. Ansonsten werden Appendixkarzinoide zufällig bei Autopsien oder bei Appendektomien und sonstigen abdominellen, auch gynäkologischen Eingriffen [*168*] entdeckt. Es ist nicht entschieden, ob auch die unkomplizierten Geschwülste Beschwerden verursachen können, zumal histologisch oft jegliche Entzündungserscheinungen fehlen [*84, 849*]. Ebenso schwer ist es häufig zu entscheiden, inwieweit eine den Tumor begleitende entzündliche Infiltration eine Folge der Geschwulst darstellt und ob das klinische Bild einer Appendizitis auf diese selbst oder auf die Entzündung zurückzuführen ist [*642*]. In einer Reihe von symptomatischen Fällen ist allerdings das Lumen des Wurmfortsatzes auffällig häufig gegenüber den klinisch stummen obliteriert gewesen [*254*].

Unabhängig von diesen Fragen ist das klinische Krankheitsbild, das zur Entdeckung eines Appendixkarzinoids führt, nicht von einer akuten oder chronischen Appendizitis zu unterscheiden [*1, 5, 60, 84, 94, 173, 331, 383, 584, 596, 647, 690, 720, 802, 842, 859*]. Natürlich kann das Krankheitsbild durch die oben erwähnten Möglichkeiten, durch besondere anatomische Verhältnisse [*102*] oder durch das Auftreten von Metastasen kompliziert werden. Auch das Auftreten von Tochtergeschwülsten eines Appendixkarzinoids ist also durchaus und seit langem gut bekannt [*44, 94, 108, 314, 335, 431, 494, 849, 863*]. Diese Entwicklung ist aber selten, denn der in der Chirurgie allgemein übliche Grundsatz der Sofortoperation einer akuten Appendizitis gewährleistet, daß viele Karzinoide dabei in einem noch lokalisierten Stadium erfaßt werden. In anderen Fällen führen die lästigen oder schweren chronischen Schmerzen im rechten Unterbauch auch schließlich zur Appendektomie und Entfernung des Karzinoids. Ein weiterer Teil wird bei sonstigen Operationen in diesem Bereich des Abdomens mit entfernt. Es verbleiben somit nur wenige Karzinoide, denen zur Metastasierung Gelegenheit gegeben wird.

Die *Diagnose* eines Karzinoids im Wurmfortsatz kann präoperativ praktisch nicht mit Sicherheit gestellt werden, es sei denn, daß seine Endokrinie auf die richtige Spur führt. Die Symptomatik bei endokrin inaktiven Tumoren gleicht ansonsten der Appendizitis, so daß man im allgemeinen nur bis zu dieser Diagnose vordringt. Einzelne Autoren glauben, wegen eines für die gewöhnliche Appendizitis nicht typischen kolikartigen Charakters der rechtsseitigen Unterbauchschmerzen schon vor dem operativen Eingriff darauf hingewiesen worden zu sein, daß möglicherweise ein Appendixkarzinoid vorliegt [*5*]. Da dieser Schmerzcharakter auch von anderer Seite bestätigt wurde [*94*], sollte man ihn weiter verfolgen. Vielleicht stellt er tatsächlich einen Hinweis dar. Es muß daran noch gedacht werden, daß ein jugendliches Alter nicht gegen ein Karzinoid spricht, wie Beobachtungen bei Kindern zeigen [*859*].

e) Karzinoide im Zökum und Kolon

Die Karzinoide im Zökum besitzen morphologisch, histochemisch und endokrinologisch eine enge Verwandtschaft zu den entsprechenden Gewächsen im Dünndarm. Bei jenen im übrigen Dickdarm besteht eine solche Beziehung nur, sofern sie im Colon ascendens und etwa bis zur Mitte des Colon transversum gelegen sind. Nur von diesen Karzinoiden und jenen im Zökum kann hier die Rede sein. Doch ist die Semiotik der endokrin inaktiven Karzinoide des übrigen Kolons nicht viel anders, so daß auch diese hier mit eingeschlossen seien.

Im Dickdarm sind echte Karzinome und andere gutartige Tumoren weitaus häufiger als Karzinoide. Diese stellen auch hier häufig nur autoptische Zufallsbefunde dar. Sofern es bei endokrin noch inaktiven Karzinoiden im *Zökum* zu Krankheitserscheinungen kommt, ist die Symptomatologie nur wenig charakteristisch. Sie treten sicherlich erst sehr spät auf, doch ist die Annahme nicht richtig, daß dann auch bereits Metastasen vorhanden sein müssen. Die Geschwülste können infolge ihrer Symptome durchaus so zeitig erfaßt werden, daß sie noch einer radikalen Therapie zugänglich sind. Die Beschwerden bestehen aus teilweise krampfartigen Schmerzen, meist im rechten Unterbauch, auch aus periodisch auftretenden Durchfällen und deutlichen Gewichtsverlusten [*171, 331, 621, 683, 788*]. Als Folge der chronischen Durchfälle kann es auch hier zu mit der Pellagra verwandten Hauterscheinungen kommen, die auf Verabreichung von Nikotinsäureamid prompt verschwinden, nach Absetzen desselben aber sogleich wieder auftreten können [*437*]. Darmblutungen sind offenbar nicht vorgekommen [*171, 331, 621, 683, 788*]. Symptome des tiefsitzenden Darmverschlusses sind möglich, hierzu kommt es aber erst in einem späten Stadium. Der Allgemeinzustand ist sonst trotz einer fortgeschrittenen Erkrankung noch gut. Sofern die Tumoren noch lokalisiert sind, kann man sie äußerlich kaum tasten, es sei denn, daß bereits eine Infiltration in die Umgebung erfolgt ist [*331*]. Treten Lebermetastasen auf, so sind diese eher zu palpieren [*621*]. Die Allgemeinreaktionen (BSG, Leukozyten, Temperatur usw.) sind kaum pathologisch verändert. Beim röntgenologischen Kontrasteinlauf stellen sich meist polypoide Füllungsdefekte dar, wie sie auch von anderen Malignomen bekannt sind.

Die *Diagnose* eines endokrin unwirksamen Karzinoids im Zökum kann vor einer Operation praktisch nicht mit Sicherheit gestellt werden. Da der Röntgenbefund unspezifisch ist, kann der normale Ausfall der Allgemeinreaktionen bei der Differentialdiagnose gegenüber dem echten Karzinom ins Gewicht fallen.

Karzinoide im *Kolon* haben im wesentlichen ein gleich uncharakteristisches Krankheitsbild. Auch hier werden gewöhnlich keine Darmblutungen beobachtet [171]. Doch scheinen hier besonders schwere Verlaufsformen eintreten zu können. So wurde über ein großes lokalisiertes Karzinoid im Colon transversum berichtet, das bereits äußerlich palpabel war, eine BSG von 133/140 mm n.W. aufwies und nach etwa 9monatiger Krankheitsdauer zum Tode führte [336]. In einem anderen Falle war ein Karzinoid im Querkolon in das Mesokolon, Netz und bis in den Magen eingewachsen und hatte zu einer auch röntgenologisch gut darstellbaren Fistel zwischen Magen und Dickdarm mit den üblichen klinischen Folgeerscheinungen geführt [358, 488].

Auch die *Diagnose* des endokrin inaktiven Karzinoids im Kolon kann vor einer Operation kaum gestellt werden. An ein Karzinoid sollte aber immer gedacht werden, wenn nicht alles für ein echtes Karzinom spricht. Wegen der Therapie hat dieses gerade auch für bereits metastasierte Geschwülste bedeutsame Konsequenzen.

f) Karzinoide im Duodenum und in der Gallenblase

Eine morphologische, histochemische und endokrine Verwandtschaft zu den typischen Dünndarmkarzinoiden besitzen wahrscheinlich nur jene Geschwülste, die der unteren Hälfte des Duodenums entstammen. Soweit diese Tumoren endokrin nicht aktiv sind, kann man die Symptomatologie ihrer Vertreter aus verschiedenen Teilen des Zwölffingerdarmes aber auch gemeinsam abhandeln. Hierdurch vermeidet man Wiederholungen.

Unter seinen gut- und bösartigen Tumoren nehmen die Karzinoide des Duodenums nur einen geringen Prozentsatz ein. Etwa die Hälfte der in der Literatur mitgeteilten Fälle waren autoptische Zufallsbefunde. Führen sie zu Symptomen, so sind diese nicht sehr spezifisch, wegen der anatomischen Beziehungen zum Magenausgang und zur Duodenalpapille [843] können sie aber ein besonderes Interesse beanspruchen. Häufig kann das klinische Bild nicht von einem chronischen Ulkusleiden unterschieden werden. Da Duodenalkarzinoide bisweilen auch mit einem peptischen Geschwür zusammen auftreten [848], ist in manchen Fällen nicht zu unterscheiden, welches Leiden für die Symptome verantwortlich gemacht werden muß. Die Erkrankung kann sich sonst über viele Jahre mit rezidivierenden, krampfartigen Oberbauchschmerzen, Durchfällen, Obstipation, Erbrechen, Sodbrennen, Appetitlosigkeit und Gewichtsverlusten hinziehen. Allerdings stehen die Beschwerden offenbar kaum mit der Nahrungsaufnahme oder einer bestimmten Kostform in einer Beziehung. In einigen Fällen wurde hämatinisiertes Blut erbrochen [632], bei anderen kam es zu Teerstühlen [27, 422], so daß ausgeprägte Anämien eintreten konnten. Nicht immer ließ sich später die Blutungsquelle am anatomischen Präparat einwandfrei auffinden, möglicherweise kamen für die Blutungen dann auch kleine verborgene

Schleimhauterosionen oder gar ein peptisches Ulkus infrage. Bei der Untersuchung der Kranken ist der Tumor selten palpabel gewesen, es sei denn, daß Metastasen vorlagen. Der maximale Druckschmerz lag im Epigastrium, die Laboruntersuchungen fielen meist normal aus, die Benzidinprobe am Stuhl konnte aber positiv sein. Röntgenologisch war oft ein gut abgrenzbarer, meist runder Füllungsdefekt im Verlaufe des Duodenums, auch mit teilweiser Obstruktion, zu erkennen [3, 374]. Die Röntgenaufnahme eines solchen durch ein Karzinoid hervorgerufenen Füllungsdefektes ist in der Abb. 10 wiedergegeben. Die Feststellung eines derartigen Befundes gestattet natürlich keine Unterscheidung gegenüber gutartigen Tumoren des Duodenums, eine glatte und runde Begrenzung schließt aber auch eine Malignität nicht aus.

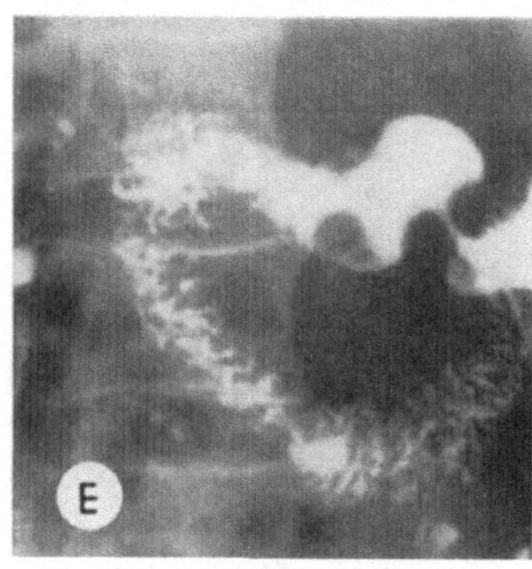

Abb. 10. Durch ein Karzinoid hervorgerufener runder Füllungsdefekt bei der rö. Breipassage im Bulbus duodeni [374]. Der Befund ist unspezifisch und nicht nur für ein Karzinoid typisch!

Nehmen die Tumoren einen größeren Umfang ein, wie z. B. in einem Falle, bei welchem ein mandarinengroßes Karzinoid das Lumen des Duodenums bis auf Bleistiftdicke einengte [422], so kommt es zum Syndrom des hochsitzenden Darmverschlusses mit den klinischen Erscheinungen des massiven Erbrechens, einer Dehydratation, röntgenologisch faßbarer Stenoseperistaltik und Magendilatation. Die Röntgenkontrastbilder des Tumors können dann schwer deutbar sein und zu Irrtümern führen. Ein solcher Tumor braucht aber, besonders wenn er gestielt sitzt oder überhaupt noch eine gewisse Beweglichkeit aufweist, nicht unbedingt zu einer absoluten Stenose zu führen. So wurde über eine 44jährige Frau berichtet, bei der seit 7 Jahren Anfälle von etwa 12 Stunden anhaltendem Erbrechen auftraten, die periodisch alle 3 bis 4 Tage wiederkehrten [76]. Bei der Laparotomie fand sich dann ein gestieltes polypoides Karzinoid an der Hinterwand des Duodenums. Dieses konnte man aus dem Lumen des Duodenums heraus durch den Pylorusring hindurchschieben. Einen solchen Lagewechsel hatte der Tumor wahrscheinlich auch in vivo eingenommen. Sitzen die Karzinoide schließlich in der Nähe der Papilla Vateri, so kann es auch zum Verschlußikterus und zur Pankreasinsuffizienz kommen [4, 27, 858].

Die *Diagnose* eines Karzinoids im Duodenum ohne endokrine Aktivität ist bisher präoperativ nicht gestellt worden. Bei allen bisher bekannt gewordenen Fällen hat es sich entweder um Autopsie- oder Operationsbefunde gehandelt. Es gibt auch kein sicheres Zeichen, welches eine Abgrenzung des klinischen Bildes von einem Ulkusleiden oder des Röntgenbefundes von anderen gut- oder bösartigen Geschwülsten des Duodenums gestattet. Zweifellos können die einen oder anderen Stigmata in diese oder jene Richtung weisen. Eine Operation wird sich aber in keinem Falle vermeiden lassen.

Über Karzinoide in der *Gallenblase* liegen bislang nur wenige Mitteilungen vor [26, 395, 589], meist ohne klinische Details, da es sich gewöhnlich um autoptische Zufallsbefunde handelte. Ein Fall ist insofern besonders interessant [26], als es sich hier um ein argentaffines inoperables Karzinoid handelte, das zu ausgedehnten osteolytischen Knochenherden mit Spontanfraktur, zum Verschlußikterus infolge Einwachsens des Tumors in die Gallenwege und zu einem raschen tödlichen Ausgang geführt hatte. Hier sei auch erwähnt, daß noch ein Fall von Karzinoid im Ductus choledochus beschrieben wurde [606].

g) Karzinoide in Teratomen der Gonaden

Als eine Besonderheit kann ein Karzinoid auch einmal in einem zystischen Teratom der Gonaden auftreten. Die wahrscheinlich aus einer omnipotenten Geschlechtszelle hervorgehenden Fehlbildungen dieser Art enthalten gewebliche Differenzierungen sämtlicher Keimblätter, wenn auch in völlig ungeordneter Weise. Da hierin auch gastrointestinale und bronchiale Schleimhautstrukturen vorkommen, ist es nicht mehr so verwunderlich, daß in einem Teratom auch einmal ein Karzinoid entstehen kann. Die meisten Geschwülste entwachsen gastrointestinalen Geweben, und sie sind morphologisch und histochemisch mit den entsprechenden Gewächsen des Dünndarms nahe verwandt. Daher kann man sie mit gutem Grund den letzteren an die Seite stellen.

Die meisten Gonadenkarzinoide wurden in zystischen Teratomen des Ovars angetroffen [51, 56, 219, 269, 313, 509, 537, 651, 778]. Einen weiteren Fall [334] kann man wohl nicht dazurechnen, da es sich hier trotz der Anwesenheit von silberreduzierenden Zellen um ein Arrhenoblastom des Ovars gehandelt hatte [212]. Über ein Karzinoid in einem zystischen Teratom des Hodens ist nur eine Mitteilung bekannt [734]. Unter den in diesen Fehlbildungen auftretenden Geschwülsten scheinen Karzinoide der Häufigkeit nach gleich hinter den Plattenepithel-Karzinomen zu liegen [219].

Ebenso wie Teratome oft nur zufällig bei Autopsien gefunden werden, kann auch das sich hierin befindende Karzinoid ein Nebenbefund bei der Nekropsie darstellen [269]. Ein Fall [219] wurde zufällig bei einer aus eugenischer Indikation durchgeführten Sterilisationsoperation entdeckt. Werden die Karzinoide nicht endokrin aktiv, so wird ihre Symptomatologie natürlich ganz durch das Teratom überdeckt, in dessen Wand sie sich entwickelt haben. Infolge der Ruptur eines solchen zystischen Ovarialtumors kann ein schweres abdominelles Krankheitsbild mit Schocksymptomen eintreten, welches dann zur Entdeckung der bislang latenten Geschwulst führt [*51*]. Die Teratome können sicherlich viele Jahre in einem gutartigen Stadium verharren. So hatte ein Hodenteratom mit einem Karzinoid wahrscheinlich schon 14 Jahre lang bestanden und selbst dann noch keine Beschwerden verursacht [*734*]. Gonadenkarzinoide können sich aber auch ausbreiten und damit zur Symptomatologie einer metastasierenden Geschwulst führen.

Die *Diagnose* einer solchen Geschwulst kann vor einer Operation nicht gestellt werden, Ausnahmen sind lediglich endokrin aktive Karzinoide, die auch hier vorkommen. Auf einer Röntgenaufnahme mögen Zahnanlagen auf ein Ovarialteratom hinweisen, doch kann die gleichzeitige Anwesenheit eines endokrin stummen Karzinoids darüber hinaus durch nichts vermutet werden, es sei denn, daß Metastasen vorliegen, die einer Biopsie zugänglich sind. Wird bei einer Operation kein zystisches Teratom, sondern nur eine aus Karzinoidgewebe bestehende Geschwulst des Ovars angetroffen, so handelt es sich um eine Metastase, und es muß nach einem Primärtumor gesucht werden, der am wahrscheinlichsten im terminalen Ileum liegt. Das Ovar stellt eine nicht gerade seltene Lokalisation der Metastasen eines Karzinoids dar [*863*]. Dieses gilt ja auch für andere Geschwülste (Mamma-Karzinom, Magen-Karzinom = Krukenbergtumoren). Bei operativen Maßnahmen ist zu berücksichtigen, daß in einem Teratom [*212*] oder in dem Ovar der Gegenseite [*51*] gleichzeitig einer Brenner-Tumor vorliegen kann.

2. Zur Frage der „endokrin-nervösen Enteropathie" beim lokalisierten Darmkarzinoid

BOHN und FEYRTER haben bereits 1940 und 1942 die These aufgestellt, daß für das lokalisierte enterale Karzinoid ein Krankheitsbild in Form der „endokrin-nervösen Enteropathie" eigentümlich sei [*67, 68*]. Diese Annahme wurde später auch auf das bronchiale Karzinoid ausgedehnt [*234, 237*]. Diese Enteropathie sollte in ihren Grundzügen der Porgesschen chronischen Enteritis entsprechen [*316, 616*]. Diese Annahme stützte sich auf zwei sezierte Fälle von gutartigem Dünndarmkarzinoid. In anderen Fällen sollte dieser endokrin-nervösen Enteropathie noch kein Karzinoid, sondern nur die von MASSON [*511*] beschriebene Appendicite neurogène zugrunde liegen [*66*], deren histologisches Erscheinungsbild als eine Störung des geordneten Zusammenspiels zwischen einem endokrinen Adeno-intestinum, den gelben oder basalgranulierten Zellen, und dem Neurointestinum, dem submukösen Nervenplexus, angesehen wurde. Was hiermit am Wurmfortsatz der Enteritiskranken zu erkennen sei, wurde als die örtliche Erscheinungsform, als die Akme eines sich über größere Darmteile erstreckenden endokrin-nervösen Leidens betrachtet.

Das dem hier besonders interessierenden lokalisierten Karzinoid beigeordnete Krankheitsbild endokrin-nervöser Art bestand vor allem in funktionellen Störungen der Motilität des Darmes, kenntlich in einer beschleunigten Breipassage bei der Röntgenuntersuchung und verbunden mit einer vermehrten Ansprache auf Pharmaka wie Azetylcholin, Pilokarpin und Nikotin. Symptome dieser Enteropathie sollten neben chronischen Durchfällen darstellen Rumoren im Leib, Völlegefühl, kolikartige Leibschmerzen, Brechreiz und Appetitlosigkeit. Als weitere endokrin anmutende Stigmata wurden angesehen Gefäßkrisen mit Hitzewallungen, Schwindelerscheinungen, Blutdruckschwankungen, paroxysmale Tachykardien und als sonstige Zeichen vegetativer Regulationsstörungen eine Neigung zu Dyskinesien der Gallenwege, Hypoglykämien, Heißhunger und Abweichungen im Wasserhaushalt.

Die Zuordnung eines solchen Krankheitsbildes zum noch lokalisierten Karzinoid, vor allem im Ileum und in der Appendix, ist von klinischer Seite immer auf eine große Skepsis gestoßen. Dieses war insofern nicht verwunderlich, als sich die These von der endokrin-nervösen Symptomatologie der benignen Karzinoide nur auf zwei Autopsiefälle stützte und die Diagnostizierung einer solchen Geschwulst allein anhand der Feststellung dieser Enteropathie niemals gelungen war. Um die Annahme eines solchen Krankheitsbildes zu untermauern, waren daher weitere Untersuchungen erforderlich. Diese sind auch erfolgt und sie schienen die alte Lehre von der endokrin-nervösen Enteropathie der enteralen Karzinoide zu bestätigen, wenn auch die Ausbeute bei der Ermittlung der Symptome manchmal recht mager ausfiel [60, 233, 234, 235, 236, 238, 321, 322]. Da solche Karzinoide nicht präoperativ oder nur autoptisch festgestellt wurden, mußte gewöhnlich posthum bei den Angehörigen der Kranken nach den Symptomen der Enteropathie gefragt werden. Dieser Nachteil war zweifellos eine Schwäche in der Beweisführung, zumal wenn der Tod des Karzinoidträgers bereits 20 Jahre zurücklag [321, 322]. Daß diesen Untersuchungen das Prädikat „Exakt" zugesprochen wurde [408], ist auf Kritik gestoßen [462]. Diese ist aber nicht berechtigt, wenn man bedenkt, mit welcher Gewissenhaftigkeit der Gegenstand der Erforschung angegangen wurde. Ob allerdings das Ergebnis und die getroffene Schlußfolgerung einer strengen Kritik standhalten, kann durchaus gefragt werden. Der Kritik hieran konnten die Verfechter der Lehre von der endokrin-nervösen Enteropathie beim lokalisierten Karzinoid jedoch das ernstzunehmende Argument entgegenhalten, daß bei manchen metastasierten Karzinoiden eine Sekretion von Wirkstoffen erfolgt, die mit Krankheitserscheinungen einhergeht, welche in auffälliger Weise an die postulierte Symptomatik der endokrin-nervösen Enteropathie erinnern. Es ließ sich förmlich ein petit mal beim benignen Karzinoid dem grand mal beim metastasierten Karzinoid gegenüberstellen [233, 234].

Bislang ist aber dennoch die Lehre von der endokrin-nervösen Enteropathie der lokalisierten Darmkarzinoide nur mit großer Skepsis aufgenommen worden. Besonders wurde zunächst mit gutem Grund bestritten, daß

4*

dieses Darmleiden mit der Porgesschen chronischen Enteritis [616] identisch sei [462]. Diese Enteritis läßt sich jedenfalls nicht durch das von den Karzinoiden gebildete Serotonin erzeugen. Ob es aber hiervon unabhängig eine endokrin-nervöse Enteropathie bei enteralen Karzinoid gibt, ist die weitere Frage. Von verschiedenen Seiten ist die Feststellung eines derartigen übergeordneten Krankheitsbildes nicht bestätigt worden [94, 427, 690, 716, 719]. Andere Autoren fanden zwar postoperativ enteropathische Beschwerden in der Vorgeschichte, haben das Karzinoid präoperativ hieran aber auch nicht erkannt [60].

So gehört die sog. endokrin-nervöse Enteropathie als ein Krankheitsbild des lokalisierten enteralen Karzinoids noch zu den umstrittenen Problemen dieses Geschwulstleidens. Vor allem ist der Einwand schwer zu widerlegen, daß sich ihre enteralen Symptome auch durch die mechanische Passagebehinderung des Darmes durch das Karzinoid erklären lassen. Hautveränderungen und Störungen im Wasserhaushalt sind durch vegetative Fehlregulationen zu erklären und stellen bei chronischen konsumierenden Darmerkrankungen keinen ungewöhnlichen Befund dar und müssen nicht endokriner Genese sein. Auch der Hinweis auf die symptomatische Verwandtschaft zwischen endokrin-nervöser Enteropathie und dem Karzinoidsyndrom der meist metastasierten Karzinoide hat den Kliniker bislang nicht von der Realität eines hormonell verursachten Krankheitsbildes beim lokalisierten Darmkarzinoid zu überzeugen vermocht. Da beim Karzinoidsyndrom eine vermehrte Sekretion von Serotonin an der Symptomatik pathogenetisch beteiligt ist, hätte sich auch bei einer endokrinen Enteropathie ein vergleichbarer Hyperserotonismus nachweisen lassen müssen. In zwei Fällen von Appendicite neurogène fand sich in der Tat auch eine leicht gesteigerte Tagesausscheidung der 5-Hydroxydolessigsäure [69]. Abgesehen von der Frage, ob heute bekannte Fehlermöglichkeiten bei der Bestimmung dieses Abbauproduktes des Serotonins im Harn ausgeschlossen waren, ist in solchen Fällen von leichtem Hyperserotonismus nicht entschieden, ob es sich dabei nicht um eine Sekundärfolge gehandelt hatte. Die Regel ist jedenfalls, daß diese Geschwülste zwar Serotonin enthalten, es aber nicht vermehrt ausscheiden (s. Tab. 8, S. 58). Darüber hinaus gibt es sogar Karzinoide, die bereits deutlich begonnen haben, Serotonin zu sezernieren, symptomatisch jedoch dennoch völlig stumm sind (s. Tab. 9, S. 60). Wenn es die endokrin-nervöse Enteropathie wirklich gibt, so müßte ihre Pathogenese auf jeden Fall anders zustandekommen als die enterale Symptomatik beim Karzinoidsyndrom.

Allerdings ist es immerhin diskutierbar, daß das diffuse System der basalgranulierten Zellen im Darm vermittels einer endokrinen oder gar parakrinen Funktion ein Glied in der pathogenetischen Kette verschiedener Enteritisformen darstellt [462]. Die Reizbarkeit dieses Systems ist durch Experimente gesichert [427] und es ist denkbar, daß die Hyperplasie dieses

Systems über eine Parakrinie von Serotonin an der Förderung der Peristaltik des Darmes beteiligt ist. Eine primäre, hierdurch bedingte Enteropathie ist jedoch noch unbewiesen. Unterstellt man die Richtigkeit dieser Vorstellungen, so versteht sich das Fehlen einer Enteropathie beim gutartigen Karzinoid gut, da die Parakrinie wegen des nur lokalen Darmprozesses wirkungslos bleiben muß.

3. Begleitende Krankheitserscheinungen

Nach dem Ergebnis der Leichenöffnung von Trägern vor allem gutartiger enteraler Karzinoide soll zwischen diesen Geschwülsten und verschiedenen Erkrankungen eine positive Beziehung bestehen. Insbesondere sind es eine Reihe von pathischen Organbefunden, die hier gehäuft vorkommen sollen [*233, 238, 244, 321, 322*].

So findet sich hiernach einmal eine Häufung der granulären Leberzirrhose, bei Männern mit einem Hundertsatz von 11,9%, bei Frauen von 6,1% [*244*]. Daneben kommen in einem solchen Kollektiv auch noch eine Reihe weiterer pathologischer Leberveränderungen vor. Diese Angaben werden von anderer Seite, was die überzufällige Häufung anbetrifft, nicht bestätigt [*797*]. Eine gewisse, wenn auch nicht statistisch gesicherte Häufung findet sich sodann für die Cholezystitis und Cholelithiasis, für peptische Geschwüre des Magens und Zwölffingerdarmes bei Männern sowie für den Diabetes mellitus. Speziell das letztere Ergebnis ist jedoch nach anderen Angaben sehr infrage zu ziehen [*845*] [s. zum Vergleich auch: Schliack, V., Dtsch. med. Wschr. **90**, 2321—2327 (1965)].

Ein bemerkenswertes Ergebnis ist auch die Angabe einer Belastung der Karzinoidträger sowie ihrer Familien mit allergischen Erscheinungen wie Ekzem, Urtikaria, Heuschnupfen, Migräne und Bronchialasthma. Fehlen solche Erscheinungen, so kann man jedoch angeblich bei Karzinoidträgern durch die Bestimmung des Histaminbindungsvermögens des Serums (Serumhistaminopexie) eine Häufung der allergischen Konstitution feststellen [*60*]. Zur Erklärung wird erörtert, daß beim Karzinoidträger das Serotonin mittelbar über zentrale endokrin-nervale Regulationsstätten in den allergischen Reaktionsmechanismus eingreift. Ob das Serotonin aber auch beim Menschen eine Bedeutung für den Ablauf allergischer Reaktionen besitzt, ist noch ungeklärt. Eine Stützung dieser angeblichen Belastung durch den Hinweis auf das Vorkommen bronchospastischer Erscheinungen beim Karzinoidsyndrom ist insofern nicht berechtigt, als der dort durch das Serotonin ausgelöste Bronchospasmus kein allergisches Phänomen darstellt. Wenn bei einem lokalisierten Darmkarzinoid einmal ein Bronchialasthma vorkommt, was beschrieben wurde [*505*], so dürfte es sich hierbei eher um ein zufälliges Zusammentreffen handeln, durch eine Endokrinie von Serotonin ist dieses jedenfalls nicht erklärbar. Im übrigen ist diese Häufung von anderer Seite auch nicht bestätigt worden [*797*].

Weitere pathische Organbefunde beim lokalisierten Darmkarzinoid sind eine mehr oder weniger ausgeprägte Häufung von Lipoidinseln und Polypen der Magenschleimhaut, Divertikeln und Polypen des Dickdarmes, enzephalo- und myomalazische Veränderungen, postendokarditische Klappenveränderungen, Hypertonie, Akromegalie und Hyperplasie der Nebennierenrinde. Viele Karzinoidträger sollen auch auffällige psychopathische und neurasthenische Züge getragen haben und als besonders bemerkenswert wird die Häufigkeit des chronischen Alkoholismus herausgestellt [244]. Allerdings muß hierbei einmal nach der Definition des Trinkertums gefragt werden. Wenn man die heutigen Trinkgewohnheiten zugrunde legen würde, so dürften die Karzinoidträger kaum noch besonders hervorragen. So gesehen ist auch die Beobachtung eines Trinkertums „in einigen Fällen von malignem enteralen Karzinoid" [244] nichts, was besonders überraschen könnte. Insgesamt bedürfen diese Beobachtungen noch einer weiteren Verfolgung und Erhärtung, bevor sich bindende Aussagen über ihre Beziehungen zum Karzinoidleiden machen lassen. Dieses trifft auch für eine angebliche Häufung verschiedener kongenitaler Defekte und Anomalien des Herzens zu [757], die bislang von keiner anderen Seite bestätigt wurden, obwohl es an Herzsektionen bei Karzinoiden nicht gefehlt hat. Einzelbeobachtungen sind bislang noch enterale Karzinoide kombiniert mit einer schweren Neuromyopathie [308] sowie mit einer Störung im Aminosäurestoffwechsel in Form einer gesteigerten Glyzinurie [846].

Besondere Erwähnung bedarf noch die Frage der gehäuften Kombination mit einer zweiten Geschwulst. So fand man unter 53 Karzinoidträgern sehr häufig gleichzeitig verschiedene gutartige, in 22,6% der Fälle aber auch bösartige Tumoren [716]. Es war daher die Vermutung angebracht, daß bei Karzinoidträgern eine ausgesprochene Tumordisposition bestehen könnte. Die Diskussion darüber, ob diese Disposition tatsächlich besteht, ist bis heute nicht verstummt und hat auch noch zu keinem definitiven Urteil geführt. Immer wieder geben Autoren ihre Überraschung darüber zum Ausdruck, daß sie unter ihren Karzinoiden auch solche mit einer anderen Geschwulst kombiniert angetroffen haben [136]. So ergab sich einmal eine Häufung von Uterusmyomen [321]. Außerdem waren vermehrt anzutreffen verschiedene neurogene Geschwülste des Magen-Darm-Traktes, gutartige Papillome der Harnblase und Prostatahypertrophien [233, 244], aber auch eine Reihe von bösartigen Tumoren wie Melanoblastome, lymphatische Leukämie, Sarkome, Magenkarzinome, Bronchialkarzinome, Hypernephrome, Prostatakarzinome, maligne Papillome der Harnblase und dergleichen mehr [233, 244]. Die Häufigkeitsangaben für ein zweites Malignom beliefen sich teilweise bis auf Werte um 22% [244, 254, 331]. Bei anderen Autoren betrugen sie aber auch nur 6 bis 10% [86, 192]. Daneben sind noch einige Einzelbeobachtungen von kombinierten Neoplasien mitgeteilt worden, so ein Pyloruskarzinoid mit einem Adenokarzinom des Magens [461], ein

Duodenalkarzinoid mit einem Rektumkarzinom [4], ein Gallenblasenkarzinoid mit einem Endotheliom der Dura [395], Karzinoide im Dünndarm mit einer Lungenadenomatose [80], einem Prostatakarzinom [247], einem aktiven B-Zellenadenom des Pankreas [696], einem A-Zellenadenom des gleichen Organs verbunden mit einem Zollinger-Ellison-Syndrom [244] und schließlich ein Rektumkarzinoid mit einem karzinomatösen Rektalpolypen [598]. Schon hier sei aber auch noch auf einen Fall von Bronchialkarzinoid mit einer pluriglandulären Adenomatose verwiesen [856].

Einzelbeobachtungen von Kombination eines Karzinoids mit einer anderen und noch so seltenen Geschwulst besagen natürlich noch nichts über eine besondere Tumordisposition des Karzinoidträgers. Ob eine solche aus den Angaben größerer Karzinoidkollektive tatsächlich entnommen werden kann, ist schon deswegen bezweifelt worden, weil die Häufigkeiten recht großen Schwankungen unterliegen [244]. Bei Kollektiven, die zu höheren Hundertsätzen gelangten, sollte man unbedingt solche Fälle ausschließen, deren Zweitmalignom im gleichen Organ wie das Karzinoid liegt. Eine Disposition zum Auftreten mehrerer Malignome im gleichen Organ ist nämlich durchaus nichts ungewöhnliches [794]. Hierdurch wird aber nur die Neigung eines bestimmten Gewebes zur malignen Entartung demonstriert bzw. handelt es sich um die gleiche Antwort verschiedener Teile eines Gewebes auf denselben Reiz. Dieses sollte nicht als Zeichen einer allgemeinen Krebsdisposition angesehen werden.

Bei Beachtung dieses Prinzips scheiden im voraus eine ganze Reihe von in der Literatur festgehaltenen Beobachtungen aus, die auf eine besondere Tumordisposition schließen lassen könnten. So fand man z. B. unter 39 autoptischen Fällen neunmal einen zweiten Primärtumor, was einer Häufung von 23% entsprochen hätte [584]. Sechs dieser Zweitmalignome waren aber gleichfalls im Intestinaltrakt lokalisiert, so daß nur noch eine Häufung von 7,7% verblieb. Bei einer großen Literaturübersicht konnte ebenfalls nur in 1 bis 8% der Karzinoide ein zweites Malignom festgestellt werden, das außerhalb des Karzinoidorgans gelegen war [650]. Diese Häufung entspricht aber durchaus der Erwartung. Nach WATSON [Lit. bei 408] beträgt unter Malignomträgern die Häufigkeit eines in einem anderen Organ gelegenen Zweitmalignoms 3,2%. Diese Häufigkeit entspricht im übrigen auch der Häufigkeit des Krebses schlechthin in einer normalen Population. Ein Krebs disponiert also nicht zu einem zweiten Malignom, immunisiert aber auch nicht gegen ein solches. Ähnlich scheinen die Verhältnisse auch beim Karzinoidkranken zu liegen. Auch er wird wahrscheinlich nicht häufiger von einer zweiten Geschwulst befallen als eine gesunde Normalperson von einer Erstgeschwulst. Es ist aber nicht ausgeschlossen, daß sich einzelne Gruppen von Karzinoidträgern von dem Gesamtkollektiv unterscheiden [244], was zu klären künftigen Untersuchungen vorbehalten bleiben muß.

4. Endokrinologie

Wie im historischen Teil bereits ausgeführt wurde, hatte man schon seit Jahrzehnten in den enteralen Karzinoiden die Bildung eines hormonellen Wirkstoffes vermutet. Seine Identifizierung blieb jedoch lange Zeit ergebnislos. 1953 gelang es dann dem jetzigen Tübinger Pharmakologen LEMBECK, in den Metastasen eines Karzinoids mit dem Primärtumor im Jejunum einen sehr hohen Gehalt an Serotonin nachzuweisen [465, 467, 637]. Die Konzentration im Tumor betrug 2800 γ/g Frischgewicht. Weitere Wirkstoffbestimmungen bestätigten dieses Ergebnis. So fand sich in den Primärtumoren eines Dünndarmkarzinoids ein Gehalt von 545 γ/g [680] bzw. 1080 γ/g [247], in einem Appendixkarzinoid einer von 1150 γ/g [637] bzw. 952 γ/g Frischgewicht [291]. Diese Werte sind als deutlich erhöht anzusehen, denn der Serotoningehalt beträgt im normalen Appendixgewebe nur 1 γ/g [291], in normaler Darmschleinhaut 15 γ/g und in einem Dickdarmkarzinom 60 γ/g Frischgewicht [466]. Allerdings gibt es auch Dünndarmkarzinoide mit einem recht geringen Serotoningehalt [595], die Regel ist jedoch eine sehr hohe Konzentration und besonders hohe Werte wurden häufig in den Metastasen angetroffen, wo sie bis zu 3000 γ/g Frischgewicht ansteigen konnten [744].

Da das Serotonin aus dem Stoffwechsel des Tryptophans hervorgeht und nur wenig wahrscheinlich ist, daß es in diesen Karzinoiden nur sekundär angereichert wird, sind die Geschwülste auch auf Enzyme geprüft worden, die für seine Biosynthese erforderlich sind. Wie für eine Biosynthese am Orte zu erwarten ist, findet sich in den Tumoren einmal eine auffallend hohe Aktivität der 5-Hydroxytryptophandekarboxylase [291, 320, 448, 449, 450, 742], also jenes Fermentes, welches die Dekarboxylierung des hydroxylierten Tryptophans zu Serotonin katalysiert. Die Karzinoide sind hierdurch in die Lage versetzt, Serotonin in großen Mengen zu bilden, vorausgesetzt, daß genügende Mengen an 5-Hydroxytryptophan zur Verfügung stehen. Der Nachweis einer Tryptophanoxydase ist hier allerdings auch heute noch nicht gelungen. Dieses trifft aber auch für andere Gewebe zu, wo die Anwesenheit eines solchen Fermentes zu fordern ist. Auch bei den Karzinoiden muß dieses der Fall sein, denn von allen Serotonin-haltigen Geweben sind nur sie zu einer so gewaltigen Aminbildung in der Lage, so daß ihnen auch reichliche Mengen der Vorstufen des Serotonins und die für deren Biosynthese nötigen Fermente zur Verfügung stehen müssen [752]. Ja, der entscheidende, die Serotonin-Überproduktion ermöglichende und auch begrenzende Faktor dürfte diese noch nicht nachgewiesene Tryptophanoxydase sein. Ein Beweis für ihr Vorhandensein wurde aber schließlich durch die Beobachtung solcher Karzinoide erbracht, die 5-Hydroxytryptophan erzeugen und sezernieren (s. S. 186). Im übrigen fand sich in den Karzinoiden auch eine bedeutsame Aktivität der Monaminoxydase, welche Serotonin abbaut [*448*]. Sie ist jedoch vergleichsweise schwächer als die Aktivität der Dekarboxylase, was möglicherweise mit für den hohen Gehalt der Tumoren an Serotonin verantwortlich ist. Hingewiesen werden muß noch auf den Nachweis von Esterasen in Karzinoiden [*448, 583*]. Über eine spezifische Wirkung dieser Fermente in den Geschwülsten ist jedoch noch nichts bekannt.

Mit dem Nachweis eines hohen Gehaltes enteraler Karzinoide an Serotonin hatte sich die alte Vermutung bestätigt, daß es sich hierbei um Tumoren handelt, die zur Bildung eines besonderen Wirkstoffes in der Lage sind. In diesem Wirkstoff liegt in der Tat eine körpereigene Substanz vor, die schon in kleinen Mengen ein breites Wirkbild erzeugt (s. S. 219). Ihr Hormoncharakter steht daher außer Zweifel. Die Bildung dieses Wirkstoffes in den Karzinoiden des Darmes bedeutet jedoch nicht gleichzeitig, daß er auch in pharmakodynamisch bedeutsamen Mengen in die Blutbahn ausgeschüttet wird. Dieses geht schon daraus hervor, daß bei der wahrscheinlich überwiegenden Mehrzahl dieser Geschwülste trotz eines Serotoningehaltes jegliche Anzeichen einer endokrinen Semiotik vermißt werden, insbesondere auch solche, die man auf das Serotonin zurückführen könnte [*408*]. Von mehreren Autoren ist das Fehlen solcher endokrinen Stigmata ausdrücklich hervorgehoben worden [*22, 192, 256*]. Zu der Frage der sog. „endokrin-nervösen Enteropathie", die verschiedene Autoren auch beim noch lokalisierten Darmkarzinoid und seiner genetischen Vorstufe, der Appendicite neurogène, glauben beobachtet zu haben [*60, 66—69*], wurde bereits Stellung genommen (s. S. 50). Beweisend für eine fehlende endokrine Aktivität im Sinne einer Serotoninsekretion ist jedoch nur der Nachweis, daß trotz des Vorliegens von Serotonin-haltigen Tumoren im Harn eine normale Ausscheidung der 5-Hydroxyindolessigsäure besteht, dem entscheidenden Abbauprodukt des Serotonins.

Das Ergebnis einer Durchsicht der Literatur nach lokalisierten und metastasierten enteralen Karzinoiden, bei denen der Serotoningehalt als vorhanden angenommen werden darf oder auch sogar ermittelt wurde, und bei denen die Ausscheidung der 5-Hydroxyindolessigsäure im Bereich der Norm lag, ist in der Tab. 8 zusammengestellt worden. In allen diesen Fällen hatte natürlich auch keine auf das Serotonin zu beziehende Symptomatik vorgelegen. Krankheitsfälle, bei denen nach Entfernung eines Karzinoids die Ausscheidung der 5-Hydroxyindolessigsäure im Harn normal war [*331, 520, 735, 788*], konnten hier selbstverständlich nicht berücksichtigt werden.

Wenn das Ergebnis dieser Durchsicht der Literatur auch nicht sehr ergiebig gewesen ist, was vor allem daran liegt, daß derartige biochemische Untersuchungen erst in den letzten Jahren üblicher geworden sind, so zeigt es doch grundsätzlich, daß enterale Karzinoide, bei denen der Serotoningehalt anzunehmen ist, auch trotz ausgedehnter Metastasierung das Serotonin nicht unbedingt in die Blutbahn vermehrt ausschütten müssen. Ihre

Tabelle 8. *Bestimmungen der 5-Hydroxyindolessigsäure im Harn bei enteralen Karzinoiden ohne endokrine Semiotik*

Autor	Diagnose	5-Hydroxyindolessigsäure im Harn in mg/24 Std (normal 2 bis 8 mg)
5-Hydroxyindolessigsäure im Harn bei lokalisierten Karzinoiden		
Mac Farlane u. Mitarb. [494]		
Fall 12	Appendixkarzinoid	6,1
Fall 13	Appendixkarzinoid	2,9
Fall 14	Appendixkarzinoid	7,1
Fall 15	Appendixkarzinoid	3,8
Langemann u. Mitarb. [451]		
Fall 3	Frühfall ohne Metastasen (Laparotomie)	6,0—8,0
Brown [90] Fall 1	lokalisiertes Karzinoid	2,0—5,0
Schmid u. Mitarb. [690]	Ileumkarzinoid	keine Vermehrung
5-Hydroxyindolessigsäure im Harn bei in regionale Lymphknoten metastasierten Karzinoiden		
Mac Farlane u. Mitarb. [494]		
Fall 11	Appendixkarzinoid	8,8
Borges u. Mitarb. [72]	Ileumkarzinoid	3,2
Pernow u. Mitarb. [595]		
Fall 22	Dünndarmkarzinoid	4,0
Hughes [377]	Jejunumkarzinoid	keine Vermehrung
Schmid u. Mitarb. [690]	Ileumkarzinoid	3,0—5,0
5-Hydroxyindolessigsäure bei auch in die Leber metastasierten Karzinoiden		
Krikler u. Mitarb. [437]		
Fall 5	Ileumkarzinoid	3,0
Fall 9	Zökumkarzinoid	4,8 γ/ml (normal 1,1 bis 5,1 γ/ml [754])
Brown [90] Fall 5	Dünndarmkarzinoid	9,0—12,0 (Grenzfall)
Elliot u. Mitarb. [193]	Metastasiertes Karzinoid	unter 10 mg
Schmid u. Mitarb. [690]		
Fall 9	Ileumkarzinoid	1,5—6,0
Eigener Fall (Seite 42)	Ileumkarzinoid?	normal

Symptomatik wird daher durch allgemeine Tumorfolgen bestimmt, deren Zeichen in den vorangegangenen Ausführungen dargelegt wurden. Da das Serotonin durch die in der Leber besonders reichlich vorhandene Monaminoxydase bis zu einem gewissen Grade vollständig inaktiviert wird [183], ist bei noch im Portalkreislauf gelegenen Geschwülsten eine endokrine Semiotik in der Körperperipherie ohnehin kaum zu erwarten. Aber man kann hiernach auch feststellen, daß solche noch lokalisierten Tumoren auch schon deswegen keine endokrinen Symptome aufweisen, weil sie gewöhnlich Serotonin nicht vermehrt sezernieren. Hiermit ist natürlich nicht ausgeschlossen worden, ob Karzinoide noch andere Wirkstoffe bilden, welche mit für ihr Erscheinungsbild verantwortlich zu machen sind. Doch läßt sich hierüber derzeit noch nichts aussagen.

Den erwähnten Beobachtungen muß man aber auch noch entnehmen, daß eine normale Ausscheidung der 5-Hydroxyindolessigsäure im Harn noch keine absolute Gewähr für das Fehlen von Metastasen eines Karzinoids bietet, natürlich auch nicht für ein etwaiges Rezidiv nach einer Operation. Dennoch sind Bestimmung der 5-Hydroxyindolessigsäure im Harn in zweifelhaften und bei der Verlaufskontrolle operierter Fälle von Bedeutung, denn ihre vermehrte Ausscheidung beweist bei richtiger Technik ein Karzinoid mit großer Wahrscheinlichkeit.

Daneben kommen jedoch auch noch enterale Karzinoide vor, die in regionale Lymphknoten, in das Netz, in die Leber und in andere Organe metastasiert sind und bei denen eine vermehrte Sekretion von Serotonin eingesetzt hat, bei denen sich jedoch dennoch keine endokrinen Erscheinungen feststellen lassen. Derartige aus der Literatur zusammengetragene Beobachtungen sind in der Tab. 9 aufgeführt worden. Diese Geschwülste sind also bereits sekretorisch tätig, klinisch im Sinne einer endokrinen Symptomatik aber noch stumm. Ob sie es einmal werden, muß dahingestellt bleiben. Man erkennt, daß es sich ausschließlich um bereits metastasierte Fälle handelt. Auffällig sind die Geschwülste mit den besonders hohen Ausscheidungswerten an 5-Hydroxyindolessigsäure, bei denen das Fehlen einer endokrinen Symptomatik doch recht merkwürdig ist. Aus dem pharmakologischen Experiment ist jedoch eine Gewöhnung an Serotonin sehr gut bekannt [641] und man kann sie auch für den Menschen annehmen. Darüber hinaus ist auch von Kranken mit einem Karzinoidsyndrom geläufig, daß die Ausschüttung selbst exzessiver Mengen an Serotonin durchaus nicht mit Regelmäßigkeit von pharmakodynamischen Systemeffekten gefolgt ist. Hierbei spielt vielleicht auch die in ihrer pathogenetischen Bedeutung noch nicht abgeklärte Speicherungsfähigkeit der Thrombozyten eine Rolle. Liegen die Sekretionsraten nur wenig über der Norm, so ist für ein Ansprechen der Rezeptoren die individuelle Empfindlichkeit sicherlich auch maßgebend. Fallweise sind die Hormonmengen aber auch deswegen noch unwirksam, weil sie die Leber zu passieren haben, wo sie entgiftet werden.

Die Beobachtung solcher Krankheitsfälle ohne endokrine Semiotik, trotz teilweiser nicht unerheblicher Sekretion von Serotonin, zieht natürlich die Existenz eines endokrinen Krankheitsbildes bei noch lokalisierten Geschwülsten des Darmes sehr infrage, es sei denn, daß hier noch andere

Wirkstoffe beteiligt sind. Da bei diesen Fällen mit einer normalen Ausscheidung der 5-Hydroxyindolessigsäure auch bereits metastasierte Geschwülste vorlagen, bedeutet diese Bestimmung also keine Feststellung einer noch operativ heilbaren Geschwulst. Daß es Ausnahme von dieser

Tabelle 9. *Serotonin sezernierende, klinisch aber noch keine endokrine Semiotik bietende Krankheitsfälle von enteralem Karzinoid*

Autor	Primärtumor	Metastasen	5-Hydroxy-indolessigsäure im Harn in mg/24 Std (normal 2 bis 8 mg)
Mac Farlane u. Mitarb. [494]			
Fall 5	Ileozökal-region	Mesenterium	43,0
Fall 17	Ileum	Mesenterium, Leber?	17,0 20,0
Pernow u. Mitarb. [595]			
Fall 15	Appendix	Mesenterium, Leber	110,0
Sjoerdsma u. Mitarb. [744]			
Fall 9	Appendix	Mesenterium, Leber, Pankreas, Lunge, Mediastinum	14,0—18,0
Fall 11	Ileum	Mesenterium, Leber, Milz, Pankreas, Lunge	72,0
Fall 13	Ileum	Haut?	381,0
Fall 14	Ileum	Mesenterium, Retroperitoneum, Leber	32,0
Sauer u. Mitarb. [680]			
Fall 8	Ileum	Leber	41,0
Brown [90] Fall 4	Karzinoid	Leber	15,0—40,0
Bojs u. Mitarb. [70]	Ileum	Mesenterium, Ovar	25,2 41,1
Green u. Mitarb. [308]	Ileum	Lymphknoten, Milz	28,7

Regel gibt, sei hier nicht bestritten und wird auch noch am anderen Orte erwähnt werden. Bezogen auf das enterale Karzinoid gilt sie aber wahrscheinlich absolut.

5. Pathologische Anatomie
a) Makroskopisches Bild
Bei den noch lokalisierten enteralen Karzinoiden handelt es sich oft um nur sehr kleine und mit dem unbewaffneten Auge leicht übersehbare Ge-

schwülste, die vorwiegend submukös gelegen sind [*225, 226, 244, 427, 558, 559, 636, 716, 717*]. Ihre Konsistenz ist sehr derb. Die Oberfläche erscheint grauweiß, die Schnittfläche besitzt einen recht eigentümlichen gelblichen Farbton, der auf einen Reichtum an Lipoiden zurückgeht. Auch bei den erbs- bis kirschgroßen Tumoren ist die vorgewölbte Darmschleimhaut gewöhnlich nicht ulzeriert, und das Darmlumen wird kaum eingeengt (s. Abb. 11). Nicht selten ist die Geschwulst bereits bis in die Muskelwand des Darmes vorgedrungen, was jedoch wegen der langsamen Wachstumstendenz noch nichts an ihrem klinisch gutartigen Verhalten ändern muß. Wird der Tumor größer und führt er zu Metastasen, so kann seine Oberfläche auch ulzeriert sein. Er durchdringt dann alle Schichten der Darmwand bis in die subserösen Lagen hinein. In recht typischer Weise kommt es hier zu einer starken Entwicklung von Bindegewebe, dessen Schrumpfung eine

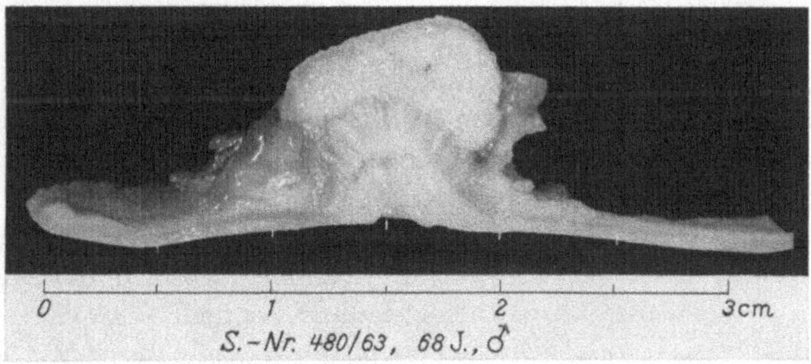

Abb. 11. Bohnengroßes, polypös imponierendes Karzinoid im Ileum (Aufnahme D. KLEINHANS [*427*], Pathologisches Institut Hannover, Direktor: Prof. Dr. O. FRESEN)

Einstülpung und Knickung der Darmwand zur Folge hat. Diese Knickung der Darmwand kann auch bei einer Kontrastbreipassage des Darmes röntgenologisch erkennbar sein und als ein Hinweis auf ein Karzinoid gewertet werden [*534*].

Im Wurmfortsatz sind die Karzinoide oft auch nur sehr klein und makroskopisch kaum erkennbar. Ihre Konsistenz ist gleichfalls sehr derb, ihre Schnittfläche wiederum auffallend gelblich [*253*]. Sind die Geschwülste sehr klein, so kommt die Feststellung eines „gelben Ringes" auf der Schnittfläche des quergetroffenen Wurmfortsatzes einer pathologisch-anatomischen Diagnose sehr nahe [*647*]. Alle Abschnitte des Wurmfortsatzes können von einem Karzinoid befallen sein. Ihre überwiegende Mehrzahl sitzt aber in seiner Spitze [*94, 309, 335, 623, 715, 849*]. Der Hundertsatz beträgt etwa 80%. Der Rest liegt in seinem mittleren Abschnitt oder an seiner Basis und kann dann zur Okklusion des Lumens führen. Ein poststenotisches Empyem und Gangrän sind dann leicht die Folge. Selten ist die Stenose des Lumens die Ursache für die Entstehung einer mit gallertiger Masse gefüllten gutartigen Mukozele [*259*]. Durch Torsion kann hierbei ein akutes Krankheitsbild ausgelöst werden [*114*].

b) Multilokuläres Auftreten

Enterale Karzinoide haben die Eigenschaft nicht nur solitär, sondern am gleichen Kranken auch in einer Mehrzahl aufzutreten, was seit langem bekannt ist [225, 483, 558, 559, 698] und auch in neueren Arbeiten immer wieder hervorgehoben wird [244, 331, 427, 561], da dieses natürlich Konsequenzen für die operative Behandlung des Leidens besitzt. Die Anzahl der im Einzelfall auftretenden Geschwülste schwankt zwischen 2 und 86 [176, 650]. Wenn diese Karzinoide primär multipel auftreten, so sind es jedoch gewöhnlich nur zwei bis fünf Tumoren [716]. Die Multiplizität kann sich über mehrere Abschnitte des Darmes erstrecken [1, 262].

Die Häufigkeit eines multiplen Geschwulstwachstums wechselt je nach der Örtlichkeit. Im Wurmfortsatz finden sich gewöhnlich nur solitäre Geschwülste [176, 244], mehrere Tumoren sind hier eine Ausnahme [335, 797] und sollen nur in 1% der Fälle vorkommen [650]. Beschrieben wurde auch ein gleichzeitiges Karzinoid in der Appendix und im Rektum [262]. Überwiegend in der Einzahl finden sich auch die Karzinoide im Duodenum [244]. Auf eine Ausnahme von multiplen Wachstums im Duodenum sei aber hingewiesen [27]. Anders liegen die Verhältnisse im Jejunum und Ileum, das von mehreren Seiten als der häufigste Sitz einer Vielzahl von Geschwülsten angesehen wird [226, 244, 254, 427, 584]. Die Häufigkeit der außerhalb der Appendix und damit überwiegend im Jejunoileum primär multipel auftretenden Geschwülste wird unterschiedlich beurteilt, der Hundertsatz schwankt bei den Autoren zwischen 6 und 45% [1, 244, 254, 489, 584, 650, 716]. Eine Häufigkeit des Auftretens von zwei oder mehreren Karzinoiden im Jejunoileum in etwa 30% der Fälle dürfte der Wirklichkeit aber am nächsten kommen. Eine Multiplizität mit 10 bis 40 Knoten ist wahrscheinlich beim Manne etwas häufiger als bei der Frau [244].

c) Metastasierung

Ursprünglich herrschte die Auffassung, Karzinoide seien praktisch gutartige und nur lokalisiert wachsende Geschwülste [557, 558]. Diese Auffassung mußte recht bald revidiert werden [559], nachdem eine ganze Reihe metastasierter Tumoren beschrieben worden waren [314, 628, 698]. Heute weiß man, daß jedes Karzinoid in nahegelegene und in entfernte Organe metastasieren kann. Dieses gilt auch für das Karzinoid in der Appendix [108, 314, 335, 427, 431, 589, 849, 863], wenn dieses hier auch selten ist und an diesem Ort gewöhnlich nur eine kontinuierliche Infiltration bis in die Mesoappendix beobachtet wird. Ebenso ist grundsätzlich beim Karzinoid im Meckelschen Divertikel [192, 256] und in der Gallenblase [26] eine Entstehung von Tochtergeschwülsten möglich.

Die Größe der Primärtumoren hat offenbar keinen Einfluß auf die Metastasierung. So konnten schon um ein Karzinoid mit einem Durchmesser von nur 1 mm herum in den Venen Geschwulstthromben beobachtet werden [503]. Bei einem Ileumkarzinoid, das nur 1 g wog, hatten sich in der Leber 2000 g metastatisches Gewebe entwickelt [178]. Immer wieder wurde über Fälle berichtet, bei denen der Primärtumor winzig klein oder auch gar nicht auffindbar war [432]. Hier muß es zu einer sehr frühzeitigen Verschleppung von Tumorgewebe oder endophytischer Knospen gekommen sein. Solche Geschwülste werden dann auch als ektopische metastasierende Karzinoide bezeichnet [68, 226]. Daß auch das Umgekehrte vorkommt, nämlich gewaltige Primärtumoren ohne Fernmetastasen, sei am Rande mit erwähnt.

Die Ausbreitung der enteralen Karzinoide vollzieht sich grundsätzlich auf die gleiche Weise wie bei anderen Malignomen des Darmes. Neben einer direkten Infiltration der Umgebung und einer intrakavalen Ausschwemmung von Tumorzellen kommt es über den Lymphweg zur Absiedelung in den regionalen Lymphknoten und über eine hämatogene Aussaat zu Tochtergeschwülsten in der Leber und in anderen Organen. Die Ausbreitung dieser Geschwülste geschieht dabei relativ streng progressiv und stufenweise [489]. Außer auf der Darmserosa, im Mesenterium, Netz, in den regionalen Lymphknoten sowie in der Leber werden noch Metastasen angetroffen in Nebennieren [26, 430], Knochensystemen [26, 732], Schilddrüse [757], Myo- und Perikard [489, 621], intrakardial im rechten Vorhof [275], Pankreas [489, 584, 621], Lunge [489, 757, 877], Pleura [757], Ovar [192, 589, 863], Gehirn [302, 430], Haut [58, 328, 461], Milz [489, 589] und Nieren [589]. Zu den häufigsten Lokalisationen des enteralen Karzinoids gehören jedoch nur die regionalen Lymphknoten, das Netz und Peritoneum sowie die Leber [832, 833]. Alle anderen Organe werden seltener befallen.

Die Häufigkeit einer malignen Entartung und Metastasierung werden auch sehr unterschiedlich angegeben. Eine Reihe von Autoren sprechen von 25 bis 40%, vor allem wenn Appendixkarzinoide ausgenommen werden [11, 489, 589, 757]. Hierbei handelt es sich aber um vornehmlich chirurgische Zusammenstellungen. Der Prozentsatz vermindert sich schon auf 10 bis 15, wenn das Kollektiv zu einem großen Teil autoptische Fälle enthält [514]. Dennoch haben diese klinischen Angaben durchaus einen praktischen Wert, weil sie besagen, wie häufig unter Karzinoiden mit Krankheitserscheinungen eine metastasierte Geschwulst vorliegt. Die Angaben spiegeln aber nicht die tatsächliche Metastasierungsrate wieder, da die sehr kleinen Karzinoide im klinischen Material nicht erfaßt werden und auch bei der Autopsie entgehen können, wenn nicht ganz speziell nach ihnen gesucht wird. Die genannten Zahlen sind daher sicherlich zu hoch gegriffen. Bei einer sorgfältigen Durchmusterung des ganzen Verdauungstraktes von 2500 Leichen konnte denn auch nur in etwa 1% der Fälle eine Metastasierung angetroffen werden [226, 244]. Nur bei etwa jedem 100. Karzinoidträger kommt es daher zu einer Metastasierung! Einige Pathologen kamen sogar zu einer noch geringeren Rate [341, 522, 636].

An einzelnen Örtlichkeiten des Magen-Darm-Traktes weist die Frequenz der Metastasierung aber sicherlich andere Werte auf [*86, 171, 172, 175, 244, 254, 262, 357, 419, 427, 461, 464, 650*]. Am häufigsten metastasieren die Karzinoide des Jejunoileums mit etwa 5% der Fälle [*226, 244*]. Hiermit vergleichbar ist wahrscheinlich auch das Karzinoid des Zökums. Geringer ist die Metastasierungsrate bei Karzinoiden im Kolon und im Duodenum, und in der Appendix stellt die diskontinuierliche Fortpflanzung eine Rarität dar [*419*]. Rechnet man allerdings hier auch örtliche Infiltrationen in die unmittelbare Umgebung mit zu den „malignen Geschwülsten", so kommt man auch hier zu höheren Hundertsätzen [*171*]. Doch interessieren den Kliniker mehr jene Angaben, die sich auf schließlich nicht mehr operable Fälle, also vor allem auf jene mit Fernmetastasen beziehen, und diese sind hier sicherlich sehr gering an Zahl.

Die Frage, ob es bei Trägern mehrerer Geschwülste häufiger zu einer Metastasierung kommt als bei jenen, bei denen nur ein solitärer Knoten vorliegt, ist dahingehend beantwortet worden [*84*], daß erstere nicht stärker gefährdet seien. Schränkt man die Beantwortung dieser Frage aber auf ein Sammelgut ein, das neben metastasierten auch noch gut lokalisierte Geschwülste mit umfaßt, so ist die Metastasierung bei den multiplen Tumoren deutlich häufiger [*244*]. Besonders gefährdet scheinen die Kranken zu sein, bei denen zehn und mehr Knoten vorliegen.

Es sind schließlich auch noch einige Daten über die absolute Häufigkeit metastasierter Karzinoide in der Bevölkerung vorhanden. So wurden in der schwedischen Stadt Malmö mit ihren 200000 Einwohnern in einem Zeitraum von 10 Jahren neben einem Insulom und drei Phäochromozytomen insgesamt sechs Karzinoide mit Metastasen oder in einem Teratom beobachtet [*833*]. In Westdeutschland sollen pro Jahr etwa 140 Menschen an einem metastasierten Karzinoid sterben [*719*].

d) Mikroskopisches Bild

Bei licht- und elektronenmikroskopischer Betrachtung [*710*] bieten die Metastasen enteraler Karzinoide ein sehr ähnliches Bild wie die Primärtumoren (s. Abb. 12). Sie lassen sich hierbei gut von gewöhnlichen Krebsen unterscheiden. Wesentliche Merkmale des histologischen Bildes dieser Tumoren wurden bereits von OBERNDORFER beschrieben [*557—559*]. Formal gesehen ist dieses Karzinoid das klassische Modell eines soliden Adenoms [*240*]. Seine Bauelemente stellen meist solide epitheliale Stränge ohne Lichtung dar, und im ganzen erscheint der Aufbau der Geschwulst von einem schwammigen, plexiformen Gefüge zu sein. Sind die Stränge sehr kurz, so bekommt das histologische Bild retikulären Charakter, örtliche Auftreibungen führen zu alveolären, Streckungen der Stränge zu trabekulären Strukturen. Gelegentlich lassen sich in den soliden Strängen aber auch kleine, sehr enge und blind endigende Gänge erkennen. Diese Lichtungen

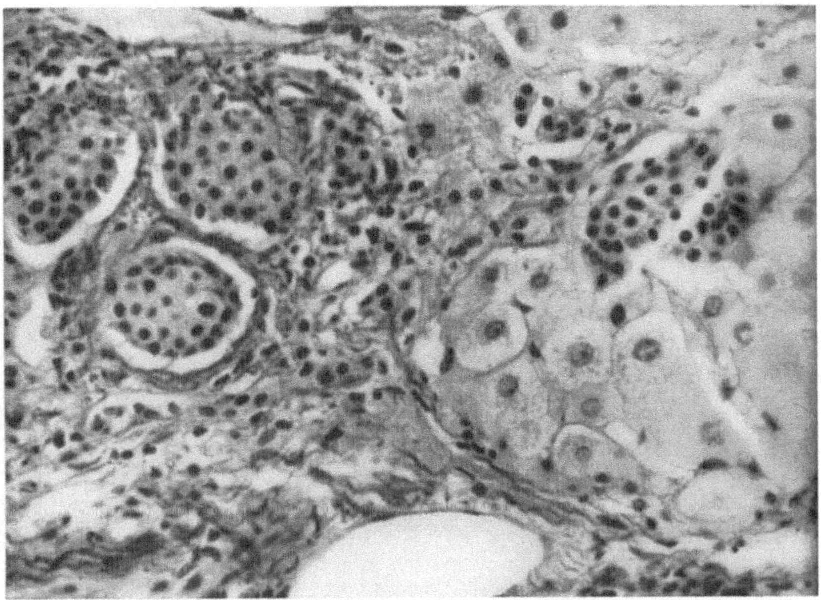

Abb. 12a

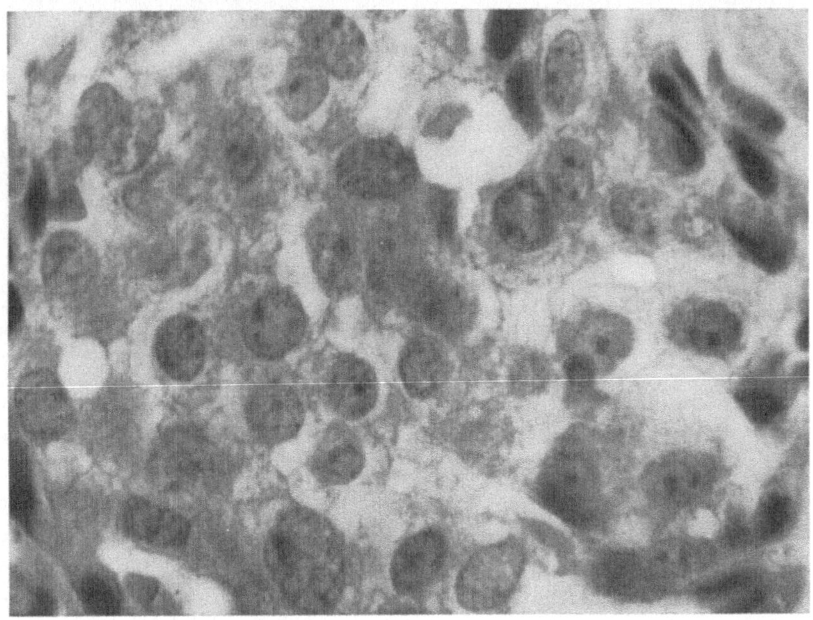

Abb. 12b

Abb. 12. Metastase eines Dünndarmkarzinoids in der Leber. *a* Übersicht, *b* stärkere Vergrößerung [*350*]

enthalten schleimige Massen, deren Sekretion auf eine nur untergeordnete Partialfunktion der Karzinoide zurückgeht [240]. Nur ganz selten kommen auch gewöhnliche drüsige Formationen vor.

Die Zellen der Geschwulst besitzen einen hohen Differenzierungsgrad. Sie haben eine runde, ovale oder polygonale Gestalt, in Pseudorosetten können sie auch zylindrisch sein. Entscheidend ist immer eine Regelmäßig-

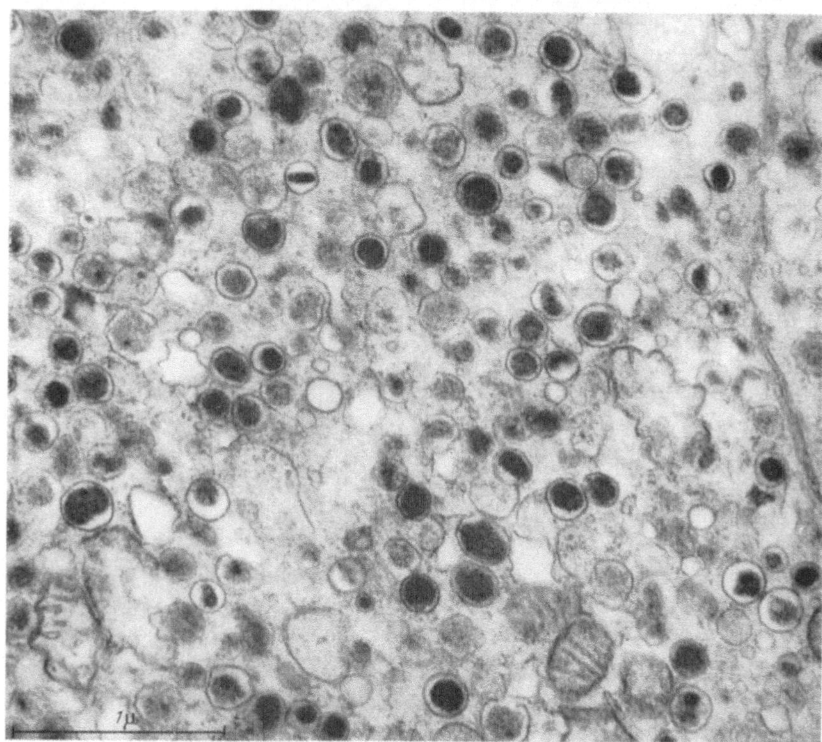

Abb. 13. Dünndarmkarzinoid, 62jähriger Mann. Ausschnitt aus zwei Tumorzellen. Im Zytoplasma zahlreiche spezifische Granula und einige Mitochondrien. Am rechten Bildrand Zellgrenzen getroffen. Elektronenoptische Vergrößerung 11300:1, Endvergrößerung 42100:1 (Aufnahme H. SCHULZ und A. SCHUMACHER, Pathologisches Institut der Universität Düsseldorf [710], Arch.-Nr. 3413 A/63)

keit des Zellbildes. Mitosen und Anaplasien werden vermißt. Das Zytoplasma der Zellen ist gewöhnlich auffallend hell, ihre äußere Begrenzung ist oft nicht zu erkennen. Besonders in Kernnähe finden sich zahlreiche Zytosomen [710]. Der runde oder ovale Zellkern erscheint scharf konturiert und liegt meist zentral, kann aber auch nach einem Zellpol verlagert sein. Elektronenmikroskopisch findet sich eine gleichmäßige Verteilung des Kernchromatins und ein sich deutlich abhebender Nukleolus [710]. Ein besonderes Charakteristikum ist die Anordnung der Randzellen einer Geschwulst in einer Palisadenstellung mit von der Basis abgerückten Zellkernen. Vor allem hier finden sich in den basalen Anteilen des Zytoplasmas unterhalb des mehr exzentrischen Zellkernes feine Granulationen. Nach Fixierung mit Formol können diese Granulationen durch verschiedene histochemische und histophysikalische Reaktionen dargestellt werden. Elektronenoptisch (s. Abb. 13) sind die Granulationen rund bis oval und von einer Membran umgeben, an die sich nach innen ein ausgesparter heller Hof anschließt [710]. Ihr Durchmesser beträgt 141 bis 181 mμ.

Kleine, also jüngere Geschwülste besitzen eine enge anatomische Beziehung zu Blutgefäßen, besonders in den Metastasen. Bei älteren Tumoren besteht eine faserreiche und zur Schrumpfung führende Stromaentwicklung [635]. Im Wurmfortsatz imponiert das Karzinoid durch seine räumliche Beziehung zu Wucherungen des submukösen Nervenplexus [511]. Entzündliche Erscheinungen können hier völlig fehlen [84, 849]. Daß sich ein primäres Appendixkarzinoid nach Infiltration in seine Nachbarorgane schließlich histologisch wie ein Dickdarm-Karzinom verhalten soll [755], scheint nach allem, was man von der genetisch bedingten morphologischen Konstanz der Karzinoide weiß, doch recht unwahrscheinlich zu sein.

e) Histochemische und histophysikalische Eigenschaften

Karzinoide des unteren Duodenums, Jejunoileums, Zökums, in der Appendix und im Dickdarm bis etwa zum mittleren Colon transversum sind durch eine Reihe von histochemischen und histophysikalischen Eigenschaften ausgezeichnet, durch die sie sich von Karzinoiden anderer Örtlichkeiten sowie von gewöhnlichen Karzinomen gut unterscheiden. Die Regel einer solchen Gemeinsamkeit gilt zwar nicht absolut, denn es gibt auch Ausnahmen. Praktisch treten diese jedoch an Zahl und Bedeutung in den Hintergrund. Die hier zu erwähnenden Gewebsreaktionen sind nicht generell an die Karzinoidzelle schlechthin, sondern meist an ihre spezifischen Granulationen gebunden. Fehlen letztere, so fallen viele und besonders die typischen Reaktionen negativ aus, wie das etwa bei Karzinoiden im Magen, Bronchus und Rektum häufig der Fall ist.

Die wichtigste histochemische Besonderheit der hier zusammengefaßten enteralen Karzinoide ist ihre Argentaffinität [301, 510, 511]. Sie ist für diese Geschwülste so typisch, daß sie auch als „Argentaffinome" bezeichnet wurden. Die Argentaffinität ist bei den Karzinoiden im Jejunum und Ileum praktisch obligat, sie wurde aber auch bei Karzinoiden im Duodenum [684], in der Gallenblase [26], im Meckelschen Divertikel [246] und in der Appendix [301, 510, 511] nachgewiesen. Die Methode zum Nachweis der Argentaffinität beruht auf der Eigenschaft der Karzinoidzellen bzw. ihrer Granulationen, nach vorheriger Fixierung in Formol aus einer ammoniakalischen Silbernitratlösung (Fontana) metallisches Silber zu reduzieren. Die Granulationen werden hierbei schwarz angefärbt. Der Zusatz eines Reduktionsmittels ist für den Nachweis der Argentaffinität nicht erforderlich.

Die Reaktion auf Argentaffinität beruht auf einer Reduktionsfähigkeit der Granulationen in den Karzinoidzellen. Da ihr Ausfall an eine vorherige Fixierung mit Formol gebunden ist, dürfte die Verbindung des Formaldehyds mit einem chemischen Faktor der Granulationen den entscheidenden Reaktionspartner mit der Silbernitratlösung darstellen [635]. Dieser chemische Zellfaktor ist wahrscheinlich das Serotonin. Nur seine Verbindung mit Formaldehyd führt zu einem Reaktionsprodukt, das seine Reduktionsfähigkeit behalten hat und zudem in Wasser unlöslich ist, so daß es im Verlaufe der Präparation nicht aus der Zelle herausgelöst wird [635].

Die Reaktion auf Argentaffinität ist nicht zu verwechseln mit Silberimprägnationen (BODIAN, GROS-SCHULTZE, BIELSCHOWSKY-GROS, usw.), bei der es zur „Versilberung" einer Zelle unter Zufügung eines Reduktionsmittels kommt. Diese Methoden dienen dem Nachweis „argyrophiler Zellen". Zwar geben auch ein großer Teil argentaffiner Zellen eine positive Reaktion auf Argyrophilie, aber der Kreis der hiermit erfaßten Zellen ist weitaus größer, so daß diese Methode nicht so spezifisch für enterale Karzinoide ist wie jene auf Argentaffinität. Bei ihr ist ein positiver Ausfall bei Geschwülsten, die keine Karzinoide darstellen, sehr selten [366].

Eine weitere recht typische histochemische Eigenschaft ist die Chromaffinität [559]. Auch sie setzt eine Formolfixierung voraus und beruht ganz offensichtlich auf der Bildung eines gelbgefärbten und schwerlöslichen Formaldehyd-Serotoninproduktes, welcher Prozeß durch Oxydation bzw. durch die Anwesenheit von Bichromat gefördert wird [470]. Auf eine Reduktionsfähigkeit dieses Produktes geht auch die positive Schmorlsche Reaktion zurück. Schließlich sei hier noch die Diazokupplungsreaktion erwähnt, die gleichfalls bei solchen Karzinoiden positiv auszufallen pflegt.

Ein Unterscheidungsmerkmal gegenüber anderen epithelialen Geschwülsten ist noch die reichliche Anwesenheit doppeltbrechender und chromotroper Lipoide sowie von Neutralfetten im Protoplasma der Geschwulstzellen enteraler Karzinoide [335, 559]. Hierdurch wird die gelbe Farbe auf der Schnittfläche dieser Geschwülste hervorgerufen. Histochemisch nachweisbar sind in den Granulationen argentaffiner Ileumkarzinoide auch noch Phospholipoide [122]. Schließlich ist noch auf einen auffallend hohen Zinkgehalt hinzuweisen, besonders in den Geschwülsten des Ileums [233, 847]. Die Konzentrationen sind durchaus mit dem Inselgewebe des Pankreas vergleichbar.

Ein histophysikalisches Merkmal enteraler Karzinoide ist ihre goldgelbe Eigenfluoreszenz im UV-Licht, nachdem die Geschwulst zuvor wiederum in Formol fixiert wurde [197, 710]. Auch diese Reaktion hat ihre Ursache in dem Serotonin-Formaldehydreaktionsprodukt, welches auch in vitro die Eigenschaft der Fluoreszenz erkennen läßt [470].

f) Histogenese enteraler Karzinoide

Die Mutterzellen der enteralen Karzinoide, aus denen diese Geschwülste hervorgehen, sind heute gut bekannt. Als Ausgangsort sind die gelben, basalgranulierten, chromaffinen oder auch enterochromaffinen Zellen des Darmkanals anzusehen [123, 124, 199, 301, 441, 510, 697]. Diese Elemente gehören zu dem auch in anderen zylinderepitheltragenden Schleimhäuten an der inneren Oberfläche des Organismus mehr an der Basis als an der Lichtung vorkommenden, weit verstreuten und diffus verteilten System „heller Zellen" [227, 229, 230].

Für diese Annahme sprechen einmal die verschiedenen morphologischen und histochemischen Eigentümlichkeiten dieser Zellen, die sich in den Geschwülsten wiederfinden. So besitzen auch diese Zellen einmal reichlich chromotrope Lipoide, einen hohen Wassergehalt und Phospholipoide [122], vor allem aber an ihrer Zellbasis spezifische Granula, auch als azidophile Körnelung beschrieben [441] und elektronenoptisch untersucht worden [97]. Wird sodann ein entsprechendes Gewebe frühzeitig, d. h. innerhalb von 3 bis 4 Std nach seiner Entnahme [330] in Formol fixiert, so zeigen diese Granulationen eine deutliche Argentaffinität [301, 510, 511] und Chromaffinität [123, 697]. Auch andere histochemische Reaktionen wie die Schmorlsche und die Diazokupplungsreaktion fallen an ihnen positiv aus [330]. Nebenher lassen sich die Zellgranula mit den üblichen Versilberungsmethoden darstellen, d. h. sie sind auch argyrophil [229]. Die Argyrophilie beruht jedoch auf anderen Eigentümlichkeiten als die zuvor genannten histochemischen Reaktionen. Sie ist im übrigen auch nicht spezifisch für basalgranulierte Zellen. Schließlich zeigen die Granulationen noch eine eindrucksvolle Eigenfluoreszenz im UV-Licht [197, 710].

Diese histochemischen und histophysikalischen Reaktionen gehen auf den Wirkstoffgehalt der Granulationen zurück. Bei diesem Wirkstoff handelt es sich um das Serotonin. Nur seine Verbindung mit Formol zu einem schwerlöslichen Formaldehyd-Serotonin-Reaktionsprodukt erklärt die verschiedenen Eigentümlichkeiten der Granulationen ausreichend [330, 470, 635, 728]. Die Natur dieses Reaktionsproduktes wurde einmal als ein Harmalin-, später auch als ein vollkonjugiertes β-Karbolinderivat definiert [28, 29]. Die richtige Antwort mag hier dahingestellt bleiben, entscheidend ist, daß das Serotonin in den Granulationen anwesend sein dürfte. Hierfür spricht auch der Nachweis von „Enteramin" in der an gelben Zellen besonders reichen Schleimhaut des Kaninchenmagens und Kälberduodenums und die Identifizierung von Enteramin mit Serotonin [199—201, 207, 208]. Weiterhin kann man im Tierversuch durch Verabreichung von Reserpin den Serotoningehalt des Darmtraktes vermindern, wobei auch die argentaffinen Zellen an Zahl zurückgehen [875]. Ähnliche Experimente haben diese Annahme noch weiter unterstützt [330]. Vor allem aber gelang es, in den grobgranulären Ultrazentrifugatfraktionen von Homogenaten der Duodenalschleimhaut des Hundes Serotonin direkt nachzuweisen [23].

Die Granulationen enthalten also einen spezifischen Wirkstoff, bei dem es sich um das Serotonin handelt. Dieses Hormon ist auch in Karzinoiden des Dünndarmes vorhanden [465]. Mutterzelle und Geschwulst stimmen also auch in diesem Punkte überein.

Es erhebt sich hieran anschließend die Frage, ob das Serotonin nicht nur ein Inhaltsstoff der argentaffinen Zellen, sondern auch ein Sekret derselben darstellt, also die Frage nach der Funktion dieser Zellen im Sinne einer endokrinen Drüse, die möglicherweise bei ihren Geschwülsten als ein weiteres Indiz ihrer Verwandtschaft wiederkehrt. Eine Sekretion von Wirkstoffen wurde bereits seit langem schon aus rein morphologischen Gründen diskutiert [123, 301, 510]. Entscheidend für die Annahme einer endokrinen Funktion dieser Zellen waren jedoch histologische und histochemische Untersuchungen an den Ausführungsgängen des Pankreas mit dem dortigen Nachweis „heller Zellen“, deren morphologische und histochemische Eigenschaften eine Verwandtschaft zu den Inselzellen und damit eine endokrine Funktion der Zellen nahelegten [225]. Diese Beobachtungen waren der Ausgangspunkt weiterer Untersuchungen, deren Ergebnis schließlich in der Lehre von den peripheren endokrinen Drüsen gipfelte [227, 229, 230]. Das Helle-Zellen-Organ im Gangbaum des Pankreas, auch insuläres Gangorgan genannt, wurde darin als der Modellfall der den kompakten zentralen Drüsen gegenüberzustellenden peripheren endokrinen Drüsen angesehen. Ihren diffus verstreuten Zellelementen wurde auch noch eine hormonelle Beeinflussung ihrer unmittelbaren Umgebung, eine Parakrinie, zugesprochen. Das Gelbe-Zellen-Organ des Magen-Darm-Traktes wurde mit seinen besonderen morphologischen und histochemischen Eigenschaften lediglich als ein Spezialfall dieses inkretorischen Drüsensystems aufgefaßt. Kritische Stimmen zur Lehre von den hellen Zellen und ihrer Funktion sind zwar nicht ausgeblieben [124, 145, 146, 579, 580], ein direkter Beweis für die Endokrinie ließ sich auch nicht erbringen. Immerhin ergaben sich bei verschiedenen inneren Erkrankungen, bei denen eine Beeinträchtigung des argentaffinen Systems anzunehmen ist, auch Störungen im Serotoninhaushalt [691, 692]. Schließlich darf man aber auch die Beobachtung von endokrin aktiven Karzinoiden als eine Bestätigung für die Wahrscheinlichkeit einer solchen Leistung der gelben Zellen ansehen.

Alle diese Eigenschaften, also histochemische Reaktionen, Serotoningehalt und Endokrinie, haben die gelben oder basalgranulierten Zellen mit den enteralen Karzinoiden gemeinsam. Die Entstehung dieser Geschwülste aus einem solchen zelligen Vorbild ist daher schon aus diesen Gründen mehr als wahrscheinlich. Darüber hinaus ist es aber auch möglich gewesen, die Entwicklung der Karzinoide aus den gelben Zellen unmittelbar in ihren Anfängen zu beobachten. Sie erfolgt in Form einer nach unten gerichteten

Sprossung der gelben Zellen in Gestalt verschiedenartiger Knospen. Diese
Ausknospung führt in der Submukosa zu einer Bildung zahlreicher kleiner
Zellinseln, die schließlich zusammenfließen und aus denen dann Karzinoide
hervorgehen können. Dieser Vorgang der Zellknospung wurde auch als
Bourgeonnement [510, 511] oder als Endophytie [225] bezeichnet. Der
Endophytie geht ein Auftreten histochemisch indifferenter Plasmafelderchen
mit eingestreuten Kernen voraus, die noch in der Epithelzeile ruhen. Erst
die ausgesproßten Knospen und die Geschwülste nehmen die erwähnten
histochemischen und histophysikalischen Eigenschaften wieder an, um sich
damit dem zelligen Vorbild im Mutterboden gestaltlich und leistungsmäßig
anzugleichen [240].

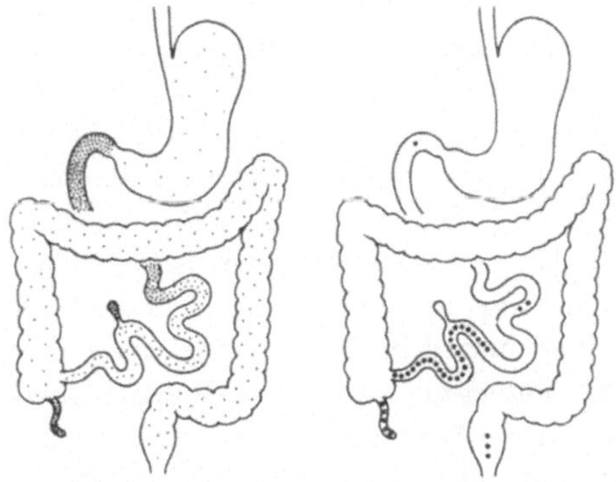

Abb. 14. Verteilung der argentaffinen Zellen im Magen-Darmtrakt links [330] und der enteralen
Karzinoide im autoptischen Material [226]. Der Unterschied ist eindrucksvoll, spricht jedoch nicht
grundsätzlich gegen die Abstammung der Karzinoide von den argentaffinen Zellen

Der hiermit weitgehend gesicherte histogenetische Zusammenhang
zwischen basalgranulierten Zellen und enteralen Karzinoiden findet dadurch
noch seine Bestätigung, daß Karzinoide überall dort aufzutreten pflegen,
wo man solche Zellen antreffen kann. Argentaffine Zellen finden sich nämlich von der Kardia bis abwärts zur Pars analis recti, im Oberflächenepithel
und in den Gangdrüsen des Ductus pancreaticus minor und major und im
Ductus choledochus innerhalb der Papilla Vateri sowie schließlich in der
Gallenblase [124, 165, 226, 387]. Allerdings sei die unterschiedliche Häufung
der Zellen an diesen Örtlichkeiten nicht übersehen (s. Abb. 14). Seltener
sind argentaffine Zellen im Magen, Dickdarm und Rektum, am häufigsten
finden sie sich im Duodenum, Meckelschen Divertikel und Wurmfortsatz,
während sie im Dünndarm selbst vom Jejunum zum Ileum hin deutlich an
Zahl abnehmen [330]. Diese Häufigkeit entspricht natürlich nicht der Verteilung der Karzinoide und könnte Zweifel an einem histogenetischen Zusammenhang aufkommen lassen [330, 684]. Aber die Entstehung von Karzinoiden hängt ja nicht allein von dem Vorhandensein gelber Zellen, sondern auch von kausalen Faktoren ab.

Die hiermit angenommene Histogenese trifft grundsätzlich auch für Karzinoide in Teratomen der Gonaden zu. Die meisten der hier vorhandenen Geschwülste haben ihren Ursprung in Derivaten des Magen-Darm-Traktes [56, 269, 509, 778]. Vereinzelt muß auch ein Ursprung aus dem Epithel des Atmungstraktes vorgekommen sein [219, 537]. Solches mußte auch bei einem Karzinoid in einem Hodenteratom angenommen werden [734]. Dieses widerspricht nicht der Vorstellung, daß Karzinoide aus hellen Zellen und deren verschiedenen Variationen hervorgehen, die auch im Bronchialbaum reichlich anwesend sind.

6. Verlauf und Prognose

Für die große Mehrzahl der Karzinoide im Dünndarm und der mit diesen verwandten Geschwülste ist ein sehr langsames Wachstum und eine relativ späte Metastasierung kennzeichnend. Es können 25 Jahre und mehr vergehen, bis einmal lebenswichtige Organe befallen werden, falls es überhaupt dazu kommt [175]. Die Prognose ist für den Karzinoidträger demnach quoad vitam als durchaus günstig anzusehen. Die Entfernung einer noch lokalisierten Geschwulst bedeutet natürlich die Heilung des Kranken. Aber selbst bei einer ausgedehnten Metastasierung in die Leber und in andere Organe kann immer noch mit einer längeren Überlebenszeit gerechnet werden. So wurde ein Krankheitsfall beschrieben, bei dem mit Sicherheit über 22 Jahre lang ein Lebertumor vorlag [858]. Auch trotz einer Metastasierung verhalten sich also solche Karzinoide klinisch lange Zeit recht gutartig. Dieses sind Wesensmerkmale, durch die sie sich von gewöhnlichen Adenokarzinomen sichtbar unterscheiden.

Diese Grundzüge im Verhalten der Geschwülste finden sich bei den einzelnen Karzinoiden verschiedener Örtlichkeiten immer wieder bestätigt. So wird über eine Frau mit einem Karzinoid im *Ileum* berichtet, die trotz des Vorliegens von Metastasen noch 14 Jahre nach einer Operation beschwerdefrei blieb [716]. Ähnliche Fälle mit einer auffällig langen Krankheitsdauer, teilweise auch ohne Beschwerden, sind von mehreren Seiten geschildert worden [514, 760]. Einzelne Kranke konnten über viele Jahre lang genau verfolgt werden, ohne daß sich ein Wachstum von Geschwulstgewebe hätte feststellen lassen [464, 642], ja verschiedene Autoren halten sogar die spontane Rückbildung von Karzinoiden für möglich [176, 716]. Die Zeitdauer, über der sich ein Stillstand des Tumorwachstums beobachten ließ, konnte bis zu 20 Jahren betragen [497, 498, 584]. Solche Patienten verstarben dann oft gar nicht an dem Karzinoid, sondern an einer ganz anderen Todesursache. Unter einer Reihe von elf Fällen mit Metastasen starb einer wenige Tage nach der Biopsie eines inoperablen Tumors, zwei verstarben 2 und 5 Jahre nach einer Operation, die übrigen acht Fälle lebten in einem Zeitraum von 10 Monaten bis zu 19 Jahren nach einer

Operation und fühlten sich überraschend wohl [*176*]. In einer anderen Reihe betrug die Überlebenszeit von zwei operierten Fällen im Durchschnitt 8,5 Jahre, aber auch sechs völlig inoperable Kranke lebten nach der Feststellung dieser Tatsache im Mittel noch 27 Monate lang [*309*]. Eine andere Schätzung besagt, daß nach 8 Jahren noch 33% der Kranken mit einem metastasierten Karzinoid am Leben sind [*176*].

Dieser protrahierte und günstige Verlauf trifft auch für selbst ausgedehnt metastasierte *Karzinoide anderer Örtlichkeiten,* etwa im Meckelschen Divertikel, Jejunum und Wurmfortsatz zu. Die Entfernung noch lokalisierter Tumoren bedeutet auch hier natürlich eine Heilung [*84*]. Bei metastasierten Fällen ist der Verlauf ähnlich wie beim Ileumkarzinoid. So zeigte ein Appendixkarzinoid bei der 10 Jahre nach einer palliativen Operation durchgeführten Autopsie einen praktisch unveränderten Tumorbefund [*849*]. Auch bei einem Zökumkarzinoid kann sich der Krankheitsverlauf trotz Metastasen über viele Jahre erstrecken [*192, 621, 666*]. Gefahren drohen den Kranken vor allem von sekundären Komplikationen des Geschwulstwachstums. Karzinoide im Kolon scheinen bisweilen einen ungünstigeren Verlauf nehmen zu können [*336, 358, 488*]. Doch liegen zu wenige Berichte vor, als daß man hieraus eine Regel aufstellen könnte. Lange Krankheitsverläufe sind schließlich noch von unbehandelten und metastasierten Karzinoiden im Duodenum bekannt [*76, 858*]. Hier konnte die Vorgeschichte in einem Falle ausgedehnten Tumorwachstums sogar über 20 Jahre zurückverfolgt werden [*858*].

7. Behandlung

Die Behandlung endokrin inaktiver Karzinoide des Ileums und verwandter Geschwülste ist in erster Linie chirurgischer Natur. *Lokalisierte Tumoren* werden durch Resektion des befallenen Darmabschnittes im gesunden Gewebe, gegebenenfalls mit anschließender End-zu-Endvereinigung der Intestinalstümpfe entfernt. Bei Karzinoiden der Ileozökalklappe ist die Hemikolektomie vorzuziehen [*464*]. Die Therapie des lokalisierten Appendixkarzinoids besteht in der Appendektomie. Wird die Diagnose bereits während einer Operation gestellt, so sollte hier das Mesenteriolum auf jeden Fall mit abgetragen werden. Appendixkarzinoide kann man an ihrer derben Konsistenz und an der gelben, auf Lipoidreichtum beruhenden Schnittfläche erkennen [*253*]. Sind sie sehr klein, so kommt der Nachweis eines „gelben Ringes" auf der Schnittfläche des quergetroffenen Wurmfortsatzes einer pathologisch-anatomischen Diagnose sehr nahe [*647*]. Zeigt das histologische Bild eine Infiltration bis in die Schnittfläche, so muß relaparotomiert und die Hemikolektomie angeschlossen werden. Die Behandlung des Karzinoids im Zökum besteht in der Resektion des terminalen Ileums, des Zökums mit dem Tumor und eines Teiles vom Colon ascendens mit

Schaffung einer Ileotransversostomie. Bereits tief im Colon sigmoides sitzende Karzinoide können, wenn sie klein sind, auf rektalem Wege einer Elektrokoagulation zugänglich sein [822]. Die Vorschläge zur Behandlung eines Karzinoids im Duodenum reichen von der lokalen Exzision des Tumors bis zur subtotalen Gastrektomie. Die Ausdehnung des operativen Eingriffes hängt aber natürlich von der Frage ab, ob der Zustand des Kranken umfangreichere Maßnahmen gestattet und ob bereits eine Infiltration erkennbar ist. In einigen Fällen hat man sich durchaus erfolgreich auf eine lokale Exzision des Tumors beschränkt [4, 76]. Es dürfte dem aber kaum widersprochen werden können, daß die Abgrenzung absolut gesunden Gewebes von einem bereits befallenen Gewebe allein makroskopisch nicht leicht und mit genügender Sicherheit durchführbar ist. Aus diesem Grunde haben wohl auch die meisten Autoren die Resektion eines Duodenalsegmentes oder gar eine subtotale Gastrektomie vorgezogen [439].

Auch wenn kleine Geschwülste noch keine Symptome verursacht haben, wenn sie also z. B. zufällig bei anderen abdominellen Eingriffen angetroffen werden, so ist ihre Entfernung dennoch wegen der Möglichkeit einer späteren Okklusion des Darmes, Metastasierung oder gar Entstehung eines Karzinoidsyndroms mit Herzbeteiligung unbedingt angezeigt. Dieses bezieht sich vor allem auf Ileumkarzinoide. Bei der Kasuistik des Karzinoidsyndroms begegnet man immer wieder Fällen, die vor Jahren an einem endokrin noch nicht wirksamen Karzinoid erkrankt waren und die dann nach einem mehr oder weniger langen Intervall an den Folgen des ausgeprägten endokrinen Syndroms zugrunde gegangen sind.

Die Resektion eines lokalisierten Karzinoids bedeutet die Heilung des Kranken. Durch längere Nachbeobachtungen, etwa bei Appendixkarzinoiden [60, 84, 382], konnte dieses bestätigt werden. Das gleiche war auch bei Karzinoiden im Duodenum der Fall [4, 76]. Ob die Geschwulst allerdings tatsächlich noch lokalisiert war, kann unmittelbar nach dem Eingriff nie sicher entschieden werden. Außerdem ist bei allen chirurgischen Maßnahmen an die Multiplizität der Karzinoide zu denken. Die Entfernung einer Geschwulst durch Resektion eines Darmsegmentes ist zwar im Hinblick auf die Wiederherstellung der Darmfunktion die optimale Therapie, schließt aber auch nach Abtasten des Darmes auf zusätzliche Knoten ein Rezidiv nicht aus, da kleine Geschwülste dem Operateur durchaus entgehen können. Daher sind in jedem Falle Nachkontrollen nötig, die sich bei dem langsamen Wachstum der Karzinoide über viele Jahre erstrecken müssen. In diesen Fällen ist zur Verlaufskontrolle dann auch die Bestimmung der 5-Hydroxyindolessigsäure im Harn erforderlich, denn früher inaktiv gewesenen Tumoren können später hormonell wirksam werden und sich dann durch die vermehrte Ausscheidung dieses Abbauproduktes des Serotonins verraten. Die normale Ausscheidung von 5-Hydroxyindolessigsäure schließt aber das Vorhandensein selbst von Lebermetastasen nicht aus. In diesen

Fällen kann vielleicht noch durch die Anwendung des Reserpintestes die diagnostische Ausbeute vergrößert werden (s. S. 166).

Aber auch wenn bereits ein *metastasiertes Karzinoid* vorliegt, sind chirurgische Maßnahmen im Gegensatz zu den Regeln bei anderen Malignomen durchaus angezeigt. Aus dem langsamen Wachstum und aus der damit verbundenen guten Prognose der Karzinoide ergibt sich die Forderung, immer so viel Tumorgewebe wie möglich zu entfernen und selbst in völlig inkurablen Fällen mindestens palliative Maßnahmen in Form von Kurzschluß-operationen zur Umgehung einer Darmstenose und Aufrechterhaltung der Funktion des Magen-Darm-Traktes durchzuführen. In zahlreichen Fällen war eine jahrzehntelange Überlebenszeit nur dadurch möglich, daß solche Operationen unter Umständen sogar wiederholt ausgeführt wurden [*176, 192, 309, 464, 497, 498, 514, 716, 858*]. Zu diesen Maßnahmen gehört fallweise auch die Resektion von mit Metastasen befallenen Lebergewebes [*514*].

Die *Röntgenbestrahlung* von Karzinoidtumoren hat sich kaum bewährt [*584*]. Ein Fall von lymphatischen Karzinoidmetastasen eines exstirpierten Appendixkarzinoids wurde täglich mit 500 r bestrahlt. Bei einer Nachschau nach 2 Monaten zeigten die Tumorknoten keine Veränderung [*589*]. Nur ein Autor entnahm aus der Rückbildung eines lokalen Rezidivs unter einer Bestrahlung eine Strahlenempfindlichkeit der Geschwülste [*11*]. Die Beurteilung solcher konservativer Maßnahmen ist aber durch die langsame Wachstumstendenz und auch durch die mögliche spontane Rückbildungsfähigkeit der Geschwülste sehr erschwert. Dieses trifft auch für die zytostatische Behandlung, etwa mit N-Lost zu, die in einigen Fällen von metastasierten Karzinoiden versucht wurde und angeblich von einer Besserung des Krankheitsbildes gefolgt war [*192*]. Wegen der Affinität der Karzinoide zu Silberverbindungen haben zwei Autoren vermutet, daß es möglich sein könnte, in den Tumoren ein radioaktives Isotop des Silbers anzureichern [*318*]. Allerdings müßte sich diese aus der Histochemie der Karzinoide bekannte Affinität zu Silbersalzen nach Formolfixierung erst noch als auch in vivo vorhanden erweisen. Nach entsprechenden Untersuchungen scheint dieses aber doch nicht der Fall zu sein [*613*]. Wurde bei einem Kranken mit einem in die Leber metastasierten Karzinoid des Ileums radioaktives Silber injiziert, so ergab die postmortale Untersuchung eine Anreicherung in der Leber und Haut, jedoch kaum im Karzinoidgewebe. Dieser Weg ist daher nicht gangbar.

Geschwülste mit endokriner Semiotik
(sog. typisches Karzinoidsyndrom)

1. Einleitung

Unter besonderen und in ihrem vollen Umfange noch nicht bekannten Umständen erlangen argentaffine Karzinoide des Verdauungskanals und in

Gonadenteratomen die Eigenschaft, kontinuierlich und schubweise Wirkstoffe in die Blutbahn auszuschütten. Bei einem dieser Wirkstoffe handelt es sich um das Serotonin (= Enteramin). Dieses biogene Amin löst beim Menschen Reaktionen aus, die man teilweise als Krankheitssymptome bei Serotonin-sezernierenden Geschwülsten wiederfindet. Nicht alle Erscheinungen dieser Tumoren lassen sich aber als eine Folge des Hyperserotonismus erklären, wofür auch noch andere Faktoren herangezogen werden müssen. Auf jeden Fall erhält das enterale Karzinoidleiden durch die Sekretion von Wirkstoffen eine so distinguierte Prägung, daß eine Abgrenzung von den zuvor erwähnten endokrin nicht wirksamen Geschwülsten und die Herausstellung des sog. Karzinoidsyndroms [*341, 342*] als eine wohldefinierbare Krankheitseinheit eine unbedingte klinische Notwendigkeit darstellt.

Durch seine fakultative Hormonsekretion rückt das Karzinoidleiden jenen Krankheitsbildern an die Seite, die man von den Geschwülsten endokriner epithelialer Drüsen seit langer Zeit gut kennt und die ebenfalls die Funktion ihrer Stammzellen in einem neoplastisch übersteigerten Ausmaße übernehmen. Die Karzinoide sind demnach zu vergleichen mit den Phäochromozytomen, den Adenomen des Inselorgans, der Hypophyse, Nebennierenrinde, Schilddrüse und Nebenschilddrüse. Mit dem Chorionepitheliom und dem Prostatakarzinom verbindet sie die Gemeinsamkeit einer Sekretion von besonderen Wirkstoffen. Mit der Mastozytose oder Urticaria pigmentosa besteht insofern eine Verwandtschaft, als auch diese im Histamin ein biogenes Amin ausschüttet.

Wenn auch das Karzinoidsyndrom eine gut definierbare Krankheitseinheit darstellt, so ist doch aus allgemeinen biologischen Gesetzmäßigkeiten heraus zu fordern, daß es zwischen endokrin stummen und endokrin aktiven Geschwulsten fließende Übergänge gibt. Dem voll ausgebildeten Karzinoidsyndrom geht also sicherlich ein Stadium voraus, das durch Prodromalerscheinungen gekennzeichnet ist. Auf Geschwülste mit einer beginnenden Sekretion von Serotonin, aber ohne endokrine Stigmata wurde bereits hingewiesen (s. S. 60). Andererseits ist für bestimmte und vor allem noch lokalisierte Geschwülste des Darmtraktes ein Krankheitsbild in Form der sog. endokrin-nervösen Enteropathie angenommen worden. Auch hierauf wurde schon eingegangen (s. S. 50). Danach ist es bis heute umstritten, jedenfalls zweifeln die Kliniker daran, daß ein solches Krankheitsbild existiert. Seine Erkennung wäre ansonsten von großer Bedeutung, denn dieses wäre geeignet, das Leiden in einem Stadium zu erfassen, in dem noch mit einer vollen Heilung zu rechnen ist. Andere bedeutsame Frühsymptome sind bis heute leider nicht bekannt [*406*]. Dieses ist deswegen so bedauerlich, als einem ausgeprägten Karzinoidsyndrom mit nur seltenen Ausnahmen (Gonadenkarzinoid) ein bereits weit metastasiertes Geschwulstleiden zugrunde liegt. Die einzige Möglichkeit, einen solchen Krankheitsverlauf zu verhüten, besteht daher nur in der radikalen Entfernung noch lokalisierter Tumoren, sofern sie erkannt werden, und in der biochemischen Verlaufskontrolle, wie sie auf S. 74 vorgeschlagen wurde.

2. Kasuistik

Den folgenden Ausführungen über Klinik, Biochemie und Pathologie des Karzinoidsyndroms liegt eine Kasuistik von 138 Krankheitsfällen der Literatur einschließlich der Beobachtungen an der Medizinischen Universitätsklinik Freiburg/Br. (Direktor Prof. Dr. med. Dr. h. c. L. HEILMEYER) zugrunde. Diese Kasuistik wurde bereits in einer früheren Monographie ausgewertet [408]. In der Zwischenzeit sind über 20 weitere Arbeiten zu diesem Thema erschienen, die, sofern neue Gesichtspunkte auftraten, hier mitverwertet wurden. Meist konnte jedoch auf die ältere Kasuistik zurückgegriffen werden, deren Extraktion zu Ergebnissen führte, die auch heute noch ihre Gültigkeit besitzen.

Als Kriterium für das Bestehen eines typischen Karzinoidsyndroms diente neben der eindeutigen Feststellung eines metastasierten Karzinoids oder einer solchen Geschwulst in Gonadenteratomen die Beobachtung von Flushanfällen, Diarrhoen, krampfartigen Leibschmerzen, Bronchialasthma und der besonders typischen rechtsseitigen Endokardveränderungen. Da besondere Verlaufsformen eines Karzinoidsyndroms vorkommen [341], das Vollbild des Syndroms durchaus nicht zur Regel gehört und selbst der charakteristische Flush fehlen kann, mußte verschiedentlich eine vermehrte Ausscheidung von 5-Hydroxyindolessigsäure nachgewiesen sein, um ein auch bei anderen Erkrankungen auftretendes Symptom als wahrscheinlich endokrin bedingt und als Symptom eines partiellen Karzinoidsyndroms zu deklarieren.

Eine Reihe von Beobachtungen ist nur stichwortartig oder kursorisch beschrieben worden. Solche Kasuistiken beeinflussen zweifellos das Ergebnis von Häufigkeitsanalysen einzelner Symptome in einem negativen Sinne. Sehr niedrig ausgefallene Häufigkeitsangaben können daher auch nur als Mindestwerte aufgefaßt werden. Wäre von verschiedenen Autoren nach einzelnen Symptomen gezielter gesucht worden, so wäre dieser oder jener Wert wahrscheinlich doch noch größer ausgefallen. Dennoch wurden aber auch solche Krankheitsfälle mit in die hier zugrunde liegende Kasuistik aufgenommen, um als Beitrag für dieses oder jenes Symptom zu dienen und um zusammen mit den übrigen Fällen vor allem auch einen Eindruck von der Frequenz dieses Leidens und von dem großen Interesse zu vermitteln, das ihm in den letzten Jahren entgegengebracht worden ist. Dabei kann die Kasuistik aber noch keineswegs einen Anspruch auf Vollständigkeit erheben. Vor allem mußte auch leider ein großer Teil des osteuropäischen Schrifttums unberücksichtigt bleiben. Erleichterungen in seiner Beschaffung dürften nicht zuletzt auch dem eigenen Vorteil dienen.

Somit konnte in den folgenden Publikationen die Krankengeschichte eines oder mehrerer Fälle mit einem Karzinoidsyndrom ausgewertet werden: [*12, 16, 17, 19, 25, 30, 34, 39, 40, 41, 50, 51, 54, 55, 58, 70, 77, 78, 82, 85, 104, 109, 111—113, 120, 128, 147, 148, 156, 171, 176, 178, 186, 212, 214, 217, 218, 222, 249, 250, 252, 260, 279, 280—283, 296, 297, 300, 302, 311, 323, 325, 328, 329, 341, 343, 350, 351, 360, 370, 371, 373, 384, 391, 392, 398, 401, 404, 409, 410, 412, 434, 445, 463, 473, 480, 487, 489, 494, 519, 522, 535, 536, 542, 543, 546, 549, 560, 575, 603, 611, 615, 639, 648, 663, 672, 680, 681, 690, 700, 705, 711, 714, 726, 744, 746, 749, 753, 754, 759, 777, 798, 799, 803, 804, 833, 834, 835, 850, 860, 864, 870, 874, 877*].

3. Häufigkeit, Erkrankungsalter, Geschlechtsverteilung

Über die Häufigkeit des Auftretens eines typischen Karzinoidsyndroms herrschen verschiedene Auffassungen. Manche Autoren setzen sie mit der Häufigkeit des metastasierten Karzinoids schlechthin gleich. Dieses dürfte aber sicher nicht zutreffen, wie anhand jener Fälle zu erkennen ist, bei denen sogar Lebermetastasen aufgetreten sind, ohne daß es zu einer endokrinen Symptomatik kam (s. S. 58). Zuzustimmen dürfte der Ansicht sein, daß das Karzinoidsyndrom einen spät auftretenden Symptomkomplex des Dünndarmkarzinoids darstellt [*719*]. In einer Beobachtungsreihe von 21 Karzinoidfällen mit ausgedehnter Metastasierung in die Leber und teilweise auch in die Lungen boten nur vier (= 19%) das Karzinoidsyndrom [*489*]. Daraus darf man schließen, daß es nur in einem kleinen Teil metastasierter enteraler Karzinoide zu einer endokrinen Aktivität und zu einem Karzinoidsyndrom kommt, wahrscheinlich wohl in einem späten Verlauf des Geschwulstprozesses.

Das Erkrankungsalter umfaßt nahezu alle Lebensdekaden. Der jüngste weibliche Fall betraf ein 12jähriges Mädchen [*300*], der jüngste männliche Fall war 19 Jahre alt [*54*]. Der älteste weibliche [*489*] und männliche [*250*] Fall war jeweils 80 Jahre alt. Etwa 75% aller Patienten stehen bei Eintritt in die Behandlung in der 5. bis 7. Lebensdekade, was dem Häufigkeitsgipfel in der Tab. 10 entspricht. Das Durchschnittsalter von 63 Frauen beträgt 53 Jahre und 6 Monate, von 73 Männern 48 Jahre, ist also nur wenig unterschiedlich. Ebenso ist die Geschlechtsverteilung ziemlich gleichmäßig. Der Hundertsatz der Frauen beträgt 46,3%. Man kann auch nicht den Eindruck gewinnen, daß in einzelnen Altersgruppen eine Bevorzugung eines Geschlechtes besteht (s. Tab. 10). Da der Primärtumor bei diesen Fällen überwiegend im Ileum liegt, ist die Altersverteilung gut erklärbar. Auffällig bleibt die nur geringe Bevorzugung des männlichen Geschlechts, die beim endokrin inaktiven Ileumkarzinoid deutlicher ist. Vielleicht sind Frauen etwas mehr zur endokrinen Aktivität eines Ileumkarzinoids disponiert.

Über eine familiäre Häufung von Erkrankungen an einem Karzinoidsyndrom liegt bisher nur eine Beobachtung vor [16]. Hier erkrankten zwei Schwestern an dem gleichen Krankheitsbild. Ansonsten ist über eine familiäre Belastung geschweige denn über einen Erbgang nichts bekannt.

Tabelle 10. *Alters- und Geschlechtsverteilung von 136 Kranken mit einem typischen Karzinoidsyndrom* [408]. *Der Primärtumor lag überwiegend im Ileum!*

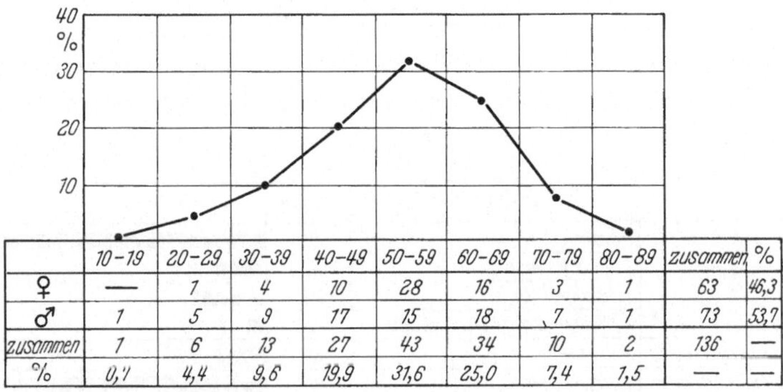

	10–19	20–29	30–39	40–49	50–59	60–69	70–79	80–89	zusammen	%
♀	—	1	4	10	28	16	3	1	63	46,3
♂	1	5	9	17	15	18	7	1	73	53,7
zusammen	1	6	13	27	43	34	10	2	136	—
%	0,7	4,4	9,6	19,9	31,6	25,0	7,4	1,5	—	—

4. Klinik des typischen Karzinoidsyndroms

a) Allgemeine Symptomatologie

Unter einem typischen Karzinoidsyndrom versteht man definitionsgemäß die Gesamtheit aller Symptome, die von einem endokrin aktiven Karzinoid des Verdauungskanals ausgehen oder dieses aus noch nicht ganz bekannten Gründen begleiten. Neben den unmittelbaren, oft aber ganz in den Hintergrund tretenden Tumorerscheinungen treten Fernwirkungen des Geschwulstleidens hinzu, die sich wie folgt klassifizieren lassen:

1. Flüchtige vaskuläre Hautsymptome als Teilerscheinungen generalisierter hämodynamischer Veränderungen, auch als Flush bezeichnet, und bleibende Hautsymptome wie Dauerzyanose, Teleangiektasien, Pellagraartige Dermatosen und Hyperpigmentierungen.

2. Abdominelle Symptome wie Durchfälle und krampfartige Leibschmerzen.

3. Bronchialasthmatische Symptome.

4. Organische Veränderungen des valvulären und muralen Endokards vornehmlich im rechten Herzen und deren Folgen für die kardiale Hämodynamik.

Hinzu kommen noch einige Symptome in verschiedenen Organen, die teilweise weniger konstant sind, auch erst in der Spätphase des Leidens in Erscheinung treten oder die mit der Grundkrankheit bisher pathogenetisch nicht eindeutig in Verbindung gebracht werden können. Hier sind zu nennen Störungen im Wasserhaushalt wie Oligurie und Ödeme trotz Fehlens von Herzklappenbeteiligung, Leberzirrhose oder Eiweißmangel und Gelenksymptome. Bei einer Reihe von Kranken sind auch psychische

Abweichungen beschrieben worden. Es ist daher zu prüfen, ob diese spezifischer Natur sind.

Wie aus dieser Zusammenstellung schon hervorgeht, trägt ein Teil der Krankheitserscheinungen einen ausgesprochen paroxysmalen Charakter. Zu diesen Anfallsymptomen rechnen die flüchtigen Hautveränderungen, der Flush sowie die abdominellen Motilitätsstörungen des Darmes und die bronchialasthmatischen Symptome. Diese sind als das klinische Äquivalent einer momentanen Wirkstoffausschüttung der Geschwulst aufzufassen. Die Dauersymptome sind teilweise reversibel, was auch von der Krankheitsdauer abhängt, teilweise aber irreversibel. Sie sind als ein Summationseffekt

	Symptom	wie oft	% ⟶
Haut	Flush	129	93,5
	Dauercyanose	25	18,1
	Teleangiektasien	35	25,2
	Pellagra-artige Dermatose	9	6,5
Respirationstrakt	Asthma	26	18,9
Magendarmtrakt	Diarrhoen	107	77,5
	Kolikartige Bauchschmerzen	70	50,7
	Ileus oder Subileus	21	15,2
Herz	Rechtsseitige Endokardfibrose (autoptisch) oder durch Herzkatheter gesichertes Klappenvitium	55	39,9
	Linksseitige Endokardfibrose (nur autoptisch nachgewiesen)	18	13,7
Wasserhaushalt	Oligurie oder Oedeme (ohne Anhalt für Herzerkrankung)	26	18,9
Gelenke	Gelenkbeschwerden, „Arthritis"	10	7,3
Tumor	Palpabler Lebertumor	86	62,4
Körpergewicht	Gewichtsverluste	65	47,1

Abb. 15. Art und Häufigkeit der Krankheitserscheinungen beim typischen Karzinoidsyndrom, ermittelt bei 138 Krankheitsfällen, die der Literatur zu entnehmen waren [408]

der chronischen schubweisen und kontinuierlichen Intoxikation des Organismus durch die sezernierten Wirkstoffe zu betrachten. Besonders die Herzbeteiligung ist nicht mehr rückbildungsfähig und sie kann zum krankheitsdominanten Faktor werden, zumal das Karzinoid auch hier seine relative biologische Gutartigkeit nicht eingebüßt hat.

Über die Art und Häufigkeit der einzelnen Symptome des Karzinoidsyndroms soll die Abb. 15 einen Eindruck vermitteln [408]. Die Häufigkeitsangaben wurden anhand von 138 Krankheitsfällen ermittelt, die in der Literatur veröffentlicht wurden. Die hier aufgeführten Daten stellen nur Mindestwerte dar. Ein Blick auf die Abbildung läßt erkennen, daß der Flush, die episodischen chronischen Durchfälle und kolikartigen Leibschmerzen, der palpable Lebertumor und die rechtsseitige Kardiopathie zu den Kardinalsymptomen des Karzinoidsyndroms rechnen. Hinzu kommt noch eine progrediente und in dem Verhalten des Körpergewichts sich manifestierende Beeinträchtigung des Allgemeinbefindens. Andere Symptome wie eine fallweise nicht durch ein Herzleiden erklärbare Dauerzyanose, Teleangiektasien, Pellagra-artige Hautveränderungen, Bronchialasthma, Oligurie und Ödeme sowie linksseitige fibrotische Herzveränderungen sind zwar nicht so häufig beteiligt, ihre Zugehörigkeit zu dem Syndrom ist aber durch die Pathophysiologie der Geschwülste und der durch sie verursachten Stoffwechselstörung gut begründbar. Ileus und Subileus erklären sich durch das örtliche Geschwulstwachstum bzw. durch die von den Metastasen ausgehende Fibrosierung und Schrumpfung.

Dem schließlich endokrin wirksam gewordenen Karzinoidleiden ist in vielen Fällen um viele Jahre die Symptomatik des enteralen, endokrin noch nicht aktiven Geschwulstleidens vorausgegangen. Die verschiedenen intestinalen Obstruktionssymptome und deren Komplikationen führten zu Operationen, eventuellen Resektionen entfernbarer lokalisierter Geschwülste und vielleicht auch von Metastasen, womit das Krankheitsbild auch in Anbetracht seiner relativen biologischen Gutartigkeit zunächst abgeschlossen zu sein schien. Nach einem mehr oder weniger langen klinisch latenten Intervall, das in einem Falle sogar 15 Jahre betrug [41], setzte aber dann die endokrine Semiotik ein, womit offenkundig wurde, daß der vormals durchgeführte operative Eingriff nicht radikal gewesen sein konnte, die Heilung also nur eine scheinbare gewesen war. Zu derartigen intestinalen Obstruktionserscheinungen kann es aber auch noch in jedem Stadium des endokrinen Krankheitsverlaufes kommen.

Bei zahlreichen Kranken lassen sich auch die Zeichen der endokrinen Semiotik um viele Jahre zurückverfolgen, wodurch auch hier wieder die langsame Wachstumstendenz und die relative klinische Gutartigkeit der Karzinoide zum Ausdruck kommen. Bisweilen ist es aber recht schwierig zu entscheiden, ob die einzelnen Symptome bereits als Kriterium einer sekretorischen Aktivität des Karzinoids gedeutet werden können, denn Hitzewallungen, Durchfälle und Asthma brauchen ja keineswegs endokrin bedingt zu sein. In einem Falle wurde über eine Vorgeschichte berichtet, die sich über drei Jahrzehnte verfolgen ließ [797] und manche Kranke haben schon in ihrer Jugend eine Neigung zum Erröten oder ungeklärte Durchfälle besessen [260]. Hier können nur äußerst kritische Beurteilungen der Angaben weiterhelfen. Der eigentliche Beginn des endokrinen Leidens läßt sich meist durch eine einschneidende Änderung der Symptomatik oder durch das Auftreten zusätzlicher funktioneller Symptome erfassen. Die Erscheinungen, die infrage stehen, werden dann meist schwerer, ändern ihren Charakter, werden rhythmischer und nun auch von den Kranken selbst als besonders krankhaft empfunden. Ein solcher Krankheitsbeginn liegt dann gewöhnlich nur wenige Monate bis zu etwa 4 Jahren zurück.

Zu den ersten Symptomen, die funktionellen und endokrinen Charakter besitzen, gehören eindeutig der Flushanfall, kolikartige Leibschmerzen,

Durchfälle sowie asthmatische Beschwerden. Diese Symptome können anfallsweise gemeinsam auftreten, sie müssen es aber nicht. Gleichzeitig kann bereits ein Lebertumor palpabel sein, auch Gewichtsverluste können sich schon abzeichnen. Gelenkbeschwerden sind dem Leiden bisweilen schon um Jahre vorausgegangen [350], können aber auch erst im Verlaufe der stärkeren endokrinen Aktivität des Karzinoids in Erscheinung treten [281—283]. Sie können auch zu den eigentlichen Anfallsymptomen zählen.

Demgegenüber treten die übrigen Symptome bei einem „durchschnittlichen“ Krankheitsverlauf erst nach einer Reihe von Monaten oder gar vielen Jahren auf. Die zunächst flüchtigen vaskulären Hautphänomene machen schließlich einer bleibenden Zyanose der oberen Körperpartien Platz, auf die sich dann im Anfall zusätzlich Flusherscheinungen auflagern können. Schließlich sind diese aber kaum noch von dem lividen Grundton der Haut unterscheidbar. Das kutane Endstadium wird durch das immer stärkere Hervortreten von Teleangiektasien im Gesicht und auf der Brust sowie durch Pellagra-artige Veränderungen und Hyperpigmentierungen gekennzeichnet. Auch die rechtsseitige Kardiopathie gehört zu den Spätsymptomen, der aber noch Oligurien und Ödeme vorausgehen können, die also keineswegs immer durch ein Herzversagen bedingt sind. Anfänglich nur durch das Auftreten eines abnormen Herzgeräusches und den Zeichen der Rechtsbelastung im EKG zu vermuten, entwickelt sich die Kardiopathie bald zur ausgeprägten Symptomatik des rechtsseitigen Klappenvitiums, um oft über den weiteren Verlauf und das Schicksal des Kranken zu bestimmen sowie infolge eines Versagens der nur mit schwachen Reservekräften ausgestatteten Kompensationsmechanismen des rechten Herzens zum Tode zu führen. Im ganzen gesehen ist der Krankheitsverlauf bei einem Karzinoidsyndrom schwerer als bei einem endokrin nicht wirksamen Tumor, da sowohl die endokrinen Auswirkungen als auch das zusätzliche Herzleiden das Befinden und den Zustand des Kranken schwer beeinflussen.

Von diesem „normalen“ Krankheitsverlauf bzw. von diesem Vollsyndrom gibt es alle möglichen Abweichungen und grundsätzlich kann fast jedes Symptom allen anderen vorangehen oder nachfolgen. Nicht wenige Fälle lassen auch eine ganze Reihe von Symptomen vermissen, andere dafür stärker in den Vordergrund treten. Neben dem Vollsyndrom kann man daher *verschiedene Verlaufsformen* herausstellen [341]. So können bei einer reinen Tumorform die Geschwulst und ihre Metastasen das Krankheitsbild weitgehend bestimmen, wenn auch autoptisch schließlich typische Fernwirkungen nachzuweisen sind.

Bei der enteralen Verlaufsform überwiegen die abdominellen Beschwerden und Symptome, bei der kardiovaskulären das Herzleiden und bei einer pulmonalen Form asthmatische Erscheinungen. Es gibt somit viele Möglichkeiten einer Kombination der Symptomatik, was die Diagnostik von rein klinischer Seite erheblich erschweren kann. Eine um so größere Bedeutung erhält daher die objektive Laboratoriumsdiagnostik, die durch die Bestimmung des Abbauproduktes des Serotonins im Harn auf den richtigen Weg führt.

b) Spezielle Symptomatologie

α) *Der Flushanfall*

Die vaskulären Hautphänomene des Flush, der seine Bezeichnung von CASSIDY erhielt [*111*], treten in Form einer gefleckten roten bis zyanotischen Hautverfärbung auf und werden subjektiv als eine intensive Hitzewallung empfunden (s. Abb. 16, S. 100). Sie sind nur die sichtbaren Teilerscheinungen einer tiefergreifenden hämodynamischen Reaktion. Diese Reaktion am Gefäßsystem kann auch ohne Hautveränderungen oder sonstige Beschwerden ablaufen oder sie wird nur von angedeuteten Hauterscheinungen begleitet. Die Gefäßreaktion ist wie die Hyperperistaltik und die bronchialasthmatischen Zustände eine humorale Fernwirkung des Karzinoids.

Der Beginn eines Flushanfalls erfolgt meist sehr plötzlich und ohne besondere Vorboten. Dauer und Häufigkeit der Anfälle variieren von einem Kranken zum anderen ganz erheblich, worin ein individueller Charakter dieses Symptoms zum Ausdruck kommt. Gewöhnlich dauert ein Flushanfall nur wenige Minuten. Er kann sich aber bis zu einer halben Stunde oder gar mehrere Stunden ausdehnen. Manche Kranke haben nur gelegentlich, etwa einmal in der Woche oder im Monat, einen Anfall, andere können aber jeden Tag befallen werden, ja verschiedentlich treten im Verlaufe der Krankheit fast täglich ganze Anfallssalven auf, so daß schließlich Intervalle kaum noch abzugrenzen sind. Spontane Anfälle treten bisweilen gern in den Morgenstunden oder nach dem Erwachen [*350*], aber auch in der Nacht während des Schlafes auf.

Wie die Dauer und Häufigkeit so variiert auch die Intensität des Anfalles von Mal zu Mal und von einem Kranken zum anderen. Ein leichtes Brennen im Gesicht, Hitzegefühl und Druck im Kopf sowie ein kurzes Herzklopfen können die einzigen Anfallsäquivalente darstellen. Flüchtige Hautrötungen werden von den Kranken oft gar nicht bemerkt. Schwere Anfälle, die mit den leichteren abwechseln können, beeinträchtigen aber das Allgemeinbefinden des Kranken erheblich und führen fallweise zu einem hochgradigen Erschöpfungszustand. Diese gehen mit unangenehmen Hitzewallungen, berstenden Schmerzen im Kopf, Herzklopfen, Übelkeit, Erbrechen, Seh- und Bewußtseinsstörungen, heftigem Brennen der befallenen Hautpartien und teilweise auch mit profusen Schweißausbrüchen einher. Gleichzeitig können Spasmen der Bronchien und des Darmes sowie Diarrhoen das klinische Bild des Anfalls abrunden.

Bei einem voll ausgebildeten „klassischen Flush", unter dem eine durchschnittlich und bei der Mehrzahl der Kranken eintretende, zeitlich sich wandelnde Hautveränderung verstanden werden soll, kann man im einzelnen drei ineinander übergehende Reaktionsphasen unterscheiden. Diese Phasen mit ihren Veränderungen in Farbe und Temperatur der Haut sind der Ausdruck eines Wechsels im Kontraktionszustand und in der Durchblutung der kleinen Hautgefäße. Sie können auch am Darm, Mesenterium und parietalen Peritoneum beobachtet werden, wenn ein Flushanfall z. B. während einer Laparotomie eintritt [*796*].

Es ist verständlich, daß die sichtbaren Hautveränderungen im Flush von verschiedenen Seiten einer sehr präzisen Verlaufsbeobachtung unterzogen wurden [*421, 796, 797, 839*]. Handelt es sich doch hierbei um das eindrucksvollste Symptom des Karzinoidsyndroms. In der Initialphase, dem *Stadium I*, treten plötzlich eine zunehmende gefleckte Rötung, ein Brennen und Hitzegefühl auf. Dieses beginnt gewöhnlich im Gesicht und hier besonders auf den Wangen und auf der Nase, um sich dann auf den Hals, auf die Brust und in ausgeprägten Anfällen auch auf die Schultern, oberen Extremitäten, schließlich auch auf die übrige Körperoberfläche auszudehnen. In diesem Stadium ist die Farbe des Erythems noch ziegelrot. Die Dauer dieser Phase beträgt etwa 20 sec. Ihr liegt eine Erweiterung der präkapillären Arterien und der Kapillaren der Haut zugrunde, was eine kurze Hämostase in den kleinen Hautgefäßen zur Folge hat.

Auf der Höhe des Anfalles, dem *Stadium II*, sind die Hautveränderungen, das Brennen und Hitzegefühl voll ausgebildet. Dieses Stadium ist in der Abb. 16 erfaßt worden. Die Dauer dieser Phase beträgt durchschnittlich etwa 8 bis 10 min. Ihrer Hautveränderung entspricht noch eine Erweiterung der präkapillären Arterien und Kapillaren der Haut mit einem verminderten Gefäßwiderstand. Gesicht, Hals, Schultern, Brust und Hände erscheinen purpurrot gefleckt und die befallenen Hautpartien fühlen sich heiß an. Die Hauttemperatur dieser Areale liegt um etwa 0,5 bis 2,0 °C über derjenigen normaler Hautbezirke [*835, 836*]. Auf Druck blassen die roten Flecken ab [*39, 391*]. Gleichzeitig ist das Gesicht, besonders im Bereich der Lippen und Augenlider, geschwollen und die Haut fühlt sich hier gespannt an. Lokalisierte und gut umschriebene Anschwellungen finden sich aber auch im Bereich der übrigen, von der Flushreaktion betroffenen Hautpartien [*40, 58, 156, 176, 281—283, 360, 663, 611, 680, 744, 746, 754, 797, 874*]. Dieses örtliche Gewebsödem geht nach Beendigung des Flushs, bisweilen aber auch erst später wieder zurück. Daneben sind die Skleren rötlich injiziert und der Kranke klagt auch über ein Brennen in den Augen. Über einen Juckreiz wird nur selten geklagt. Zusätzlich kann noch eine „Gänsehaut" als Folge einer Kontraktion der Arectores pilorum auftreten.

Der Höhe des Anfalls kann ein *Zwischenstadium* folgen. Hierin werden die roten Flecken größer, die Intensität ihrer Rötung nimmt aber vom Zentrum zur Peripherie hin ab, wird also heller, so daß gyriforme und serpiginöse Bilder entstehen. Es erscheinen schließlich zyanotische Flecken, die sich auch mit gelb-rötlichen und abgeblaßten Partien abwechseln können, so daß die befallenen Hautzonen ein buntes und landkartenähnliches Aussehen annehmen können [40, 835, 836]. Die einzelnen Flecken können ihre Gestalt auch ändern und wandern.

Das *Stadium III* ist dann schließlich durch eine ausgedehnte fleckige Zyanose gekennzeichnet. Seine Dauer beträgt durchschnittlich mehrere Minuten. Die Haut ist auffallend kalt. Zwischen den bläulichen Partien finden sich stark abgeblaßte Arcale. Diese Erscheinungen entsprechen einer Kontraktion der präkapillären Arterien und einer Erweiterung der Kapillaren der Haut. Es ist demzufolge ein hoher Hautgefäßwiderstand und eine Hämostase in den kutanen Kapillaren vorhanden. In diesem Stadium werden auch Schwindelerscheinungen, Bewußtseins- und Sehstörungen angetroffen. Nach Abklingen aller kolorierten Hautveränderungen kann der Kranke noch für Stunden ein leichenblasses Aussehen bieten.

Die meisten Anfälle treten zweifellos spontan auf, d. h. ein besonderer Anlaß ist nicht zu erkennen. Der Flush kann aber auch durch verschiedene exogene und endogene Faktoren und auch absichtlich provoziert werden. Zu den einen Paroxysmus auslösenden Faktoren rechnen zunächst psychische und sexuelle Erregungen [222, 281—283, 323, 371, 535]. Allein die Untersuchungssituation kann ausreichen, einen Anfall auszulösen. Aber auch körperliche Anstrengungen [222, 681] und eine Defäkation können dem Anfall vorausgehen [113, 156, 681, 777]. Ein Kranker hatte jeden Lagewechsel zu vermeiden, damit kein Anfall ausgelöst würde [280]. Auffällig ist häufig auch ein Zusammenhang mit der Nahrungsaufnahme [222, 283, 296, 343, 398, 519]. Besonders durch heiße und gewürzte Speisen, durch heiße Getränke [85, 398, 615, 672] sowie durch Alkohol können oft schwere Anfälle provoziert werden [85, 222, 281—283, 329, 611, 680, 753]. In einem Falle war vor allem eine sehr fette Nahrung in der Lage, den Flush auszulösen [58]. Sehr interessant sind jene Anfälle, die durch einen mechanischen Druck auf das Karzinoidgewebe verursacht werden, da dieses ein Argument für die humorale Genese des Symptoms darstellt. Bisweilen genügt schon eine manuelle Pression der Lebergegend [39, 85, 519, 680, 739, 746], bei rektaler Untersuchung der Druck auf ein Ovarialkarzinoid [681], die Kompression einer Hodenmetastase [178] oder eine kräftige Palpation der von Metastasen angefüllten Leber bei einer Laparotomie [156], um das typische Hautphänomen zu induzieren. Den gleichen Effekt können auch Proktoskopien und Kontrastmitteleinläufe haben [156, 351, 680].

Medikamentös ist ein Flush durch höhere Dosen von Reserpin auszulösen. Dieses ist allerdings auch schon beim Nichtkarzinoidträger der Fall und geht mit einer Anschwellung der Nasenschleimhäute (Rhinitis reserpina) und einer Konjunktivitis einher. Beim Karzinoidkranken ist der Flush aber sehr viel intensiver und leichter durch dieses Rauwolfia-Alkaloid zu erzeugen [121, 360, 753]. Regelmäßig ist dieses aber auch hier nicht der Fall. Es kann sogar auch einmal zu einer Abschwächung des Flushs kommen [*371*]. Zu den provokatorisch wirksamen Mitteln gehört auch das Histamin [*156, 753*]. Doch läßt sich ebenfalls hiermit nicht immer ein typischer Karzinoidflush auslösen [*222, 404, 700, 835*]. Zu einem Flush kann es weiterhin beim Karzinoidträger kommen nach Iproniazid [*404*], Natriumnitroprussid, Tetraäthylammoniumchlorid und nach peroraler Gabe von Lysergsäurediäthylamid [*739*]. Der Serotoninantagonist 2-Brom-D-Lysergsäurediäthylamid (BOL 148) [*117*] führt bis zu einer Dosis von 9 mg/Tag zu keinem Flush [*39, 744*]. Besonders hervorzuheben ist der Effekt von Sympathikomimetika, speziell von Adrenalin und Noradrenalin [*477, 700*]. Die eintretende Hautreaktion ist dem spontanen Flush äußerst ähnlich. Verbunden damit sind Blutdruckabfall, Tachykardie, Schwitzen, Nausea, Hyperpnoe, lebhafte Darmgeräusche, Leibkrämpfe, auch Stuhlabgang. Zu einem Flush vom Karzinoidtyp führt aber auch noch die rasche Infusion von synthetischem Bradykinin [*556*]. Gerade diese Reproduktionmöglichkeit eines Flushs sollte beachtet werden, da sich hier Hinweise auf einen möglichen pathogenetischen Faktor bieten.

β) *Hämodynamik während des Flushanfalls*

Von verschiedenen Autoren wurden die zentralen und peripheren hämodynamischen Veränderungen während eines Flushanfalles untersucht [*54, 85, 296, 519, 711, 796*]. Hiernach werden im *Stadium I*, der initialen Flushphase, die Herztöne und, soweit vorhanden, die abnormen Herzgeräusche leiser oder sie verschwinden bis zur Unhörbarkeit. Manchmal wird der Herzrhythmus unregelmäßig. Es kommt zu Salven von schnellen Herzschlägen, die mit langsameren Herzrhythmen alternieren. Die Pulsfrequenz ist in der Zeiteinheit aber nicht verändert oder allenfalls leicht beschleunigt. Es besteht ständig ein Sinusrhythmus. Die wenigen gemessenen Blutdruckwerte lassen für diese Phase keine sichere Beurteilung zu. Röntgenologisch nehmen die Herzkontraktionen ab, auch die Ballistogrammwellen gehen zurück. Der Stromverlauf im EKG bleibt, abgesehen von den Pulsunregelmäßigkeiten, im wesentlichen unverändert. Eine Venenstauung liegt nicht vor.

Diese Befunde sprechen dafür, daß die Erweiterung der präkapillaren Arterien und Kapillaren der Haut begleitet wird von einer Abnahme im Schlagvolumen und Minutenvolumen (Herztöne leise, Herzkontraktionen und ballistische Amplitude vermindert, Pulsfrequenz wenig verändert). Die Abnahme des Minutenvolumens ist vielleicht auch teilweise eine Folge vorübergehender Abnahme des venösen Rückflusses zum Herzen (Hämostase in den Hautkapillaren). Ob auch eine Zunahme des pulmonalen Widerstandes auftritt, kann man nicht entscheiden, da in dieser kurzen Phase keine entsprechenden Druckmessungen in der Arteria pulmonalis durchgeführt wurden. Die röntgenologisch unveränderten peripheren Lungenfelder schließen eine Änderung des pulmonalen Blutvolumens nicht aus. Eine sukzessive Entleerung des pulmonalen Blutdepots erklärt vielleicht, warum der periphere systolische Blutdruck nicht wesentlich abfällt.

Im *Stadium II*, also auf der Höhe des Flushanfalls, nimmt am Anfang besonders der erste Herzton deutlich an Lautstärke zu. Es können ein abnormer kräftiger präsystolischer, ein frühzeitiger systolischer und ein diastolischer Ton erscheinen. Systolische und bisweilen auch präsystolische Geräusche können neu auftreten oder stärker als vor dem Anfall hervortreten. Die Pulsfrequenz ist oft, aber durchaus nicht immer bis zu 160 Schlägen in der Minute beschleunigt. Auch hier handelt es sich um einen Sinusrhythmus. Der Radialispuls ist schnell und hoch und es können pulsierende Karotiden wahrgenommen werden. Der systolische Blutdruck steigt an, der diastolische bleibt unverändert, so daß der Pulsdruck zunimmt. Diese Veränderungen bestehen aber nur bei einem ausgeprägten Flush, sie können ansonsten auch völlig vermißt werden. Besonders bei einem heftigen Herzklopfen nehmen die Herzkontraktionen röntgenologisch deutlich zu, sie werden groß und schwingend, vor allem über dem rechten Ventrikel und Conus pulmonalis. Gleichzeitig, ob mit oder ohne Zunahme der Pulsfrequenz, werden auch die Ballistogrammwellen hoch und spitz. Die Atmung ist in dieser Phase beschleunigt und vertieft.

In diesem Stadium eines Flushanfalles ist somit das Schlagvolumen des Herzens vergrößert (Herzklopfen, laute Herztöne, kräftige Herzkontraktionen, hohe und spitze ballistographische Wellen) und eher hierdurch als durch eine Zunahme der Pulsfrequenz wird auch das Minutenvolumen gesteigert. Der Anstieg des Minutenvolumens kann bei Karzinoidkranken während des Flushanfalles mehrere Liter betragen [*296, 711*]. Der normale diastolische Druck zusammen mit dem erhöhten systolischen Druck, der Tachykardie und dem großen Minutenvolumen zeigt, daß peripher ein niedriger Gefäßwiderstand vorliegt. Plethysmographisch kann man am Vorderarm in einem Flush auch eine vermehrte Durchblutung objektivieren [*85*]. Das große Schlagvolumen spricht für einen raschen Blutumlauf und macht einen stärkeren Anstieg des pulmonalen Widerstandes unwahrscheinlich. Bei einer entsprechenden Untersuchung nahm der pulmonale Widerstand während des Flush sogar eher noch ab, um erst bei Auftreten von bronchospastischen Erscheinungen geringfügig anzusteigen und mit einer Abnahme des Herzminutenvolumens einherzugehen [*296*]. Dieses Ausbleiben eines Anstiegs des Druckes in der Arteria pulmonalis ist von mehreren Seiten bestätigt worden [*360, 371*]. Abgesehen von einer Erweiterung der kleinen Hautgefäße mit einer Aufnahme entsprechender Blutmengen besteht kein Anhalt dafür, daß während eines Flushanfalles eine Verlagerung des Blutes von einem Gefäßbett in ein anderes stattfindet. Die arterielle Sauerstoffsättigung bleibt im allgemeinen normal [*54, 296, 519*] oder ist leicht vermindert [*711*]. Die arterio-venöse Sauerstoffdifferenz kann sich einengen [*711*].

Im *Zwischenstadium*, also beim Übergang von der II. zur III. Phase, werden die Herztöne und Herzgeräusche wieder schwächer. Ist eine Tachykardie vorhanden gewesen, so nimmt sie jetzt ab, der Radialispuls wird weicher, doch fühlt sich die Arterie noch gut gefüllt an. Das Herzklopfen verschwindet gleichfalls. Bei einer ausgedehnten fleckigen Zyanose nehmen röntgenologisch die Herzkontraktionen und die ballistographischen Wellen wieder ab. Gleichzeitig steigt das Herzvolumen sowohl in der Ventrikelsystole als auch in der Ventrikeldiastole an. Der systolische Blutdruck bleibt unverändert, der diastolische kann aber manchmal stark ansteigen, und daher nimmt der vorher erhöht gewesene Pulsdruck rasch ab. Hinsichtlich der Atmung besteht ein Übergang zur Bradypnoe und Hypopnoe. Im ganzen gesehen handelt es sich um ein Übergangsstadium zu den hämodynamischen Veränderungen vom Stadium III, so daß sich weitere Erörterungen erübrigen.

Im *Stadium III* mit seiner gefleckten Zyanose bei kalter und feuchter Haut sind die Herztöne und Herzgeräusche fast nicht zu hören. Der Radialispuls ist kaum zu tasten, die Radialarterie fühlt sich aber noch erweitert an. Wenn der Blutdruck auf indirekte Weise überhaupt zu messen ist, so entspricht er systolisch dem Wert des Stadiums II, was durch Palpation der Pulswelle feststellbar ist. Der diastolische Druck, der am Anfang der zyanotischen Phase oft erhöht ist, wird unmeßbar. Im ganzen sind diese Veränderungen aber recht inkonstant und meist nur nach einem sehr intensiven Flush und bei ausgeprägter Zyanose vorhanden. Röntgenologisch sind die Herzkontraktionen vermindert, die ballistographischen Wellen sind klein und rund.

In diesem Stadium der kalten Zyanose ist eine Kontraktion der präkapillären Arterien und eine Erweiterung der Kapillaren der Haut anzunehmen, was eine Erhöhung des peripheren Widerstandes und eine Blutstase in den Hautkapillaren zur Folge hat, die sich auch in den Retinagefäßen erkennen läßt [54, 754]. Für einen erhöhten peripheren Gefäßwiderstand sprechen nun aber auch die zentralen hämodynamischen Veränderungen mit dem als erhöht anzunehmenden diastolischen Blutdruck bei niedrigem Pulsdruck, erweiterten Arterien und reduziertem Schlag- und Minutenvolumen des Herzens (Herztöne und Herzgeräusch leise oder unhörbar, kleine Herzkontraktionen und ballistographische Wellen, schwacher peripherer Puls, wahrscheinlich normaler systolischer Blutdruck bei niedrigem Pulsdruck, leicht gesteigerte oder normale Pulsfrequenz). Während des ganzen Flushablaufes finden sich keine EKG-Veränderungen, die für eine akute koronare Durchblutungsstörung sprechen, und die Kranken klagen auch nicht über typische anginöse Beschwerden. Eventuell zu beobachtende Angstzustände dürften wahrscheinlich anderer Genese sein, bzw. sind sie durch die oft bedrohliche Beeinträchtigung des Allgemeinbefindens erklärbar [754, 796].

Aus zahlreichen Kasuistiken kann man entnehmen, daß es durchaus nicht bei allen Patienten während eines Flushs zu den hämodynamischen Veränderungen kommt, wie sie hier für den „klassischen" Anfall beschrieben wurden. Oft werden gar keine Blutdruckveränderungen und nur leichte, mit einem Herzklopfen verbundene Tachykardien beobachtet. In einem Falle wurden überhaupt keine derartigen Veränderungen angetroffen [750]. Außerdem kommt es zu dem III. Stadium erst in einer fortgeschrittenen Krankheitsphase.

Bei anderen Kranken ist es entgegen den beschriebenen Abweichungen während des Flushanfalles zu ausgesprochenen hypotonen oder hypodynamen Regulationsstörungen des Kreislaufs gekommen, vereinzelt auch mit Kreislaufkollaps [41, 156, 120, 222, 680, 681, 746]. Dieses Kreislaufversagen kann auch bei provozierten Anfällen, z. B. nach abdomineller Palpation [328] oder rektalem Einlauf [351], eintreten. Bei solchen Gelegenheiten muß es durchaus nicht gleichzeitig zu Hauterscheinungen kommen, die hämodynamische Reaktion kann sich nur an einem Absinken des Blutdrucks zu erkennen geben [522]. Besonders unangenehm ist ein solches Kreislaufversagen natürlich, wenn es bei Operationen eintritt, bei denen Tumorresektionen vorgenommen werden [860]. Dieses zeigt, wie gefährdet Karzinoidkranke von Seiten des Kreislaufs sein können.

Nicht immer ist es möglich, anhand der Kasuistiken zu entscheiden, in welchem Stadium des typischen Flushanfalles die hypotensiven Regulationsstörungen eingetreten sind, zumal bisweilen auch keine laufenden Blutdruckmessungen durchgeführt oder angegeben worden sind. Auf Grund der geschilderten Kreislaufanalysen ist aber anzunehmen, daß vor allem das Stadium III zu solchen Komplikationen neigt.

In jenen Fällen, in denen eine leidliche Kreislauffunktion erhalten bleibt, kompensieren sich wahrscheinlich die verschiedenen Regulationsmechanismen des kardiovaskulären Systems so miteinander, daß die Durchblutung der lebenswichtigen Organe auf jeden Fall gewährleistet bleibt. Solche Beschwerden während des Flushanfalls wie starke Schwäche, Sehstörungen und bisweilen auch eine Neigung zur Bewußtseinstrübung sind vielleicht Ausdruck einer zerebralen Hypoxie infolge einer verlangsamten Hirnzirkulation bei aber im ganzen noch erhaltener Kreislauftonisierung und ausreichender Füllung des zentralen Gefäßsystems [796]. Hierfür bietet die verschiedentlich beobachtete Zyanose der Netzhautgefäße ein objektives Kriterium.

γ) *Permanente Hautveränderungen*

Nach einem mehr oder weniger langen Krankheitsverlauf kommt es bei einigen Kranken zu einer *bleibenden Rötung* des Gesichtes und der oberen Körperpartien, besonders auch der Hände und Unterarme. Das Hautkolorit kann schließlich einen ausgesprochen zyanotischen Farbton annehmen. Es handelt sich hierbei um ein Spätsymptom, das durch eine Hämostase in den erweiterten Kapillaren und kleinen Venen der Haut bei einer Konstriktion der Arteriolen zustande kommt. Es handelt sich bei der Verengung der kleinen und präkapillären Arterien sicherlich nicht nur um eine funktionelle Vasokonstriktion, denn hier werden auch gern sklerotische Gefäßveränderungen angetroffen [12, 391, 705].

Die meisten der dieses Symptom bietenden Kranken haben zweifellos monate- oder jahrelang zuvor unter gehäuften Flushanfällen gelitten. Andere haben aber auch nur diese bleibende Hyperämie bzw. Zyanose aufgewiesen. Flushanfälle können sich mit den ihnen eigentümlichen Hautveränderungen auf den permanenten lividen Grundton der Haut auflagern. Schließlich können sie aber hiervon kaum noch unterschieden werden. Solche Kranken machen dann durchaus einen plethorischen Eindruck wie bei einer Polycythaemia vera oder wie bei einem roten Hochdruck. Doch sind die Zahl der Erythrozyten, das Erythrozytenvolumen und die Konzentration des Hämoglobins nicht vermehrt [351]. Auch fehlt in solchen Fällen ein Milztumor, und desgleichen kann der Blutdruck außerhalb der Flushanfälle für dieses Phänomen nicht verantwortlich gemacht werden. Bei manchen Kranken erhebt sich der Verdacht, daß die Zyanose eine Folgeerscheinung des Herzversagens bei einem rechtsseitigen Klappenvitium sein könnte. Bei etwa 18% der Fälle, die hier der Kasuistik zugrunde liegen, konnte man die Dauerzyanose jedoch nicht mit einer kardialen und auch nicht mit einer pulmonalen Insuffizienz in einen Zusammenhang bringen oder die Zyanose ging dem Auftreten eines Klappenfehlers längere Zeit voraus [186]. Hinsichtlich der Differentialdiagnose ist auch das Fehlen von Trommelschlegelfingern von Bedeutung. Unter den Kranken mit einer Dauerzyanose findet man immer wieder auch einige Fälle mit einem bereits vorhandenen rechtsseitigen Klappenvitium. Doch spricht dann gegen eine kardiale Genese der Zyanose das Fehlen von Anzeichen eines Versagens des rechten Herzens und bekanntlich ist bei Pulmonalstenosen generell eine nennenswerte Zyanose nicht vorhanden, solange das Vitium noch voll kompensiert ist. Die arterielle Sauerstoffsättigung ist bei solchen Karzinoidkranken auch dann gewöhnlich kaum vermindert, wenn schon eine Pulmonalstenose besteht [12]. Es ist daher anzunehmen, daß die Zyanose ausschließlich eine Folge der Hämostase in den kleinen Hautgefäßen mit Verminderung des oxydierten Hämoglobins darstellt.

Zu dieser Zyanose treten als sehr charakteristisches Zeichen des chronischen Stadiums eines Karzinoidsyndroms auf den geröteten Wangen und auf der Nase noch *Teleangiektasien* hinzu. Man kann hierbei an eine Rosacea erinnert werden [878]. Es fehlen allerdings hierzu die papulösen und pustulösen Follikulitiden. Diese Teleangiektasien wurden bereits von CASSIDY im Jahre 1931 beschrieben [111]. Es sei hierzu auf die Abb. 4 auf S. 101 verwiesen. Die Teleangiektasien kommen etwa in 25% der Fälle zur Beobachtung. Sie können auch in den Konjunktiven und auf verschiedenen Schleimhäuten auftreten [*341*]. In einem Falle ließen sich in den geröteten und verdickten Bindehäuten mit der Lupe deutlich erweiterte Kapillarschlingen erkennen [*663*]. Zwei Autoren bringen die Pathogenese dieser Teleangiektasien mit einer Leberfunktionsstörung in einen Zusammenhang, da sich bei ihrem Kranken eine Cirrhose cardiaque fand [*78*]. Vielleicht haben diese Autoren einen Vergleich mit den Spider naevi im Auge gehabt. Es ist aber zu bedenken, daß es sich hierbei anatomisch um einen ganz anderen Gefäßprozeß handelt und daß im übrigen bei den meisten metastasierten Karzinoiden die Leberfunktion kaum beeinträchtigt ist. Andere Autoren glauben auch an eine Beziehung zur Osslerschen Erkrankung [*759*], eine Vermutung, die jedoch bisher nicht bewiesen ist [*341*]. Man nimmt allgemein an, daß es sich bei den Teleangiektasien um eine extreme Gefäßerweiterung als eine Folge der chronischen Intoxikation des Organismus mit vasodilatatorisch wirksamen Stoffen handelt. Die Teleangiektasien können rückbildungsfähig sein, wie ein durch Operation geheilter Krankheitsfall gezeigt hat [*799*].

In 6,5% der Fälle wird im Spätstadium des Karzinoidsyndroms eine Hautveränderung beobachtet, die an eine *Pellagra* denken läßt. Es sei in Erinnerung gerufen, daß sich die echte Pellagra äußert in Erythemen an unbedeckten Hautstellen, abnormen Pigmentierungen, Hyperkeratosen, Krustenbildung, Stomatitis, Glossitis und Vulvitis. Zur Pellagra gehören weiterhin auch Durchfälle und psychische Veränderungen. Werden im Verlaufe des Karzinoidleidens an eine Pellagra erinnernde Hauterscheinungen auch nicht gerade sehr häufig beobachtet, so ist die Tatsache ihres hier doch sicherlich nicht zufälligen Vorkommens in diesem Zusammenhange von größtem Interesse. Sie deuten auf die abnorme Stoffwechselsituation hin, in der sich die meisten diarrhoischen Karzinoidkranken im Hinblick auf ihre Vitaminzufuhr und auf ihren Tryptophanmetabolismus befinden.

Die bei einem Karzinoidsyndrom zu beobachtenden Hautveränderungen können in der Tat mit dem dermatologischen Aspekt einer Pellagra weitgehend identisch sein [*796*]. Hiergegen spricht nicht das fallweise Fehlschlagen einer entsprechenden Substitutionstherapie, die bei Fortbestehen der Durchfälle und des Eiweißmangels eben relativ unzureichend bleiben kann. Mit Recht ist jedoch darauf aufmerksam gemacht worden, daß ein Teil der in der Literatur beschriebenen Krankheitsfälle mehr pruriginösen als pigmentösen Charakter trägt [*835*, *836*]. So hat es sich wahrscheinlich bei einigen Fällen um eine *Pseudopellagra* gehandelt [*384*]. Ein Autor spricht von einem pellagroiden Zustandsbild und findet in der Bauchhaut eines Karzinoidpatienten Naevi, die sich histologisch als papilläre Epitheliome erweisen [*410*]. Mit der Silberfärbung nach Jabonero kann er innerhalb des Papillarkörpers der Haut zahlreiche silberimprägnierbare und spinnenartig verzweigte Zellen nachweisen, die sich vielfach Kapillarwandungen anlagern. Hierbei handelt es sich um die von Wiedmann als neurohormonale Zellen der Haut angesprochenen Elemente. Man erkennt, das Erscheinungsbild der Hautveränderungen beim Karzinoidsyndrom ist durchaus nicht einheitlicher Natur. Es ist daher fraglich, ob man sie pathogenetisch auf eine Stufe stellen kann.

Eine weitere gesondert herausgestellte Hautveränderung stellen abnorme *Hyperpigmentierungen* dar [796]. Diese treten in bis zu handflächengroßen gelb-braunen oder braun-grauen Flecken im Gesicht, an den Gelenken, Oberschenkeln und am Rücken auf. Sie werden nicht von Hyperkeratosen begleitet. Diese Pigmentierungen sind nicht notwendigerweise an ein Karzinoidsyndrom gebunden. Sie können auch bei einem noch lokalisierten Karzinoid ohne endokrine Stigmata beobachtet und durch eine operative Entfernung zur Rückbildung gebracht werden.

δ) *Abdominelle Krankheitserscheinungen*

Abdominelle Symptome gehören häufig zu den Früherscheinungen eines Karzinoidsyndroms, sie können aber auch erst in seinem sehr späten Stadium auftreten. Meistens stehen sie in einem unmittelbaren zeitlichen Zusammenhang mit den vasomotorischen Anfällen, doch können sie auch außerhalb dieser Paroxysmen vorkommen. Sie sind nicht einheitlicher Natur. Ein Teil von ihnen ist so die Folge des mechanischen Darmverschlusses, ein anderer Teil ist die Folge funktioneller Motilitätsstörungen des Intestinaltraktes. Mechanisch bedingte und funktionelle abdominelle Symptome lassen sich zweifellos nicht immer mit Sicherheit voneinander trennen. Als Ausdruck einer mechanischen Verlegung des Darmlumens können krampfartige Leibschmerzen, Stuhl- und Windverhaltung mit sichtbarer Peristaltik und Auftreibung des Leibes aufgefaßt werden. Bei etwa 15% der Kranken kommt es nach diesen akut oder chronisch rezidivierend aufgetretenen Beschwerden und Symptomen, denen auch immer wieder Durchfälle vorausgegangen sein können, zu dem klinischen Bild eines Subileus oder Ileus [412, 542]. Bei einer ganzen Reihe von Fällen mußte aus diesem Grunde eine Notfalloperation durchgeführt werden, fallweise sogar wegen einer Darmperforation [329]. Die Verhältnisse liegen hier demnach zeitweilig ähnlich wie bei dem endokrin nicht aktiven Karzinoid des Darms.

Unter den funktionellen abdominellen Erscheinungen, die ein Parallelsymptom des Flushs darstellen, stehen ganz im Vordergrund in Anfällen auftretende Durchfälle mit lebhaften Darmgeräuschen sowie spastische Leibschmerzen als Ausdruck einer Hypermotilität des Intestinaltraktes. Intermittierende Leibschmerzen können auch ohne Durchfälle auftreten und diesen längere Zeit vorausgehen [878]. Durchfälle und Leibschmerzen sind ein sehr häufiges Symptom des Karzinoidsyndroms. Im ganzen werden erstere von 77%, letztere von 50% der Kranken berichtet. Hierbei ist allerdings nicht immer sicher zu entscheiden, ob diese Symptome mehr mechanischer oder funktioneller Ursache gewesen sind. Dieses entspricht der komplexen Genese solcher Symptome. Eindeutig liegen die Verhältnisse dann, wenn Durchfälle und Leibschmerzen eine zeitliche Beziehung zum Flushanfall aufweisen oder wenn sie bei Geschwülsten auftreten, die keine anatomische Verbindung zum Darmtrakt besitzen (z. B. Gonadengeschwülste). Ist eine solche Entscheidung klinisch nicht möglich, so empfiehlt sich die Anwendung eines Testes mit Applikation von Hexamethoniumbromid [736]. Ist die Hypermotilität des Darmes durch Serotonin bedingt, so soll sie hierdurch in Analogie zum Tierversuch nicht beeinflußt werden.

Ebenso wie bei den vasomotorischen Hautphänomenen kann man auch hier zwischen spontanen und provozierten Durchfällen und Darmspasmen unterscheiden. Die verschiedenen Provokationsmöglichkeiten sind hier die gleichen, wie sie auf S. 85 für den Flush besprochen wurden. Dieses unterstreicht eine pathogenetische Verwandtschaft funktioneller intestinaler und vaskulärer Hauterscheinung.

Anzahl, Häufigkeit und Intensität der Durchfälle variieren von einem Kranken zum andern ganz erheblich. Manche Kranke lassen dieses Symptom auch ganz vermissen oder sie werden hiervon nur sehr selten befallen. Anfänglich sich nur mit etwa drei bis vier Durchfällen am Tage äußernd und sich nur über 1 bis 2 Tage erstreckend und auch nur in wöchentlichen oder gar monatlichen Abständen auftretend, nehmen Zahl, Dauer und Stärke der Durchfälle sowie die Schwere der sie begleitenden Beschwerden schließlich immer mehr zu. Endlich können 15 bis 20 Durchfallsschübe am Tage und ohne größere Intervalle auftreten, so daß der Zustand des Kranken erheblich in Mitleidenschaft gezogen wird. Ein Anfallscharakter der Durchfälle muß aber nicht immer sehr ausgeprägt sein. Manche Kranke scheinen mehr eine allgemeine Überempfindlichkeit und Labilität ihrer Darmfunktion zu besitzen.

Das Einsetzen der Durchfälle geschieht oft sehr plötzlich und ohne besondere Vorboten. Bevorzugt werden die Morgenstunden, doch können die Kranken auch in der Nacht hierdurch geplagt werden. Bisweilen gehen den Durchfällen lebhafte Darmgeräusche voraus, Flushanfälle können ihnen nach wenigen Sekunden folgen. Darmgeräusche sowie Koliken stehen bisweilen auch ohne eine Beziehung zum Durchfall oder zum Flush [797]. Die Stühle selbst sind meist sehr hell und wäßrig, sie können unvollständig verdaute Nahrungsbestandteile enthalten. Zwei Autoren fanden bei ihren Kranken im Stuhl zwar keine Stärke, aber reichlich Fettsäuren und Muskelfasern [343]. Kulturelle Untersuchungen auf pathogene Darmbakterien und Parasiten fallen gewöhnlich negativ aus. Nur selten läßt sich mit der Benzidinprobe okkultes Blut im Stuhl nachweisen. Aber es kommen auch immer wieder einmal Teerstühle vor [40, 328, 371].

Röntgenologisch ist eine Beschleunigung der Breipassage als Ausdruck der Hyperperistaltik besonders bemerkenswert [61, 78, 323, 536, 542, 874, 884]. Dieses spricht aber nicht gegen das Vorliegen eines auch die Durchgängigkeit des Darmtraktes mechanisch beeinflussenden Karzinoids. Wird die erste Röntgenaufnahme nach einer halben Stunde angefertigt, so kann sich der größte Teil des Kontrastmittels bereits im Kolon befinden, und ein Tumor ist im Dünndarm somit nicht mehr entdeckbar. Macht man aber Aufnahmen in rascherer Folge, so kann der Defekt unter Umständen erkannt werden [797]. In einer ganzen Reihe von Fällen mit dem Primärtumor im Dünndarm vermochte die Röntgenuntersuchung des Magen-Darm-Traktes über den Sitz der Geschwulst etwas auszusagen, insbesondere wenn gleichzeitig eine Erweiterung der proximal vom Tumor gelegenen Darmschlingen vorlag [61, 78, 214, 343]. Bei distal der Ileozökalklappe gelegenen Primärtumoren ist verschiedentlich deren Darstellung durch den Kontrasteinlauf gelungen [549].

Zu den abdominellen Symptomen gehört schließlich auch der klinische Tumorbefund. In 62% der Kranken mit einem Karzinoidsyndrom kann man bereits vor einer Operation oder Autopsie einen Lebertumor tasten. Bedenkt man, daß schließlich durch die Operation oder Autopsie mindestens in 88,5% der Fälle Lebermetastasen nachgewiesen werden können, so geht daraus hervor, daß bei einem Teil der Kranken die Tochtergeschwülste in der Leber nicht palpabel sind. Der fehlende Tastbefund spricht also nicht unbedingt gegen ein Karzinoidsyndrom. Ansonsten entspricht der Tastbefund der Leber der üblichen knotigen und derben Metastasenleber. Eine Massage der Lebergegend mit nachfolgender Auslösung eines Flushanfalles oder von krampfartigen Durchfällen ist natürlich ein starkes Argument für das Vorhandensein von endokrin aktiven Lebermetastasen. Der Primärtumor im Darm kann auch hier gewöhnlich nicht getastet werden. Abdominelle und von der Leber abgrenzbare Tumoren stellen gewöhnlich Gekrösemetastasen dar. Nicht selten ist ein Aszites vorhanden, wodurch die Tumoren der Palpation entzogen werden.

Hieraus geht hervor, daß sich die intestinale Symptomatik des Karzinoidsyndroms weitgehend mit jener des endokrin nicht aktiven Darmkarzinoids überschneiden kann, denn auch hier können episodische Durchfälle und krampfartige Leibschmerzen im Vordergrund stehen. Die exakte Diagnose des endokrin wirksamen Karzinoids muß sich daher auf einer Synopsie aller Befunde aufbauen, die das Karzinoidsyndrom kennzeichnet.

ε) *Symptome von seiten des Respirationstraktes*

Der typische Flushanfall kann von Störungen der Atmung begleitet werden, die asthmatischen Charakter tragen. Daneben treten während eines Anfalles auch Änderungen in der Tiefe und Frequenz der Atmung auf [796]. Fast 19% der Kranken weisen solche Erscheinungen auf. Möglicherweise ist die Zahl dieser Kranken aber noch größer, denn in manchen Kasuistiken wird zwar über eine Dyspnoe berichtet, jedoch nicht näher ausgeführt, ob diese auch asthmatische Züge besitzt. Das Auftreten der Atmungsstörungen im Zusammenhang mit einem Flushanfall und auch mit funktionellen Störungen der Darmmotilität, ebenso das Auftreten derselben nach den gleichen Provokationsfaktoren wie diese Erscheinungen legt die pathogenetische Verwandtschaft dieser Symptome nahe.

Zweifellos treten die respiratorischen Veränderungen gewöhnlich während eines Flushanfalles auf. Dieses ist aber nicht obligat. Bei einigen Kranken treten sie auch hiervon isoliert auf [522] und sie können den vaskulären und intestinalen Symptomen längere Zeit vorausgehen. Es ist daher verständlich, wenn in manchen Fällen zunächst an ein allergisches Bronchialasthma gedacht wird [54, 371], besonders wenn in der Familie des Kranken in dieser Richtung noch eine Belastung zu bestehen scheint [360]. Asthmatische Erscheinungen gehören jedenfalls meist zu den Frühsymptomen des Karzinoidsyndroms. Sie können aber auch erst in seinem späteren Verlaufe vorkommen.

Intensität und Dauer der Beschwerden wechseln von einem Kranken zum anderen und auch im Krankheitsverlaufe des einzelnen Individuums. Bisweilen wird nur für wenige Minuten ein leichtes Beklemmungsgefühl gespürt oder ein geringer Stridor hörbar. In anderen Fällen kommt es aber zu hochgradigem Erstickungsgefühl, auch mit Schmerzen hinter dem Brustbein, Husten und Niesreiz sowie schließlich zur Atmungsinsuffizienz. Bei einem Patienten konnte während eines Anfalles von Bronchospasmus ein Anstieg des intrathorakalen Druckes von 9 auf 27 mm Hg festgestellt werden [296]. Solche bronchokonstriktorischen Anfälle sind natürlich besonders während eines operativen Eingriffes gefürchtet. Hier können sie leicht durch eine Manipulation am Tumor oder durch Resektionen von Geschwulstgewebe ausgelöst werden [753]. Dem Anästhesisten können diese Anfälle dann große Schwierigkeiten bereiten [752]. In einem Falle kam es zu einem Atemstillstand, so daß für $1^1/_2$ Std eine künstliche Beatmung notwendig wurde [351]. Es wurde daher für jeden Fall zu einer endotrachealen Intubation geraten, damit zu jedem Zeitpunkt der Operation eine ausreichende Sauerstoffzufuhr gewährleistet sei und um im Falle des Auftretens von asthmatischen Erscheinungen sofort eine wirksame Behandlung einleiten zu können [399]. Im Verlaufe des Karzinoidsyndroms kann im übrigen die Schwere der asthmatischen Anfälle ebenso wie jene der Flushanfälle wieder an Intensität abnehmen [217]. Der zweite Typ von Respirationsveränderungen, die Änderung der Tiefe und Frequenz der Atmung im Sinne einer Hyperpnoe und Tachypnoe, soll häufiger als die asthmatischen Zustände sein [797]. Diese Veränderungen können angeblich bei allen Fällen beobachtet werden, wenn nur danach gesucht wird.

ζ) *Störungen im Wasserhaushalt*

Oligurie, Ödeme, Aszites und Pleuraergüsse sind relativ häufige Komplikationen des Karzinoidsyndroms. Störungen im Wasserhaushalt bieten in pathogenetischer Hinsicht dann keine Schwierigkeiten, wenn der Tumor oder die von ihm ausgehenden Gewebsveränderungen zu einer Ummauerung und Stenosierung der Ureteren geführt hat [*111, 112*]. Auch ist eine unter Umständen mehrere Stunden anhaltende Anurie nach einem Flushanfall gut erklärbar, wenn dieser mit schweren Zirkulationsstörungen einhergeht [*754*]. Es sei hier besonders an die Kreislaufsituation im Stadium III eines ausgeprägten Flushanfalles erinnert, in der die Organdurchblutung erheblich beeinträchtigt sein kann, so daß bei Eintritt eines Kreislaufkollapses auch die Hämodynamik der Niere zusammenbricht und der erforderliche Filtrationsdruck nicht mehr aufrecht erhalten wird.

Abnorme Wasserretentionen sind im Verlaufe des Karzinoidsyndroms auch dann nichts Überraschendes, wenn ein Versagen des rechten Herzens bei einem Klappenvitium besteht, eine Hypalbuminämie als Folge schwerer Diarrhoen bzw. eines metabolischen Parasitismus des Tumors oder wenn gar gleichzeitig eine Leberzirrhose mit portaler Hypertension und einer Störung im Eiweißstoffwechsel vorliegen. Dieses können aber nicht die einzigen Gründe für eine Störung im Wasserhaushalt im Verlaufe des Karzinoidsyndroms sein [*797*].

Wasserretentionen werden auch bei solchen Kranken angetroffen, bei denen keine Herzbeteiligung anzunehmen ist [*546*]. Bei anderen Kranken ist die Herzbeteiligung so gering, daß sie hämodynamisch noch nicht wirksam sein kann [*549*]. Ebenso besteht bei den hier zur Kenntnis gelangten Fällen keine eindeutige Beziehung zwischen einer Hypalbuminämie, entweder als Folge von Diarrhoen oder von Tryptophanstoffwechselstörungen, und den vorliegenden Wasseransammlungen. Zweifellos leben manche Kranke unter den Bedingungen eines ständigen Eiweißmangels mit Absinken der Serumalbumine, und die damit zusammenhängende Verminderung des onkotischen Druckes erklärt hier und da eine Ödemneigung. Bei manchen Kranken ist diese Hypalbuminämie aber durchaus nicht so hochgradig oder sie fehlt überhaupt. Auch sollten die mit den Diarrhoen verbundenen Wasserverluste etwaigen Flüssigkeitsansammlungen entgegenwirken. Dennoch werden aber auch bei Kranken mit einer ausgeglichenen Eiweißstoffwechsellage Ödeme gesehen. Unter zehn Fällen mit Ödemen konnte nur in einem Falle eine Leberzirrhose mit portaler Hypertension als die Ursache der Wasserretention angenommen werden [*797*]. Es verbleiben etwa 19% der Kranken mit einem Karzinoidsyndrom, bei denen die genannten Ursachen nicht mit einer ausreichenden Wahrscheinlichkeit für eine Störung im Wasserhaushalt und für eine Ödembereitschaft verantwortlich gemacht werden können.

Aus dieser Tatsache darf geschlossen werden, daß beim Karzinoidsyndrom eine Neigung zu abnormen Wassereinlagerungen vorliegt, die mit dem Geschwulstleiden in einem ursächlichen Zusammenhang stehen muß. Derartige Wasserretentionen sind möglicherweise noch häufiger vorhanden gewesen, als allgemein berichtet wurde. Sie sind vielleicht oft nur latent vorhanden oder die Wasserbilanz ist mit einer bis zum obligatorischen Harnvolumen absinkenden Oligurie gerade noch ausgeglichen. Solche Oligurien sind mehrfach beschrieben worden [451, 736, 750]. Das Harnvolumen betrug zeitweilig nur 500 cm³ am Tage. Unter fünf Fällen konnten außer bei einem Kranken mit einer Herzinsuffizienz keine Abweichungen in den Nierenfunktionen festgestellt werden [736]. Bei vier weiteren Fällen wurde ein normaler Verdünnungs- und Konzentrationsversuch angetroffen [750]. Zwei dieser Kranken waren oligurisch, besaßen aber ebenso wie die anderen beiden keine Ödeme, möglicherweise wegen einer unbewußten Beschränkung der Wasserzufuhr. Die glomeruläre Filtrationsrate war jedoch in allen Fällen erniedrigt. Trotz dieser Einschränkung ist also die Funktion der Niere auch einer stärkeren Flüssigkeitsbelastung gewachsen gewesen. Eine totale oder nahezu vollständige Unterdrückung der Harnproduktion ist im Verlaufe des Karzinoidsyndroms bisher nicht beobachtet worden, ausgenommen in solchen Fällen, in denen die Anurie durch einen Kollaps erklärt werden konnte [300, 754]. Eine Beziehung zwischen der Schwere der endokrinen Semiotik und dem Harntagesvolumen konnte bisher nicht nachgewiesen werden [736]. Untersuchungen größeren Umfanges stehen in dieser Hinsicht aber noch aus.

η) Gelenksymptome

Unter 138 Kranken mit einem Karzinoidsyndrom traten in zehn Fällen (= 7,3%) Beschwerden und Symptome im Sinne einer „Arthritis" auf [129, 283, 350, 371, 489, 543, 746, 797]. Man konnte daher vermuten, daß beim Karzinoidsyndrom eine über die Endokardfibrose hinausgehende generalisierte Bindegewebsaffektion vorliegt [746]. Eine nähere Analyse der beobachteten Gelenkerscheinungen ist teilweise wegen der nur stichwortartig angegebenen Daten nicht möglich [129 = periodische Exazerbation einer Arthritis; 543 = Arthralgien). In den anderen Fällen wurden schmerzhafte Versteifungen, Schwellungen und auch Rötungen, besonders der Finger- und Handgelenke sowie auch der proximalen Fußgelenke, beobachtet. Aber auch die großen Gelenke wie Knie-, Schulter-, Ellenbogen- und Hüftgelenke konnten befallen sein. Vereinzelt bestanden Schmerzen im Rücken. Die Symptome traten meist periodisch auf und konnten vereinzelt zu einer deutlichen Immobilisation führen. In einem Falle traten die Gelenkschwellungen nicht nur um die Gelenke herum, sondern auch zwischen den Fingergelenken und auffälligerweise in einem Zusammenhang mit den Flushanfällen auf [797].

Wenn man nach auf einen entzündlichen Prozeß hinweisenden Allgemeinreaktionen sucht, so ergeben sich erhebliche Zweifel, ob es sich tatsächlich in allen Fällen um mit rheumatischen Krankheitsbildern vergleichbare Gelenkprozesse, also tatsächlich um „Arthritiden" im Sinne eines echten entzündlichen Geschehens gehandelt hat. So waren in einem Falle die BSG nur leicht auf 8/29 mm n.W. beschleunigt, die Leukozyten mit 4800 nicht vermehrt und selbst das Serumkupfer, ein sehr empfindlicher Indikator, mit 134 γ-% nicht erhöht [350]. In einem anderen Falle betrug der Leukozytenwert 8800, die BSG war normal [371], bei einem anderen Kranken lagen die Leukozyten bei 9000, die Körpertemperatur betrug 96° F [489]. Von den übrigen fünf Fällen deuten vier noch am ehesten auf einen entzündlichen Gelenkprozeß [283, 746]. In diesen Fällen war die BSG deutlich beschleunigt, was nicht ohne weiteres auf das Geschwulstleiden bezogen werden kann, da bei Karzinoiden die BSG nur selten beschleunigt ist. In einem Falle war auch der Waaler-Rose-Test positiv [746], auch fanden sich einmal röntgenologische Gelenkveränderungen, die man im Sinne einer rheumatischen Arthritis deuten konnte. Der dann noch verbleibende Fall [797] wird jedoch später Anlaß geben, die Pathogenese von Gelenkveränderungen mit dem Hyperserotonismus in einen Zusammenhang zu bringen, soweit sie nicht entzündlicher Natur sind.

ϑ) Zur Frage psychischer und neurologischer Symptome beim Karzinoidsyndrom

Verschiedene experimentelle Ergebnisse aus der Hirnphysiologie legen den Gedanken nahe, daß das Serotonin eine Rolle als Überträgerstoff zentralnervöser Funktion ausübt. Psychopharmakologische Experimente lassen es darüber hinaus als möglich erscheinen, daß Änderungen in der Konzentration und Verteilung des Serotonins im Zentralnervensystem einen Einfluß auf den psychischen Erregungszustand des Menschen haben. Für einen weiteren kausalen Zusammenhang zwischen dem Serotonin im Zentralnervensystem und bestimmten psychischen Leistungen, psychopathologischen oder gar psychotischen Erscheinungen auf endogener Basis fehlt bisher noch eine ausreichende Begründung.

Das Karzinoidsyndrom bietet nun die Möglichkeit, wenigstens für den Zustand eines Überschusses an Serotonin im Organismus die Frage zu prüfen, ob hierbei neurologische und psychopathologische Zeichen auftreten, die dann einen Rückschluß auf zentralnervöse Funktionen des Amins gestatten. Die Aussicht, solche Symptome zu erhalten, sind allerdings nicht sehr groß. Aus der experimentellen Serotoninforschung ist bekannt, daß diese Substanz die Bluthirnschranke nicht passiert und daß daher ein humoraler Hyperserotonismus nicht zu einem Anstieg des zerebralen Serotonins führt [Lit. bei 739]. Demgegenüber kann aber eingewandt werden, daß eine solche Bluthirnschranke vielleicht gar keinen absoluten, sondern nur mehr einen relativen Begriff darstellt und daß bei einem Anstieg der im Plasma frei zirkulierenden Serotoninmengen ein gewisser Anteil des Hormons diese Schranke passiert. Für diese Vermutung könnte sprechen, daß im Tierversuch verschiedene zentralnervöse Effekte durch eine intravenöse und intraarterielle Injektion von Serotonin erzielt werden können. Weiterhin fand man bei einem Karzinoidkranken im Liquor cerebrospinalis 0,5 γ/ml

Serotonin [*754*], was deutlich über der Norm liegen würde (0,006 γ/ml). Bei Kindern findet sich normalerweise im Liquor cerebrospinalis eine Serotonin-Konzentration von 0,03 bis 0,1 γ/ml [*2*]. Bei tuberkulösen Meningitiden liegen die Werte deutlich höher, nämlich zwischen 0,2 und 3,0 γ/ml. Auch dieses spricht für die Relativität der Bluthirnschranke, wenn hier auch die Permeabilitätssteigerung der entzündeten Hirnhäute für die Zunahme der Serotonin-Passage entscheidend ist. Das Karzinoidsyndrom ist nun ein Zustand, in welchem ganz außergewöhnlich große Serotoninmengen in die Blutbahn ausgeschüttet werden, und es wäre vorstellbar, daß die Bluthirnschranke einem solchen exzessiven Angebot nicht gewachsen sein könnte. Wenn LSD 25 bei Karzinoidpatienten seinen typischen psychotoxischen Effekt besitzt [*499, 739*], so spricht dieses nicht unbedingt gegen einen erhöhten Serotoningehalt im Zentralnervensystem des Karzinoidkranken, denn es ist nicht entschieden, ob der halluzinogene Effekt des LSD 25 durch einen Antagonismus gegen Serotonin bedingt ist, wie er in der Peripherie nachgewiesen werden kann.

Angaben über den psychischen Zustand des Karzinoidkranken finden sich in der Literatur leider nicht sehr häufig. Vor allem wird auch ein Normalbefund kaum einmal hervorgehoben. Immerhin wird bei 30 von 140 Kranken doch ein abnormer psychischer Befund erwähnt, teilweise nur stichwortartig, teilweise auch ausführlicher [*12, 39, 85, 121, 148, 156, 178, 222, 296, 323, 370, 371, 391, 404, 410, 489, 546, 549, 680, 681, 701, 705, 744, 798*]. Es handelt sich hierbei um 15 Frauen und 15 Männer. Kranke mit solchen psychischen Symptomen, die in einem unmittelbaren Zusammenhang mit dem Flushanfall auftraten und die ganz offensichtlich eher die Folgen hämodynamischer Regulationsstörungen bzw. einer zerebralen Anoxie waren, konnten hier nicht berücksichtigt werden. Es sei daran erinnert, daß manche Kranke, besonders im schweren Flushanfall, über Schwindelzustände, Neigung zur Ohnmacht, Taubheitsgefühl und Sehstörungen klagen und nach dem Anfall eine starke Müdigkeit, Abgeschlagenheit und muskuläre Schwäche verspüren. Solche Symptome sind im voraus als unspezifisch zu klassifizieren und sind durch die schwere Beeinträchtigung des Kranken in einem derartigen Anfall ohnehin gut erklärbar.

Die bei den obigen Kranken aufgefundenen abnormen psychischen Erscheinungen sind an einem anderen Orte ausführlich zusammengestellt worden [*408*]. Die psychische Befundskala reicht hier von leichten Psychopathien und neurotischen Reaktionen bis zur schweren Psychose. Es kristallisiert sich auf jeden Fall keine typische Abweichung heraus, deren Genese man auf einen gemeinsamen pathogenetischen Faktor, in diesem Falle also z. B. auf das Serotonin beziehen könnte. Einzelne psychopathische Verhaltensweisen mögen hier und da auf eine prämorbide Persönlichkeitsstruktur des Karzinoidkranken hindeuten. Diese Abweichungen sind aber auch so

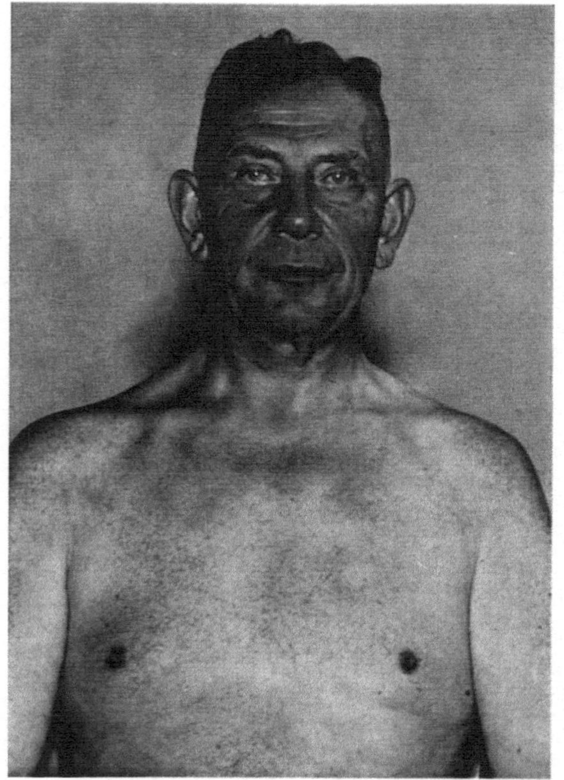

Abb. 16. Typischer Flushanfall, Stadium II, bei einem Kranken mit einem Karzinoidsyndrom [350]. Neben einem feinfleckigen Erythem ist auch die Injizierung der Konjunktiven gut zu erkennen

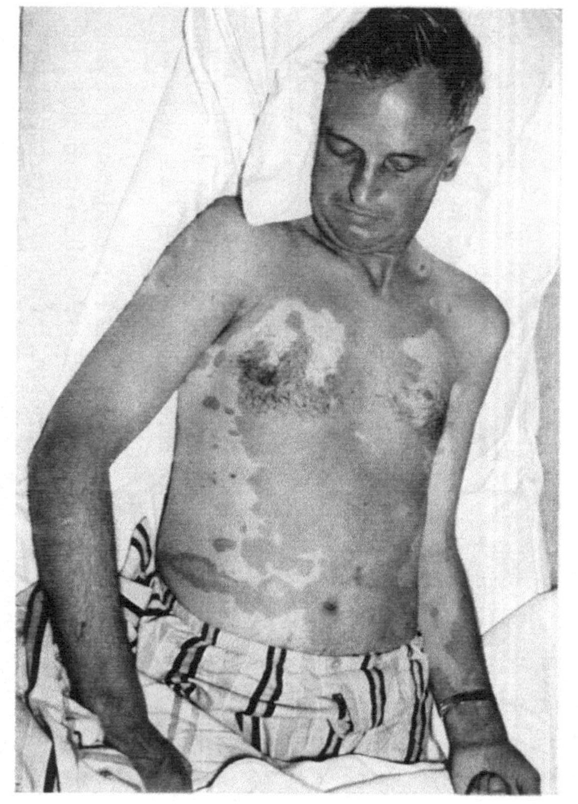

Abb. 26. Flushanfall bei einem Kranken mit einem atypischen Karzinoidsyndrom [349]

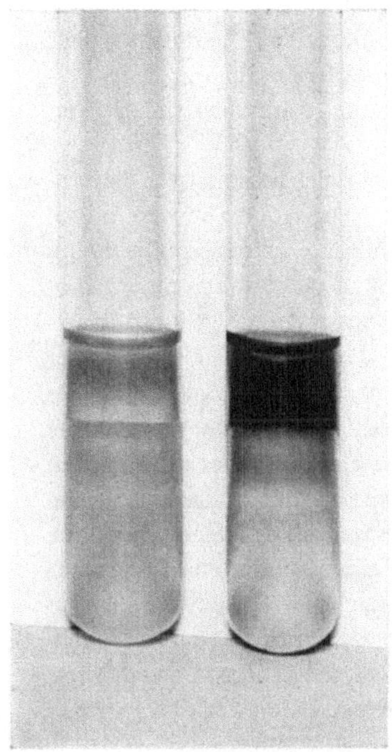

Abb. 25. Semiquantitativer Harntest auf 5-Hydroxyindolessigsäure [745], rechts positiver Ausfall

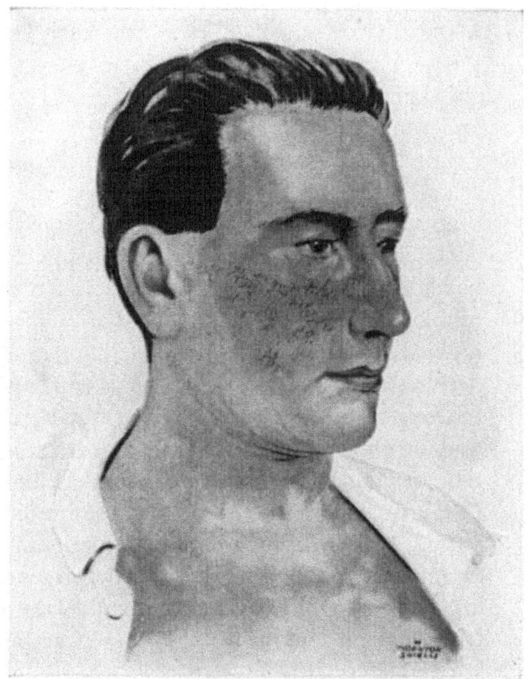

Abb. 4. 31jähriger Mann mit „phenomenal flushing" und Teleangiektasien im Gesicht bei Karzinoidmetastasen in der Leber. Nach einer Abbildung von CASSIDY im Jahre 1931

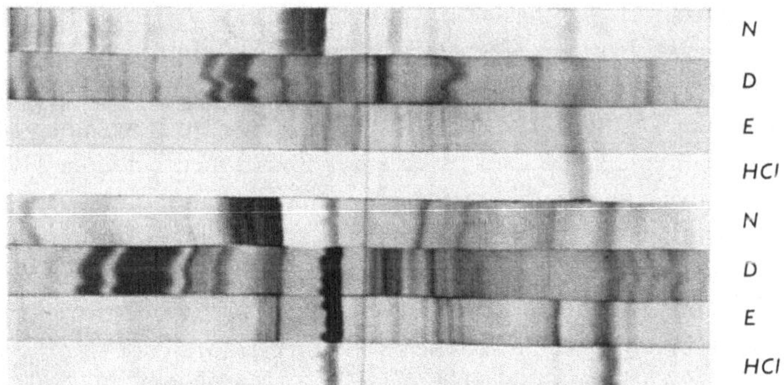

Abb. 19. Hochspannungspherogramm. Untere Hälfte = Harn eines Kranken mit einem typischen Karzinoidsyndrom. N = Ninhydrinfärbung: die violette Farbe der Aminosäuren ist nach einigen Tagen abgeblaßt und es tritt die 5-Hydroxyindolessigsäure als ein tiefbraunes Band hervor; *D* Diazofärbung; *E* Ehrlichsche Aldehydfärbung; *HCl* Spray mit 5%iger HCl. Obere Hälfte: im Normalharn tritt an Stelle der hier dargestellten breiten 5-Hydroxyindolessigsäurebande nur ein zarter (Diazo-Färbung) oder gar kein Farbstreifen auf [350]

unterschiedlicher Natur, daß man keinesfalls auf eine bestimmte Persönlichkeitsstruktur schließen kann, was auch von anderer Seite bestätigt wurde
[701]. Auch wenn man diese Kranken verschiedener Intelligenz- und Per-
sönlichkeitsteste unterzieht, so ergeben sich keine charakteristischen Veränderungen [744].

Es ist demgegenüber ganz offensichtlich, daß sich die meisten psychischen Veränderungen entweder kurz vor dem Tode der Schwerkranken
oder vorübergehend in einer postoperativen Phase ereigneten. Die beobachteten psychischen Symptome entsprachen dann gewöhnlich einem exogenen Reaktionstyp und sind im Rahmen des konsumierenden Krankheitsbildes somatisch durchaus erklärbar. Zu ihrer Deutung bedürfen sie nicht
noch der pathogenetischen Beteiligung des im Überschuß vorhandenen
Serotonins. Außerhalb solcher Krankheitsstadien beobachtete seelische
Störungen entsprachen meist einem natürlichen Erleben einer chronischen
und unheilbaren Krankheit mit all ihren Rückwirkungen auf das psychische
Befinden des Kranken. Es ist besonders interessant, daß in keinem Falle die
Diagnose einer endogenen Psychose im Sinne einer Schizophrenie gestellt
wurde. Es wurde auch darauf aufmerksam gemacht [701], daß bei keinem
Kranken ein Anhalt für das Vorliegen eines endokrinen Psychosyndroms
im Sinne von M. BLEULER bestand, wie man es in Analogie zu anderen
jahrelang mit endokrinen Störungen verbundenen Leiden hätte erwarten
können.

Im Verlaufe des Karzinoidsyndroms treten somit keine psychischen
Störungen auf, die kausal unmittelbar mit dem Hyperserotonismus in Verbindung gebracht werden können. Diese Feststellung wurde auch von zahlreichen anderen Autoren getroffen [99, 469, 648, 701, 752, 765, 797]. Hierdurch wird die Realität besonderer psychopathologischer Erscheinungen
beim lokalisierten Karzinoid als Folge einer endokrinen Fernwirkung
gleichfalls und noch sehr viel unwahrscheinlicher. Hiermit ist jedoch die
Frage, ob das Serotonin eine zentralnervöse Funktion beim Menschen besitzt, nicht entscheidend beantwortet worden. Die Eigenschaften der Bluthirnschranke für das Serotonin sind beim Menschen doch noch so wenig
bekannt, daß ein Ausbleiben psychischer Reaktionen bei einer Hypersero-
toninämie nicht in dem Sinne ausgelegt werden kann, dieses Amin besäße
keine Bedeutung für die Hirnfunktion. So haben einige Autoren im Liquor
cerebrospinalis vom Karzinoidkranken auch keinen Anstieg von Serotonin
feststellen können [744]. Die Bedeutung des Serotonins für den Ablauf
bestimmter psychischer Funktionen wird aber dadurch doch unwahrscheinlicher, daß auch beim atypischen Karzinoidsyndrom des Magenkarzinoids
kein spezifisches seelisches Verhalten beobachtet wird. Magenkarzinoide
sezernieren nämlich fakultativ 5-Hydroxytryptophan (s. S. 186) und dieses
scheint nach Tierversuchen die Bluthirnschranke gut passieren zu können
[Lit. bei 648], um danach zu einem ganz wesentlichen Anstieg der Sero-

toninkonzentration im Zentralnervensystem zu führen. Ob hierbei nur gebundener, oder auch reichlich freier Wirkstoff entsteht, kann man nicht entscheiden, es wäre aber denkbar.

Hinsichtlich krankhafter *neurologischer Symptome* sind die vorliegenden Angaben in der Literatur noch spärlicher. In einem Falle traten kurz vor dem Tode eine Parese des linken Beines, eine Aphasie, gesteigerte Reflexe, ein Fuß- und Patellarklonus, ein beiderseitiger Babinski und Muskelzittern im Gesicht sowie in den Händen auf [12]. Die Hirnsektion ergab keinen krankhaften Befund. In einem anderen Falle bestand seit 10 Jahren eine mit Dilantin beherrschbare Epilepsie [40], in zwei Fällen trat eine Inkontinenz auf [296, 549] und in einem Falle wurden ein positiver rechtsseitiger Hoffmannscher Reflex und eine rechtsseitige Okzipitalneuralgie beschrieben [404]. Bei einem anderen Kranken trat schließlich noch eine Parese des oberen rechten geraden Augenmuskels auf [39]. Auch aus diesen Beschreibungen kann man nicht auf ein für das Karzinoidsyndrom typisches neurologisches Krankheitsbild schließen. Auch eine spezifische nervöse Funktion des Serotonins ist hieraus nicht ableitbar. Dasselbe war auch einem Autor nicht möglich, der in drei Fällen Muskelatrophien im Bereich der Oberschenkel und des Gesäßes beobachtete [797]. Diese konnten in zwei Fällen eher mit harten und schmerzhaften Ödemen in den unteren Extremitäten und über dem Kreuzbein in Verbindung gebracht werden. Aber auch hier gilt, was bei den psychischen Reaktionen über die Möglichkeit einer Beteiligung von Serotonin gesagt wurde.

Bei der Erforschung der zentralnervösen Funktion des Serotonins im Tierversuch hat die *Elektroenzephalographie* eine große Bedeutung besessen. Entsprechende Untersuchungen bei Kranken mit einem Karzinoidsyndrom könnten weitere wichtige Hinweise für eine solche Funktion erbringen. Bisher sind allerdings nur in wenigen Fällen Hirnströme abgeleitet worden [39, 85, 222, 280, 281, 283, 404, 648]. Untersuchungen im Flushanfall sind hier natürlich besonders wichtig und sind auch teilweise durchgeführt worden. Doch muß hierbei berücksichtigt werden, daß Veränderungen im Strombild auch über einen Angriff des Serotonins an den Hirngefäßen erzeugt sein könnten.

Die von den einzelnen Autoren erhobenen Befunde sind größtenteils schon einmal am anderen Orte zusammengestellt worden [408]. Bei insgesamt drei Fällen war der Stromverlauf auch im Anfall praktisch normal [222, 648]. In anderen Fällen fanden sich Anzeichen einer Synchronisation der Potentialschwankungen [39, 85, 404], doch wurde das EEG nicht im Anfall abgeleitet und außerdem kann es nicht einem Hirnsektionsbefund gegenübergestellt werden. In einem weiteren Falle fanden sich ebenfalls im Anfall einzelne Phasen von langsamen Wellen, die sich nach der Krise noch weiter manifestierten und in der Temporalregion vorherrschten [280, 281]. Es handelte sich hierbei aber um den Befund bei einer psychisch unauffälligen

Kranken, deren Flushanfall durch eine schwere Kreislaufinsuffizienz kompliziert wurde. Bei der einige Monate später durchgeführten Hirnsektion fand sich kein Tumor, aber besonders in Höhe der Temporallappen ein Hirnödem. Die Autoren diskutierten daher, daß der abnorme EEG-Befund hiermit im Zusammenhang stehen und dieses eine Folge der schweren vasomotorischen Veränderungen, die Synchronisierung im EEG also mehr einen indirekten Serotonin-Effekt darstellen könnte. Vielleicht lag auch in den obigen Fällen eine solche Ursache für das Auftreten langsamer EEG-Wellen vor, wenn auch eingewandt werden kann, daß dort so schwere Kreislaufreaktionen nicht beschrieben wurden. Nur der zweite französische Krankheitsfall [283] zeigte im Gegensatz zu den erwähnten Fällen in Ruhe neben einem α-Rhythmus und kurzen Phasen von τ-Wellen auch schnellere Rhythmen, die sich im provozierten Anfall als Ausdruck eines erhöhten Funktionszustandes der Hirnrinde noch vermehrten, wobei aber auch diese Patientin keine psychischen und neurologischen Abweichungen bot.

Die erhobenen EEG-Befunde sind, wie hiermit ersichtlich wurde, sehr uneinheitlicher Form gewesen und lassen keine typische, für das Serotonin spezifische Reaktion erkennen, obwohl teilweise erhebliche Hormonmengen sezerniert wurden. Dieses könnte auch hier dadurch bedingt sein, daß Serotonin nicht ausreichend die Bluthirnschranke passiert. Eine zentralnervöse Funktion des Serotonins ist also auch durch diese Untersuchungsmethode weder bewiesen noch ausgeschlossen worden. Für das Karzinoidsyndrom sei aber besonders hervorgehoben, daß hier keine spezifischen neurologischen, hirnelektrischen oder psychischen Erscheinungen vorkommen.

ι) *Kardiopathie*

Schon die ersten Beobachtungen von Karzinoidsyndromen haben gezeigt, daß hierbei auch ein eigenartiges organisches Herzleiden angetroffen werden kann. Nachdem dann in jüngerer Zeit der Zusammenhang zwischen den endokrinen Fernwirkungen und der Geschwulst erkannt worden war, konnte gleichzeitig anhand eines größeren Sektionsmaterials festgestellt werden, daß die Kombination eines Karzinoidsyndroms mit dieser bemerkenswerten Kardiopathie nicht auf einem Zufall beruhen könne [384]. Heute wird es allgemein anerkannt, daß diese Kardiopathie eine Folge des endokrinen Geschwulstleidens ist. Der erworbene Charakter dieses Herzleidens kann einmal durch die Verlaufsbeobachtung der Kranken bewiesen werden, die zu Beginn des Karzinoidsyndroms noch keinerlei Anzeichen für eine Herzbeteiligung bieten und die dann hieran erst nach Monaten oder Jahren erkranken [832]. Durch diese Tatsache gewinnt die Frühdiagnose des Karzinoidleidens wiederum an großer Bedeutung, denn nur hierdurch ist der Eintritt der kardialen Affektion in günstig gelegenen Fällen unter Umständen zu vermeiden. Dem Einwand, daß durch einen unauffälligen kardiologischen Befund zu Beginn des Karzinoidleidens eine vorbestehende, gar angeborene organische Herzerkrankung nicht sicher ausgeschlossen ist, kann dadurch gut begegnet werden, daß sich die Kardiopathie beim Karzinoidsyndrom pathologisch-anatomisch von allen bekannten angeborenen Herzerkrankungen definitiv abgrenzen läßt. Auch das Alter der Patienten differiert erheblich mit der Lebenserwartung angeborener und nicht operierter Vitien des Herzens. Darüber hinaus wurde auch gezeigt, daß sich diese Kardiopathie auch von anderen erworbenen Herzerkrankungen einwandfrei unterscheiden läßt, so von den Herzveränderungen bei rheumatischen Erkrankungen, den Kollagen-Krankheiten sowie der bakteriellen und nichtbakteriellen thrombotischen Endokarditis [492]. Sie ist auch von der kongenitalen Fibroelastose abgrenzbar [876]. Nach anderen Autoren können ebenso die luetischen, arteriosklerotischen und sonstigen infektiösen Herzveränderungen [798], auch die endomyokardiale Fibrose der Neger und die Endokarditis bei chronischen konsumierenden Krankheiten, insbesondere bei Karzinomen, abgegrenzt werden [797]. Auch bei der Pellagra, Beri-Beri, bei Phäochromozytomen und Sympathikogoniomen kommen solche Veränderungen am Herzen nicht vor.

Die Kardiopathie des Karzinoidsyndroms ist in erster Linie eine Erkrankung des Endokards. Ganz selten ist auch das Perikard befallen, wobei jedoch pathogenetisch hier ein anderer Mechanismus zugrunde liegen kann. Der endokardiale Krankheitsprozeß erstreckt sich in eigenartiger Weise vornehmlich auf das rechte Herz, das linke Herz ist beim enteralen Karzinoid nur gering befallen. Es kommt hierbei zu einer Verdickung der Herzklappen durch fibröse Auflagerungen von weißlicher bis perlgrauer Farbe, so daß diese wie mit einem Zuckerguß bedeckt erscheinen. Diese Auflagerungen können sich auf die angrenzenden Herzwände, auf die Pulmonalarterie und auch auf die Sehnenfäden und Papillarmuskeln ausdehnen. Die Schrumpfungstendenz der fibrösen Auflagerungen führt dann zu einer schweren Beeinträchtigung der Klappenfunktion, d. h. schließlich zu einem Klappenfehler. Typische Vitien sind vor allem eine Pulmonalstenose und eine Trikuspidalinsuffizienz. Ein pathologisch-anatomisch ähnlicher Prozeß spielt sich auch am muralen Endokard ab, auch wird dieser im Verlaufe der großen herznahen Venen und in den kleinen Lungenarterien angetroffen.

Diese Kardiopathie gehört zu den Späterscheinungen des Karzinoidsyndroms. Sie wird auch bei solchen Kranken beobachtet, die niemals Flushanfälle aufwiesen. Man spricht in diesem Falle von einer reinen kardialen Verlaufsform des Karzinoidsyndroms [341]. Einmal eingeleitet, ist die Kardiopathie nicht mehr reversibel. Hat sie zu einer nennenswerten Beeinträchtigung der Hämodynamik des Herzens geführt, so wird sie nur zu oft zu einem dominanten Krankheitsfaktor. Bei etwa 50% der Kranken mit einer Herzbeteiligung wird diese dann durch eine Herzinsuffizienz zur Todesursache [850]. Vor allem die unzureichenden Kompensationsmöglichkeiten des gewöhnlich rechtsseitig gelegenen Klappenvitiums bedeuten eine Verkürzung des gesamten und speziell des kardialen Krankheitsabschnittes.

Um die klinischen und pathologisch-anatomischen Merkmale der Kardiopathie darzulegen, wurde bereits in einer früheren Monographie die *Kasuistik* von 138 Krankheitsfällen nach entsprechenden Hinweisen durchgesehen [*408*]. Dabei konnten nur solche Kardiopathien als gesichert, typisch und als für eine Auswertung zureichend betrachtet werden, die entweder durch eine Autopsie oder durch einen Herzkatheterismus festgestellt worden waren. Damit ist aber noch nicht ausgeschlossen, daß noch weitaus mehr Kranke an einer derartigen Kardiopathie litten. Dieses betrifft einmal solche Fälle, die nicht seziert werden konnten, dann solche die bei ihrer Publikation noch lebten und keinem Herzkatheterismus unterzogen wurden. Unter den letzteren fanden sich verschiedentlich klinische Indizien für das Vorliegen eines rechtsseitigen Klappenfehlers [*110, 186, 494, 799*]. Diese Fälle wie überhaupt alle jene, die sich etwa nur allein durch abnorme Herzgeräusche und die Zeichen einer Rechtsbelastung im EKG auszeichneten, konnten der beabsichtigten Auswertung nicht voll genügen. Daß in solchen Fällen eine weitgehende Zurückhaltung in der Annahme einer Karzinoidkardiopathie am Platze ist, zeigte ein Fall besonders deutlich [*350*]. Auch hier fanden sich abnorme Herzgeräusche, im EKG bestand der Verdacht auf eine Störung der Erregungsausbreitung rechts, und auch eine Knotung von S hätte auf eine vermehrte Rechtsbelastung hinweisen können. Die später durchgeführte, aber nicht mehr veröffentlichte Autopsie ließ aber keinerlei typische Endokardveränderungen erkennen. In der Kasuistik der Karzinoidkardiopathie wurden auch die Fälle nicht mit aufgenommen, über die außer den Diagnosen keine weiteren detaillierten Angaben vorliegen [*625, 655, 757*].

Die somit verbleibenden Kasuistiken müssen in vier Gruppen eingeteilt werden:

Gruppe I umfaßt solche Fälle von Endokardbeteiligung, die bei einem histologisch gesicherten Karzinoid durch eine Autopsie objektiviert werden konnten und die auch von den Autoren ausführlicher beschrieben wurden. Diese Gruppe enthält 44 Krankheitsfälle, darunter 16 Frauen und 28 Männer [*12, 39, 54, 78, 85, 111, 112, 121, 144, 171, 214, 217* bzw. *392, 218, 249, 278, 296, 328, 343, 370, 371, 373, 384, 391, 410, 489, 519, 522, 535, 536, 542, 560, 611, 705, 746, 753, 754, 759, 798, 860, 862, 864, 874, 877*; dazu sind in jüngerer Zeit noch zahlreiche weitere einschlägige Beobachtungen mitgeteilt worden, die hier nur fallweise, jedoch weniger statistisch ausgewertet werden: *17, 19, 25, 30, 35, 50, 61, 65, 82, 325, 487, 652, 714, 749, 803, 850, 871*].

Gruppe II erstreckt sich auf solche Fälle von Endokardveränderungen der Herzklappen, die durch einen Herzkatheterismus wahrscheinlich gemacht, aber nicht durch eine Autopsie bestätigt wurden, weil eine solche nicht stattfand. Die Anzahl von sieben Fällen, zwei Frauen und fünf Männer, ist nicht sehr groß. Diese Fälle gewinnen aber dadurch an Bedeutung, daß die bei ihnen durchgeführte Untersuchungsmethode einen besseren Eindruck von den tatsächlichen funktionellen Verhältnissen der Herzklappentätigkeit vermittelt, als es die Sektion zu bieten vermag [*360, 543, 672, 746, 744, 833*; in jüngerer Zeit wurden noch weitere einschlägige Beobachtungen mitgeteilt: *690, 883*].

Gruppe III besteht nur aus zwei männlichen Fällen [*178, 726*]. Auch hier wurde eine Autopsie durchgeführt, doch konnten nur fibrotische Perikardveränderungen festgestellt werden.

Gruppe IV bezieht sich ebenfalls auf durch Autopsien gesicherte Kardiopathien mit Endokardveränderungen. Letztere wurden aber nicht ausreichend genug beschrieben, um in mehrfacher Hinsicht ausgewertet werden zu können. Diese Gruppe umfaßt vier Fälle, eine Frau und drei Männer [*40, 104, 329*].

Insgesamt konnte hiernach bei 55 Fällen oder 39,9% von 138 Kranken mit einem Karzinoidsyndrom entweder autoptisch oder durch den Herzkatheter eine bedeutsame Endokardveränderung nachgewiesen werden. Zusätzlich wurden noch bei zwei Kranken fibrotische Verwachsungen des Perikards beschrieben. Unter den betroffenen Kranken standen 19 Frauen 39 Männern gegenüber. Während bekanntlich endokrin wirksame enterale Karzinoide bei beiden Geschlechtern etwa gleich häufig vorkommen, werden Männer im Hinblick auf eine Kardiopathie offenbar bevorzugt. Doch ist die Frage der Signifikanz dieser Verteilung nicht entschieden. Die Altersverteilung erstreckte sich auch hier bei den Frauen vom 4. bis zum 9., bei den Männern vom 2. bis zum 8. Lebensdezenium. Das Durchschnittsalter der Frauen lag bei 51,7, jenes der Männer bei 49,7 Jahren. Hier besteht somit kein wesentlicher Unterschied gegenüber dem Altersdurchschnitt des Karzinoidsyndroms (Frauen $53^1/_3$ Jahre, Männer 48 Jahre).

Unter 57 Fällen mit einer Kardiopathie lag der *Primärtumor* 49mal im Dünndarm, hierbei überwiegend im Ileum. Einmal lag er in der Appendix, einmal im Meckelschen Divertikel, einmal im Ovar, dreimal war seine Lokalisation unbekannt. Zweimal wurde als Ausgangspunkt der Geschwulst die Pankreasregion angegeben. Über die besonders interessanten Fälle mit einem Primärtumor im Ovar wurde auch in jüngerer Zeit berichtet [*25, 803, 883, 884*]. Die Bevorzugung des Dünndarms und besonders des Ileums entspricht der Häufigkeit der in diesem Darmabschnitt entstehenden Geschwülste mit endokriner Sekretion. Fast immer lagen Lebermetastasen vor. Nicht der Fall war dieses bei einem Karzinoid in einem Teratom des Hodens [*178*] und bei einem solchen in einer derartigen Mißbildung des Ovars [*833*], bei dem durch Herzkatheterismus Anhaltspunkte für eine Trikuspidalinsuffizienz gewonnen werden konnten. In einem Falle fanden sich auch keine Metastasen in der Leber, dafür jedoch große Tochtergeschwülste in der Lunge [*50*]. Nur bei einem Karzinoid in den Gonaden konnten somit Metastasen fehlen.

Die *klinischen Erscheinungen* der spezifischen und vornehmlich rechtsseitigen Herzerkrankung beim Karzinoidsyndrom sind eine Folge der teilweise schweren Herzklappendeformierungen. Die hierdurch gestörte Funktion der Klappentätigkeit bedeutet für das Herz eine Mehrarbeit, der es eine Zeitlang durch verschiedene Anpassungsvorgänge noch gewachsen sein kann, um dann aber schließlich doch der Belastung nicht mehr standzuhalten und in seiner Leistung mehr oder weniger rasch nachzulassen. Die Auswirkungen des Klappenvitiums sind für die Anatomie und Physiologie des Herzens sowie des Kreislaufs von der gleichen Art wie bei anderen organischen, mit abnormer Klappenfunktion einhergehenden Herzerkrankungen. Symptomatik und auch Diagnostik müssen sich bei ätiologisch verschiedenen Herzklappenprozessen weitgehend entsprechen, wenn die Erkrankung zu einer gleichen funktionellen Störung der Herzklappe führt. Daher kann bezüglich der Symptome des Karzinoidherzens auf das spezielle kardiologische Schrifttum verwiesen werden [*37*]. In Anbetracht der Lokalisation der Klappenveränderungen beim Karzinoidherzen ist insbesondere auf Abhandlungen über die angeborenen Herzfehler hinzuweisen. Hier sollen im folgenden nur einige wesentlich erscheinende Merkmale des Karzinoidherzens herausgestellt werden, um letztlich auch zu zeigen, daß von gewissen Ausnahmen abgesehen eine weitgehende Kongruenz der Symptomatik mit anatomisch ähnlichen, ätiologisch hiervon aber verschiedenen Herzerkrankungen vorliegt. Aus didaktischen Gründen scheint es ratsam zu sein, die Klinik des Karzinoidherzens nach den einzelnen funktionellen Klappenabnormitäten zu gliedern und hierbei besondere Betonung auf die typischen Vitien zu legen, d. h. auf die Pulmonalstenose und die Trikuspidalinsuffizienz.

Pulmonalstenose : Eine vornehmliche Stenose der Pulmonalis ist außerhalb des Karzinoidsyndroms besonders als ein angeborenes Vitium mit deutlich verminderter Lebenserwartung bekannt. Entgegen der angeborenen Form dieses Vitiums kommt beim Karzinoidherzen nach den bisherigen Beobachtungen keine infundibuläre, sondern nur eine valvuläre Pulmonalstenose vor. Die Überwindung des durch die Stenose erzeugten Widerstandes, was zur Aufrechterhaltung eines ausreichenden Druckgefälles im kleinen Kreislauf nötig ist, bedeutet für den rechten Ventrikel eine je nach Größe der Stenose mehr oder weniger erhebliche Druckbelastung, die mit einer konzentrischen Hypertrophie des Myokards beantwortet wird. Dieser Kompensationsvorgang ermöglicht lange Zeit eine ausreichende Herzfunktion, wenn auch die Leistungsbreite des Kranken schon eingeschränkt ist.

Ein auf diese Weise voll ausgeglichenes Vitium führt zu keiner Herzvergrößerung. Ein solches Herz ist wahrscheinlich infolge Abnahme seiner physiologischen Restblutmenge eher kleiner als normal, wie es bei Kranken mit angeborener Pulmonalstenose bei intaktem Septum, dem Modellfall einer chronischen Druckbelastung des rechten Herzens, festgestellt werden konnte [773]. Röntgenologisch ist oft, aber nicht immer, ein vorspringender Pulmonalbogen ein eindrucksvoller Befund. Er ist die Folge einer Erweiterung der Arteria pulmonalis durch eine poststenotische Preßstrahlwirkung. Zur Symptomatik gehört weiterhin eine verminderte Lungengefäßzeichnung. Die linke Arteria pulmonalis kann aber eine Erweiterung aufweisen, die wahrscheinlich ebenfalls auf den poststenotischen Preßstrahl zurückgeführt werden muß.

Die Kranken haben oft in diesem Stadium des kompensierten Vitiums keine besonderen Beschwerden. Auch eine Zyanose oder Trommelschlegelfinger sind nicht vorhanden. Auskultatorisch liegt über der Herzbasis ein systolisches Austreibungsgeräusch im zweiten ICR links und ein abgeschwächter zweiter Pulmonalton vor. Der Auskultationsbefund wird durch ein typisches Phonokardiogramm ergänzt, das auch einen Eindruck von der Art und dem Ausmaß der Stenose vermitteln kann [195, 312]. Im EKG finden sich die Zeichen der Rechtsbelastung, fallweise auch der rechtsseitigen Myokardschädigung. Für die Diagnose einer valvulären Pulmonalstenose ausschlaggebend ist die Feststellung einer systolischen Druckdifferenz zwischen der Arteria pulmonalis und dem rechten Ventrikel mit Hilfe des venösen Herzkatheterismus. Wichtig ist der einstufige Übergang der Druckänderung beim Zurückziehen des Katheters. Der Nachweis einer Stenose des Pulmonalostiums wird schließlich noch durch die Angiokardiographie bestätigt.

Erst wenn es zu einer Insuffizienz des rechten Ventrikels kommt, kann eine einseitige Umformung des Herzens mit Vergrößerung seiner rechten Höhlen infolge einer Zunahme der Restblutmenge beobachtet werden. Jetzt kommt es auch zur venösen Zyanose und der bekannten Symptomatik der Stauung vor dem rechten Herzen.

Die hier für die angeborene Pulmonalstenose aufgezeigte Symptomatik kann bei den 17 Fällen der Gruppe I, bei denen eine vornehmliche Verengung des Pulmonalostiums vorliegt, mit nur wenigen Ausnahmen wiedergefunden werden. Zweifellos befinden sich manche Kranke bereits im Insuffizienzstadium des Herzleidens. Es muß aber berücksichtigt werden, daß beim Karzinoidsyndrom eine Zyanose oder Ödeme nicht unbedingt Ausdruck einer Rechtsinsuffizienz sein müssen. Sofern ein Kompensationszustand vorliegt, ja selbst wenn ein solcher nicht mehr angenommen werden kann, wird die Herzgröße röntgenologisch als normal bezeichnet. Einige Autoren beschreiben auch eine Prominenz des Pulmonalkonus [148, 753]. In den anderen Fällen wird dieses nicht erwähnt. Soweit angegeben, sind die Lungenfelder relativ aufgehellt. Wenn noch keine andere Schädigung vorliegt, so zeigt sich im EKG vor allem eine Rechtsbelastung. Die

Herzgeräusche sind nicht immer charakteristisch. Ein lautes Systolikum ist bisweilen über allen Ostien, im zweiten ICR links wie rechts von Sternum oder auch in tieferen Interkostalräumen am linken Sternalrand zu hören. Nicht immer wird das Systolium als rauh bezeichnet. Bisweilen werden auch diastolische Geräusche vernommen. Diese deuten am ehesten daraufhin, daß intra vitam eine absolut reine Stenose nur selten oder vielleicht gar nicht vorkommt. Das im übrigen nicht einheitliche Verhalten der Herzgeräusche dürfte sich durch den multilokulären, vor allem auch parietalen Sitz der Endokardveränderungen erklären.

Ein Fall sei noch besonders hervorgehoben [214]. Hier konnte die Diagnose durch den Herzkatheter gesichert und später durch die Autopsie bestätigt werden. Die gemessenen Druckwerte lauteten (in mm Hg, Normalwerte in Klammern): rechter Vorhof systolisch 30 (5), diastolisch 5 (0), Mitteldruck 15 (2); rechter Ventrikel systolisch 35 (25), diastolisch 5 (0), Mitteldruck 18 (10); Arteria pulmonalis systolisch 9 (19—26), diastolisch 0 (6—12), Mitteldruck 5 (13—17); mittlerer Pulmonalkapillardruck 4 (9). Man beachte den systolischen Druckabfall zwischen dem rechten Ventrikel und der Arteria pulmonalis, der für eine Stenose der Pulmonalklappen spricht. Auffallend sind noch die erhöhten Druckwerte im rechten Vorhof, die für eine Ventrikularisation des Atriums sprechen, da sich bei der Autopsie an der Trikuspidalis kein Fibrosierungsprozeß fand. Das Herz befand sich hier bereits in einem Insuffizienzstadium, wie die durch eine Angiokardiographie erkennbar gewordene Dilatation der beiden rechten Herzhöhlen zeigte. In solchen Fällen von schwerer Insuffizienz des Herzens bei einer Kardiopathie kann es zu ausgedehnten Ödemen und Oligurie sowie zu einer hochgradigen Reduzierung der Natriumausscheidung kommen, was auch hier durch einen sekundären Hyperaldosteronismus zustande kommen dürfte [749, 862, 864]. Dieses erklärt wohl auch, warum Ödeme auf übliche diuretische Maßnahmen oft schlecht ansprechen [536]. Mit den heutigen Diuretika dürfte eine weitaus bessere Beeinflussungsmöglichkeit auch der feuchten Herzinsuffizienz beim Karzinoidsyndrom gegeben sein.

Unter den beiden Fällen der Gruppe II, die bei ihrer Veröffentlichung noch lebten, wurde einmal durch den Herzkatheter eine Pulmonalstenose festgestellt [744]. Druckwerte wurden nicht mitgeteilt.

Trikuspidalinsuffizienz: Außerhalb des Karzinoidsyndroms ist eine Trikuspidalinsuffizienz ein seltener Klappenfehler. Am wenigsten handelt es sich um eine Mißbildung, eher ist sie die Folge einer Klappenentzündung oder einer Ausweitung des Klappenringes bei Dilatation des rechten Ventrikels [37]. Welcher Ursache die Insuffizienz dieser Klappe auch sein mag, sie muß während der Kammersystole zu einem Blutrückfluß und damit zu einer Volumenbelastung des rechten Herzens führen. Da das Ausmaß des Rückstromes außer von der Weitstellung der Trikuspidalklappe noch von den Druckverhältnissen zwischen den beiden rechten Herzhöhlen abhängt, kann die regurgitierende Blutmenge bei einer isolierten Trikuspidalinsuffizienz relativ klein und hämodynamisch unbedeutend sein. Besteht jedoch gleichzeitig eine Druckbelastung des rechten Ventrikels (Pulmonalstenose), so liegen die Verhältnisse sehr viel ungünstiger. Die Pendelblutmenge nimmt dann erheblich zu und der nun auch noch volumenbelastete rechte Ventrikel muß über kurz oder lang insuffizient werden.

Klinisch kann die anfängliche regulative, später myogene Dilatation an einer Betonung bis deutlichen Vergrößerung des rechten Herzens mit den entsprechenden röntgenologischen Zeichen erkennbar werden. Das Ausmaß der Randpulsationen des rechten Herzens entspricht dem jeweiligen Schlagvolumen. In typischen Fällen muß die Auskultation ein systolisches Geräusch tief am rechten Sternalrand vernehmen lassen. Das EKG gibt die Belastung und die eventuelle zusätzliche Schädigung des rechten Herzens wieder. Charakteristisch soll hier auch eine Niedervoltage sein, deren Ursache noch unklar ist [35]. Pulsierende Venen und ein systolischer Leberpuls können diagnostisch richtungweisend sein. Eine typische Abwandlung erfährt die mit dem Herzkatheter ermittelte Vorhofdruckkurve. Zwar wird auch hier ein ventrikel-präsystolischer Druckanstieg als Folge der Vorhofkontraktion beobachtet. Doch bleibt hierauf der normale Druckabfall nach Schluß der Trikuspidalklappe aus. Statt dessen kommt es infolge des ventrikel-systolischen Blutrückstromes zu einer zweiten Zacke, welche die erste leicht überragt und somit zu einer zweigipfligen Vorhofdruckkurve führt.

Eine isolierte und reine Trikuspidalinsuffizienz ist auch beim Karzinoidsyndrom selten. In einem solchen Falle wurde klinisch und röntgenologisch kein wesentlicher abnormer Herzbefund erhoben [560]. Autoptisch war die Pulmonalklappe unauffällig, die Trikuspidalis aber stark deformiert und schlußunfähig. Ein noch nicht verstorbener Krankheitsfall [744] sowie ein weiterer Fall [833] zeigten ebenfalls beim Herzkatheterismus nur Anzeichen für eine Trikuspidalinsuffizienz. In diesen Fällen deuteten auch schon klinische Symptome auf die Insuffizienz der Trikuspidalis und auf die abnorme Belastung des rechten Herzens.

Die übrigen Fälle von Trikuspidalinsuffizienz traten entweder in Kombination mit einer Stenosierung oder mit einem Pulmonalvitium auf und waren demzufolge auch hämodynamisch wirksamer. Die Herzgeräusche waren dann schwer zu systematisieren, da sich offenbar zu viele Faktoren überlagerten. Besonders bei einer Kombination mit einer Pulmonalstenose dominierten systolische Geräusche am linken Sternalrand, wo auch ein Schwirren zu fühlen und diastolische Geräusche zu hören sein konnten. Röntgenologisch wies die Herzform eine Vergrößerung des rechten Ventrikels auf, dessen Pulsationen auch palpabel sein konnten. Der Pulmonalbogen war im allgemeinen nicht betont, die Lungenzeichnung eher aufgehellt.

Im EKG wurde mehrfach außer einer Verlagerung des Hauptvektors nach rechts auch ein unvollständiger und vollständiger Rechtsschenkelblock beobachtet. Systolisch pulsierende und gestaute Venen sowie ein Leberpuls wurden desgleichen angetroffen. In einem Falle betrug der Venendruck in Höhe des rechten Vorhofes 16 cm H_2O [121]. Diagnostisch ausschlaggebend ist, wenn die Natur des Klappenfehlers intra vitam festgestellt werden soll, der Herzkatheterismus und die Angiokardiographie. In mehreren Fällen konnte so durch eine intrakardiale Druckmessung eine Trikuspidalinsuffizienz festgestellt werden. Dabei konnte es allerdings geschehen, daß ein zu großer Blutrückstrom oder eine andere Ursache den Eintritt des Katheters in den rechten Ventrikel verhinderte [54, 746]. Mehrere Autoren haben eine intrakardiale Druckkurve mitgeteilt, die den typischen Verlauf bei einer Trikuspidalinsuffizienz besitzt [217, 883], wovon in der Abb. 17 ein Beispiel wiedergegeben ist. Zum Zeitpunkt dieser Untersuchung hatte bei diesem

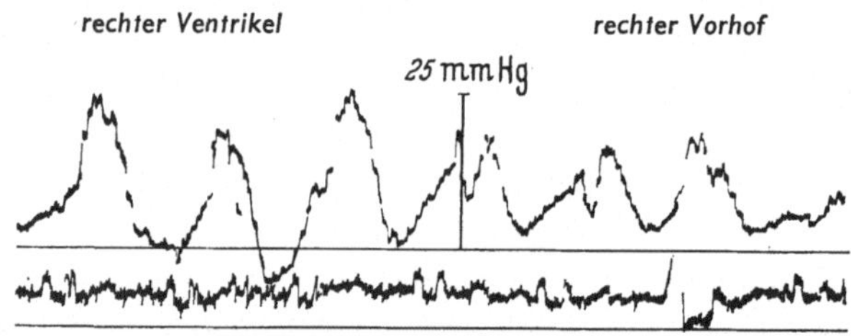

Abb. 17. Für eine Trikuspidalinsuffizienz typische intrakardiale Druckkurve bei einem Karzinoid-syndrom [217]

Fall die später zum Vorschein gekommene Pulmonalstenose wahrscheinlich noch keinen stärkeren Grad erreicht.

Mehrfach wurde auch die Sauerstoffsättigung des Blutes bestimmt. Auf der venösen Seite des Kreislaufes ergab sich kein Anhalt für einen Shunt, auf der arteriellen Seite zeigte sich höchstens im Dekompensationsstadium des Herzens eine unzureichende Sättigung [217]. Dieses kann sich entscheidend ändern, wenn es vor allem bei einem kombinierten Trikuspidalvitium, also bei zunehmend wirksam werdender Trikuspidalstenose durch Drucksteigerung im rechten Vorhof über ein offenes Foramen ovale zu einem Rechts-Links-Shunt mit all seinen Konsequenzen kommt [19].

Sonstige Formen von Klappenvitien: Es würde hier zu weit führen, auch für alle die übrigen Vitien und deren Kombinationen die klinischen Symptome und die Möglichkeit ihrer Erkennung herauszustellen. Zum Teil handelt es sich nur um Einzelbeobachtungen, wie auch z. B. die selten vorkommenden linksseitigen Klappenfehler und Endokardbeteiligungen. Die Geräusche des Herzens richten sich nach den jeweils vorliegenden Klappenveränderungen. Desgleichen bestimmen auch dann die Folgen der Druck- und Volumenbelastung anteilsmäßig die Herzkonfiguration, die dann noch durch Insuffizienzerscheinungen des Myokards ihre zusätzliche Abweichung

erfährt. Daß keine Beziehung der Symptomatologie einer Trikuspidalstenose beim Karzinoidsyndrom mit einer solchen angeborener Natur besteht, sei besonders hervorgehoben. Vor allem fehlt hier der dort obligate
Vorhofseptumdefekt mit seinem Rechts-Links-Shunt. Die Lebensfähigkeit
dieser Kranken wird durch die meist nicht im Vordergrund stehende
Stenose kaum beeinträchtigt. Eher ist dieses der Fall durch die übrigen,
gleichzeitig beteiligten Klappenveränderungen. Die wenigen Krankheitsfälle, bei denen sich anläßlich der Autopsie auch eine Pulmonalklappen-
insuffizienz herausstellte, konnten intra vitam nicht erkannt werden. Entscheidend für die Diagnose dürfte in diesen Fällen und überhaupt in all
jenen, in denen multiforme und multilokuläre Endokardläsionen vorliegen,
der Herzkatheterismus und die Angiokardiographie sein.

ϰ) *Allgemeine Laborationsbefunde*

Die besondere Eigenart der Karzinoide unter den malignen Geschwülsten kommt auch bei ihrem Karzinoidsyndrom dadurch zum Ausdruck,
daß die im Laboratorium ermittelten oder die direkt am Krankenbett fest-
zustellenden Allgemeinreaktionen des Organismus häufig normal ausfallen.

Ausgehend von 138 Krankheitsfällen der Kasuistik auf S. 78 konnte
44mal eine Angabe über die *Blutsenkungsgeschwindigkeit* gefunden werden.
In 18 Fällen war sie normal, obwohl meist ausgedehnte Lebermetastasen
vorlagen. Elfmal war sie in der ersten Stunde bis zu 20 mm n.W. leicht,
und nur 15mal war sie deutlich beschleunigt. Nur zwei dieser letzteren
Fälle wiesen in der ersten Stunde einen Wert von über 100 mm n.W. auf,
der zudem noch im finalen Krankheitsstadium festgestellt wurde.

Die *Körpertemperatur* wurde nur in wenigen Fällen mitgeteilt. Sie war
fünfmal erhöht. Dagegen hat das Verhalten des weißen Blutbildes eine
stärkere Beachtung gefunden. Eine Beurteilung ließ die Kasuistik von
61 Krankheitsfällen zu. 45mal war die Zahl der *Leukozyten* nicht vermehrt,
sechsmal lagen die Werte zwischen 10 und 12000 bei einem normalen
Differentialblutbild. In drei Fällen trat plötzlich eine Leukozytose mit
Linksverschiebung und im Zusammenhang mit Fieber sowie rechtsseitigen
Oberbauchschmerzen auf. Man konnte daher von einer leukämoiden Reaktion sprechen, zumal bei einer Leukozytose von 45000 Zellen und einem
Überwiegen myeloider Zellformen im Knochenmark in der Peripherie auch
kernhaltige rote Vorstufen erschienen [744]. Wahrscheinlich sind solche
akuten Reaktionen auf einen Zerfall von Lebermetastasen zurückzuführen.
Von einigen Autoren wurde unter der Annahme einer akuten Cholezystitis
in einem solchen Falle eine Operation durchgeführt, hierbei jedoch nur eine
stark von Tumorgewebe infiltrierte Leber angetroffen, in der ein Metastasen-
knoten nekrotisch zu sein schien. Im Differentialblutbild fand sich sonst nur
zweimal eine Eosinophilie bis zu 10% der Gesamtleukozytenzahl.

Auch das *rote Blutbild* erfährt beim Karzinoidsyndrom nur wenig Veränderungen. Entsprechende Angaben liegen für 66 Fälle vor. In 40 Fällen wurde ein Normalbefund oder ein regelrechter Wert mitgeteilt. Nur in zehn Fällen lag eine deutliche und gewöhnlich hypochrome Anämie vor. Bei den übrigen 16 Kranken war das Hämoglobin nur um 1 bis 3 g-%, die Erythrozytenzahl kaum vermindert. Außer in dem bereits oben erwähnten Krankheitsfall wurden noch bei einem Kranken kernhaltige rote Vorstufen in der Peripherie als ein wahrscheinlich symptomatischer Befund im Rahmen einer leichten Anämie festgestellt [489]. Sternalpunktionen sind nicht systematisch durchgeführt worden. Nur in einem Falle wurden entsprechend den ja bekannten Skeletmetastasen bei einer Knochenbiopsie im Mark auch Tumorzellnester angetroffen [744]. Es erscheint aber nach allem, was man von der Metastasierungstendenz der Karzinoide und insbesondere auch auf Grund der hier durchgeführten Autopsien weiß, recht unwahrscheinlich zu sein, daß eine Anämie beim metastasierenden Karzinoidleiden die Folge einer geschwulstigen Infiltration des Knochenmarks ist. Hiergegen spricht auch die Tatsache, daß sowohl die Granulozyto- als auch Thrombozytopoese niemals wesentlich gestört war.

Leider ist eine Bestimmung des *Serumeisens* nur selten unternommen worden. In einem Falle, der nicht anämisch war, lag das Serumeisen mit $140\,\gamma$-% hoch, um damit ebenso wie durch das normale Serumkupfer von $134\,\gamma$-% anzuzeigen, daß Karzinoide oft jegliche Allgemeinreaktion des Organismus vermissen lassen können [350]. Mit Recht wurde der Wert der Bestimmung dieser Schwermetalle im Serum als ein differentialdiagnostisches Kriterium betont [350]. Die genannten Beobachtungen sind gleichzeitig ein Beitrag zur Frage der Ursache pathologischer Allgemeinreaktionen bei bösartigen Tumoren. Ihr normaler Ausfall beim Karzinoid demonstriert, daß Malignität und infiltrierendes Geschwulstwachstum als solches noch nicht die Ursache abnormer Allgemeinreaktionen darstellen.

Aufmerksamkeit hat es auf sich gezogen, daß es bei einem Kranken während des Flushanfalles zu einem flüchtigen Anstieg der *Thrombozyten* kam, bei einer Untersuchung auf das Doppelte des Ausgangswertes [346]. Der Anstieg verlief parallel zur Intensität des Flushs. Gleichzeitig nahm die Blutungszeit ab, was somit nicht nur durch das frei zirkulierende Serotonin bedingt, sondern auch die Folge einer verstärkten Gefäßabdichtung durch die Thrombozyten darstellen konnte. Hierzu paßt die Beobachtung einer Thrombose der Arteria pulmonalis bei einem Karzinoidfall [340]. Unter den 138 Fällen der Kasuistik wurden 19mal die Thrombozyten gezählt, leider aber nur in wenigen Fällen auch im Flushanfall [279, 360, 753]. Von 17 Intervallbestimmungen waren zwei Werte mit 712000 und 1,9 Mill. als erhöht anzusehen. Die übrigen Bestimmungen fielen normal aus. In einem Falle waren die Thrombozyten im Intervall vorübergehend auf 78500 abgesunken, um sich bald zu normalisieren und im Flushanfall nicht zu verändern. In einem anderen Falle wurde während des Flushs kein wesentlicher Anstieg der bei 300000 liegenden Thrombozytenzahl beobachtet. Auch andere Autoren haben offenbar bei mehreren Kranken in verschiedenen Phasen des Karzinoidsyndroms das Verhalten der Thrombozyten verfolgt, ohne aber irgendwelche Abweichungen festgestellt zu haben [*30, 61, 753*]. Wenn diese meist mehr als Stichproben aufzufassenden Untersuchungen auch lückenhaft sind, so machen sie es doch recht unwahrscheinlich, daß beim Karzinoidsyndrom eine Thrombozytose generell einen pathogenetischen Faktor für irgend eines seiner Symptome darstellt.

Die *Blutungszeit* wurde bei elf Kranken bestimmt. Sie wurde fünfmal als normal bezeichnet, in den übrigen Fällen lag sie zwischen 1 und $3^1/_2$ min. In einem Falle mit einer als verkürzt angesehenen Blutungszeit (1 min, 30 sec) waren die Thrombozyten mit 178000 nicht vermehrt. Diese konnten also im Hinblick auf ihre Zahl nicht die Ursache der relativ kürzeren Blutungszeit gewesen sein. Berücksichtigt man die auch methodisch bedingte Streubreite, der die Blutungszeit schon normalerweise unterliegt, so konnte auch aus diesen Beobachtungen nicht auf ein typisches abwegiges Verhalten beim Karzinoidsyndrom geschlossen werden. In vier Fällen war im übrigen außerdem gleichzeitig die *Kapillarresistenz* für normal befunden worden. In acht Fällen war auch die *Gerinnungszeit* des Blutes normal. Diese Beobachtungen müssen nicht zu Untersuchungen in einem Widerspruch stehen, die für das Serotonin in pharmakologischen Dosen gewisse Einflüsse auf bestimmte Phasen oder Faktoren der Blutgerinnung festgestellt haben, da sie während der Zeitspanne einer sekretorischen Inaktivität der Geschwülste erhoben worden sein können. Sie entsprechen andererseits jenen klinischen und experimentellen Untersuchungen, deren Ergebnisse es nicht gestatten, dem Serotonin eine wesentliche Rolle bei der Hämostase beizumessen.

Diese Erörterungen lenken die Aufmerksamkeit auf das Verhalten der *Prothrombinzeit* (Quickwert). Sie wurde bei 22 Fällen mit Lebermetastasen bestimmt. Eine Verlängerung war im Voraus in den Bereich der Möglichkeit zu ziehen. Dennoch fiel der Quickwert 14mal normal aus. Zweimal lag der Wert nicht unter 70% des Kontrollwertes des betreffenden Laboratoriums, zweimal konnte durch Vitamin K kein Anstieg des erniedrigten Wertes erzielt werden. Einmal erfolgte ein leichter Anstieg. In den übrigen Fällen von verlängerter Prothrombinzeit wurde das Verhalten nach Gabe von Vitamin K nicht geprüft. Der häufig normale Ausfall des Quickwertes bestätigt die bekannte Tatsache, daß zur Produktion der an diesem Test beteiligten Gerinnungsfaktoren relativ wenig unversehrtes Lebergewebe erforderlich ist bzw. daß ausgedehnte Leberschädigungen vorliegen müssen, bevor ein nennenswertes Absinken des Quickwertes erwartet werden kann.

Abgesehen von der Prüfung der Prothrombinzeit wurde die Frage der *Funktion der Leber* als ein Ausscheidungs- und Stoffwechselorgan bei zahlreichen Krankheitsfällen angeschnitten, in denen Lebermetastasen vorlagen.

8*

Ohne nähere Angabe der durchgeführten Teste wurde zehnmal eine normale Leberfunktion mitgeteilt. In einem weiteren Falle wurde eine regelrechte Gallaktose-Belastungsprobe festgestellt. Das Serumbilirubin war bei elf Fällen nicht erhöht. In zehn weiteren Fällen war sein Spiegel leicht erhöht, d. h. der Gesamtwert lag zwischen 1,0 und 2,7 mg-%. Final wurde in einigen Fällen ein stärkerer Ikterus der Haut beobachtet. In 19 Fällen wurde die hepatische Ausscheidungsfähigkeit für Bromthalein geprüft. Nur in fünf Fällen wurde der Ausfall der Probe als normal bezeichnet oder lag der nach 45 min noch im Blut retinierte Farbstoffanteil unter 8%. In allen anderen Fällen war die Eliminationsrate teils erheblich eingeschränkt. In 17 Fällen wurde die Aktivität der alkalischen Phosphatase im Blutserum bestimmt. Leider wurde nicht immer eine Bezeichnung der Maßeinheit angegeben. Eine Zunahme der Aktivität scheint aber nur ausnahmsweise vorgekommen zu sein. In einem Falle wurde dieses mit dem gleichzeitigen Vorliegen eines Morbus Paget in Zusammenhang gebracht. Nur von zwei Fällen wurde eine Vermehrung der Urobilinkörper, von einem Falle auch das Auftreten von Gallenfarbstoff im Harn berichtet.

Bezüglich des Verhaltens der *Serumeiweißkörper* liegen Untersuchungsergebnisse von 39 Krankheitsfällen vor. 24mal lag der Gesamteinweißgehalt im Normbereich (6,02 bis 7,42 g-%), teilweise noch etwas darüber. In 18 dieser Fälle wurde auch die Relation der Albumine/Globuline angegeben, und es zeigte sich, daß zehnmal dieses Verhältnis (normal im Mittel 1,73) teilweise deutlich zu Gunsten der Globuline verschoben war, also relative Hypalbuminämien vorlagen, die in Einzelfällen auch absoluten Charakter trugen. Bei zwei dieser Krankheitsfälle, die anfänglich noch einen normalen Eiweißgehalt bei relativer Hypalbuminämie besaßen, kam es im weiteren Verlaufe der Erkrankung zur manifesten Hypoproteinämie mit etwa anteilsmäßigem Absinken beider Eiweißfraktionen. Insgesamt haben also mit Sicherheit nur acht Kranke einen quantitativ und qualitativ normalen Serumeiweißgehalt gehabt. In 15 Fällen war der Serumeiweißgehalt deutlich erniedrigt. Der geringste Wert betrug 4,6 g-%. In sieben von zwölf Fällen mit gleichzeitigen Relationsangaben ließ sich ermitteln, daß die Hypoproteinämie vor allem durch eine Hypalbuminämie bedingt war, während in den übrigen Fällen beide Eiweißkörperarten in gleichem Maße reduziert waren. In zehn Fällen wurde die Globuline elektrophoretisch weiter aufgeschlüsselt. Nur in einem Falle waren die Beta- und Gamma-Globuline und in einem weiteren Falle allein die Gamma-Globuline relativ leicht vermehrt. In einem Falle wurde noch der Anteil des Fibrinogens ermittelt. Er betrug 0,55 g-%. Diesen Befunden entspricht auch, daß die Serumlabilitätsreaktionen, sofern sie untersucht wurden (22mal), nur selten pathologisch ausfielen.

In 43 Fällen wurde der *Harnbefund* mitgeteilt. In 30 Fällen war der Harn frei von Eiweiß und abnormen korpuskulären Elementen. Die Reaktion des Harnes wurde mehrmals als sauer bezeichnet. In den übrigen 13 Fällen, meist Spätstadien der Erkrankung und bei Herzinsuffizienzen, fanden sich geringe Proteinurien, Erythrurien, Leukurien, vereinzelt auch granulierte Zylinder. In einem Falle bestand vorübergehend eine geringe Glykosurie bei einem leichten Diabetes mellitus [222].

In elf Fällen wurden im Hinblick auf die Ausscheidungsfähigkeit der Nieren für *harnpflichtige Eiweißmetaboliten* entsprechende blutchemische Untersuchungen durchgeführt. In drei Fällen fanden sich Anhaltspunkte für eine Urämie, deren Genese aber nicht aufgeklärt werden konnte. Vielleicht hat es sich um hepatorenale Syndrome gehandelt.

Der *Elektrolythaushalt* wurde 19mal geprüft, jedoch nur selten vollständig. Meist wurden keine wesentlichen Veränderungen beobachtet. Einmal fand sich eine „Elektrolytstörung“ bei einem Patienten mit einer postoperativen Darmfistel, einmal eine Hypokaliämie. Da dem Organismus ja nur relativ geringe Kaliumreserven zur Verfügung stehen, ist in Anbetracht der chronischen Durchfälle auch beim Karzinoidsyndrom das Auftreten einer solchen Elektrolytstörung verständlich. Ein Autor fand Blutchloridwerte, die zwischen 700 und 800 mg-% lagen [409]. In neun Fällen wurde die Ausscheidung der 17-Ketosteroide untersucht. Es fanden sich keine wesentlichen Abweichungen.

13mal wurde hier der *Nüchternblutzuckerwert* bestimmt. Achtmal lag er im Normbereich, einmal war er auf 50 mg-% erniedrigt, viermal geringfügig bis 123 mg-% erhöht. Nur in einem dieser Fälle wurde eine Glukosebelastung durchgeführt, die wie auch eine geringe Glykosurie für einen leichten Diabetes mellitus sprach [222]. In den übrigen drei Fällen sprach ein normaler Harnbefund gegen eine manifeste Kohlenhydratstoffwechselstörung.

Die Aziditätsverhältnisse des *Magensaftes* sind nur selten geprüft worden, da offenbar hierzu, abgesehen von theoretischen Erwägungen, nur wenig Veranlassung bestand. Da sich durch Serotonin im Tierversuch die Säurebildung des Magens hemmen läßt, sind solche Untersuchungen beim Karzinoidsyndrom nicht uninteressant. Mehrmals konnte bei Karzinoidkranken freie Säure im Magensaft nachgewiesen werden. Zweimal lag keine freie Säure vor, doch wurde kein Histamin gegeben. Ein Autor fand in zwei von vier Fällen eine histaminrefraktäre Anazidität vor [797]. Dieses wurde in derselben Häufigkeit auch von anderer Seite bestätigt [753]. Überraschend war jedoch [753], daß die anaziden Fälle eine starke Ausscheidung des Uropepsinogens aufwiesen, in einem Falle von dem Ausmaß wie bei einem Duodenalgeschwür. Im allgemeinen pflegt die Ausscheidung des Uropepsinogens mit der Säurebildung im Magen parallel zu gehen. Hier bestand somit eine Diskrepanz, welche die Autoren nicht zu erklären vermochten.

λ) *Begleitende Krankheitserscheinungen*

Bei der Besprechung des endokrin inaktiven enteralen Karzinoids wurde darauf hingewiesen (s. S. 53), daß verschiedene Autoren hier eine Häufung bestimmter begleitender Krankheitserscheinungen und Organveränderungen ermittelt hatten. Zu diesem Ergebnis gelangten sie durch Erhebungen vor allem bei den Angehörigen der Kranken mit einem lokalisierten enteralen Karzinoid. Derartige gezielte Untersuchungen sind bei Kranken mit einem typischen Karzinoidsyndrom zweifellos nicht durchgeführt worden. Aber für eine Reihe von als gehäuft angesprochenen Befunden sollten die hier vorliegenden Kasuistiken von 138 Krankheitsfällen mit einem Karzinoidsyndrom, von denen 61 seziert wurden, doch eine recht gute Vergleichsmöglichkeit bieten.

Unter den Kranken mit einem Karzinoidsyndrom waren Geschwüre im Magen-Darm-Trakt nur in 5,1% der Fälle aufgetreten. Möglicherweise besteht aber eine größere Häufung bei Karzinoiden des Magens und Duodenums. Doch kamen solche Karzinoide hier nur selten vor. Das Fehlen einer generellen Häufung von Ulzera ist auch von anderer Seite bestätigt worden [797]. Entzündungen und Steine der Gallenblase wurden klinisch ebenfalls nur in 5,1%, autoptisch nur in 4,4% der Fälle festgestellt. Wenn man finale Krankheitsphasen ausnimmt, so waren schwere Infekte nur in 3,6% der Kranken aufgetreten. Über eine gleichzeitige Leberzirrhose wurde desgleichen nur in 3,6% der Fälle berichtet. Hierunter fand sich auch noch ein Fall mit einer Cirrhose cardiaque bei einem rechtsseitigen Klappenvitium [78]. Nur ein Kranker wurde als ein Alkoholiker bezeichnet [178]. Die hier angegebenen Häufigkeiten lagen meist in der Größenordnung, die als Norm gilt [321]. Der Alkoholismus scheint beim Karzinoidsyndrom geradezu selten zu sein.

Sonstige Häufungen abnormer Begleiterscheinungen konnten bei den Fällen mit einem Karzinoidsyndrom desgleichen nicht festgestellt werden. Dieses betrifft auch den Diabetes mellitus, der nur in einem Falle manifest geworden war [222]. Hypoglykämien kamen zwar auch einmal vor, können aber auch gut durch den Inanitionszustand der Kranken erklärt werden, es sei denn, es liegt noch gleichzeitig ein B-Inselzell-Adenom des Pankreas vor, was beobachtet wurde [696]. Die Signifikanz einer Häufung der hypertonen Regulationsstörung außerhalb der mit vasomotorischen Erscheinungen einhergehenden Flushanfälle ist auch umstritten. Nach einer Ansicht ist die Häufung der Hypertonie beim Karzinoidsyndrom nicht größer als bei der Gesamtbevölkerung [742]. Eine labile Hypertonie konnte hier nur in 6,5%, eine fixierte in 1,5% der Fälle festgestellt werden. In drei Fällen konnte über den Charakter der Hypertonie keine Entscheidung getroffen werden.

In sieben Fällen = 5,1% fanden sich Divertikel des Dünndarms und Dickdarms. Zweimal wurde ein rechtsseitiger Doppelureter, einmal auch mit Doppelniere angetroffen. In zwei Fällen bestand gleichzeitig ein umschriebener Morbus Paget des rechten Oberschenkels und des Beckens, dabei einmal außerdem ein rechtsseitiger Kryptorchismus und eine Phimose. Ein Autor beobachtete bei einem Kranken beiderseitige Katarakte und erörterte deren Entstehung durch das Grundleiden, zumal bei Ratten durch einen Tryptophanmangel auch Linsenveränderungen zu erzeugen sein sollen [543]. Nur noch eine einzige weitere derartige Beobachtung ist bekannt [681], doch hat es sich hier um einen Fall von atypischem Karzinoidsyndrom gehandelt.

Einzelbeobachtungen sind auch noch eine Reihe von dermatologischen Krankheitsbildern, die man im Zusammenhang mit einem Karzinoidsyndrom auftreten sah [839]. So wurde einmal die Kombination mit einer Akropachydermie und Pachyperiostitis beschrieben [491]. Ein Kranker litt gleichzeitig unter einem Palmar- und Plantarerythem sowie unter einer Neurodermatitis und Vitiligo [839]. Bei einer 51jährigen Frau mit einem Karzinoidsyndrom ohne Herzbeteiligung fanden sich an der Zungenschleimhaut umschriebene knötchenförmige Verdickungen, die sich histologisch als neurale und neuroide Zellwucherungen mit Bindegewebshyperplasie erwiesen [709]. In Anbetracht der oft diskutierten Beziehungen zwischen örtlichem Nervengewebe und Karzinoidentwicklung sahen die Autoren hierin ein Vorstadium späterer Karzinoidentstehung. Hierzu ist allerdings zu bemerken, daß Zusammenhänge zwischen dem submukösen Nervenplexus und der Karzinoidentstehung bisher nur im Wurmfortsatz anerkannt wurden und daß Karzinoide oralwärts von der Kardia ganz extrem selten sind. Außerdem ist das gleichzeitige Zusammentreffen einer Primärgeschwulst im Dünndarm und außerhalb des Magen-Darm-Traktes bisher auch noch nicht beobachtet worden. Schließlich fanden sich bei einer Kranken noch Sklerodermie-ähnliche Hauterscheinungen [874]. Da sich außerdem hier wie in vielen anderen Fällen in der Nachbarschaft der Karzinoide reichlich fibrotisches Gewebe zeigen ließ, konnte man wohl vermuten, daß ähnliche Gewebsveränderungen in der Haut auch mit dem Grundleiden ursächlich verbunden sein könnten.

Anläßlich der Erörterung endokrin nicht wirksamer Karzinoide im Magen-Darm-Trakt wurde bereits festgestellt, daß Karzinoidträger nicht häufiger von einem zweiten Malignom anderer Örtlichkeiten befallen werden als die Träger sonstiger bösartiger Geschwülste und daß sie hiervon auch nicht häufiger befallen werden als gesunde Personen mit einer Erstgeschwulst. Diese Aussage wird sehr wesentlich durch die Tatsache unterstützt, daß sich unter den 138 Kranken mit einem typischen Karzinoidsyndrom kein einziger befand, der noch an einem zweiten Malignom litt. Die Behauptung, beim Karzinoidleiden würde eine ausgesprochene Tumordisposition vorliegen, dürfte demnach mindestens im Hinblick auf bösartige Neoplasmen kaum aufrecht zu erhalten sein. Es ist unwahrscheinlich, daß an dem fehlenden Nachweis von Zweitmalignomen unzureichende Untersuchungen Schuld sein sollten, denn immerhin sind in 61 Krankheitsfällen auch Sektionen durchgeführt worden.

5. Endokrinologie

a) Wirkstoffe und Fermente in den Geschwülsten

Schon normalerweise kann man in der Darmschleimhaut auf verschiedene Weise eine Substanz nachweisen, die sich als Serotonin identifizieren läßt. Dieser Wirkstoff ist an die Anwesenheit der basalgranulierten Zellen zurückzuführen. Ein besonders reichlicher Gehalt an Serotonin findet sich bereits in den endokrin noch nicht aktiven Geschwülsten dieser Zellen. Hier interessiert besonders die Serotoninkonzentration in den endokrin auch aktiv gewesenen Tumoren. Es liegen hier die Untersuchungen von 24 Krankheitsfällen vor, meist metastasierenden Karzinoiden des Dünndarms, einmal des Meckelschen Divertikels, zweimal von lokalisierten Geschülsten in Teratomen des Ovars. In allen Fällen waren die Tumoren insofern endokrin aktiv, als sich im Harn eine gesteigerte Ausscheidung des Abbauproduktes des Serotonins nachweisen ließ.

Die Ergebnisse können hier nicht alle im einzelnen wiedergegeben werden. Auch steht die Bestimmung des Serotonins mit verschiedenen Methoden einer absoluten Vergleichbarkeit der Konzentrationen entgegen. Die meisten Untersuchungen wurden an Metastasen durchgeführt. Sofern eine Bestimmung am Primärtumor und an den Metastasen des gleichen Krankheitsfalles durchgeführt wurde, lag die Konzentration in den Tochtergeschwülsten höher [82]. So fand sich in einem Ileumtumor 61 γ, in der dazugehörigen Lebermetastase 360 γ Serotonin/g Frischgewicht [297]. Andererseits ist hinsichtlich des Serotoningehaltes in den Metastasen eine große Schwankungsbreite auffallend. So konnten in einer Lebermetastase nur 25 γ [594], in einer Lymphknotenmetastase aus dem Mediastinum jedoch sogar 7000 γ Serotonin/g Frischgewicht bestimmt werden [877]. Im allgemeinen überwogen in den Metastasen die Werte über 500 γ. Besonders hingewiesen werden muß auch auf den hohen Serotoningehalt in den Gonadenkarzinoiden. Die Werte betrugen hier 35 γ [25], 432 γ [799] und 2120 γ Serotonin/g Frischgewicht [681].

Zu ganz erstaunlichen Werten gelangt man, wenn man intra vitam den gesamten 5-Hydroxyindol-Pool zu berechnen versucht. Hierzu wurde bei einem Kranken eine bestimmte Menge radioaktiv markiertes 5-Hydroxytryptophan verabreicht, das ja die unmittelbare metabolische Vorstufe des Serotonins darstellt [744]. Es wurde dann tageweise die ausgeschiedene markierte und unmarkierte 5-Hydroxyindolessigsäure gemessen. Hierbei gelangte man zu einer Poolgröße von 2800 mg mit einer Halbwertszeit von $5^1/_2$ Tagen. Kennt man den Hormongehalt eines Karzinoids, so läßt sich aus der Poolgröße die Menge des vorhandenen Geschwulstgewebes berechnen. Die starke Schwankungsbreite der Serotoninkonzentration in den Geschwülsten, wie sie nach einer Biopsie oder Autopsie festgestellt wurde, sagte demgegenüber natürlich nichts über den Hormon-Turnover und die tatsächliche Hormonsekretion aus. Ein hoher Serotoningehalt deutet lediglich auf eine Hormonspeicherungsfähigkeit als ein Charakteristikum der Mehrzahl aller Karzinoide. Die Vorstufe des Serotonins, das 5-Hydroxytryptophan, wird im allgemeinen in solchen ausgereiften Karzinoiden nicht angetroffen, vielleicht weil seine Umwandlung in Serotonin zu rasch vor sich geht. Tryptophan kann hier aber einmal vorkommen [*82*].

Teilweise wurden Karzinoide auch auf weitere Substanzen mit Hormoncharakter untersucht. So ergab sich der Verdacht auf eine weitere darmwirksame Substanz, die aber bislang nicht identifiziert werden konnte [*465, 467*]. Die Anwesenheit von Azetylcholin, Histamin, Adrenalin und Substanz P konnte aber ausgeschlossen werden. Auch andere Autoren fanden in einer Lebermetastase weniger als $10\,\gamma$ Histamin/g Frischgewicht [*864*]. In ausgereiften Karzinoiden des Darmes scheint demnach Histamin nicht vermehrt enthalten zu sein. In einigen Untersuchungen wurde auch der Nachweis von 5-Hydroxyindolessigsäure angestrebt [*746, 754, 881, 882*]. Sofern es sich um autoptisch entnommenes Gewebe handelte, ließen sich auch deutliche Mengen nachweisen. Waren diese Untersuchungen aber am frischen bioptisch gewonnenen Gewebe durchgeführt worden, so mißlang der Nachweis [*746, 754*]. Man muß daher annehmen, daß der Nachweis am autoptischen Gewebe auf einen noch postmortal eingetretenen Abbau des Serotonins zurückzuführen war, und zwar auf Grund der Anwesenheit der Monaminoxydase in den Geschwülsten. In den Extrakten eines Appendixkarzinoids fand sich keine Bufoteninaktivität [*291*].

Über den Mechanismus der Freisetzung der in den Karzinoiden enthaltenen Hormonmengen besteht noch weitgehende Unklarheit. Der Anfallscharakter der Systemeffekte des Karzinoidsyndroms wie auch biochemische Befunde im Blut und im Harn sprechen dafür, daß die Freisetzung des Serotonins aus den Tumoren kontiniuerlich und schubweise stattfindet. So haben Serotoninbestimmungen im Blut zeigen können, daß die Hormonkonzentration im Verlaufe eines Flushs ansteigt. Andere Bestimmungen im Blut und der Charakter der Ausscheidung der 5-Hydroxyindolessigsäure mit dem Harn zeigten aber, daß daneben auch eine fortlaufende Hormonsekretion erfolgt, und für viele Krankheitsfälle scheint dieses endokrine Verhalten vorherrschend zu sein, wobei insbesondere auf die rein kardialen Verlaufsformen verwiesen sei.

In den Metastasen von Kranken mit einem Karzinoidsyndrom ließ sich auch eine gesteigerte Aktivität des Enzyms Kallikrein feststellen [*556, 885*]. Seine proteolytische Wirkung spaltet bekanntlich aus einem Plasmaprotein vasoaktive Peptide vom Typ des Kallidins oder Kinins ab. Zu Peptiden solchen Typs gehört auch das Bradykinin. Die Wirkung dieser Kinine unterliegt wahrscheinlich dem Einfluß von Katecholaminen, wohl durch Aktivierung oder Freisetzung des Enzyms Kallikrein.

b) Wirkstoffe im Blut

Bei über 50 Krankheitsfällen mit einem Karzinoidsyndrom wurden Bestimmungen der Konzentration des Serotonins im Blut oder in einzelnen seiner Fraktionen durchgeführt. Die angewandten Bestimmungsmethoden waren meist biologischer Art, verschiedentlich wurde aber auch zunächst eine Papierchromatographie durchgeführt, wobei die der Serotoninaktivität entsprechende Position dann anschließend auf die eine oder andere Weise analysiert wurde. Meistens handelte es sich um Bestimmungen am Gesamtblut oder am Serum, in einigen Fällen wurden aber auch das Plasma und die Thrombozyten getrennt untersucht. Das Blut wurde meistens der Kubitalvene, vereinzelt auch dem arteriellen System oder großen Körpervenen entnommen. Die Mehrzahl der Blutproben wurde zu einem Zeitpunkt abgenommen, an dem offenbar keine funktionellen Systemerscheinungen vorlagen. Nur vereinzelt wurde das Verhalten der Serotoninkonzentration im Verlaufe eines Flushanfalles ermittelt, und ebenso wurden auch nur vereinzelt simultane Blutentnahmen in verschiedenen Gefäßbezirken durchgeführt.

Sofern im Verlaufe eines typischen Karzinoidsyndroms Bestimmungen der Konzentration des Serotonins im Blut oder im Serum durchgeführt wurden, waren die erhaltenen Werte fast immer erhöht, obwohl im Augenblick der Blutentnahme keine Flushanfälle bestanden. Bei zahlreichen Untersuchungen an einem großen Krankenmaterial wurden Werte bis zu 5,2 γ Serotonin/ml gefunden [595]. Auch wenn die Thrombozyten extra untersucht wurden, war deren Serotoninkonzentration erheblich gesteigert [39, 297, 452, 744, 754]. Wurde die Serotoninkonzentration während eines Flushanfalles bestimmt, so konnten die Werte dort höher als in einem Intervall liegen [156], oder man konnte einen graduellen Anstieg und Abfall beobachten [346]. Allerdings war dieses Verhalten nicht immer vorhanden [477, 744, 797]. Bei einer simultanen Blutentnahme aus der Brachialarterie und Kubitalvene konnten einige Autoren keine wesentlichen Unterschiede der Konzentrationen feststellen [753]. Von Bedeutung ist der Befund (s. Abb. 18), daß die Serotoninkonzentration im Blut bei der Passage der Lungenstrombahn abfällt [19, 297]. Dieses ist auf die hohe Aktivität der MAO im Lungengewebe zurückzuführen. Auch andere Autoren fanden postmortal Unterschiede der Serotoninkonzentrationen im Blut aus dem rechten und linken Herzen [881, 882]. Dieser Befund ist nicht zuletzt deswegen für das Karzinoidsyndrom von Bedeutung, da er die bevorzugte Erkrankung des rechten Herzens zu erklären vermag, sofern das Serotonin hierfür pathogenetisch entscheidend ist. Es sei aber auch nicht übergangen,

daß die Reduzierung der Serotoninkonzentration des Blutes bei seiner
Passage durch die Lungen nicht von allen Seiten bestätigt werden konnte
[700, 744, 746, 883]. Es wurde auch schon vermutet, daß die Entgiftungsfunktion der Lungen für Serotonin, d. h. ihre MAO-Aktivität, beim Karzinoidsyndrom im Sinne einer Adaptation ansteigt. Auf Grund entsprechender Untersuchungen ist dieses jedoch wenig wahrscheinlich [159].

Besondere Aufmerksamkeit ist auch der Frage des im Plasma frei zirkulierenden Serotonins zugewandt worden. Mehrere Autoren haben bei Kar-

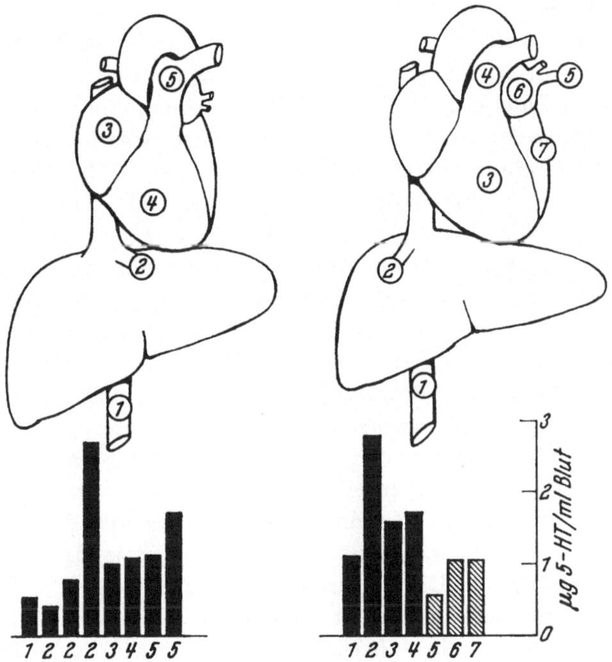

Abb. 18. Konzentration des Serotonins im Blut aus der Vena cava inf., den Lebervenen sowie aus den
einzelnen Herzabschnitten und dem Lungenkreislauf bei zwei Herzkatheteruntersuchungen eines
Karzinoidkranken am 12. Juli und 18. September 1962. Die Zahlen unter den Säulen weisen auf die
einzelnen Stellen der Blutentnahme hin (nach SCHMID, BACHMANN, MEYTHALER, MEYTHALER, SCHÖN
und HENNING, 1963 [690])

zinoidkranken im Plasma freies Serotonin feststellen können, teilweise in
nicht unbeträchtlichen Mengen, die dann bei der Lungenpassage abnehmen
konnten [297, 753, 754]. Auch dieser Befund ist nicht von allen Seiten
bestätigt worden [797]. Es ist schon länger bekannt [594], daß ebenso wie
unter normalen Verhältnissen auch beim Karzinoidsyndrom die Hauptmenge des Serotonins in den Thrombozyten transportiert wird, die ja eine
große Absorptionskapazität besitzen. Einige Autoren haben ursprünglich
bei einer Reihe von Kranken kein freies Serotonin feststellen können [746],
später haben sie jedoch auch Werte bis zu 2,7 γ Serotonin/ml Plasma beobachtet [744]. Sie stellten die Realität dieser ungebundenen Serotoninmengen

im Plasma aber wegen der methodischen Fehlermöglichkeiten bei der Auftrennung der einzelnen Blutfraktionen sehr in Frage.

Das Abbauprodukt des Serotonins, die 5-Hydroxyindolessigsäure, kommt beim Karzinoidsyndrom nach den wenigen vorliegenden Untersuchungen im Blut entweder nur in Spuren vor [452] oder die Werte liegen gerade über dem Normalen [570]. Doch wurden im Plasma auch Konzentrationen bis zu 0,8 γ/ml gemessen [744]. Auch mit der Hochspannungselektrophorese konnten im Serum abnorme Mengen an 5-Hydroxyindolessigsäure nachgewiesen werden [350].

Vereinzelt wurde das Serotonin auch in den Flüssigkeiten anderer Körperhöhlen in erhöhten Konzentrationen angetroffen. So konnte bei einem Fall im Liquor cerebrospinalis 0,5 γ Serotonin/ml festgestellt werden [754]. Andere Autoren konnten aber bei einer ganzen Reihe von Kranken im Liquor kein Serotonin nachweisen [58, 744, 746]. Die Frage nach der Bluthirnschranke für Serotonin ließ sich hiernach nicht eindeutig beantworten. Auffällig bleibt aber eine Beobachtung [144]. Hier hatte sich im Liquor sogar eine Konzentration von 20 γ Serotonin/ml messen lassen. Im Blut fand sich aber auch vermehrt 5-Hydroxytryptophan, welches die Bluthirnschranke gut passiert. Das Serotonin dürfte daher hier und vielleicht auch in ähnlichen Fällen erst sekundär im Zentralnervensystem gebildet worden sein. Wenn sich postmortal auch im Aszites und im Pleuratranssudat erhöhte Serotoninkonzentrationen feststellen lassen [882], so erhebt sich die Frage, ob dieses auch den intravitalen Verhältnissen entspricht.

Interesse ist auch noch dem Histamin im Blut zugewendet worden. In einem Falle, einem Ovarialkarzinoid, war der Gehalt des Blutes mit 4 γ/100 ml nicht erhöht [799], in einem anderen Falle war er mit 11 γ/100 ml nur leicht erhöht [700]. Die Normalwerte betragen bis zu 9 γ Histamin/ 100 ml. Eine Einzelbeobachtung ist noch der Nachweis von Tryptamin im Blut eines Karzinoidkranken [189]. Schließlich hat sich nachweisen lassen, daß im Lebervenenblut von Karzinoidkranken auch erhöhte Kininspiegel auftreten [556]. Ein wesentlicher Anstieg dieses Spiegels erfolgt angeblich in jedem Falle, wenn ein Flush durch Adrenalin oder Alkohol ausgelöst wird. Diese Beobachtung ist wahrscheinlich von wesentlicher pathogenetischer Bedeutung. Die Signifikanz der erhobenen Feststellungen wird dadurch unterstützt, daß von anderer Seite im Serum einer Karzinoidkranken ein erniedrigter Kininogenspiegel angetroffen wurde, was als einen Hinweis auf gesteigerte Wirkung von kininfreisetzenden Enzymen zu deuten ist [885].

Als einen wesentlichen humoralen Befund kann man somit einmal festhalten, daß sich bei einem typischen Karzinoidsyndrom in flushfreien Zeiten im Blut erhöhte Konzentrationen von Serotonin finden, die wahrscheinlich vornehmlich mit den Thrombozyten transportiert werden. Im Flushanfall können diese Konzentrationen weiter ansteigen, doch ist es fraglich, ob ein solcher Anfall notwendigerweise mit einem solchen Anstieg verbunden ist [477]. Man kann heute nicht daran zweifeln, daß in einem Flushanfall ein Anstieg von Serotonin im Blut ausbleiben kann. Nach den bisherigen Untersuchungen läßt es sich auch nicht sicher entscheiden, ob neben dem gebundenen Serotonin in den Thrombozyten auch noch freier Wirkstoff im Plasma zirkuliert. Auf Grund der pharmakodynamischen Effekte des ausgeschütteten Serotonins ist dieses aber wohl doch anzunehmen. Wenig zweifelhaft ist es heute weiterhin, daß die Passage des Blutes durch die Lungen zu einer biologisch bedeutungsvollen Reduzierung der Serotoninkonzentrationen führt [19]. Diese Reduzierung ist aber relativer Natur und es ist anzunehmen, daß hierbei genügende Wirkstoffmengen übrig bleiben, um in der Körperperipherie zu Systemeffekten zu führen. Von großer Bedeutung ist aber auch noch die Beobachtung eines erhöhten Spiegels im Blut an Kininen vom Typ des Bradykinins [556]. Solche gefäßaktiven Stoffe können sehr wohl für die Pathogenese des Flushanfalles infrage kommen.

c) Hormone und Hormonmetaboliten im Harn

Wird der Harn von Kranken mit einem endokrin wirksamen Karzinoid einer papierchromatographischen Auftrennung unterzogen, so lassen sich hier einmal zahlreiche Indolverbindungen und weitere in diesem Zusammenhang interessierende Substanzen nachweisen. So fanden sich einmal folgende Stoffe: 5-Hydroxytryptamin (Serotonin), N-Azetyl-5-hydroxytryptamin, 5-Hydroxyindolessigsäure, 5-Hydroxyindolazetursäure, 5-Hydroxyindolessigsäure-o-Sulfat, Indolessigsäure, Tryptophan, Indikan und 2-Amino-3-hydroxyazetophenon [151, 521, 753]. Mit Hilfe der Hochspannungselektrophorese konnte neben 5-Hydroxyindolessigsäure auch eine Vermehrung von Tryptophan und Tyrosin nachgewiesen werden [350]. Ein solcher Befund ist in der Abb. 19 (s. S. 101) zu erkennen. Während die Ausscheidung vermehrter Mengen an 5-Hydroxyindolessigsäure beim Karzinoidsyndrom ein fast obligater Befund darstellt, brauchen die übrigen Stoffe nicht unbedingt gleichzeitig auch vermehrt aufzutreten. 5-Hydroxytryptophan wird bei einem typischen Karzinoidsyndrom im Harn im allgemeinen nicht festgestellt. Der Nachweis dieser Substanz und von Indolmilchsäure bei einem Falle, dessen Geschwulst als ein typisches argentaffines Karzinoid angesprochen wurde [549], stellte eine Einzelbeobachtung dar. Zusätzlich sind verschiedentlich noch unbekannte Indole aufgetrennt worden, die noch nicht näher definierbar waren [151, 294, 746].

Quantitative Analysen der ausgeschiedenen Substanzen haben ergeben, daß bei einem ausgereiften und endokrin aktiven Karzinoid unter den Indolverbindungen nur die 5-Hydroxyindolessigsäure, weniger auch das Serotonin eine abnorm vermehrte Ausscheidung erfahren [570, 743, 809]. Dieses ist durch zahlreiche Autoren bestätigt worden. Die im Laufe eines Tages ausgeschiedenen 5-Hydroxyindolessigsäuremengen können bei ausgeprägten Krankheitsfällen über 1600 mg betragen [*188, 472*]. Wurden auch diese extremen Werte nicht immer erreicht, so waren Menegn von über 600 mg/24 Std doch keine Seltenheit. Auch bei Anwendung der Hochspannungselektrophorese mit quantitativer Auswertung der aufgetrennten und eluierten 5-Hydroxyindolessigsäurebande fand sich eine 64,3fach vermehrte Ausscheidung dieser Substanz gegenüber der Norm [*350*]. Da nach den experimentellen Untersuchungen die 5-Hydroxyindolessigsäure ein wesentliches Abbauprodukt des Serotonins darstellt, die ausgeschiedene Säure wahrscheinlich nur aus dem 5-Hydroxyindolstoffwechsel stammt und ihre Ausscheidungsgröße in einem bekannten Verhältnis zu der vom Tumor sezernierten Wirkstoffmenge steht, läßt sich aus diesen Beobachtungen die bisweilen gewaltige endokrine Tätigkeit vieler Geschwülste ermessen und berechnen [*570*]. Die ausgeschiedene Menge an 5-Hydroxyindolessigsäure erlaubt aber noch keinen Rückschluß auf den Umfang des vorhandenen Geschwulstgewebes. Kleine Geschwülste, etwa lokalisierte Karzinoide in Teratomen der Gonaden, können sehr große Mengen an 5-Hydroxyindolessigsäure ausscheiden. Andere, mit gewaltigen Metastasen einhergehende Tumoren sezernieren oft gar keine Wirkstoffmengen.

Es ist anzunehmen, daß die großen Mengen an 5-Hydroxyindolessigsäure vor allem dem Serotonin entstammen, das in den Lebermetastasen gebildet wird. Kleine Ovarialkarzinoide zeigen aber, daß auch bestimmte noch lokalisierte Tumoren endokrin sehr aktiv sein können. Beweise für den Ursprung der 5-Hydroxyindolessigsäure aus dem in den Karzinoiden gebildeten Serotonin sind der bekannte Metabolismus dieses Amins, der Nachweis von Serotonin in den Tumoren, die Normalisierung der Ausscheidung der 5-Hydroxyindolessigsäure nach Resektion von lokalisierten Ovarialkarzinoiden [*681, 799*] oder nach Resektion eines Darmtumors und seiner Lymphknotenmetastasen bei nur kleiner Lebermetastase [*615*] und schließlich die gesteigerte Ausscheidung von 5-Hydroxyindolessigsäure nach Gabe von Reserpin in Mengen, die nicht gut aus normalen 5-Hydroxytryptamin-haltigen Geweben herrühren können.

Wiederholt ist es nun noch beobachtet worden, daß die Ausscheidung der 5-Hydroxyindolessigsäure in einem gegebenen Falle durchaus nicht konstant erhöht verläuft, sondern daß starke Schwankungen vorkommen, die bis oder fast bis in den normalen Bereich herab möglich sind [*16, 329, 392, 451, 452, 595*]. Diese Variationen in der Ausscheidung der 5-Hydroxyindolessigsäure sind der Ausdruck der diskontinuierlichen Hormonsekretion der Karzinoide, die auch in den wechselnden Serotoninspiegeln im Blut zum Vorschein kommt. Dieses Verhalten der endokrinen Funktion der Karzinoide sollte besondere Beachtung verdienen. Da die gesteigerte Ausscheidung der 5-Hydroxyindolessigsäure ein diagnostisches Kriterium darstellt, kann fallweise ein Normalbefund zu Irrtümern führen, wenn man diese Eigenart der Geschwülste nicht berücksichtigt.

Auf verschiedene Weisen kann die Ausscheidung der 5-Hydroxyindolessigsäure angeregt werden. Grundsätzlich handelt es sich hierbei um jene Möglichkeiten, die auch zu endokrinen Systemeffekten führen und daher schon an anderer Stelle erörtert wurden. Vorweg sei hier wieder auf das Reserpin verwiesen [451, 404, 753]. Andere Faktoren sind eine Fettmahlzeit [58, 404], Tryptophan-reiche Nahrung [746], Sympathikomimetika [700] und Histamin [156, 753]. Sowohl Reserpin [156, 680, 746] als auch Histamin [404, 753] führen aber nicht regelmäßig zu einer Steigerung der Ausscheidung von 5-Hydroxyindolessigsäure.

Eine medikamentöse Verminderung der Ausscheidung der 5-Hydroxy-indolessigsäure im Sinne einer Dämpfung der Serotoninsekretion ist kaum möglich. Sowohl Serotonin-Antagonisten, Chlorpromazin wie Chelate haben versagt [39, 306, 404, 700, 753, 754]. Für die Serotonin-Antagonisten ist dieses ohnehin verständlich, da sie ja nicht in die Bildung des Serotonins eingreifen. Ein Absinken der Konzentration der 5-Hydroxyindolessigsäure im Harn kann unter Chlorpromazin vorgetäuscht werden, da dieses Phenothiazin mit der kolorimetrischen Bestimmungsmethode interferiert. Hierdurch kann es also zu Irrtümern kommen, was auch schon geschehen ist [129]. Ein Absinken der Konzentration der 5-Hydroxyindolessigsäure im Harn unter Iproniazid kommt durch die Inhibierung der Aktivität der MAO zustande, entspricht also keiner verminderten Serotoninsekretion. Das sezernierte Serotonin wird lediglich an seinem Abbau gehindert, so daß sogar ein Flushanfall ausgelöst werden kann [404]. Eine Möglichkeit, die Ausscheidung der 5-Hydroxyindolessigsäure zu vermindern, besteht noch in der Reduzierung der Serotoninbildung durch Hemmung der Aktivität der 5-Hydroxytryptophan-Dekarboxylase. Bei zwei Karzinoidkranken konnte man nach Verabreichung von α-Methyl-3,4-dihydroxyphenyl-alanin einen deutlichen Abfall der Ausscheidung von 5-Hydroxyindolessigsäure beobachten [741]. Allerdings ist dieser Effekt unsicher, wie noch im therapeutischen Abschnitt zu erörtern sein wird.

Beim typischen Karzinoidsyndrom kann sodann auch die Ausscheidung anderer 5-Hydroxyindole vermehrt sein. Wird einer Kolorimetrie nicht die spezifische Extraktion der 5-Hydroxyindolessigsäure vorausgeschickt, so können bisweilen um 10 bis 50% höhere 5-Hydroxyindolwerte als für die 5-Hydroxyindolessigsäure allein angetroffen werden [744]. Hierunter verbirgt sich auch das Serotonin. Seine Ausscheidung ist hier bei etwa 20 Fällen quantitativ bestimmt worden. Sehr oft liegen die Werte im Normalbereich. Es kommt aber auch einmal eine gesteigerte Ausscheidung vor. So findet man Angaben über 1320 γ Serotonin/24 Std [595], 3,12 bis 3,45 γ Serotonin/ml [472] oder sogar 20 γ Serotonin/ml [750]. Höhere Werte im Harn könnten ihre Ursache darin haben, daß die in der Zeiteinheit anfallende Hormonmenge die Abbaukapazität der MAO überschreitet. Sofern schließlich im Blut Tryptamin in relevanten Mengen auftritt, erscheint auch dieses im Harn [*144*]. In einem solchen Falle lag die Konzentration der entsprechenden Indolessigsäure allerdings auffallend niedrig [*189*].

Sehr unterschiedlich sind die Ergebnisse einer Bestimmung der Ausscheidung von Histamin bei Fällen von typischem Karzinoidsyndrom. Normalerweise beträgt seine Ausscheidung in 24 Std 6 bis 19 γ [*595*]. Bei einer ganzen Reihe von Kranken lag die Ausscheidung des Histamins innerhalb dieses Bereiches oder nur gering darüber [*700, 754, 864*]. Es sind aber auch bei solchen ausgereiften Karzinoiden erhebliche Vermehrungen im Harn vorgekommen, so in einem Falle 2600 [*595*], in einem anderen bis 2400 γ/Tag [*753*]. Auch bei einem Karzinoid in einem Ovarialteratom fand sich im Harn eine mit 153 γ/Tag vermehrte Histaminausscheidung [*799*]. Die Ursache dieser vermehrten Ausscheidung von Histamin ist noch nicht geklärt. Die Tumoren erzeugen es sicherlich nicht. Eher ist es denkbar, daß Histamin sekundär durch Serotonin aus anderen Geweben freigesetzt wird, wofür es auch eine experimentelle Begründung gibt [*224*].

Verschiedene Autoren haben gezeigt, daß es in einzelnen Fällen von Karzinoidsyndrom auch zu einer vermehrten Ausscheidung von Katecholaminen und ihrer Metaboliten mit dem Harn kommt [*50, 477, 782*]. Von Bedeutung ist hierbei vor allem die gesteigerte Ausscheidung der Vanillylmandelsäure, dem Hauptendprodukt des Katecholaminstoffwechsels. Ihre vermehrte Ausscheidung beim Karzinoidsyndrom deutet auf einen angeregten Katecholaminstoffwechsel. Ungeklärt ist die Frage, wodurch dieser bisweilen zu beobachtende Effekt zustandekommt. Denkbar wäre, daß Serotonin nicht nur, wie oben angedeutet, Histamin, sondern auch andere Amine aus dem Gewebe freisetzt. Die Ausscheidungswerte der Vanillylmandelsäure liegen übrigens beim Karzinoidsyndrom noch weit unter jenen, die man beim Phäochromozytom anzutreffen pflegt [*782*]. Sie liegen jedoch in einem Größenbereich, der eine pathogenetische Beteiligung der Katecholamine am funktionellen Karzinoidsyndrom in Betracht ziehen lassen muß. Aber selbst Normalwerte schließen eine solche nicht aus, da sich ihr Substrat in einem Zustand erhöhter Sensibilität befinden könnte.

6. Pathologische Anatomie

a) Lokalisation von Primärgeschwulst und Metastasen

Die biologische Grundlage eines typischen Karzinoidsyndroms ist das ausgereifte Karzinoid im Verlaufe des Verdauungskanals. Eine Analyse von 138 Krankheitsfällen der Literatur (Kasuistik s. S. 78) ergibt als Lokalisation des Primärtumors Örtlichkeiten, die in der Abb. 20 auch mit ihren relativen Häufigkeiten dargestellt sind.

Es fällt sofort auf, daß das Ileum der häufigste Sitz des Primärtumors bei einem typischen Karzinoidsyndrom ist (68,2%). Die Ursache für diese Bevorzugung ist leicht einzusehen. Auf S. 64 wurde bereits ausgeführt, daß die an sich schon häufigen Ileumkarzinoide auch am häufigsten von allen Karzinoiden des Magen-Darm-Traktes metastasieren. Die Metastasierung und die Entfaltung umfangreichen Geschwulstgewebes ist aber eine der wesentlichen Voraussetzungen für die Endokrinie und endokrine Symptomatik dieser Tumoren.

Nicht unbeträchtlich ist die Anzahl der Krankheitsfälle, in denen man über die Lokalisation des Primärtumors nichts aussagen kann (16,6%). Sehr wahrscheinlich entfällt aber ein Teil hiervon auch noch auf das Ileum. Aus der Pathologie dieser Geschwülste ist ansonsten die Tatsache gut bekannt, daß der Primärtumor eines metastasierenden Karzinoids trotz sorgfältiger Untersuchung wegen seiner geringen Größe nicht auffindbar ist.

Lokalisation	Anzahl d. Fälle	%
Magen	2	1,5
Duodenum	1	0,7
Gallenblase	–	
Jejunum	6	4,4
Ileum	94	68,2
Meckelsches Divertikel	1	0,7
Appendix	2	1,5
Zökum	3	2,2
Kolon	1	0,7
Rektum	–	
Gonaden	5	3,6
Unbekannt	23	16,6

Abb. 20. Lokalisation des Primärtumors bei 138 Fällen der Literatur von typischem Karzinoidsyndrom [408]

Besonders hingewiesen sei auf die Krankheitsfälle von Karzinoidsyndrom mit einem Primärtumor in Teratomen der Gonaden. Auch diese müssen zu den enteralen Karzinoiden gerechnet werden, da sie überwiegend aus Abkömmlingen des Intestinaltraktes hervorgehen. Von den in der Abbildung aufgeführten Fällen handelt es sich viermal um eine noch lokalisierte Geschwulst. Die ursprüngliche Anzahl solcher Fälle von Gonadenkarzinoiden konnte in letzter Zeit noch durch weitere Kasuistiken ergänzt werden, so daß heute bereits eine ganze Reihe von derartigen Beobachtungen vorliegt [25, 51, 212, 681, 719, 799, 833]. Nicht hierzu gehört ein Fall, bei dem wahrscheinlich nur eine Metastase im Hoden vorlag [178]. Wegen ihrer Lokalisation außerhalb des Magen-Darm-Traktes und in einem Gefäßgebiet, das nicht vom Portalkreislauf drainiert wird, sind diese Fälle für die Deutung der Pathogenese der Fernwirkungen und der enteralen Symptomatik des Karzinoidsyndroms von besonderer Wichtigkeit. Da das Karzinoidsyndrom hier somit bisweilen auftritt, ohne daß Metastasen vorliegen, ermöglicht hier seine Erkennung fallweise die radikale Entfernung der Geschulst und unter Umständen die vollständige Heilung von dem Leiden.

Lokalisationen des Primärtumors außerhalb des Ileums sind selten. Die Seltenheit eines Karzinoidsyndroms mit dem Primärtumor in der Appendix entspricht der allgemeinen klinischen Erfahrung, daß diese Geschwülste wahrscheinlich besonders gutartig sind und gewöhnlich noch frühzeitig vor Auftreten von Tochtergeschwülsten entfernt werden. Ein Karzinoidsyndrom mit dem Primärtumor in der Gallenblase oder im Rektum wurde noch nicht beobachtet. Bezüglich des ja ohnehin sehr seltenen Gallenblasenkarzinoids mag hier der Zufall eine Rolle spielen. Hinsichtlich des Rektumkarzinoids weist diese Feststellung aber doch auch darauf hin, daß es sich hierbei biologisch gesehen um eine morphologisch verwandte, pathophysiologisch aber differente Geschwulsttype handelt. Der Anteil von Fällen mit dem Primärtumor im Magen hätte hier noch um einige Fälle erweitert werden können. Doch handelt es sich bei den hier nicht berücksichtigten Fällen um Beispiele von atypischem Karzinoidsyndrom. Der Magen ist offenbar ein Lieblingssitz für den Ausgangspunkt eines endokrin in abweichender Richtung wirkenden metastasierenden Karzinoids.

Wenn auch wahrscheinlich multiple Karzinoide häufiger metastasieren, so konnte hier doch nicht der Eindruck gewonnen werden, daß solche Geschwülste hier überdurchschnittlich häufig vorgekommen sind.

Für die Klinik ist noch von besonderem Interesse die Kenntnis von der Lokalisation der Metastasen. Die in der Literatur mitgeteilten Krankheitsfälle von typischem Karzinoidsyndrom wurden daher nach Angaben über den Sitz der Metastasen des jeweiligen Primärtumors durchgesehen. Das Ergebnis dieser Untersuchung findet man in der Tab. 11. Es versteht sich, daß dieses Ergebnis ganz wesentlich von der Frage beeinflußt worden ist, wie häufig Sektionen durchgeführt worden sind. Da dieses nur 61mal (= 44%) der Fall war und die Mehrzahl der Angaben sich auf eine Laparotomie oder klinische und röntgenologische Untersuchung stützt, können die hier wiedergegebenen Häufigkeiten der jeweiligen Metastasen ebenfalls nur als Mindestwerte betrachtet werden.

Als Sitz der Metastasen imponiert sofort die hohe Beteiligung der regionalen Lymphknoten, des Peritoneums und Retroperitoneums, vor allem aber der Leber. Das relative Zurücktreten der regionalen Lymphknoten gegenüber der Leber erklärt sich wohl durch die Tatsache, daß hier infolge ihrer Kleinheit Metastasen besonders bei Laparotomien der Entdeckung entgehen können. Besonders interessant ist noch der relativ häufige Befall des Ovars, Pankreas, Herzens und der Lunge. Die Metastasierung in die Ovarien führte nur in einem Falle zur Früherfassung des Karzinoids [833], was im Gegensatz steht zu jenen Fällen, in denen sich das Karzinoid in einem zystischen Teratom der Gonaden entwickelte. Aber auch solche Gonadenkarzinoide können bei ihrer Diagnostizierung schon metastasiert sein

[*212*]. Drei Fälle von Karzinoidgewebe im Pankreas wurden als metastasierende Karzinoide unbekannten Ursprungs gedeutet, da in diesem Organ zwar „hellzellige" Geschwülste vom Inselzelltyp, aber keine Karzinoide mit typischen histochemischen Reaktionen bekannt sind. In diesem Sinne wurde auch ein Fall bewertet, der noch zur Geschichte des Karzinoids gehört [*12*]. Lungenmetastasen sind von Interesse für die Entstehung linksseitiger Herzveränderungen. Das Karzinoidgewebe in einem Hoden wurde hier als eine Metastase bei einem unbekannten Primärherd angesehen, denn es lag kein Teratom vor, das die primäre ektopische Entstehung eines Karzinoids an diesem Orte erklärt hätte [*178*]. Zwangsläufig ähnlich wird man auch sog. primäre Ovarialkarzinoide ohne Teratomnachweis als metastasierte Fälle auffassen müssen [*803, 883, 884*]. Diese Ansicht gründet sich in erster Linie darauf, daß im normalen Ovar keine hellen oder basalgranulierten Zellen vorkommen, die ja den Ursprung der Karzinoide darstellen. Metastasen im Skelet deuten darauf hin, daß solche nicht nur bei atypischen Karzinoiden vorkommen. Am Rande sei noch erwähnt, daß beim Karzinoidleiden auch einmal Hautmetastasen auftreten können [*58, 328*].

b) Morphologie der Geschwülste und ihrer Nachbarschaft

Primärtumor wie Metastasen eines endokrin aktiven enteralen Karzinoids können bei makroskopischer und mikroskopischer Betrachtung nicht von einer endokrin inaktiven Geschwulst unterschieden werden. Auch weisen diese Tumoren die histochemischen und histophysikalischen Eigenschaften ihrer endokrinologisch stummen Vorbilder auf. Das ist verständlich, wenn man berücksichtigt, daß diese Eigenschaften letztlich auf den Serotoningehalt der Geschwülste zurückgehen.

Eine bemerkenswerte Eigenart besteht jedoch in einer teilweise recht erheblichen Fibrosierung des Bindegewebes in der Nachbarschaft der Geschwülste und ihrer Metastasen. Bei einem noch kleinen und lokalisierten Karzinoid ist das Vorbild hierzu wahrscheinlich die dort erwähnte reichliche Stromaentwicklung zwischen den Zellnestern und um deren Infiltrationen herum [*665*]. Hier jedoch imponiert oft vor allem eine ausgedehnte Fibrosierung des ganzen Beckenbindegewebes [*111, 112, 233, 234, 343, 714, 871, 877, 884*]. Die Harnblase kann hier in ein schwieliges Gewebe eingebettet sein und das Peritoneum der Blasenwand und in der Excavatio retrovesicalis erscheint netzig und plattenartig grauweißlich verdickt [*233*]. Eindrucksvolle Auswüchse dieser Fibrosierung finden sich auch besonders um Lympknotenmetastasen herum [*877*]. In anderen Fällen ist es nur die Lymphknotenkapsel, die in einen dicken Bindegewebsmantel umgewandelt ist [*685*]. Solche Fibrosierungen können nicht nur wiederum zur Beeinträchtigung der Darmfunktion führen, sondern auch operative Eingriffe erschweren oder eine Ummauerung und Stenosierung der Ureteren zur Folge haben [*111, 112*].

Tabelle 11. *Lokalisation der Metastasen von 138 Krankheitsfällen der Literatur mit einem typischen Karzinoidsyndrom* [408]

Primärtumor	Zahl der Fälle	Regionale Lymphknoten, Mesenterium, Netz	Peritoneum, retroperitoneal	Leber	Ovar	Herz	Lunge	Pleura	Skelet
Magen	2	1		2					
Duodenum	1	1		1					
Jejunum	6	3	2	4	1				
Ileum	94	66 (70%)	21 (22,2%)	85 (90%)	12 (12,8%)	6 (6,4%)	4 (4,3%)	1 (1,1%)	3 (3,2%)
Meckelsches Divertikel	1	1		1					
Appendix	2	2		2			1		
Zoekum	3	3		3	1				
Kolon	1			1					
Gonaden	5			1					
Unbekannt	23	7	3	22		1	1		1
Zusammen	138	84	26	122	14	7	6	1	4
Prozent	100	61	18,9	88,5	10	5,1	4,4	0,7	2,9

Tabelle 11 (Fortsetzung)

Primärtumor	Pankreas	Milz	Niere	Nebenniere	Haut	Periphere Lymphknoten	Zwerchfell	Hoden	Hypophyse
Magen									
Duodenum									
Jejunum									
Jejunum									
Ileum	7 (7,4%)	4 (4,3%)	2 (2,1%)	2 (2,1%)	4 (4,3%)	2 (2,1%)	1 (1,1%)		1 (1,1%)
Meckelsches Divertikel									
Appendix	1					1			
Zoekum						1 (?)			
Kolon									
Gonaden									
Unbekannt	3				1	1		1	
Zusammen	11	4	2	2	5	4 (1 × ?)	1	1	1
Prozent	8,0	2,9	1,5	1,5	5,1	2,9	0,7	0,7	0,7

Diese Veränderungen erinnern an fibröse Wandverdickungen in den vom Geschwulstgewebe ableitenden sowie entfernteren Gefäßen. So ist schon frühzeitig auf eine fleckförmige Verdickung der Intima der Vena cava vor ihrem Eintritt in den rechten Vorhof aufmerksam gemacht worden [244, 652, 705, 874, 877]. Befallen ist vornehmlich der Gefäßabschnitt der Hohlvene, der zwischen der Einmündung der Lebervenen und ihrem Eintritt in das rechte Herz liegt. Aber auch die Lebervenen selbst können in dieser Weise verändert sein [409, 452, 850]. Histologisch handelt es sich um Veränderungen, wie man sie auch im Endokard antrifft. Weiterhin können nicht nur die Gefäße des Portalkreislaufes [233], sondern auf der anderen Seite auch der Anfangsteil der Arteria pulmonalis im Anschluß an Pulmonalklappenläsionen [343, 522, 542, 652, 754], die Koronarvenen [214, 652] und auch die kleinen Lungenarterien in ihrer Intima entsprechende Verdickungen aufweisen [54, 214, 685]. Ob durch eine intravitale Herzkatheteruntersuchung auch bereits nur geringe Intimaveränderungen ausgeschlossen werden können [118], sei hier dahingestellt. Nach Verschluß einer Pulmonalarterie mittels eines aufblasbaren Ballons steigt bei solchen Untersuchungen der Druck in der Arteria pulmonalis von Karzinoidfällen bisweilen nicht an, was gegen einen Elastizitätsverlust sprechen sollte. Intimafibrosen finden sich schließlich noch in Einzelfällen in Nierenarterien [522]. Möglicherweise stellt auch die Fibrose des Perikards eine gleichrangige Fernwirkung der Karzinoide dar [178, 726]. Hierfür spräche ihre besonders starke Ausbildung bei Vorliegen von Myokardmetastasen [871].

Mutmaßungen gehen dahin, daß beim Karzinoid vorkommende Fibrome, Neurofibrome und fibröse Verdickungen von Darmschleimhäuten auch mit diesen geschilderten Veränderungen in Verbindung gebracht werden könnten [233]. Auffällig war in einem Falle auch der rasche Verlauf und die starke Ausprägung einer gleichzeitigen Silikose der Lungen [325]. Die Gesamtheit dieser Erscheinungen deutet jedenfalls auf eine allgemeine Fibrosierungstendenz beim Karzinoidleiden hin. Ihre besonderen Lokalisationen in der Nähe der Geschwülste oder entlang den Gefäßen, die von den Tumoren abführen, deutet auf eine humorale Genese.

c) Kardiopathie

Die Erörterung der Pathologie des Karzinoidherzens stützt sich auf die Kasuistik, welche auf S. 78 zitiert wurde. Für Spezialfragen muß auf ein einschlägigeres Schrifttum verwiesen werden [373, 491, 652, 797].

α) *Lokalisation der Endokardveränderungen und ihrer Folgen*

Nur die Krankheitsfälle der Gruppen I, III und IV der Kasuistik erlauben eine ausreichende Beurteilung der Seitenlokalisation von Endokardveränderungen beim Karzinoidherzen. In 48 von 50 Fällen liegen teilweise sehr schwere und deformierende Fibrosierungen des Endokards im rechten

Herzen vor. In zwei Fällen (Gruppe III) bestehen nur Perikardverschwielungen. Eine solche wurde auch noch in einem Falle der Gruppe I beobachtet [705]. Demgegenüber ist bei diesen Fällen das linke Herz nur 18mal gleichzeitig befallen. Während somit unter Einschluß der sieben Herzkatheterfälle in 39,9% von 138 Kranken mit einem Karzinoidsyndrom eine rechtsseitige Endokardbeteiligung besteht, liegt eine solche des linken Herzens nur in 13,1% der Fälle vor. Ob letztere auch noch in den durch einen rechtsseitigen Herzkatheterismus objektivierten Fällen besteht, kann man nicht beurteilen.

Der doch immerhin nicht unbeträchtliche Prozentsatz einer gleichzeitigen linksseitigen Herzbeteiligung scheint zunächst der allgemeinen Auffassung entgegenzustehen, daß sich die Kardiopathie beim Karzinoidsyndrom in typischer Weise vornehmlich am rechten Herzen abspielt. Eine nähere Betrachtung der linksseitigen Herzveränderungen zeigt aber, daß diese, was ihre Ausprägung anbetrifft, in gar keinem Verhältnis zu dem schweren Prozeß im rechten Herzen stehen. In allen Fällen überwiegen die rechtsseitigen Endokardveränderungen ganz beträchtlich [714]. Die linksseitigen Endokardfibrosen sind wiederholt nur mikroskopisch zu erkennen, und in keinem dieser Fälle hat der Befall der Mitral- oder Aortenklappen zu einer nennenswerten Beeinträchtigung der Klappenfunktion geführt. Gegen eine hämodynamische Wirksamkeit dieser Klappenveränderungen spricht auch besonders, daß nur in einem Falle gleichzeitig eine Hypertrophie und Dilatation des linken Myokards besteht [705]. Für die noch zu erörternde Pathogenese linksseitiger Endokardveränderungen ist es von Bedeutung, daß in drei Fällen ein offenes Foramen ovale besteht, dessen Shuntfunktion aus der jeweils vorliegenden Pulmonalstenose angenommen werden kann, und daß bei drei weiteren Fällen auch Lungenmetastasen vorliegen. Ausschließlich linksseitige Veränderungen finden sich dann, wenn große Metastasen in der Lunge vorliegen, während ein Primärtumor und sonstige Metastasen im Portalkreislauf nicht aufzufinden sind [50]. Die linksseitigen Endokardläsionen überwiegen in einem Falle, bei dem eine Metastase im Septumbereich des linken Vorhofs aufgetreten ist [65]. Trotz eines offenen Foramen ovale mit Rechts-Links-Shunt können aber linksseitige Klappenveränderungen fehlen, wenn nämlich der Shunt nur kurze Zeit wirksam war [82, 652]. Diese Beobachtungen deuten nicht nur auf die Pathogenese linksseitiger Endokardveränderungen, sondern auf die humorale Genese der Endokardveränderungen schlechthin.

Um einen Eindruck von der Verteilung der Herzfibrosen zu gewinnen, wurden die Fälle der Gruppe I näher ausgewertet. Das Ergebnis ist in der Abb. 21 zu entnehmen. In den 44 Fällen dieser Gruppe ist der rechte Vorhof 22mal, die rechte Kammer nur 10mal, die Trikuspidalklappe aber 35mal und die Pulmonalklappe sogar 43mal von einem fibrotischen Endokardprozeß befallen. Das Endokard der rechten Kammer ist nur fibrotisch verändert, wenn auch die Pulmonalklappen erkrankt sind, wenn auch nicht immer bis zu dem Ausmaß eines einwandfreien Vitiums. Nur bei einem der 22 Fälle mit Vorhofendokardbeteiligung ist die Trikuspidalis nicht beschädigt. Es erkranken also in erster Linie die Pulmonalklappen, dann die Trikuspidalis, schließlich das Endokard des rechten Vorhofes und der rechten Herzkammer. In den 16 Fällen der Gruppe I mit einer linksseitigen Endokardbeteiligung ist 14mal die Mitralklappe, 5mal die Aortenklappe, 4mal das Endokard des linken Vorhofs und 3mal jenes der linken Kammer befallen.

Der Fibrosierungsprozeß an den Pulmonalklappen hat nach den Angaben der Autoren in 36 von 43 Fällen zu einem Vitium geführt (s. Tab. 12).

	Lokalisation	Anzahl der Fälle	% ⟶
	Insgesamt	44	100
Endokard	Rechter Vorhof	22	50
	Rechte Herzkammer	10	22,8
	Trikuspidalklappe	35	79,5
	Pulmonalklappe	43	97,5
	Linker Vorhof	4	9,1
	Linke Herzkammer	3	6,8
	Mitralklappe	14	31,8
	Aortenklappe	5	11,4
	Perikard	1	2,3

Abb. 21. Lokalisation und relative Häufigkeit von autoptisch nachgewiesenen Endokardfibrosen bei 44 Fällen mit einem Karzinoidsyndrom [408]

30mal liegt eine vornehmliche Stenose, 2mal eine Insuffizienz und 4mal ein kombiniertes Pulmonalvitium vor. An den Trikuspidalklappen ist der gleiche Prozeß nur in 20 von 35 Fällen von einem Vitium gefolgt. Hier liegt 9mal eine Insuffizienz, 7mal eine Stenose und 4mal ein kombinierter Klappenfehler vor.

Oft treten die Vitien der beiden rechtsseitigen Herzklappen kombiniert auf. Bei den zwischen den Herzklappenvitien möglichen Kombinationen wird am häufigsten das gemeinsame Auftreten einer Pulmonalstenose mit einer Trikuspidalinsuffizienz beobachtet. Dieses wird unter den 44 Kranken der Gruppe I insgesamt achtmal angetroffen. Weitere Kombinationen sind wie folgt vertreten: Pulmonalstenose — Trikuspidalstenose = 4mal, Pulmonalstenose — kombiniertes Trikuspidalvitium = 1mal, Trikuspidalstenose — Pulmonalinsuffizienz = 1mal, Trikuspidalstenose — kombiniertes Pulmonalvitium = 2mal, kombiniertes Trikuspidal- und Pulmonalvitium = 1mal. Drei noch verbleibende Kombinationsmöglichkeiten (Trikuspidalinsuffizienz — Pulmonalinsuffizienz, Trikuspidalinsuffizienz — kombiniertes Pulmonalvitium, kombiniertes Trikuspidalvitium — Pulmonalinsuffizienz) treten hier nicht auf. In 22 Fällen kommt nur ein Vitium entweder an der Pulmonalis (19mal) oder Trikuspidalis (3mal) vor. Unter den 19 isolierten Pulmonalvitien finden sich 17mal eine Stenose, 1mal eine Insuffizienz und 1mal ein kombiniertes Pulmonalvitium. Unter den drei isolierten Trikuspidalvitien finden sich 2mal ein kombinierter Klappenfehler und 1mal eine Insuffizienz.

Zusammenfassend kann man somit feststellen, daß nach den autoptischen Befunden der Fibrosierungsvorgang in erster Linie die Pulmonal- und Trikuspidalklappen befällt. Relativ häufig ist auch das Endokard des rechten Vorhofes betroffen. Dieser Prozeß führt an den Klappen des rechten Herzens vor allem zu einer hämodynamisch wirksamen Stenose des Pulmonalostiums. Auch die Trikuspidalklappen werden häufig, und zwar im Sinne einer Insuffizienz oder Stenose, funktionsuntüchtig. Bei nahezu der Hälfte der von einer Kardiopathie befallenen Karzinoidkranken der Gruppe I liegt eine isolierte Pulmonalstenose vor. Zahlreiche weitere Kranke haben gleichzeitig eine Pulmonalstenose und Trikuspidalinsuffizienz. Diese scheinen somit die typischen Vitien und Vitienkombinationen darzustellen, die der Fibrosierungsvorgang am rechten Herzen verursacht. Endokardveränderungen am linken Herzen sind weniger häufig und vor allem nur geringfügig ausgebildet, so daß sie pathogenetisch gewöhnlich

Tabelle 12. *Art der Klappenvitien und ihre Verteilung im rechten Herzen beim Karzinoidsyndrom* [408]. *Angaben auf Grund von 43 Autopsiefällen (Literatur)*

	Fibrosiert	Vitium	Stenose	Insuffizienz	Komb. Vitium	Isolierte(s) Vitium	Stenose	Insuffizienz	Komb. Vitium
Trikuspidalklappe	35	20	7	9	4	3	—	1	2
Pulmonalklappe	43	36	30	2	4	19	17	1	1

Zusammentreffen von Vitien an zwei Herzklappen:

Trikuspidalklappe	Insuff.	Stenose	Komb. Vitium	Stenose	Stenose	Komb. Vitium
Pulmonalklappe	Stenose	Stenose	Stenose	Insuffizienz	Komb. Vitium	Komb. Vitium
	8	4	1	1	2	1

keine Rolle spielen. Ausgedehnter sind diese bei einem hämodynamisch bedeutsamen offenen Foramen ovale, Lungenmetastasen und bei einer Primärgeschwulst im Bronchus, auf welche Art von Geschwülsten noch am anderen Orte eingegangen wird.

Die Krankheitsfälle der Gruppe II, bei denen ein Herzkatheterismus das Vorliegen eines Klappenfehlers im rechten Herzen beweist, scheinen von der Natur und Lokalisation der Vitien einen etwas anderen Eindruck zu vermitteln. Zuvor muß jedoch betont werden, daß sich diese Gruppe nur aus sieben Kranken zusammensetzt. 5mal wird hierbei eine Trikuspidalinsuffizienz, 1mal eine Trikuspidalstenose und nur 3mal eine Pulmonalstenose aus den Druckkurven des rechten Vorhofs, der rechten Kammer und der Arteria pulmonalis diagnostiziert. Zwei der Pulmonalstenosen sind mit einer Trikuspidalinsuffizienz kombiniert. Hiernach scheinen also Trikuspidalinsuffizienzen häufiger als Pulmonalstenosen zu sein. Es muß jedoch noch angeführt werden, daß z. B. in einem Falle aus technischen Gründen die Passage des Pulmonalostiums nicht möglich war [746], was für die Beurteilung der Funktion dieser Klappe bzw. zum Nachweis einer Stenose derselben aber unbedingt erforderlich ist [37]. In anderen Fällen werden keine Druckwerte angegeben, so daß letztlich diese Gruppe keinen endgültigen Schluß darüber zuläßt, wie oft das eine oder andere Vitium beim Karzinoidsyndrom intra vitam vorliegt.

β) *Valvuläre und murale Endokardfibrosierungen*

Die Befunde an den Herzklappen seien vorausgeschickt. Hinsichtlich der Ausprägung von Veränderungen kommen alle Übergänge von geringfügigen Nebenbefunden bis zu schwersten Deformierungen vor. Leichtere Veränderungen finden sich besonders an den Klappen des linken Herzens, die schweren an denen des rechten Herzens. Aber auch hier braucht der Befund nicht eindrucksvoll zu sein, bisweilen ist ein solcher nur mikroskopisch zu erheben. Fortgeschrittenere Veränderungen, wie sie die Abb. 22 eindrucksvoll wiedergibt, dokumentieren sich durch eine Verdickung besonders der Klappenränder und Kommissuren in Gestalt weißlicher bis perlgrauer Auflagerungen. Die Klappe erhält hierdurch eine feste, bisweilen knorpelharte Konsistenz. Diese Auflagerungen können sich auf beiden Seiten der Klappenoberfläche, auf die Pulmonalarterie, die Sehnenfäden und auf die Papillarmuskeln ausdehnen und zu Verwachsungen der einzelnen Klappenränder untereinander führen. Die Schrumpfung dieser Auflagerungen und die Verwachsungen haben die verschiedenen Störungen der Klappenfunktion zur Folge, an der Pulmonalklappe vornehmlich eine Stenose, an der Trikuspidalklappe eine Insuffizienz. An der Veränderung der Pulmonalklappe im Sinne einer vornehmlichen Stenose dürfte bisweilen auch die Schrumpfung des Klappenansatzes beteiligt sein, während die Insuffizienz der Trikuspidalklappen besonders ein Ergebnis der Verkürzung

der Sehnenfäden ist. Eine poststenotische Erweiterung der Arteria pulmonalis oder eine Verengung des infundibulären Abschnittes der Ausflußbahn
des rechten Herzens gehören nicht zu den charakteristischen Veränderungen
des Karzinoidherzens.

Bei mikroskopischer Betrachtung erwiesen sich die Auflagerungen als
eine abnorme Vermehrung eines zellarmen strukturlosen bis hyalinen Bindegewebes von unterschiedlicher Dichte. Die Grundsubstanz der Sklerosen
ist leicht basophil, bei der Thionineinschlußfärbung metachromasiert sie
stark. Auch ist sie reich an Polysacchariden [635]. Durch die Anwendung

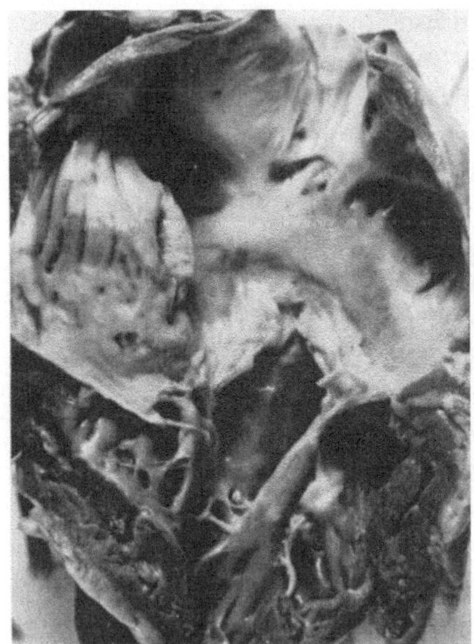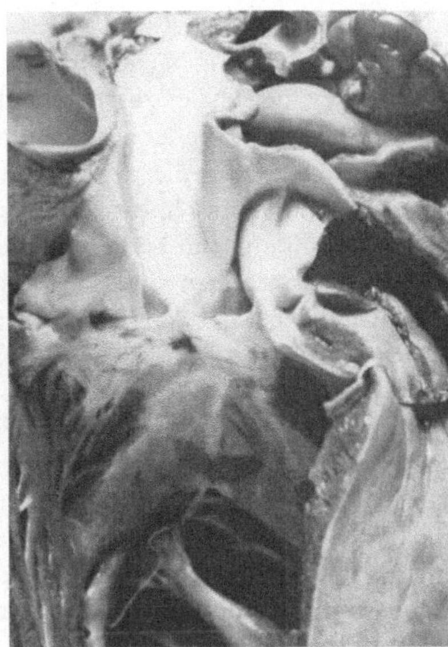

Abb. 22. Innenansicht eines Karzinoidherzens. Ausgedehnte Fibrosierung des Endokards der Trikuspidalklappen (links) und der Pulmonalklappen mit Ausbildung einer Pulmonalstenose (Aufnahme
CHR. HEDINGER, Lausanne)

einer Elastikafärbung läßt sich zeigen, daß sich diese Gewebsneubildung
gewöhnlich zwischen der meist unversehrten oder verdoppelten Elastika
und dem intakten Endothel entwickelt hat. Verschiedene Autoren haben
hiervon instruktive Bilder demonstriert [491]. Lediglich ein Autor fand ein
Ersatz des gesamten Klappengewebes durch ein zellarmes Material unterhalb eines intakten Endokards. Hin und wieder lassen sich in den Auflagerungen kollagene, gelegentlich retikuläre, selten elastische Fibrillen und
kleine Gefäße erkennen. Das Fehlen kleinzelliger Infiltrationen ist auffällig.
Nur hin und wieder werden herdförmige Anhäufungen mononukleärer Zellen beobachtet, unter denen auch Gewebsmastzellen reichlicher vertreten
sein können [34, 214, 328, 489, 491, 652]. Dieser Befund ist deswegen besonders interessant, weil die Mastzellen nicht nur bei der Bildung des

Heparins, sondern auch von biogenen Aminen wie Histamin und Serotonin eine Rolle spielen und weil sie an diesem Orte und mit dieser Häufigkeit nur beim metastasierenden Karzinoid angetroffen werden [491]. Das eigentliche Klappengewebe kann eine vermehrte Vaskularisation aufweisen. Auch können hier Fibroblasten an Zahl zunehmen. Bei Anwendung einer Immunofluoreszenztechnik erweist sich die Hauptmasse der Endokardveränderungen als Fibrin oder Fibrinogen, was sich mit dieser Methode nicht unterscheiden läßt [125]. Frische Fibrinablagerungen trennen Blutstrom und ältere organisierte Schichten in der Tiefe und sind wahrscheinlich sekundär aus dem Plasma abgelagert worden. Dieser letztere Vorgang fehlt bei extrakardialen und extravasalen Fibrosierungen.

Die Veränderungen des muralen Endokards besitzen pathologischanatomisch eine sehr enge Verwandtschaft zu den Läsionen an den Herzklappen. Häufig gehen letztere kontinuierlich in die ersteren über. Daneben ist aber auch eine isolierte fleckförmige Verdickung des Endokards des rechten Vorhofs typisch, bisweilen auch der rechten Herzkammer, während die Innenwände der linken Herzhöhlen nur selten befallen sind. Die perlgrauen Auflagerungen sind 1 bis 2 mm dick, ihre Ausdehnung schwankt zwischen kleinen, mit den bloßen Augen kaum erkennbaren Flecken bis zur Bedeckung ganzer Wandabschnitte. Die Fibrosen des muralen Endokards finden sich besonders in stärker dilatierten Herzkammern [797]. In den 22 Fällen der Gruppe I, die eine Endokardfibrose des rechten Vorhofs aufweisen, ist dieses Atrium 13mal dilatiert, während umgekehrt in 26 nicht erweiterten Vorhöfen nur sechsmal eine Fibrose vorliegt. Im rechten Ventrikel besteht in fünf von zehn Fällen mit einer Endokardfibrose gleichzeitig eine Dilatation der Kammern, während bei 29 nicht erweiterten rechten Kammern nur fünfmal Endokardfibrosen vorliegen. Eine Beziehung zwischen dem Dilatationszustand der Herzhöhlen und der Entwicklung von Endokardfibrosen ist also denkbar. Diese werden im übrigen nur in Gegenwart von entsprechenden Herzklappenveränderungen beobachtet, wobei aber angesichts von Vorhoffibrosen nicht immer die Trikuspidalis verändert zu sein braucht. Fibrosen des parietalen Endokards treten nicht nur in stärker hypertrophierten Herzkammern auf. Daraus könnte man schließen, daß der Überdehnung des Endokards auf mechanischem Wege während des Flushs eine Rolle bei der Entstehung der Fibrosen zukommen könnte [797]. Dieses würde aber natürlich nicht die Fibrosierungstendenz in anderen Organen erklären, die nicht einer derartigen und rhythmischen Überdehnung ausgesetzt sind. Außerdem wird immerhin hier bei 22 Fällen von Endokardfibrose des rechten Vorhofes sechsmal eine Hypertrophie der Muskulatur beschrieben.

Das histologische Bild entspricht weitgehend jenem valvulärer Fibrosierungen. Fibrin- oder Thrombozytenabscheidungen werden auf dem intakten Oberflächenendothel hier wie auch bei den Klappen vermißt. Das

Gewebe kann vielleicht etwas dichter sein und mehr kollagene Fibrillen erkennen lassen.

Der Erfassung von Frühstadien dieses Fibrosierungsprozesses kommt natürlich für die Frage nach seiner Pathogenese eine besondere Bedeutung zu. Untersuchungen makroskopisch noch normalen Endokards wurden aber verständlicherweise nur selten durchgeführt. Sofern dieses geschah, konnte man an einer makroskopisch normalen Mitral- und Aortenklappe kleine knotige Verdickungen beobachten, die aus Fibroblasten bestanden und von elastischen Fasern umgeben waren [797]. Auch fand man eine Anhäufung von Gewebsmastzellen in einem sonst unauffälligen Mitralsegel [491]. Am makroskopisch normalen muralen Endokard fanden sich in zwei Fällen eine Vermehrung der elastischen Schichten [797], in einem Falle eine fleckige Verdickung des sonst normalen rechten Vorhofendokards [296, 373]. Für die Genese der Endokardveränderungen ist die Tatsache von Bedeutung, daß in den beobachteten Frühveränderungen entzündliche Erscheinungen entweder nicht vorherrschen oder überhaupt vermißt werden.

γ) Das Myokard

Abnorme hämodynamische Belastungen eines oder mehrerer Herzabschnitte werden im Sinne eines Anpassungsvorganges entsprechend den Gesetzmäßigkeiten der allgemeinen Pathophysiologie auch bei den im Rahmen der Karzinoidkardiopathie auftretenden Klappenfehlern mit einer Hypertrophie des Myokards beantwortet. Gemäß der Lokalisation der Klappenveränderungen wird beim Karzinoidsyndrom eine solche Hypertrophie vornehmlich am rechten Herzen beobachtet. Eine Hypertrophie des linken Vorhofes lag bei den 44 Fällen der Gruppe I nur einmal vor [705]. Hier war auch die Mitralklappe befallen. Eine Hypertrophie der linken Kammer bestand ebenfalls nur dreimal. In einem Falle lag der Verdacht auf ein angeborenes Vitium der Aortenklappe vor, in den beiden übrigen Fällen war die Ursache der Myokardhypertrophie nicht ersichtlich.

Im rechten Herzen trat demgegenüber neunmal eine Hypertrophie der Vorhofwand und 21mal der Ventrikelwand auf. In jedem Falle von Vorhofbzw. Ventrikelhypertrophie lag eine Erkrankung der vorgeschalteten Trikuspidal- oder Pulmonalklappen vor. Zweifellos wurde nicht immer auch eine funktionelle Störung der betreffenden Klappen angenommen. Doch muß hierzu eingewandt werden, daß der autoptische Befund diesbezüglich täuschen kann und sich außerdem der Kompensationsvorgang schließlich auch auf stromaufwärts gelegene Herzhöhlen ausdehnt.

Die Hypertrophie ist durch die veränderte Hämodynamik angesichts der vorliegenden Klappenerkrankungen ausreichend geklärt. Es überrascht hierbei nicht, wenn die Muskelmasse des Herzens bei 15 ausschließlich rechtsseitig hypertrophierten Herzen nur sechsmal über 300 g und zweimal über 400 g lag. Die beiden Herzen, die über 400 g (420 g, bzw. 460 g) wogen, stammten von Kranken, die 60 bzw. 53 Jahre alt waren. Diese Verhältnisse entsprechen den bekannten Tatsachen, daß eine rechtsseitige Hypertrophie quantitativ für das Herzgewicht nicht groß von Bedeutung ist. In zahlreichen Fällen lagen darüber hinaus auch hämodynamisch anscheinend wirksam gewesene Klappenveränderungen vor, ohne daß die betreffenden Autoren überhaupt eine Hypertrophie der Muskelwände des rechten Herzens feststellen konnten.

Eine Dilatation des rechten Vorhofs wurde 18mal, eine des rechten Ventrikels 15mal angetroffen. Grundsätzlich können der Dilatation zwei Ursachen zugrunde liegen. Sie kann einmal der Ausdruck einer regulativen Erweiterung einer Herzhöhle zur Aufnahme einer abnormen Pendelblutmenge bei Schlußunfähigkeit einer Herzklappe sein. Andererseits ist sie aber bei vornehmlicher Druckbelastung des Myokards durch eine Klappenstenose Ausdruck einer mit Vergrößerung der Restblutmenge und morphologischen Veränderungen des Herzmuskels einhergehenden myogenen Insuffizienz [773].

Bei 18 dilatierten rechten Vorhöfen lag sechsmal eine Insuffizienz der Trikuspidalis und somit möglicherweise eine regulative Erweiterung des rechten Vorhofes vor. Nur zweimal bestand eine Stenose der Trikuspidalis, was möglicherweise zur myogenen Insuffizienz des Vorhofes geführt hatte. Eine hiernach erwachsende Differenz von dilatierten Vorhöfen ohne Trikuspidalvitium wird dadurch verständlich, daß in den restlichen Fällen zwar keine gestörte Klappenfunktion der Trikuspidalis, aber doch Fibrosierungen dieses Ostiums autoptisch vorgefunden wurden, die rückläufig gesehen vielleicht doch zu hämodynamischen Funktionsstörungen geführt hatten. Dieses wird auch durch die Tatsache unterstrichen, daß intra vitam durch den venösen Herzkatheterismus häufiger Insuffizienzen der Trikuspidalis angetroffen wurden, als man es nach den Sektionsbefunden eigentlich hätte erwarten sollen. Möglicherweise spielt als zur Insuffizienz führender Faktor auch eine Ausweitung des Klappenansatzes eine Rolle. Ein Teil der Dilatationen dürfte außerdem als Ausdruck einer muskulären Insuffizienz bei einem Pulmonalvitium aufzufassen sein.

Bei den 15 dilatierten rechten Herzkammern lag in jedem Falle eine Stenose oder ein kombiniertes Pulmonalvitium vor. Elfmal war die Ventrikelwand gleichzeitig hypertrophiert. Bei den Dilatationen dürfte es sich vornehmlich um den Ausdruck einer myogenen Insuffizienz gehandelt haben. Dilatierte Ventrikel ohne Hypertrophie (viermal) zeigen, daß eine nennenswerte Hypertrophie des rechten Herzens überhaupt ausbleiben kann, obwohl in diesen Fällen auch Stenosen des Pulmonalostiums vorlagen. Ungeklärt bleibt die Tatsache, daß die Zahl der Dilatationen des rechten Ventrikels weitaus geringer ist, als die beobachteten eindeutigen Veränderungen an den Pulmonalklappen. Vielleicht hat es sich in solchen Fällen um kardiale Früherkrankungen gehandelt. Über die Dauer des Bestehens der kardialen Veränderungen ist man sich ja bis heute nicht im klaren. Auch ist die Definition dessen, was bereits als Dilatation zu bezeichnen ist, unter den zahlreichen Autoren sicherlich nicht einheitlich gewesen. Andererseits steht die relativ geringe Anzahl von erweiterten rechten Herzkammern in Übereinstimmung mit dem Befund, daß röntgenologischerseits intra vitam meist keine Vergrößerung des rechten Herzens bei dem häufigsten Vitium, der Pulmonalstenose, festgestellt wurde.

Der mikroskopische Befund des Myokards ist beim Karzinoidherzen, soweit überhaupt diesbezügliche Untersuchungen durchgeführt wurden, nicht besonders eindrucksvoll gewesen. Hypertrophische Muskelfasern konnten vorliegen, ohne daß eine sonderliche Zunahme des Durchmessers der Muskelwand erkennbar war. Bisweilen kamen Verdickungen der Intima kleiner Koronargefäße vor, wie man es auch an arteriellen Gefäßen der Peripherie antreffen kann. Vielleicht sind sie die Ursache kleiner Myokardnarben gewesen [522]. Verschlüsse größerer Koronargefäße wurden nicht beobachtet. Eine ausgedehnte Fibrosierung des Myokards wurde dann beobachtet, wenn es hierin zu einer umfangreicheren Metastasierung gekommen war [871]. Ansonsten ist dieser spezifische Prozeß auf das Endo- oder Perikard beschränkt.

7. Pathogenese

a) Symptome des Karzinoidsyndroms als endokrine Fernwirkungen der Geschwülste

Das Karzinoidsyndrom ist in einer besonders eindrucksvollen Weise durch Krankheitserscheinungen ausgezeichnet, die einen ausgesprochenen Anfallscharakter besitzen, d. h. die plötzlich aufschießen, um dann meist nach relativ kurzer Zeit wieder völlig zu verschwinden. Zu diesen Erscheinungen rechnen in erster Linie der Flush, die ihn oft begleitenden Kreislaufveränderungen, sodann die Leibkrämpfe, Durchfälle und das Bronchialasthma.

Art und Verlauf dieser Symptome legen es nahe, in ihnen eine Fernwirkung der Geschwülste und den Effekt eines humoralen Wirkstoffes zu erblicken, wenn dieses auch nicht die einzige Möglichkeit ihrer Entstehung zu sein braucht. Eine Fernwirkung durch einen humoralen Faktor wird aber doch durch verschiedene Beobachtungen sehr wahrscheinlich gemacht. So spricht hierfür, daß man einen Anfall mit diversen Systemeffekten schon allein durch eine manuelle Kompression oder sonstige Manipulationen von Geschwulstgewebe auslösen kann [39, 85, 156, 178, 351, 519, 680, 681, 739, 746]. Bei den Motilitätsstörungen des Darmes wird die Annahme einer solchen Fernwirkung einmal durch die Beobachtung solcher Geschwülste erwiesen, die sich nur in Richtung auf das Mesenterium entwickelt und welche die Darmlichtung nicht verschlossen haben [752]. Ein in dieser Hinsicht noch entscheidenderes Argument ist ihr Auftreten bei Karzinoiden, die außerhalb des Darmtraktes gelegen sind, so vor allem in Teratomen der Gonaden [799]. Da diese Symptome zwar nicht obligat, aber doch häufig in einer zeitlichen Beziehung zum Flushanfall auftreten, legt dieses die Entstehung durch einen übergeordneten und möglicherweise endokrinen Faktor sehr nahe. Für diesen Faktor spricht, daß man auch die Motilitätsstörungen des Darmes auf gleiche Weise wie den Flushanfall provozieren kann. Veränderungen in der Atmung und speziell bronchialasthmatische Erscheinungen sind schließlich ebenfalls Symptome, die dem Anfall beigeordnet sind und daher sehr wahrscheinlich auch eine Fernwirkung der Geschwülste darstellen. Der Charakter einer Fernwirkung der Anfallserscheinungen des Karzinoidsyndroms wird aber auch besonders noch dadurch unterstrichen, daß die Möglichkeit ihrer völligen Beseitigung besteht, wenn etwa durch einen operativen Eingriff die gesamte Geschwulst oder doch ihr größter Anteil entfernt werden. Diese Möglichkeit ist besonders bei noch lokalisierten Geschwülsten in Teratomen der Gonaden gegeben [681, 799, 833]. In anderen Fällen kann die Resektion von Metastasen und des Primärtumors den gleichen Erfolg haben [615].

Als eine Fernwirkung der Geschwülste lassen sich aber zwanglos auch die übrigen Erscheinungen des Karzinoidsyndroms auffassen. Dieses betrifft einmal die Störungen im Wasserhaushalt, Gelenkerscheinungen, sodann die verschiedenen permanenten Hautveränderungen und vor allem die Fibrosierung in der Nachbarschaft der Tumoren, an Gefäßen und im Herzen. Die Entstehung solcher Fibrosierungen durch einen humoralen Faktor der Geschwülste wird besonders angesichts der befallenen Gefäße nahegelegt. Vor allem sind es die großen Venen, die von den Geschwülsten ableiten, welche hiervon betroffen sind, also die Portalgefäße [233], die Lebervenen [409, 452, 850], die große Hohlvene zwischen Einmündung der Lebervenen und dem rechten Herzen [244, 652, 705, 874, 877], schließlich auch noch der Anfangsteil der Arteria pulmonalis [343, 522, 542, 652, 754] und kleine Lungenarterien [54, 214, 685], während im arteriellen System des großen Kreislaufs solche Veränderungen Ausnahmen darstellen [522]. Fibrosierungen des Perikards [178, 726] als eine humorale Fernwirkung der Tumoren aufzufassen, wird auch dadurch angeboten, als sie besonders stark über einer Myokardmetastase entwickelt sind [871].

Zu den Fernwirkungen rechnet schließlich auch die Endokardfibrose des Herzens. Hierbei handelt es sich ganz zweifellos um eine erworbene Erkrankung [832]. Da sich unter einem Autopsiematerial von Karzinoiden eine Häufung angeborener Entwicklungsstörungen des Herzens fand, gab dieses Veranlassung, auf eine anlagebedingte Minderwertigkeit der Herzklappen zu schließen, die dann möglicherweise während des Lebens bis zu jenen schweren Veränderungen fortschreiten würde, wie man sie schließlich beim Karzinoidsyndrom antrifft [757]. Diese Beobachtungen ließen sich aber in der Folgezeit nicht bestätigen, kongenitale Entwicklungsstörungen des Herzens rechnen beim Karzinoidleiden wahrscheinlich zu den Ausnahmebefunden [*218, 798*]. Demgegenüber spricht auch die Lokalisation der Endokardfibrosen sehr eindringlich für eine Entstehung durch einen humoralen Faktor, der aus den Geschwülsten ausgeschüttet wird. In diesem Sinne ist vor allem die Beobachtung auszulegen, daß sich die Fibrosierung vornehmlich in den rechten Herzhöhlen, also in jenen Abschnitten des Herzens abspielt, die den Geschwülsten und speziell den Lebermetastasen am nächsten liegen. Im linken Herzen finden sich gewöhnlich keine oder nur sehr geringe Endokardfibrosen (s. S. 135). Linksseitige Endokardfibrosen finden sich aber dann in stärkerer Ausprägung, wenn ein hämodynamisch wirksames offenes Foramen ovale vorliegt, große Lungenmetastasen oder Metastasen im Septumbereich des linken Vorhofs [*65*] und in der linken Kammer [*871*] bestehen. Ausschließlich linksseitige Fibrosen können dann auftreten, wenn nur eine Lungenmetastase, aber kein Primärtumor und keine Metastasen im Portalkreislauf auffindbar sind [*50*]. Ist der Rechts-Links-Shunt über ein Foramen ovale offensichtlich nur kurze Zeit wirksam gewesen, so können linksseitige Fibrosen fehlen [*82, 652*].

b) Pathogenetische Wirkstoffe

Enterale Karzinoide enthalten reichlich Serotonin und können dieses fakultativ in großen Mengen in die Blutbahn ausschütten. Sein Abbauprodukt, die 5-Hydroxyindolessigsäure, erscheint dann in hoher Konzentration im Harn (s. S. 125). Da das Serotonin eine pharmakodynamisch sehr aktive Substanz ist, liegt es nahe, bestimmte Erscheinungen des Karzinoidsyndroms auf seine Wirkung zurückzuführen, denn in seinem Rahmen kommt es zu einer teilweise gewaltigen Sekretion dieses Hormons. In der Tat kann man auch eine ganze Reihe von Fernwirkungen des Syndroms auf das Serotonin beziehen, die Entstehungsweise anderer Erscheinungen muß jedoch mit anderen Stoffen in Verbindung gebracht oder noch als ungeklärt belassen werden.

α) *Flushanfall und andere Kreislaufreaktionen*

Die während eines Flushanfalles erkennbaren vaskulären Hautphänomene sind der Ausdruck eines wechselnden Kontraktionszustandes der kleinen Hautgefäße. Der vermehrte Blutgehalt und schließlich eine Hämostase bestimmen den anfänglich roten, später zyanotischen Farbton der Haut.

Bei der Frage, ob diese Reaktionen als eine Folge des Serotonins aufgefaßt werden können, sei zunächst auf tierexperimentelle Ergebnisse verwiesen (s. S. 219). Hier fällt auf, daß die Reaktionsweise des Gefäßsystems sehr von der jeweiligen Tierart und den Versuchsbedingungen abhängt. Typisch ist jedoch immer wieder der phasische Verlauf der Tonusänderung der Gefäßwand auf eine pharmakologische Dosis von Serotonin mit einem

Wechsel von Verengung und Erweiterung des Gefäßlumens, besonders der Arteriolen als die Folge eines direkten Angriffes an der glatten Muskulatur der Gefäße bzw. einer Hemmung des neurogenen Vasokonstriktorentonus. Die Tonusausgangslage ist von Bedeutung für die Reaktionsweise der jeweiligen Spezies. Man weiß außerdem, daß einzelne Gefäßgebiete auf Serotonin ganz unterschiedlich reagieren. Man kann daher nicht unbedingt erwarten, beim Tierversuch vaskuläre Hautphänomene in der Form anzutreffen, wie sie die Hautveränderungen des Menschen im Flushanfall darstellen. Das grundsätzliche Verhalten und die prinzipielle Reaktionsweise des Gefäßsystems im Tierversuch ist jedoch schon ein sehr wichtiger Hinweis darauf, daß auch beim Menschen die Hautreaktionen Effekte des Serotonins darstellen könnten.

Wenn beim Menschen zunächst nach i.v. Injektion selbst höhere Dosen von Serotonin kein Flush beobachtet wurde, so ist darauf hinzuweisen, daß hier einmal eine unphysiologische Zufuhrart des Hormons vorliegt und daß der Versuch bei gesunden Personen auf ein Thrombozytensystem trifft, dessen Affinität zum Serotonin unverbraucht ist und wahrscheinlich zu einer raschen Resorption des injizierten Hormons führt. Wahrscheinlich ist die im Plasma verbleibende Serotoninmenge bei diesem Experiment meist zu klein, um zu Flushäquivalenten zu führen. Immerhin wurde bei gesunden Versuchspersonen doch eine Reihe von subjektiven Mißempfindungen festgestellt, die auch im Flushanfall von Karzinoidkranken im Bereich der Haut geklagt werden. Bei einer intraarteriellen Injektion von Serotonin ist das Flushphänomen jedoch bis zu einem gewissen Grade recht gut reproduzierbar [61, 653]. Ob auch der unter einer Behandlung mit Reserpin oder nach einer Vergiftung mit diesem Rauwolfia-Alkaloid auftretende Flush [565] durch Serotonin erzeugt wird, scheint noch fraglich zu sein. Beim Menschen wird hiernach gewöhnlich keine oder nur eine sehr geringe Zunahme der Ausscheidung der 5-Hydroxyindolessigsäure beobachtet. Dennoch muß die Entstehung durch Serotonin diskutiert werden, da kleine, sich im Gewebe anhäufende Serotoninmengen dem Nachweis durch die Bestimmung der ausgeschiedenen 5-Hydroxyindolessigsäure entgehen können.

Somit war es vielfach eine feste Ansicht, daß sich der Flushanfall recht gut als ein Effekt des ausgeschütteten Serotonins deuten lassen könne. Gewisse Zweifel hieran konnten jedoch nie ganz ausgeräumt werden und neuere Befunde lassen es sehr berechtigt erscheinen, diese Ansicht kritisch zu überprüfen. Einmal ist es nämlich auffällig, daß während eines spontanen oder provozierten Flushanfalles das Serotonin im Blut oder die 5-Hydroxyindolessigsäure im Harn durchaus nicht anzusteigen brauchen [392, 586, 753]. Es sind selbst schwere und durchaus typische Flushanfälle beobachtet worden, ohne daß die Ausscheidung der 5-Hydroxyindolessigsäure wesentlich anstieg [477]. Auch kann diese funktionelle Symptomatik weiterbestehen, obwohl die Serotoninbildung künstlich inhibiert ist und ebenso sind häufige Mißerfolge mit Serotonin-Antagonisten ein begründeter Anlaß, an der pathogenetischen Bedeutung dieses Amins zu zweifeln [61]. Weiterhin ist es durchaus nicht immer möglich, mit Serotonin einen Flush auszulösen und wenn er dennoch eintritt, so unterscheidet er sich qualitativ von einem spontanen Flush [477, 585].

Auffällig ist demgegenüber, daß sich mit Katecholaminen ein Flush auslösen läßt, der dem spontanen Anfall weitgehend gleicht [477, 585]. Auch ist es interessant, daß verschiedentlich bei Karzinoidkranken im Blut eine erhöhte Katecholamin-Konzentration, vor allem im Flushanfall [813], und im Harn eine gesteigerte Ausscheidung von Katecholaminen oder ihrer Metaboliten angetroffen wurde [50, 477, 782]. Aber selbst wenn deren Ausscheidung normal ist, schließt dieses ihre pathogenetische Beteiligung nicht aus, denn die zum Flush führenden Wirkstoffmengen sind sehr klein. Für ihre Beteiligung spricht darüber hinaus die Besserung eines Flushs durch Verabreichung von Adrenolytika [477], aber auch die klinische Beobachtung, daß Flushanfälle auch gern durch psychische Erregungen und körperliche Belastungen ausgelöst werden, also durch eine erhöhte Aktivität des sympathischen Nervensystems. Auf welche Weise es nun gerade beim Karzinoidkranken über Katecholamine zum Flush kommt, mußte bislang offen gelassen werden. Eine Änderung der Reagibilität der Gefäße auf neurohumorale Reize durch das Serotonin konnte ausgeschlossen werden [477].

Somit blieb die Frage nach der Genese des Flushsymptoms letztlich ungeklärt, bis sich fand, daß in den Geschwülsten ein Enzym (Kallikrein) vorkommt, welches aus Plasmaeiweißkörpern Kinine vom Typ des Bradykinins abspaltet, daß weiterhin ein solches Kinin im Flush in den Kreislauf ausgeschüttet wird und daß Injektionen von synthetischem Bradykinin zu einer Hautreaktion führen, die dem spontanen oder provozierten Flush weitgehend gleicht [556, 885]. So ist es denkbar, daß Bradykinin allein oder fallweise auch zusammen mit Serotonin die Ursache des Flushs darstellt. Die Rolle der Katecholamine kann dann vielleicht dahingehend erblickt werden, als diese zu einer Aktivierung des Bradykinin-bildenden Enzyms führen.

Auch die zentralen Kreislaufveränderungen während des Flushanfalls sind als Effekte des Serotonins aufgefaßt worden, wenn auch artbedingt und durch die besondere Krankheitssituation modifiziert. Dieses sollte insbesondere das Verhalten des Blutdrucks als Ausdruck der veränderten und sich ändernden Tonuslage des Gefäßsystems betreffen. Unter Anwendung verschiedener Dosen von Serotonin lassen sich auch bei gesunden Personen zwischen depressorischen und pressorischen Phasen schwankende Blutdruckwerte erzielen, wie man sie auch beim Karzinoidkranken antrifft. Daß die hämodynamischen Veränderungen des typischen Flushanfalls und die bisweilen schweren Kreislaufreaktionen der Karzinoidkranken [797] nicht immer mit experimentellen Befunden übereinstimmten, konnte auch methodisch bedingt sein. Es ist jedoch auch hier zu fragen, ob für diese Reaktionen nicht auch das Bradykinin oder ein ähnliches Peptid verantwortlich zu machen ist [556].

Das Verhalten der Herzaktion und die Herzleistung im Flushanfall dürften zu einem großen Teil reflektorisch bedingt sein, wenn auch direkte kardiale Effekte des Serotonins aus dem Tierversuch bekannt und somit auch beim Karzinoidsyndrom mit beteiligt sind. Wenn im Anfall keine Zeichen einer koronaren Durchblutungsstörung des Herzens beobachtet wurden, so entspricht dieses jenen Versuchen, bei denen sich Serotonin eher als ein Dilatator der Herzkranzgefäße erwiesen hat. Bei der Pharmakologie des Serotonins im Tierversuch ist eine Druckbelastung des rechten Herzens typisch. Beim Menschen war es aber bisher nicht möglich, im Flushanfall einen ähnlichen Effekt nachzuweisen. Vielleicht reagiert die menschliche Lungenstrombahn auf Serotonin anders als jene des Laboratoriumstieres. Eine Volumenbelastung des Herzens konnte jedoch auf der Höhe des Flushanfalles mehrfach objektiviert werden und sie erklärt die bisweilen geklagten subjektiven kardialen Mißempfindungen der Karzinoidkranken.

β) Motilitätsstörungen des Darmes und der Atemwege

Im Gegensatz zu dem Flushanfall sind die verschiedenen Störungen der *Darmmotilität*, also insbesondere die spastischen Leibschmerzen und die Durchfälle, eine sehr wahrscheinliche Folge des Hyperserotonismus der Geschwulstträger. Ihnen entsprechende Erregungen der Darmmotilität lassen sich nicht nur im Tierexperiment, sondern auch bei gesunden Versuchspersonen durch eine i.v. Injektion höherer Dosen von Serotonin erzeugen (s. S. 223). Für einen derartigen Wirkungsmechanismus spricht auch, daß sich diese Krankheitserscheinungen durch eine Aufhebung der Wirkung oder der Bildung von Serotonin beim Karzinoidkranken recht gut beeinflussen lassen, was beim Flush nicht im gleichen Maße der Fall ist (s. S. 176). Es ist nicht wahrscheinlich, daß die Wirkung des Serotonins auf die Darmmotilität über eine sekundäre Freisetzung von Histamin erfolgt. Einiges spricht aber dafür, daß hier Azetylcholin als Mittlersubstanz auftritt und daß der Angriffspunkt des Serotonins wahrscheinlich im Bereich postganglionärer cholinergischer Neurone zu suchen ist. Hexamethoniumbromid beeinflußt nämlich die Darmerregung durch Serotonin nicht [736]. Wohl tut dieses aber Atropin.

Ob die *Motilitätsstörungen der Atemwege* eine Folge des Hyperserotonismus sind, ist eine Frage. Im Tierversuch lassen sich durch i.v. Injektion von Serotonin sowohl ein Bronchospasmus als auch Veränderungen der Frequenz und Tiefe der Atmung erzeugen, wofür direkte periphere, reflektorische und zentrale Angriffspunkte diskutiert werden. Beim Menschen kann man nach i.v. Applikation von Serotonin ebenfalls eine Hyperpnoe und Tachypnoe sehen. Wenn Bronchokonstriktionen nicht zu erkennen waren, so konnte dieses auch eine Folge der zu geringen Dosis sein. Läßt man Serotonin als Aerosol inhalieren, so ist auch ein Bronchospasmus auslösbar, der wahrscheinlich durch einen direkten Angriff an der Bronchialmuskulatur erzeugt wird. Ein reflektorisches Geschehen über Barorezeptoren in der Lungenstrombahn kann insofern nicht angenommen werden [797], als ein Druckanstieg in der Pulmonalarterie beim Flushanfall nicht mit Regelmäßigkeit objektivierbar ist. Der Effekt auf die Bronchusmuskulatur beruht wahrscheinlich nicht auf einer sekundären Freisetzung von Histamin, da Antihistaminika hierauf keinen Einfluß haben. Änderungen von Frequenz und Tiefe der Atmung sind vielleicht zentraler Natur. Doch ergibt sich die Frage, ob in Anbetracht der Bluthirnschranke für Serotonin eine solche Genese möglich ist und ob hierfür nicht eher periphere Chemorezeptoren und damit ein reflektorisches Geschehen verantwortlich zu machen sind. Es ist jedoch auch darauf hinzuweisen, daß die bisher bekannten Kinine ausgesprochene Bronchokonstriktoren darstellen und daß eines von ihnen, nämlich das Bradykinin, beim Karzinoidsyndrom vermehrt im Blut auftritt [556].

γ) Ödembereitschaft

Kranke mit einem Karzinoidsyndrom besitzen eine ausgesprochene Neigung zur Wasserretention. Es werden Ödeme in den abhängigen Körperpartien, Pleuraergüsse, Aszites, Oligurien und bisweilen auch lokalisierte Anschwellungen im Bereich des Oberkörpers beobachtet, die besonders in den von den vaskulären Hautreaktionen betroffenen Geweben auftauchen.

Als ein pathogenetischer Faktor der Ödementstehung wurde unter anderem bereits eine Erhöhung des Venendruckes im Rahmen der hämodynamischen Veränderungen während des Flushanfalles erörtert [797]. Hier ist nur einzuwenden, daß ein periodischer Anstieg des Venendruckes den permanenten Charakter der meisten Ödeme sicherlich schwerlich wird erklären können. Ein Teilfaktor mag hierin aber vielleicht für manche Krankheitsfälle erblickt werden können, womit bereits eine indirekte Wirkung des Serotonins auf den Wasserhaushalt gegeben wäre. Weit mehr als für die bleibenden Wasseransammlungen mag dieser Wirkungsmechanismus des Serotonins aber pathogenetisch für die episodischen örtlichen Anschwellungen in der Haut während des Flushs infrage kommen. Für die Entstehung örtlicher Ödeme muß daneben auch noch die bekannte Eigenschaft des Serotonins in Betracht gezogen werden, die Kapillardurchlässigkeit zu erhöhen. Unter Berücksichtigung der gewaltigen von den Karzinoidmetastasen ausgeschütteten Serotoninmengen ist ein solcher pharmakologischer Effekt des Hormons durchaus als möglich anzusehen. Eine Förderung der Kapillarpermeabilität wird auch durch das Bradykinin erzeugt [556]. Auch dieses muß für die Entstehung dieser Erscheinungen daher in die engere Wahl gezogen werden.

Eine wesentliche Ursache der Ödembereitschaft beim Karzinoidsyndrom scheint aber in der am Tier wie am Menschen experimentell erwiesenen antidiuretischen Wirkung pharmakologischer Dosen des Serotonins zu liegen (s. S. 233). Eine antidiuretische Wirkung des Serotonins beim Karzinoidsyndrom ist auch aus der profunden Diurese zu schließen, die bei manchen Kranken nach einem Flushanfall einsetzen kann [746]. Ein Zusammenhang zwischen Antidiurese und Flushanfällen ist bei verschiedenen Kranken beobachtet worden [797].

Über den Angriffspunkt des Serotonins und über den Mechanismus seiner antidiuretischen Wirkung beim Menschen herrscht noch keine Klarheit. In Analogie zu entsprechenden Tierversuchen kann höchstens vermutet werden, daß außergewöhnlich hohe Serotonindosen vielleicht auch beim Menschen zu einer Kontraktion der Vasa afferentia der Glomeruli und zu einer Reduzierung der glomerulären Filtration, möglicherweise auch zu einer vermehrten tubulären Rückresorption führen. Aber es müssen wohl auch noch andere Angriffspunkte in Betracht gezogen werden. So könnte die verminderte Nierendurchblutung auch zu einem sekundären Aldosteronismus führen und auf diese Weise Natriumretention und Ödembereitschaft fördern [749].

δ) Gelenkerscheinungen

Bei einigen Kranken mit einem Karzinoidsyndrom wurden an den verschiedensten kleinen und größeren Gelenken Krankheitserscheinungen im Sinne einer „Arthritis" oder von „Arthralgien" beobachtet. Aber nur vier Fälle boten Anhaltspunkte dafür, daß die geklagten Beschwerden und Symptome der Ausdruck eines entzündlichen Gelenkprozesses gewesen sind. Für vier weitere Fälle konnte dieses jedenfalls nicht behauptet werden.

Es ist kaum anzunehmen, daß der beim Karzinoidsyndrom vorhandene Hyperserotonismus einen Sensibilisierungsprozeß fördert, der etwa einer rheumatischen Erkrankung zugrunde liegt. Aber es muß erörtert werden, ob die Manifestationen hyperergischer Reaktionen durch das Amin begünstigt werden. Dieses ist einmal auf dem Wege der Erschöpfung der Nebennierenrinde denkbar, die bei einem Karzinoidsyndrom als Folge ihrer chronischen Belastung eintreten könnte. Auf ähnliche Weise ist von verschiedenen Seiten die Infektneigung der Karzinoidkranken erklärt worden, die sich aber hier nicht objektivieren ließ. Vor allem aber zeigte sich in verschiedenen Tierversuchen, daß Serotonin örtlich eine starke Hyperämie, eine Steigerung der Gefäßpermeabilität und ein Ödem erzeugt. Dieser Effekt des Serotonins wurde allerdings von anderer Seite für den Entzündungsvorgang als nicht bedeutend gehalten. Immerhin kann man wohl die Möglichkeit einer Förderung von Entzündungsvorgängen beim Karzinoidsyndrom nicht ganz von der Hand weisen, so daß die wenigen hier vorliegenden Beobachtungen von arthritischen Symptomen nicht unbedingt Zufallsbefunde darzustellen brauchen. Es ist also möglich, daß eine vorhandene Anlage zur rheumatischen Erkrankung durch einen Hyperserotonismus gefördert und manifest wird.

Demgegenüber bietet aber besonders noch ein Fall einen Hinweis auf die Genese der Gelenksymptome [797], wie sie in den übrigen vier, vielleicht sogar sechs Krankheitsfällen gesehen wurden, bei denen entzündliche Allgemeinreaktionen fehlten oder nicht sehr ausgeprägt waren. In diesem Falle traten die Anschwellungen ganz deutlich nicht nur um die Fingergelenke herum, sondern auch zwischen denselben und vor allem in einem zeitlichen Zusammenhang periodisch mit den Flushanfällen auf, in denen es auch zu örtlichen und gut umschriebenen Schwellungen im Gesicht kam. Solches ist auch in anderen Fällen beschrieben worden [746], wenn hierbei auch gleichzeitig gewisse Allgemeinreaktionen positiv ausfielen. Unter den Störungen des Wasserhaushaltes wurden nun jedoch eine ganze Reihe von Autoren benannt, die bei ihren Kranken während des Flushanfalles örtliche Anschwellungen und Ödeme beobachtet haben, die sich auch auf die Hände erstrecken konnten. Dieses läßt daran denken, daß die Pathogenese mancher Gelenksymptome mit jener der lokalisierten Ödeme auf das Engste verbunden ist, d. h. durch die kapillarerweiternde und die permeabilitätsfördernde Wirkung des Serotonins (und Bradykinins?), vielleicht auch noch durch einen erhöhten Venendruck im Flushanfall zustande kommt. Inwieweit bei der Entstehung solcher örtlicher Austritte von Blutflüssigkeit in der Haut auch noch eine lokale Freisetzung von Histamin eine Rolle spielt, läßt sich im Augenblick nicht entscheiden. Beim typischen Karzinoidsyndrom ist die Histaminausscheidung nur selten gesteigert.

ε) *Permanente Hautveränderungen*

Während die Frage nach der Pathogenese der flüchtigen Anfallssymptome des Karzinoidsyndroms durch die Pharmakodynamik des Serotonins zum großen Teil seine Erklärung findet, ist dieses für die bleibenden und oft nur wenig reversiblen Symptome des Spätstadiums nur mit Mühe oder noch gar nicht möglich.

Zur Erklärung der eigenartigen Zyanose und der *Teleangiektasien* stehen keine entsprechenden Äquivalentbeobachtungen im Tierversuch zur Verfügung. Die Zyanose ist sicherlich nicht die Folge einer Polyglobulie, nur in einem Falle fanden sich im Blut 6,59 Mill. Erythrozyten [522]. Es wurde diskutiert, daß die diesen Phänomenen zugrunde liegende Schwächung und Erweiterung der Kapillaren und kleinen Venen der Haut die Folge einer anoxischen Läsion während der Flushperioden oder einer direkten Wirkung des Serotonins seien. Eine andere Erklärung steht bis heute kaum zur Verfügung. Aber sicherlich spielen für die Hämostase in den Hautgefäßen auch die verschiedentlich beobachteten sklerotischen Veränderungen an den präkapillären Arteriolen eine Rolle, wobei die Intimafibrosen wahrscheinlich auch wiederum der Fibrosierungstendenz des Serotonins nach seiner chronischen Einwirkung zur Last fallen. Für die Genese der Teleangiektasien auf der Basis eines chronischen Hyperserotonismus spricht auch, daß sie nach Entfernung eines Ovarialkarzinoids und Beseitigung der hormonellen Störung rückbildungsfähig waren [799].

Auf den Hyperserotonismus sind wahrscheinlich auch die eigenartigen *Hyperpigmentierungen* zurückzuführen. Experimentell war es möglich, bei Hunden solche Pigmentierungen durch i.v. Injektionen von Serotonin zu reproduzieren [797]. Erforderlich war eine chronische Applikation steigender Dosen. Die Hyperpigmentierungen auf der Haut der Hunde, die nicht dem Sonnenlicht ausgesetzt waren, erschienen erstmals nach 2 Monaten. Mikroskopisch handelte es sich bei dem Pigment um eine Art von Melanin. Beim Menschen hat die Ablagerung der Pigmente räumliche Beziehungen zu den Blutgefäßen. An Fröschen ist außerdem eine Beeinflussung der Chromatophoren über das Intermedinsystem untersucht und für möglich gehalten worden [411]. Dieser Weg der Pigmentbildung ist aber auf Grund ähnlicher Untersuchungen und der sich hieraus aufzwingenden Interpretation nicht wahrscheinlich [797]. Eher ist es anzunehmen, daß es sich bei diesem Pigment um ein Stoffwechselprodukt aus dem Abbau des Serotonins handelt. Insbesondere wird eine Pigmentbildung aus dem vor der Bildung der 5-Hydroxyindolessigsäure entstehenden 5-Hydroxyindolazetaldehyd vermutet.

Seltene mit der Sklerodermie verwandte Hauterscheinungen sind wohl auch durch die Fibrosierungstendenz des Serotonins zu erklären. Möglicherweise geht auch solchen Veränderungen ein chronisches Ödem voraus. Auffallend bleibt es nur, daß solche Hautveränderungen nicht öfters beobachtet wurden.

ζ) *Endokardfibrosen*

Eine der merkwürdigsten Erscheinungen des Karzinoidsyndroms stellen die meist erst im Spätstadium des Leidens auftretenden Endokardfibrosen dar. Die Pathogenese dieser Fibrosierung der Herzinnenhaut gehörte bislang zu den großen Rätseln des Karzinoidsyndroms und auch bis heute ist sie nicht restlos aufgeklärt [652]. Immerhin liegen doch einige Hinweise vor, die eine Erklärungsmöglichkeit darzustellen scheinen. Wenn man sich der Frage nach der Genese dieser Endokardfibrosen nähert, so ist auch darauf aufmerksam zu machen, daß man beim Karzinoidsyndrom nicht nur eine Bindegewebsneubildung im Bereich der Herzhöhlen beobachtet. Diese findet sich ebenfalls häufig in unmittelbarer Nachbarschaft der Geschwülste, im Bereich der Beckenorgane, auf der Intima großer Venen und im Perikard. Dieses deutet darauf hin, daß beim Karzinoidleiden eine allgemeine Fibrosierungstendenz besteht, die sich an einzelnen Örtlichkeiten besonders intensiv manifestiert und die im Herzen besonders schwerwiegende Folgen nach sich zieht.

Es war naheliegend, den für die Fibrosierung verantwortlichen Faktor in dem Serotonin zu suchen. Ist dieses doch der für viele Symptome des Karzinoidsyndroms pathogenetisch entscheidende Wirkstoff. Mit dem Serotonin ließ sich vor allem vereinbaren, daß das linke Herz gar nicht oder doch nur selten und dann nur sehr geringfügig befallen wird, da das im Plasma zirkulierende Serotonin infolge der MAO-Aktivität der Lungen bei der Passage der Lungenstrombahn abgebaut und entgiftet und somit das linke Herz dadurch geschützt wird. Wenn von verschiedenen Seiten keine Abnahme der Serotoninkonzentration im Blut bei der Lungenpassage festgestellt wurde, so muß dieses nicht unbedingt ein Argument gegen die pathogenetische Bedeutung des Serotonins darstellen. Es darf als durchaus möglich betrachtet werden, daß das von den Lebertumoren ausgeschüttete Serotonin erst nach einer gewissen und wahrscheinlich individuell unterschiedlich langen Zeit von den Thrombozyten mehr oder weniger vollständig absorbiert werden kann, daß innerhalb des rechten Herzens im Plasma noch freies Serotonin vorliegt, daß aber dann im Verlaufe der Lungenstrombahn schließlich der Absorptionsprozeß fallweise weitgehend beendet und das Serotonin somit bei der Passage der kleinen Lungengefäße von der MAO nicht mehr abgebaut werden kann. Diese Vorstellung wird unterstützt durch die Beobachtung stärkerer linksseitiger Endokardveränderungen bei Vorliegen eines hämodynamisch wirksamen offenen Foramen ovale, denn in diesem Falle wird das zirkulierende ungebundene Serotonin seine Spuren um so mehr an ungewöhnlichen Lokalisationen hinterlassen. In dem gleichen Sinne, d. h. für eine Verursachung der Endokardfibrosen durch Serotonin sprechen auch linksseitige Endokardveränderungen bei großen Metastasen in der Lunge oder im Myokard des linken Herzens. Interessanterweise wurde auch eine Fibrosierung, und zwar retroperitonealer Lokalisation, unter der therapeutischen Anwendung des Serotonin-Antagonisten Methysergid diskutiert. Die bisherigen Beobachtungen sind jedoch nicht beweisend für einen kausalen Zusammenhang und außerdem kann das wohlbekannte Krankheitsbild der retroperitonealen Fibrose auch ohne jeglichen Gebrauch von Pharmaka auftreten [261].

In zahlreichen Tierversuchen ist es geprüft worden, ob sich durch eine Applikation von Serotonin eine Fibrosierung insbesondere am Endokard künstlich reproduzieren läßt. Die ersten derartigen Tierversuche verliefen praktisch ohne Ergebnis [452]. Wurden 53 Ratten bis zu 342 Tage lang zweimal täglich 8 mg Serotonin-Kreatinin-Sulfat subkutan injiziert, so kam es nach 30 Tagen zur Verdickung der Haut an der Injektionsstelle durch Neubildung kollagenen Gewebes, außerdem nahm die Zahl der kleinen Hautgefäße zu und schließlich zeigten sich an den kleinen Arteriolen Intimasklerosen [492]. Interessant war auch, daß daneben die basalen

Epidermisschichten sich zu kleinen Zellnestern ausbildende Proliferationen aufwiesen. Die Hautanhangsgebilde waren fast verschwunden.

Während somit eine Fibrosierungstendenz einwandfrei erkennbar war, erstreckte sich diese aber nur auf den unmittelbaren Bereich der Injektionsstelle. Herzklappenveränderungen wurden noch nicht angetroffen [490]. Dieses konnte aber gut an der Applikationsweise und an dem raschen Abbau des Serotonins liegen. Daher wurden diese Versuche dahingehend erweitert, indem die Leber der Ratten noch zusätzlich durch Tetrachlorkohlenstoff geschädigt wurde, um dadurch eine wesentliche Quelle der MAO auszuschalten [248]. Aber auch dabei stellten sich noch keine Endokardveränderungen ein. Es mußte weiterhin erörtert werden, ob die exogene Zufuhr des Serotonins nicht eine zu unphysiologische Applikationsweise darstellt und sich Endokardveränderungen vielleicht nur durch endogen vermehrt freigesetztes Serotonin erzeugen lassen. Man kennt nun bei der Maus neben Ansammlungen Serotonin-haltiger Mastzellen in einer präkanzerösen Haut [140] noch das übertragbare Mastozytom, das die Funktion seiner Stammzellen soweit übernimmt, daß es neben Heparin und Histamin auch vermehrt Serotonin erzeugt. Einige Autoren haben bei Mäusen Mastozytomgewebe i.m. und i.p. injiziert und danach auch das Angehen von Metastasen in zahlreichen parenchymatösen Organen festgestellt [303]. Durch einen abnormen Anstieg in der Ausscheidung der 5-Hydroxyindolessigsäure konnte die vermehrte Serotoninsekretion objektiviert werden. Dennoch fanden sich auch bei diesen Versuchen keine Endokardveränderungen.

War nach diesen Untersuchungen somit zwar erwiesen worden, daß Serotonin einen Fibrosierungsfaktor darstellt, so war es aber dennoch nicht gelungen, auch Herzveränderungen zu erzeugen, die jenen Befunden an die Seite gestellt werden konnte, wie man sie beim Karzinoidsyndrom antrifft. Diesen negativen Ergebnissen stehen nun aber andere Versuche entgegen, die Anhaltspunkte dafür bieten, daß die abnorme Wirkstoffsekretion der Karzinoidmetastasen wahrscheinlich ein, wenn auch nicht der einzige kausale pathogenetische Faktor der Endokardfibrosen darstellt [771, 772]. So erhielten Meerschweinchen über längere Zeit täglich subkutan und i.m. 2,5 mg Serotonin injiziert. Nach 40, 60 bzw. 180 Tagen kam es zu einer mit der Behandlungsdauer fortschreitenden Trübung und schließlich Granulierung des muralen Endokards des rechten Herzens und insbesondere auch der Pulmonalklappen, deren Gewebe vornehmlich an der Basis ödematös durchtränkt waren und wo sich fibrinoide Nekrosen, Gefäßneubildungen und kleine Rundzellanhäufungen fanden. Auch das wandständige Endokard der rechten Herzkammern zeigte bindegewebige Verdickungen mit kleinzelligen Infiltrationen, die sich auch im Myokard darstellten. Am linken Herzen fanden sich keine abnormen pathologisch-anatomischen Befunde. Diese Veränderungen entsprachen zwar im einzelnen histologisch nicht den menschlichen Verhältnissen, aber speziell auch wegen ihrer rechtsseitigen

Lokalisation waren sie als Äquivalente aufzufassen, die möglicherweise artbedingt eine Abwandlung erfahren haben.

Andere Autoren haben solche Untersuchungen auf die Lungenstrombahn bei Kaninchen ausgedehnt [657]. Die Tiere erhielten täglich zweimal
5 mg Serotonin subkutan und wurden nach 3, 35 und 90 Tagen getötet.
Schon nach 3 und nach 35 Tagen fanden sich leichte fibroplastische Intima-
proliferationen in den Arterien und kleinen Arteriolen. Nach 90 Tagen
waren deutliche Intimaverdickungen mit Einengung des Gefäßlumens zu
erkennen. Die Wand muskulärer Arterien war wegen einer leichten Hypertrophie verdickt. Unter dem Endothel der befallenen Arterien konnten
histochemisch Ablagerungen von Polysacchariden nachgewiesen werden
und in den Alveolen sowie Septen fanden sich Proliferationen retikuloendo-
thelialer Zellen, auch Schaumzellen, in denen Fett und Phospholipoide
nachweisbar waren. Die Autoren glaubten nicht, daß die Intimaveränderungen mit einer pulmonalen Hypertension in Zusammenhang gebracht
werden können, da diese ja schon sehr frühzeitig vorhanden waren. Histamin löst nach den Erfahrungen dieser Autoren solche Veränderungen nicht
aus, so daß eine sekundäre Freisetzung desselben hier keine pathogenetische
Rolle spielen sollte. Möglicherweise steht die Ablagerung der Mukopolysaccharide am Anfang der Veränderungen, die eher als ein direkter Effekt
des Serotonins auf das Bindegewebe aufzufassen seien.

Schließlich ist noch auf Untersuchungen zu verweisen [685], bei denen
wiederum Ratten mit Serotonin behandelt wurden. Im akuten Versuch nach
zweimal 10 mg Serotonin i.p. im Abstand von 20 min fanden sich in allen
Organen ausgedehnte perivasale Ödeme. Dieses entsprach der permeabilitätssteigernden Wirkung des Serotonins. Beim Dauerversuch mit täglich
1 bis 4 mg Serotonin subkutan oder i.p. wurden diese perivasalen Ödem-
seen nach einem Jahr in kollagene adventitielle Fasermäntel umgewandelt
und nach $1^{1}/_{2}$ Jahren erinnerten die Veränderungen an Befunde, wie man
sie auch bei Kranken mit einem metastasierenden Darmkarzinoid angetroffen hatte. Auch an den Klappen des rechten Herzens konnten in einigen
Fällen Bindegewebsneubildungen wie bei den Karzinoidkranken angetroffen werden, desgleichen um die Ausführungsgänge des Pankreas und um
die Gallenwege herum. Es war zu vermuten, daß die Fibrosierung letztlich
auf das schubweise ausgeschüttete Serotonin zurückzuführen sei und daß
am Anfang des Geschehens ein chronisches Ödem stünde, das schließlich
reaktiv in eine Ödemsklerose überginge. Die besondere Lokalisation der
Ödeme spräche für eine Mitbeteiligung der Gewebsmastzellen und einer
Freisetzung von Histamin und Hyaluronsäure. Dieses konnte dadurch
wahrscheinlich gemacht werden, daß die Mastzellen der Ratten nach 5 Monaten histochemische Reaktionen ergaben, die für eine Aufnahme von
Serotonin sprachen, welches dann womöglich die sekundäre Freisetzung
des Histamins bewirkte.

Diese Beobachtungen und Folgerungen wurden noch durch jüngere Untersuchungen wesentlich unterstützt [34, 35]. Hierbei ergab sich der interessante Befund, daß das im Gewebsödem reaktiv abgelagerte Fibrin gegenüber der normalerweise einsetzenden Fibrinolyse relativ widerstandsfähig ist. Dieses beruht wahrscheinlich auf einer Festigung des Fibrins durch Serotonin in Gegenwart von Ceruloplasmin. Letzteres wandelt Serotonin als ein oxydatives Enzym in ein Chinon um, das dann zu einer „Gerbung" des abgelagerten Fibrins führt. Seine folgende Organisation endet dann schließlich in dichten hyalinen oder kollagenen Gewebsformen.

Man muß sich aber auch fragen, ob das initiale Gewebsödem nicht eine Folge der Einwirkung von Bradykinin darstellt [556]. Von Kininen ist bekannt, daß sie die Permeabilität des Endothels fördern und dieser Effekt könnte sehr wohl eine Rolle bei der Entstehung der endokardialen Veränderungen beim Karzinoidherzen spielen, zumal diese jeweils sehr oberflächlich gelegen sind. Da es außerdem bekannt ist, daß der Bradykininspiegel beim Karzinoidsyndrom von den Lebervenen zu den peripheren Arterien graduell abfällt, könnte dieses sehr gut den bevorzugten Befall des rechten Herzens erklären [556].

c) Sekundäreffekte der Endokrinie (Pellagra, Eiweißmangel)

Bei einem Teil der Kranken mit einem Karzinoidsyndrom werden Hautveränderungen beobachtet, die der Pellagra sehr ähnlich sind. Es sei daran erinnert, daß es sich bei der echten Pellagra um eine Vitamin-B-Mangelkrankheit handelt, die durch die Trias: Dermatose, Diarrhoen und psychische Veränderungen gekennzeichnet ist. Der entscheidende Mangelfaktor ist hier der Pellagraschutzstoff, der als das Nikotinsäureamid erkannt werden konnte. Aber wahrscheinlich spielen auch noch andere Faktoren aus der Vitamin-B-Gruppe eine pathogenetische Rolle. Das Nikotinsäureamid bildet eine Teilkomponente der Co-Dehydrasen. Im allgemeinen wird der Vitaminbedarf des Menschen durch die Nahrung voll gedeckt. Im Falle eines exogenen Mangels ist der Organismus aber auch zu einer Biosynthese des Vitamins aus der Aminosäure Tryptophan in der Lage.

Auf die Verhältnisse bei der endemischen Pellagra kann hier nicht näher eingegangen werden. Zur Entstehung einer sporadischen oder sekundären Pellagra kommt es, wenn zwei Krankheitsfaktoren zusammentreffen. Während das Fehlen des Vitamins hierzulande bei einer qualitativ ausreichenden Ernährung kaum vorkommt und auch allein noch nicht zur Pellagra führt, können z. B. die verschiedensten Darmerkrankungen zur Ursache einer Resorptionsstörung des Nikotinsäureamids auf der einen und gleichzeitig von Eiweißkörpern auf der anderen Seite werden, also auch von Tryptophan, der metabolischen Vorstufe des Vitamins. Auf diese Weise kann die äußere Zufuhr und die Biogenese des Nikotinsäureamids unzureichend werden und ein Vitaminmangelzustand eintreten.

So ist es zu verstehen, daß schon das endokrin noch nicht wirksame Karzinoid, welches häufig mit chronischen Durchfällen verbunden ist, von Pellagra-artigen Hautveränderungen begleitet sein kann. So bot ein 65jähriger Mann mit einem in die Leber metastasierten multiplen Dünndarmkarzinoid eine typische Pellagra-Trias [524]. Dieser Beobachtung kann eine ähnliche an die Seite gestellt werden [437]. Desgleichen wird man aber auch beim Karzinoidsyndrom den Durchfällen als solchen eine pathogenetische Rolle bei der Entstehung des Vitaminmangelzustandes beimessen müssen [736], der dann wiederum in einem Circulus vitiosus die Diarrhoen begünstigen dürfte.

Beim Karzinoidsyndrom sind die Durchfälle aber sicher nicht die einzige Ursache des Mangels an Nikotinsäureamid. So konnte es z. B. auffallen [85], daß die Hautveränderungen auf eine Vitaminzufuhr hier besser ansprechen, als man es im allgemeinen bei durch Diarrhoen bedingten Pellagra-artigen Dermatosen gewohnt ist. Die Erklärung für die besondere Neigung des Karzinoidkranken mit einem endokrin aktiven Tumor bieten nähere Untersuchungen des Tryptophanstoffwechsels.

Normalpersonen scheiden täglich etwa 2 bis 8 mg, unter Umständen bis zu 10 mg 5-Hydroxyindolessigsäure mit dem Harn aus. Daraus läßt sich ermitteln, daß unter gesunden Verhältnissen etwa 1 bis 2% des mit der Nahrung aufgenommenen Tryptophans zum Serotonin umgebaut werden. Dieses Verhältnis ändert sich ganz entscheidend, wenn ein Karzinoid endokrin aktiv wird. Wie die fallweise gewaltige Ausscheidung der 5-Hydroxyindolessigsäure nahelegt, müssen hier bisweilen ganz extreme Mengen an Serotonin in den Tumoren gebildet werden. Diese erfordern als Ausgangssubstanz entsprechend große Tryptophanmengen. In Bilanzversuchen mit einer konstanten Tryptophanaufnahme von täglich 500 mg konnte man errechnen, daß hiervon in einem bestimmten Falle mindestens 60% in 5-Hydroxyindole umgewandelt werden, wobei die Stickstoffbilanz gerade noch ausgeglichen sein konnte [746]. Für eine normale Eiweißsynthese sind also etwa 200 mg Tryptophan gerade noch ausreichend. Wurde die Tryptophanaufnahme auf 1400 mg/Tag erhöht, so stieg die Ausscheidung der 5-Hydroxyindole an und die Stickstoffbilanz wurde positiv. Diese Zunahme der Ausscheidung von 5-Hydroxyindolen nach einer Tryptophanzulage, etwa von 1 bis 4 g/Tag, ist von mehreren Seiten bestätigt worden [74, 412, 680]. Die Tryptophanzulage führt jedoch nicht unbegrenzt zur Steigerung der Ausscheidung der Metaboliten des Serotonins, woraus hervorgeht, daß die Hormonproduktion des Tumors ihre Grenzen besitzt. Reduzierte man andererseits bei einem Karzinoidkranken den Eiweißgehalt der Nahrung, so geht die Ausscheidung der 5-Hydroxyindolessigsäure bis auf den „Grundumsatz" des Tumors zurück [404, 751, 753]. Hierbei konnte dann aber vor allem die Stickstoffbilanz negativ werden.

Hieraus geht hervor, in welcher Gefahr ein Kranker mit einem Karzinoidsyndrom ständig schwebt. Während unter gesunden Verhältnissen nur

1 bis 2% des Tryptophans der Nahrung in Serotonin umgewandelt werden, können bei einem endokrin aktiven Tumor 60% und wahrscheinlich noch mehr von dieser Aminosäure zu diesem Zweck entrissen werden. Diese Mengen gehen aber für die Eiweiß- und Nikotinsäuresynthese verloren, was durch die Abb. 23 veranschaulicht werden soll [746]. Das endokrin aktive Karzinoid scheint ohne Rücksicht auf die übrigen Bedürfnisse des Organismus soviel Tryptophan zu verbrauchen, wie zur Sättigung seines Hormongrundumsatzes notwendig ist.

Bei einer normalen Kost und ungestörten Darmfunktion muß dieser Tumorstoffwechsel zu keinen Mangelerscheinungen führen. Liegen aber eine Inappetenz, chronische Durchfälle und eine besonders exzessive Hormonproduktion vor, so wird das tägliche Tryptophanminimum von 200 bis 250 mg dem Organismus bald nicht mehr zur Verfügung stehen. In der Tat konnte nachgewiesen werden, daß Karzinoidkranke einen erniedrigten

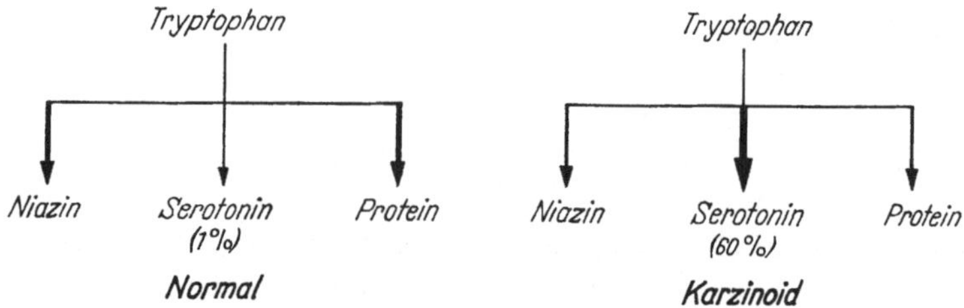

Abb. 23. Die Stoffwechselwege des Tryptophans unter gesunden Verhältnissen und beim Karzinoidsyndrom [746]. Die Breite der Pfeile soll den jeweiligen Anteil der verschiedenen Metabolismen veranschaulichen

Tryptophanspiegel im Plasma besitzen können, und zwar auch trotz normaler Tryptophanaufnahme und obwohl keine Durchfälle vorliegen [744]. In einem Falle ließen sich objektive Anhaltspunkte dafür gewinnen, daß ein Tryptophanmangel bestand, indem unter einer Zulage an dieser Aminosäure die Stickstoffausscheidung täglich noch von 5 auf 3 g abnahm [864].

Hiermit kommt es somit einmal zu einer Hypovitaminose im Sinne eines Mangels an Nikotinsäureamid. Bei Kranken mit sehr hohen Ausscheidungen an 5-Hydroxyindolessigsäure fanden sich dementsprechend niedrige Konzentrationen an N-Methylnikotinamid im Harn [744]. Einige Autoren haben allerdings bei ihren Kranken festgestellt, daß die verschiedenen Kynureninderivate in normaler Menge ausgeschieden werden und daß auch unter einer Belastung mit täglich 4 g l-Tryptophan der spezifische Tumorstoffwechsel diesen metabolischen Weg des Tryptophans nicht beeinflußte [412]. In diesen Fällen waren auch die Plasmaspiegel für Tryptophan und Kynureninsäure nicht vermindert. Doch widerspricht diese Beobachtung nicht der Annahme, daß die endogene Bildung von Nikotinsäurederivaten beim Karzinoidsyndrom empfindlich gestört sein kann, denn in den betreffenden Fällen war die Produktion von Serotonin nicht übermäßig groß [412].

Nikotinsäureamid-Mangelerscheinungen liegen also durchaus im Bereich des Möglichen, wenn gleichzeitig die exogene Zufuhr dieses Vitamins beeinträchtigt ist.

Auf diese Weise wird bei Kranken mit einem Karzinoidsyndrom das doch nicht gerade seltene Auftreten Pellagra-artiger Hauterscheinungen verständlich. Durch das Zusammentreffen einer Resorptionsstörung des exogenen Vitamins und von Eiweißkörpern mit der Nahrung sowie einer ungewöhnlichen Störung des Tryptophanstoffwechsels mit Einschränkung der nun von Bedeutung werdenden Biosynthese der Nikotinsäure sind diese Kranken auf jeden Fall besonders zu solchen Dermatosen disponiert [753]. Wahrscheinlich kann man aber hierdurch, d. h. durch den Mangel an Nikotinsäure nicht alle Pellagra-artigen Hautveränderungen erklären, wenn auch das Versagen einer entsprechenden Substitutionstherapie noch nicht unbedingt gegen eine pathogenetische Rolle dieses Vitamins sprechen muß, da seine medikamentöse Zufuhr bei Weiterbestehen der Durchfälle und der Stoffwechselstörung relativ unzureichend bleiben kann. Eigenartig ist es auch, daß die Kranken mit Pellagra-ähnlichen Hautveränderungen nicht die volle Symptomtrias der Pellagra bieten, d. h. daß sie nicht auch unter den typischen psychischen Störungen leiden. Möglicherweise ist aber an der Entstehung der Hauterscheinungen auch noch ein Mangel an weiteren Vitaminen beteiligt.

Das Zusammentreffen von einer enteralen Resorptionsstörung mit dem pathologischen Tryptophanstoffwechsel erklärt aber auch gut die beim Karzinoidsyndrom auftretenden Hypalbuminämien, die raschen Gewichtsverluste und die starke Beeinträchtigung des allgemeinen Kräftezustandes. Diese Symptome sind beim endokrin inaktiven enteralen Karzinoid seltener und weniger ausgeprägt, denn hier können allenfalls die chronischen Durchfälle allein derartige Folgen nach sich ziehen.

d) Bedeutung der Lokalisation der Geschwülste

Das typische Karzinoidsyndrom tritt in einem hohen Prozentsatz dann auf, nachdem sich Lebermetastasen gebildet haben. Dieses hat vielfach zu der Annahme bewogen, daß der metastatische Befall der Leber und überhaupt von extraportal gelegenem Geschwulstgewebe eine Voraussetzung für das Entstehen eines Karzinoidsyndroms darstellt. Diese extraportal gelegenen Tumoren konnten bisweilen zweifellos sehr klein sein und dennoch einen ausgeprägten endokrinen Effekt zur Folge haben [797]. Die Lokalisation der Tumoren schien daher wichtiger als ihre Größe zu sein. Erklärt wurde diese Bedeutung der Lokalisation der Geschwülste damit, daß innerhalb des Portalkreislaufs gelegenes Gewebe nicht zu einer endokrinen Semiotik führen könne, da die Entgiftungsfunktion der Leber das Auftreten pharmakodynamisch wirksamer Serotoninmengen im großen Kreislauf verhindere.

Es konnte nun aber bereits an anderer Stelle (s. S. 58) nachgewiesen werden, daß nur bis in die regionalen Lymphknoten metastasierte Geschwülste des Magen-Darm-Traktes vornehmlich deswegen keine endokrine Semiotik verursachen, weil sie zwar Serotonin bilden, es jedoch nicht in wesentlichen Mengen in die Blutbahn ausschütten, was man an einer gesteigerten Ausscheidung von 5-Hydroxyindolessigsäure hätte erkennen müssen. Andererseits konnte aber durchaus nicht bei allen Krankheitsfällen mit einem Karzinoidsyndrom ein Lebertumor nachgewiesen werden. Dieses betraf 10% der Ileumkarzinoide. Gegen einzelne Fälle mag man eine unzureichende Untersuchung für die angebliche Abwesenheit von Lebermetastasen anführen. Bei einer Reihe gut untersuchter Fälle haben aber doch sehr wahrscheinlich tatsächlich keine Lebermetastasen oder andere extraportale Tochtergeschwülste vorgelegen, was vereinzelt auch ausdrücklich vermerkt wurde [398, 494, 746]. In einem Falle lag zwar eine Lebermetastase vor, aber sie war sehr klein (1 cm Durchmesser) und hormonell inaktiv, wie das postoperative Ergebnis nach Resektion des Primärtumors und der Lymphknotenmetastasen zeigte [615].

Solche Krankheitsfälle bewiesen, daß der metastatische Befall der Leber oder anderer im extraportalen Kreislauf gelegener Organe nicht eine unbedingte Voraussetzung für die Entstehung eines Karzinoidsyndroms ist. Die Entstehung einer endokrinen Semiotik scheint einmal vielmehr ein rein quantitatives Problem der Möglichkeit einer Bildung und Sekretion von Serotonin zu sein [342]. Jene Geschwülste, die bis in die Leber vorgedrungen sind, können sich eben hier, vielleicht auch wegen eines besonders günstigen „Nährbodens", zu viel gewaltigeren Tumormassen entwickeln und damit auch zu einer weitaus intensiveren Hormonsekretion übergehen. Dieses geht schon daraus hervor, daß der Serotoningehalt in den Metastasen meist viel höher ist als in den Primärtumoren. Dieses lehren aber auch die Bronchuskarzinoide. Ihre Primärtumoren liegen extraportal. Dennoch kommt es in dem lokalisierten Geschwulststadium nur selten zu einer endokrinen Serotonin-Semiotik, da die kleinen Geschwülste das Hormon noch nicht in einer ausreichenden Menge erzeugen. Dieses ist gewöhnlich erst dann der Fall, nachdem es in der Leber zu einer großen Geschwulstentfaltung gekommen ist. Tritt eine größere Tumorentwicklung bereits in Gewebsbereichen ein, die innerhalb des Portalkreislaufs gelegen sind, so wird die enzymatische Aktivität der Leber eine Zeit lang noch einen Schutz vor einem Hyperserotonismus bieten. Wird die Abbaumöglichkeit des anfallenden Serotonins aber überschritten, so muß auch schon vor der Infiltration der Leber mit einem Karzinoidsyndrom gerechnet werden. Wahrscheinlich sind die von den Lymphknotenmetastasen sezernierten Hormonmengen aber meist zu gering, um nach Abzug des von der Leber abgebauten Serotonins noch als unveränderte und pharmakodynamisch wirksame Substanzmengen in den großen Kreislauf zu gelangen.

Neben dem Umfang des vorliegenden Geschwulstgewebes kann somit aber auch die extraportale Lage von Karzinoidgewebe eine pathogenetische Rolle spielen, falls ein solcher Tumor zu sezernieren beginnt. Kleine Lebertumoren können so unter Umständen das Gleichgewicht zwischen Sekretion und Abbau des Serotonins derart stören, daß eine vielleicht schon längere Zeit inhibierte endokrine Semiotik klinisch manifest wird. Jene Geschwülste, die schon primär dem großen Kreislauf angeschlossen sind, können natürlich frühzeitiger Systemeffekte auslösen, falls sie überhaupt die Fähigkeit zur Sekretion wesentlicher Serotoninmengen aufbringen. Ihre Hormonmengen brauchen nicht erst die Leberschwelle zu überspringen, um pharmakodynamisch wirksam zu werden. Hier sind vor allem auch die Karzinoide in den Teratomen der Gonaden zu erwähnen. Sie sind offenbar fallweise zu einer besonders intensiven Hormonproduktion und -sekretion in der Lage, vielleicht weil es sich um eine „Geschwulst in einer Geschwulst" handelt, die einen stärkeren, sich funktionell ausdrückenden Malignitätsgrad als sonst bei Karzinoiden üblich erreichen können. Hier genügt oft schon die Entwicklung von nur wenig Tumorgewebe, um einen Hyperserotonismus und ein Karzinoidsyndrom auszulösen. Zu den extraportalen, den Gonaden an die Seite zu stellenden Lokalisationen gehören auch noch das Peritoneum und die retroperitonealen Räume, die ebenfalls relativ oft (18,9%) infiltriert werden, teilweise infolge direkter Tumorausschwemmung in die freie Bauchhöhle. Hier ist dann ebenso einmal frühzeitig mit einem Karzinoidsyndrom zu rechnen. Solche Fälle haben natürlich dann den großen Vorteil, daß sie erkannt werden können, bevor jegliche Hilfe zu spät kommt.

8. Diagnose

Im Gegensatz zum endokrin inaktiven enteralen Karzinoid kann die Diagnose eines typischen Karzinoidsyndroms intra vitam gewöhnlich sehr viel leichter und mit größerer Sicherheit gestellt werden. Allerdings wird die Bedeutung einer richtigen Diagnose dadurch eingeschränkt, daß dieses Syndrom meist erst nach dem Auftreten von Metastasen einsetzt. Die Feststellung eines Karzinoidsyndroms ist also gewöhnlich eine Spätdiagnose, d. h. für eine Heilung des Kranken ist der Zeitpunkt bereits verstrichen. Nur bei einem Teil der Karzinoide in Teratomen der Gonaden kann der Hyperserotonismus auch schon in einem noch lokalisierten Stadium eintreten, so daß seine Erkennung hier dann eine Frühdiagnose darstellt. Diese Fälle sind aber sehr selten.

Nicht zuletzt die Hoffnung, daß die Weiterentwicklung der medizinischen Forschung vielleicht auch einmal den Kranken mit Metastasen wirksame Heilmethoden zur Verfügung stellen wird, berechtigt es, die diagnostischen Bemühungen in jedem Falle soweit als möglich voranzutreiben und die Erkennung des Krankheitsbildes soweit als möglich in seine Phasen zu verlegen, wodurch die Aussichten der Behandlung und vielleicht auch Heilung nur verbessert werden

11 Kähler, Das Karzinoid

können. Andererseits ist aber auch in fortgeschrittenen und scheinbar hoffnungslosen Krankheitsfällen die möglichst frühzeitige und genaue Diagnose von großer Bedeutung. Sie gibt nämlich die Gewißheit, daß die Prognose des Geschwulstprozesses weitaus besser ist, als wenn ein anderes Krebsleiden vorläge, und daß daher auch selbst wiederholte palliative Geschwulstresektionen, z. B. zur Wiederherstellung einer gestörten Darmfunktion, durchaus sinnvoll sind und das Leben des Kranken entscheidend verlängern können. Die Diagnose „Karzinoid" besagt weiterhin, daß Röntgenbestrahlungen oder eine zytostatische Behandlung meist wenig nützen, ja daß gewöhnlich noch recht gute Befinden des Kranken eher verschlechtern können. Die Diagnose klärt auch die Genese eines erworbenen rechtsseitigen Klappenfehlers, die ansonsten intra vitam offen bleiben müßte. Schließlich gibt es fakultativ endokrin aktive, aber noch lokalisierte oder nur wenig in die Umgebung infiltrierte Karzinoide in Teratomen der Gonaden, bei denen eine Operation zur Heilung des Leidens führen könnte [681, 833].

Erinnert man sich der Symptome des Karzinoidsyndroms, vor allem der Anfallserscheinungen, so wird seine Erkennung meistens keine Schwierigkeiten bereiten, wenn nur hieran gedacht wird. Jedoch trotz der eindrucksvollen Symptome muß man sich vergegenwärtigen, daß die Diagnose eines Karzinoidsyndroms keineswegs immer einfach zu sein braucht und sozusagen prima vista gestellt werden kann. Es gibt Verlaufsformen dieses Leidens, die zunächst an alles andere als an ein endokrin aktives Karzinoid denken lassen. Besonders die enterale und kardiale Verlaufsform haben bei manchem Kranken längere Zeit im Vordergrund gestanden und die verschiedensten Erkrankungen des Bauchraumes und des Herzens annehmen lassen. Ebenso war oft ein klinisch im Vordergrund stehendes Geschwulstwachstum bis zu einer bioptischen Untersuchung von unklarer Natur und von Tumorerkrankungen anderer Art nicht zu differenzieren.

Zu den eindrucksvollsten Symptomen gehört zweifellos der Flushanfall. Dieser dürfte am ehesten auf den richtigen diagnostischen Weg führen. Die Erfahrung hat aber gelehrt, daß auch Hitzewallungen und Flusherscheinungen fehlgedeutet werden können, besonders wenn es sich um Frauen in oder kurz nach der Menopause handelt. Eine Fehldeutung ist aber weniger gut möglich, wenn der so typische rot-zyanotische Charakter, das fleckige Aufschießen und die Ausdehnung der vasomotorischen Hauterscheinungen beachtet werden. Auffallen muß es auch, wenn eine genaue Erhebung der Anamnese noch weitere, funktionell anmutende Stigmata zutage fördert. Dazu muß die häufige Situationsabhängigkeit der Flushanfälle an ihre Zugehörigkeit zu einem Karzinoid denken lassen.

Die bisweilen fast bläulichen Hände beim Flush mögen hier und da an eine Raynaudsche Erkrankung erinnern. Trophische Störungen werden an den Händen aber niemals beobachtet. Eine Urtikaria läßt sich meist ohnehin gut ausschließen. Entgegen der Urticaria pigmentosa hinterlassen die geröteten Hautpartien keine bleibenden Pigmentierungen. Manche Fälle sind auch mit einem Quinckeschen Ödem verwechselt worden. Zwar kann beim Flush die Mund- oder Rachenschleimhaut gerötet sein [350, 663], doch werden keine Schwellungen dieser Schleimhäute oder des Kehlkopfes angetroffen. In anderen Fällen wurden die Hautveränderungen für klimakterischer Natur gehalten [51, 120, 746], bei Männern wurde zur Verlegenheitsdiagnose eines Climacterium verile gegriffen [371]. Hier kann nur durch die Beachtung der Besonderheiten des Karzinoidflushs eine Differentialdiagnose gestellt werden. Eine Verwechslungsmöglichkeit mit der roten Gesichtsfarbe der Alkoholiker ist kaum gegeben. Der Alkoholflush ist diffuser und von längerer Dauer [536]. Auch besteht keine Ähnlichkeit des Karzinoidflushs mit vasomotorischen Hautveränderungen beim Phäochromozytom [486], bei thyreotoxischen oder hypertensiven Krisen und bei dienzephaler Epilepsie. Ein einseitiger Flush kommt beim Karzinoidleiden nicht vor [40]. Der Histaminflush ist hellrot, diffuser und er hält auch länger an. Gewisse differentialdiagnostische Schwierigkeiten kann die gefleckte und girlandenförmige Schamröte im Gesicht und auf dem Halse bei jungen Menschen bereiten. Einzelne Individuen scheinen ja zeitlebens eine Neigung zu anfallsweisen generalisierten Hyperämien der Haut zu besitzen, ohne daß ein Karzinoid im Spiele ist [408, S. 464].

Besteht im Augenblick der Untersuchung kein Flush, so kann man ihn provozieren, etwa durch Palpation oder Massage der Lebergegend. Einen sehr guten *Provokationstest* soll die i.v. Applikation von Adrenalin oder Noradrenalin darstellen [477]. Hierzu wird bei Bettruhe ein i.v. Dauertropf mit 5% Dextrose angelegt, um rasch eine Vene zur Verfügung zu haben. Dann wird 0,001 mg Adrenalin injiziert. Erfolgt keine Reaktion, so werden nach 15 min weitere 0,005 mg injiziert. Ein positiver Test ist von einem Flush gefolgt, der dem spontanen gleicht. Dabei kommt es außerdem zum Blutdruckabfall und zur Pulsbeschleunigung.

Besondere Schwierigkeiten kann auch die Klärung der Ursache einer chronischen Durchfallserkrankung bereiten, vor allem wenn sie ohne Flusherscheinungen einhergeht. Deutet ein krankhafter Befund im Rahmen einer gastroenterologischen Untersuchung auf einen verdrängenden oder gar geschwulstartigen Prozeß im Bereich des terminalen Ileums, so muß dieses in erster Linie den Verdacht auf ein Karzinoid erwecken. Auch ist ein in die Leber metastasierter Geschwulstprozeß bei oft gutem Allgemeinbefinden des Kranken, langem Krankheitsverlauf und bei Fehlen von pathologisch ausfallenden Allgemeinreaktionen für andere Malignome etwas sehr ungewöhnliches. Wenn bei 62% der Kranken mit einem Karzinoidsyndrom ein Lebertumor getastet werden konnte, sich aber bei Operationen oder Autopsien schließlich in 88,5% der Fälle Lebermetastasen nachweisen ließen, so geht hieraus hervor, daß bei einem Teil der Kranken die hepatischen Tochtergeschwülste nicht zu tasten waren. Das Fehlen eines palpablen Lebertumors braucht also nicht gegen ein Karzinoidsyndrom zu sprechen. Läßt sich auch durch eine eingehende Untersuchung weder ein intestinaler noch ein hepatischer Tumor feststellen, so muß man bei Frauen auch an ein Karzinoid in einem Teratom der Ovarien denken. Diese Tumoren sind mehrfach rektal und vaginal zu tasten gewesen [51, 212, 681, 797, 833].

11*

Die exakte Diagnose eines Karzinoidherzens ist klinisch nur durch die Feststellung eines endokrin aktiven Karzinoids möglich. Der ansonsten seltene Befall der rechten Herzklappen und das meist höhere Lebensalter der Kranken sind aber differentialdiagnostische Argumente, die auch bei fehlendem Geschwulstbefund und Ausbleiben von endokrinen Stigmata an eine Endokardfibrose infolge eines Karzinoids denken lassen sollte.

In allen Fällen, in denen die Diagnose ungewiß ist und die das typische Vollbild des Karzinoidsyndroms vermißt wird, kann die Diagnose durch die Bestimmung der Tagesausscheidung der 5-Hydroxyindolessigsäure gesichert werden. Ausscheidungswerte, die über 10 mg, vor allem aber über 25 mg/Tag liegen, beweisen mit einer großen Wahrscheinlichkeit das Vorliegen eines Karzinoids [425].

Die *Spezifität* einer erhöhten Ausscheidung der 5-Hydroxyindolessigsäure für ein Karzinoid ist durch zahlreiche Untersuchungen erwiesen worden. So haben verschiedene Autoren die Ausscheidung dieses Serotonin-Metaboliten bei einer ganzen Reihe von Krankheiten geprüft, etwa Hypertonien, Gelenkrheuma, Kollagenosen, Stoffwechselstörungen, Nierenerkrankungen, Hämoblastosen, gut- und bösartigen Tumoren, Ulcus duodeni, Eklampsie, Porphyrie, Leberzirrhose, frischen Thrombosen, Blutungen, schweren Muskelschmerzen, Spasmen und Divertikulose des Kolons und der Gallenblase [72, 193, 338]. Vereinzelt kamen eher recht niedrige Werte vor, auch bei der Colitis ulcerosa soll eher eine Depression des Serotoninstoffwechsels bestehen [818]. Erhöhte Ausscheidungen unterschiedlichen Ausmaßes fand man in 1% von 4500 Fällen [193]. Eine leicht erhöhte Ausscheidung war auch bei einer Struma vorhanden [338], ebenso soll angeblich bei der nichttropischen Sprue ein Hyperserotonismus bestehen [607]. Bei einer 57jährigen Frau wurden erhöhte Serotoninkonzentrationen im Blut und im Harn festgestellt, während die Ausscheidung der 5-Hydroxyindolessigsäure niedrig lag [215]. Als Ursache dieses Verhaltens wurde eine verminderte Aktivität der MAO vermutet. Hinweise auf ein Karzinoidsyndrom fanden sich hier nicht. Einzig ist der Nachweis einer leicht erhöhten Ausscheidung von 5-Hydroxyindolessigsäure im Harn bei zwei Fällen von Appendicite neurogène [69]. Eingehender wurde auch ihre Ausscheidung bei verschiedenen Psychosen geprüft [481, 676]. Die Ausscheidungswerte sollen zwar einer größeren Variation unterworfen sein, überschreiten aber gewöhnlich nicht die Norm.

In letzter Zeit ist besonders auf *verschiedene Geschwülste mit einem Hyperserotonismus* und Karzinoidsyndrom hingewiesen worden, bei denen es sich aber nicht um ein Karzinoid als Grundleiden handelte. Dieses ist zwar äußerst selten, aber immerhin ist ein solches Vorkommnis doch nicht ganz ausgeschlossen. So ist möglicherweise schon 1921 bei einer Kranken mit einem „Leberkrebs" im Harn eine Ausscheidung von 5-Hydroxyindolessigsäure festgestellt worden [354], wobei jedoch offen bleiben muß, ob diese vermehrt war und ob es sich nicht um ein Karzinoid handelte. Eine Serotoninbildung und eine gesteigerte Ausscheidung von 5-Hydroxyindolessigsäure wurden dann aber ganz eindeutig beschrieben bei Karzinomen im Kehlkopf [126], der Schilddrüse [540], der Mamma [126], des Magens [754], des Pankreas [164, 523, 586] und des Bronchus [333, 424, 574, 855]. Bei einigen Geschwülsten der oberen Atemwege stieg die Ausscheidung der 5-Hydroxyindolessigsäure auf abnorme Werte, wenn die Kranken mit Tryptophan peroral belastet wurden [74, 75]. Diese Fälle erinnern an Karzinome des Bronchus mit antidiuretischer Aktivität [73] oder ACTH-Bildung [706] und an andere epitheliale Geschwülste mit verschiedenen abnormen endokrinen Eigenschaften. Als Ursache eines Hyperserotonismus sind hier schließlich noch zu erwähnen ein Pseudomyxoma peritonei [213] und Inselzelltumoren des Pankreas [295, 747]. Beziehungen wurden auch noch angedeutet zu den Pinealomen, einmal wegen histochemischer Verwandtschaft [138], außerdem ließ sich in der Zirbeldrüse aber auch noch Serotonin in nicht unbedeutenden Mengen feststellen. Zweifellos ist derartigen Beobachtungen über einen Hyperserotonismus und über Karzinoidsyndrome bei Tumoren, die keine Karzinoide darstellen, mit großer Kritik zu begegnen [425]. Nicht immer ist mit genügender Sicherheit ein Karzinoid, etwa auch als Zweitmalignom, ausgeschlossen worden. Auch wußte man lange Zeit nichts über den Serotoningehalt zahlreicher Nahrungsmittel, was hier und da die Ergebnisse verfälscht haben mag. Dieses kann aber nicht für alle Beobachtungen dieser Art eingewandt werden. Gerade die neueren Fälle sind sehr sorgfältig analysiert worden und lassen kein Zweifel mehr daran aufkommen, daß ein Hyperserotonismus nicht nur bei einem Karzinoid vorkommt. Diese Fälle sind aber so selten, daß sie für praktische Zwecke nicht ins Gewicht fallen. Eine erhöhte Ausscheidung der 5-Hydroxyindolessigsäure beweist also weitgehend das Vorliegen eines Karzinoids.

Bei einer gesteigerten Ausscheidung der 5-Hydroxyindolessigsäure im Harn liegen aber meist bereits Metastasen in der Leber und in anderen Organen vor. Der Primärtumor befindet sich überwiegend im Ileum, seltener in einem Gonadenteratom, aber auch einmal im Bronchus. Die Ausscheidung der 5-Hydroxyindolessigsäure läßt keinen Rückschluß auf den Umfang des vorhandenen Geschwulstgewebes zu. Die Menge solchen Gewebes kann sogar sehr klein sein. Eine gesteigerte Ausscheidung beweist also auch nicht unbedingt das Bestehen von Lebermetastasen. Eine Möglichkeit, solche und andere Tochtergeschwülste nachzuweisen, ist durch eine szintigraphische Untersuchung mit radioaktivem Gold gegeben [704].

Nun verläuft bei einem metastasierten Karzinoid die Hormonsekretion keineswegs kontinuierlich, sondern zeitweilig sogar mit erheblichen Schwankungen, was auch durch die in Anfällen auftretende funktionelle Symptomatik demonstriert wird. Demzufolge können latente Krankheitsintervalle auftreten, in denen die Diagnose auch biochemisch durch eine Harnuntersuchung nicht oder doch nicht mit der erforderlichen Sicherheit zu stellen ist, da die Ausscheidung der 5-Hydroxyindolessigsäure nahezu oder bis auf Normalwerte zurückgehen kann [329, 392, 451, 595]. In solchen Fällen besteht die Möglichkeit, die Hormonausschüttung aus dem Karzinoid zu stimulieren durch die Verabreichung von Reserpin. Dieses Rauwolfia-Alkaloid hat die Eigenschaft, Serotonin aus dem Gewebe freizusetzen [88], und es ist zu erwarten, daß der konsekutive Anstieg der Ausscheidung der 5-Hydroxyindolessigsäure bei Vorliegen eines zur Hormonsekretion bereiten Karzinoids größer als bei einem Gesunden ist.

Eine solche *diagnostische Verordnung von Reserpin* hat in der Tat gezeigt, daß ein derartiges Verhalten in der Ausscheidung der 5-Hydroxyindolessigsäure prinzipiell besteht. Nach einer parenteralen Verabreichung von bis zu 6 mg Reserpin kommt es in den auf die Injektion folgenden 2 bis 3 Tagen bei Gesunden oder Nicht-Karzinoidkranken zwar zu einem Anstieg der Ausscheidung der 5-Hydroxyindolessigsäure, doch überschreitet dieser den normalen Schwankungsbereich kaum oder nur um wenige Milligramm [338, 451, 676, 753]. Dieses liegt wahrscheinlich daran, daß die Hauptmenge des Körperbestandes an Serotonin im Bereich des Magen-Darm-Traktes abgelagert ist und sich hier schwerer mobilisieren läßt als im Gehirn und in den Thrombozyten [206, 338]. Demgegenüber kann die parenterale Applikation von Reserpin bei einem metastasierten Karzinoid zu einem deutlichen und erheblich stärkeren Anstieg der Ausscheidung der 5-Hydroxyindolessigsäure führen [404, 451, 690, 753].

Hierdurch wird somit die Möglichkeit eröffnet, auch die zum Zeitpunkt der Untersuchung sich endokrin „stumm" verhaltenden Karzinoide diagnostisch zu erfassen. Diese Möglichkeit dürfte auch für die Verlaufsbeobachtung nach der Operation anscheinend lokalisierter Karzinoide eine Bedeutung haben.

Hinsichtlich des Aussagewertes eines solchen Provokationstestes muß allerdings berücksichtigt werden, daß ein fehlender Anstieg der Ausscheidung der 5-Hydroxyindolessigsäure auch ein metastasierendes und prinzipiell endokrin aktives Karzinoid nicht ausschließt. So fand sich, daß nach einer peroralen Verabreichung von 1 mg Reserpin zwar schon ein deutlicher Abfall des Serotoningehaltes in den Thrombozyten eintritt, daß aber ein Anstieg in der Ausscheidung der 5-Hydroxyindolessigsäure selbst nach peroralen Dosen bis zu 10 mg Reserpin völlig ausbleiben kann [156, 681, 744]. Diese unterschiedliche Ansprechbarkeit muß durch die biologisch gegebene Variation der Serotoninfixation im Tumor erklärt werden.

Eine normale Ausscheidung der 5-Hydroxyindolessigsäure mit dem Harn schließt also ein Karzinoid auch bei Anwendung des Reserpinprovokationstestes nicht aus!

Doch stellen die erwähnten klinischen Beobachtungen eine ausreichende

Begründung dafür dar, Reserpin routinemäßig bei auf ein Karzinoidsyndrom verdächtigen Krankheitsfällen zur Stimulierung der Serotoninsekretion anzuwenden, wenn der klinische Verdacht nicht durch eine eindeutig erhöhte Ausscheidung der 5-Hydroxyindolessigsäure bestätigt wird. Es empfiehlt sich dann, je nach dem Zustand des Kranken, einmalig 2 bis 5 mg Reserpin i.m. zu verabreichen und anschließend die Ausscheidung der 5-Hydroxyindolessigsäure im 24-Stundenharn zu verfolgen, und zwar für 2 bis 3 Tage lang. Anstiege auf über 10 mg, vor allem aber über 25 mg/Tag sind dann wiederum dahingehend zu beurteilen, daß mit großer Wahrscheinlichkeit ein Karzinoid vorliegt. Bleibt ein Anstieg aus, so ist der Test bei weiterbestehendem Verdacht im Abstand von nicht weniger als einer Woche zu wiederholen, bei guter Verträglichkeit von Reserpin möglichst mit einer höheren Dosis, also etwa 5 bis 10 mg. Doch auch ein mehrmals negativ ausgefallener Test schließt ein Karzinoid niemals ganz aus.

Zur *Bestimmung der 5-Hydroxyindolessigsäure im Harn* stehen verschiedene Methoden zur Verfügung. Da dieser Metabolit keine wesentliche pharmakodynamische Aktivität mehr besitzt, können zu seiner Bestimmung keine biologischen Teste herangezogen werden. In saurer Lösung ist der Metabolit lange Zeit haltbar, im alkalischen Harn verschwindet er rasch, was bei der Versendung von Harnproben an ein entfernter gelegenes Laboratorium oder bei längerer Aufbewahrung derselben zu berücksichtigen ist.

Als Indolderivat gibt die 5-Hydroxyindolessigsäure mit bestimmten Reagentien Farbreaktionen, die einen qualitativen, semiquantitativen und quantitativen Nachweis erlauben. Enthält der Harn reichlich 5-Hydroxyindolessigsäure, so entsteht bei Zusatz von Eisenchlorid eine tief dunkelrote Farbe [*350*]. Diese Probe ist aber nur wenig spezifisch. Wird der Harn mit einer gleichen Menge von Ehrlichschem Aldehyd versetzt, so tritt ein blauer Farbton auf [*329*]. Auch kann man wenige Tropfen eines frischen Diazogemisches auf Filterpapier auftragen und nach Zufügen eines Tropfens des Ätherextraktes oder auch des unbehandelten Harnes bei einer vermehrten Ausscheidung der 5-Hydroxyindolessigsäure das Entstehen eines roten Farbtones beobachten [*188*]. Aber auch diese Methoden besitzen nur eine geringe Spezifität und Empfindlichkeit, ihre Fehlermöglichkeiten sind groß, so daß sie nur einen orientierenden Charakter haben können.

Da die vom Tryptophan abgeleiteten 5-Hydroxyindole eine elektrische Ladung besitzen, lassen sie sich papierelektrophoretisch und hochspannungselektrophoretisch trennen, mit Ehrlichschem Aldehyd oder durch ein Diazoniumsalz anfärben und schließlich durch einfache Planimetrie oder Photometrie nach Extraktion quantitativ bestimmen [*103, 452, 754*]. Vor allem papierchromatographische Methoden zur Auftrennung der 5-Hydroxyindole und Isolierung der 5-Hydroxyindolessigsäure im Harn sind von verschiedenen Autoren angegeben worden [*188, 394, 452, 472, 754*]. Auf ein relativ einfaches Verfahren sei besonders hingewiesen [*150*]. Für eine auf-

oder absteigende Chromatographie wird folgendes Lösungsmittel verwendet: 8 g NaCl in 100 ml H_2O + 1,0 ml Eisessig. Als Farbreagens dienen 2 g Dimethylaminobenzaldehyd in 5 ml konzentrierter HCl + 95 ml H_2O.

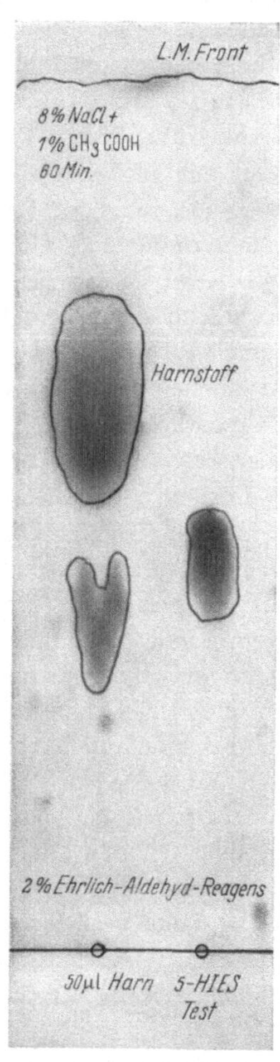

Abb. 24. Papierchromatographische Auftrennung des Harnes und Darstellung der 5-Hydroxyindolessigsäure nach einem einfachen Verfahren [150]

Die Versuchsdauer beträgt 45 min. Es kann ein gewöhnliches Filterpapier zur Auftragung des Lösungsmittels und der Harnprobe verwendet werden. Der ganze Test kann in einem senkrecht stehenden Reagensglas stattfinden, in welches das Filterpapier hineingehängt wird (R. CLOTTEN, persönliche Mitteilung). Bei einer Ausscheidung von über 12 mg 5-Hydroxyindolessigsäure am Tage erscheint getrennt vom Harnstoff und anderen Indolen nach der Anfärbung ein blaugrauer Farbfleck, der sich nach Zuwarten noch intensiviert und bei gesunden Personen vermißt wird (s. Abb. 24). Es empfiehlt sich, gleichzeitig Vergleichslösungen laufen zu lassen. Die Methode ist empfindlich, nicht kostspielig, rasch durchführbar und erlaubt der Klinik und Praxis eine gute Orientierung darüber, ob eine vermehrte Ausscheidung von 5-Hydroxyindolessigsäure vorliegt. Quantitative kolorimetrische Bestimmungsmethoden können diesem Verfahren angeschlossen werden.

Häufiger wird zur Diagnose des Karzinoidsyndroms ein *semiquantitativer Harntest* durchgeführt [745]. Das Prinzip des Testes beruht auf einer purpurroten Farbentwicklung bei Zufügung von 1-Nitroso-2-Naphthol und salpetriger Säure zum Harn, die für 5-Hydroxyindole spezifisch ist. Die Methode hat folgende Arbeitsgänge: 1. Reagentien: 1-Nitroso-2-Naphthol (0,1% in 95% Äthanol). Salpetrige Säure, frisch zubereiten, indem 0,2 ml von 2,5% Natriumnitrit zu 5 ml von 2N-Schwefelsäure zugefügt werden. Äthylendichlorid. 2. Bestimmungsgang: einen normalen Harn mitlaufen lassen. In ein Teströhrchen pipettieren: 0,2 ml Harn, 0,8 ml Wasser, 0,5 ml 1-Nitroso-2-Naphthol, dann mischen. Hierauf 0,5 ml salpetrige Säure hinzutun. Erneut mischen. Stehenlassen bei Raumtemperatur für 10 min, dann mit 5 ml Äthylendichlorid schütteln. Bei Trübung Röhrchen zentrifugieren. Der Test ist positiv, wenn in den oberen Schichten der Röhrcheninhalte eine purpurrote Farbe auftritt. Bei einem normalen Harn kommt es höchstens zu einer leichten Gelbfärbung. Der Test ist herab bis zu einer Tagesausscheidung von 20 bis 40 mg 5-Hydroxyindolessigsäure positiv. Von der typischen Farbentwicklung eines positiven Testes soll die Abb. 25 (s. S. 101) einen Eindruck vermitteln. Die 5-Hydroxyindolessigsäurelösung wurde hier künstlich hergestellt und entspricht einer Tagesausscheidung von 20 mg in 1 l Harn. Bei hohen Ausscheidungswerten intensiviert sich die Farbe, um bei über 300 mg 5-Hydroxyindolessigsäure/Tag fast schwarz zu werden.

Die Brauchbarkeit dieses Testes ist an einer großen Anzahl von Kranken verschiedenen Alters und Geschlechtes überprüft worden [541]. Außer bei einem Karzinoidsyndrom fand sich niemals ein positives Ergebnis. Doch hat der Test auch hier nur einen orientierenden Wert. Um falsch positive Ergebnisse zu vermeiden, ist es nötig, vor seiner Durchführung alle Medikamente abzusetzen [365, 605, 738]. Vor allem Phenothiazine, p-Hydroxyazetanilid, Mephenesin und Methocarbamol sind auszuschalten.

Zur *quantitativen Bestimmung* der 5-Hydroxyindolessigsäure im Harn steht eine kolorimetrische Methode zur Verfügung, die sich weitgehend durchgesetzt hat [809]. Modifikationen dieser Methode wurden angegeben [702], sind aber offenbar weniger üblich geworden. Bei dieser Methode wird folgendermaßen vorgegangen: nach Eliminierung störender Ketosäuren durch Behandlung des Harnes mit 2,4-Dinitrophenylhydrazin und Extraktion der anwesenden Indolessigsäure mit Chloroform wird die 5-Hydroxyindolessigsäure unter NaCl-Überschuß mit Äther extrahiert und dann in eine wäßrige Phase zwecks Kolorimetrie übergeführt. Zur Farbentwicklung werden wiederum 1-Nitroso-2-Naphthol und salpetrige Säure verwendet, und nach Ausschütteln der Probe mit Äthylazetat zur Entfernung des Reagensüberschusses wird die optische Dichte bei 540 mμ gemessen. Hinsichtlich der Einzelheiten der Methode, die sehr spezifisch ist, muß auf die Originalliteratur verwiesen werden.

Bei Normalpersonen liegt mit dieser Methode die Ausscheidung der 5-Hydroxyindolessigsäure am Tage zwischen 2 und 8 mg [72, 188, 452, 494, 689, 809, 881]. Nur wenige Autoren betrachteten eine leicht darüberliegende Tagesausscheidung, etwa von 14 mg, noch als normal. Im Mittel soll die Tagesausscheidung 4,95 ± 1,2 mg betragen [160]. Im Schlaf liegen die Werte etwas niedriger [161]. Um exakte und verwertbare Ergebnisse zu erhalten, sind auch bei dieser Methode eine Reihe von Vorbedingungen erforderlich. So sollten auch hier zuvor möglichst alle Medikamente abgesetzt werden, insbesondere wiederum Phenothiazin-Derivate [404]. Die Tryptophanaufnahme soll vor und während der Sammlung des Harnes möglichst konstant sein. Aus der Kost sind fortzulassen: Bananen, Walnüsse, Tomaten, Ananas, Johannisbeeren, Zwetschgen, Stachelbeeren, Mirabellen und Melonen [8, 92, 160, 425, 426, 828]. Diese Früchte enthalten

Serotonin, so daß es nach ihrem Genuß zu einer verstärkten Ausscheidung von 5-Hydroxyindolessigsäure kommen kann [*143, 425, 426*].

9. Verlauf und Prognose

Von dem endokrin nicht aktiven Karzinoid des Magen-Darm-Traktes ist eine teilweise erstaunlich lange Krankheitsdauer bekannt, selbst wenn bereits Metastasen vorliegen. Auch der Stillstand des Geschwulstwachstums und sogar die Rückbildung von Metastasen sind durch entsprechende Beobachtungen wahrscheinlich gemacht worden. Ein ähnliches Verhalten kann auch von dem einem Karzinoidsyndrom zugrunde liegenden Geschwulstleiden festgestellt werden. Dieses ist ja letztlich die Ursache des Syndroms und steht auch klinisch bisweilen am Anfang desselben. Eine Krankheitsdauer von über $1^1/_2$ Jahrzehnten ist durchaus nichts Ungewöhnliches. Ob aber gar die in einem Falle bereits 36 Jahre zurückliegenden Darmerscheinungen die Folgen eines Karzinoids waren [*260*], muß wohl doch etwas infrage gestellt werden. Interessant ist die Beobachtung, daß hier häufiger langjährige Krankheitsverläufe vorkamen, in denen keine operativen Eingriffe durchgeführt wurden. Unter 49 verstorbenen und nicht chirurgisch behandelten oder nur laparotomierten, aber nicht resezierten Kranken mit einem späteren Karzinoidsyndrom waren mindestens fünf Kranke länger als 10 Jahre erkrankt gewesen, zehn Kranke länger als 5 Jahre (= rund 20%). Unter 15 verstorbenen Kranken, die einer Darmresektion unterzogen worden waren, hatten acht (= rund 53%) eine Krankheitsdauer von über 5 Jahren. Auf eine lebensverlängernde Wirkung des zur Geschwulstresektion führenden Eingriffes kann aber deswegen nicht prinzipiell geschlossen werden, weil beim Karzinoidsyndrom nicht nur die mechanisch bedingte enterale Symptomatik, sondern auch die endokrine Semiotik und die organischen Folgen des Hyperserotonismus den Verlauf des Krankheitsbildes bestimmen. Die operierten Fälle waren hier eben solche Erkrankungen, bei denen intestinale Obstruktionserscheinungen mehr als die endokrinen und kardialen Symptome im Vordergrund standen und die daher überhaupt für einen chirurgischen Eingriff geeignet waren.

Im allgemeinen betrug die Krankheitsdauer 2 bis 4 Jahre und sie war durch die erwähnte Symptomatik des Karzinoidsyndroms mehr oder weniger vollständig gekennzeichnet. Ein geheilter Krankheitsfall von Karzinoidsyndrom bei einem enteralen Karzinoid ist nicht bekannt geworden. Abgesehen von den Frühfällen mit einem Karzinoid in Teratomen der Gonaden ist die Prognose des Leidens also letztlich infaust, wenn auch in Einzelfällen mit einer mehrjährigen Überlebenszeit gerechnet werden kann. Die Überlebenszeit hängt vor allem auch von der Frage des Eintritts kardialer Komplikationen ab. Selbst in dem Falle eines operierten und noch lokalisiert gewesenen Ovarialkarzinoids war es letztlich das Herzleiden, das noch eine endgültige Heilung vereitelte [*799, 833*].

Von 138 Kranken der Kasuistik auf S. 78 waren 67 bei ihrer Veröffentlichung verstorben. Die Ursache des Todes war nicht in allen Fällen eindeutig festzustellen, da sich bisweilen mehrere Krankheitsfaktoren summierten. 14 Kranke starben aber sicherlich vornehmlich an einem Versagen des rechten Herzens, drei weitere sehr wahrscheinlich an der gleichen Ursache. Man rechnet, daß von den Kranken mit einer Endokardfibrose diese in 50% der Fälle zur Todesursache wird [850]. 23 Kranke gerieten offenbar in eine schwere Tumorkachexie und schließlich final in ein Koma oder in eine zusätzliche Herzinsuffizienz. Bei einem Kranken bestand der Verdacht auf eine Hirnmetastase. Ein Fall starb an einer eitrigen Meningitis, die als Folge eines Dekubitus angesehen wurde. Acht Kranke verstarben unmittelbar oder kurze Zeit nach einem operativen Eingriff am Herz-Kreislaufversagen, an Störungen der Atemtätigkeit oder an den Folgen einer Peritonitis. Nur zwei Kranke starben an einem Ileus, ein Kranker an einer spontanen Darmperforationsperitonitis und schließlich noch ein Patient nach einer Angiokardiographie.

10. Behandlung

a) Operative Maßnahmen

Ein Karzinoidsyndrom wird mit nur wenigen Ausnahmen fast immer bei bereits metastasierten Geschwülsten beobachtet. Eine operative Heilung des Leidens ist also gewöhnlich nicht möglich. Zu den Ausnahmen rechnen vor allem die noch lokalisierten Karzinoide in Teratomen der Gonaden. Durch die operative Entfernung des Teratoms mit seinem hormonbildenden Karzinoid kann ein solcher Kranker geheilt werden, sofern nicht irreversible Auswirkungen der chronischen Endokrinie dieses vereiteln. So konnte ein Fall mit einem Karzinoid in einem Teratom der Ovarien wahrscheinlich als geheilt angesehen werden [681]. In einem anderen Falle ließ sich zwar durch die Operation das Karzinoidleiden beseitigen, auch die Pellagra-artigen Hautveränderungen gingen zurück [799]. Aber wahrscheinlich war doch eine Endokardfibrose zurückgeblieben [833]. Eine endgültige Heilung infolge des Vorliegens einer Kardiopathie wurde auch vereitelt in einem ansonsten (relativ) erfolgreich operierten Falle von sogenanntem primären Ovarialkarzinoid [883, 884].

Doch kommen auch Krankheitsfälle vor, deren Metastasen so günstig gelegen sind, daß noch eine radikale Resektion allen Geschwulstgewebes möglich ist. In einem sehr eindrucksvollen Falle war es von einem Ileumkarzinoid zur Metastasierung in die Ovarien und dadurch relativ frühzeitig zu einem Karzinoidsyndrom gekommen [833, Fall RYD]. Nach der Entfernung des Primärtumors und der Ovarien konnte die Kranke mit großer Wahrscheinlichkeit als geheilt angesehen werden. In einem ähnlichen Falle ließ sich zwar ebenfalls durch Resektion der Mesenteriallymphknoten der

Hyperserotonismus beseitigen, zumal der Primärtumor im Ileum schon früher entfernt worden war, doch das Vorhandensein nicht entfernbarer Metastasen in der Bauchwand schloß eine endgültige Heilung aus [399].

Schon diese Krankheitsberichte zeigen, daß beim Karzinoidsyndrom auch chirurgische Maßnahmen ihren festen Indikationsbereich besitzen und daher immer als erstes ins Auge gefaßt werden sollten. Nur sind diese so günstig gelegenen Fälle leider nicht sehr häufig. Doch selbst wenn ausgedehntere Metastasen auch in der Leber und in anderen Organen vorliegen, kann ein operativer Eingriff noch sinnvoll sein. Ein wesentlicher Grund zu einem solchen Eingriff besteht in der Möglichkeit, durch die Resektion allen erreichbaren Geschwulstgewebes die Hormonsekretion zu vermindern oder sogar für eine Zeit lang zu beseitigen [178, 708, 719]. So wurde in einem Falle der Primärtumor und ein großer Mesenterialknoten reseziert, worauf zunächst einmal mindestens die Flushanfälle beseitigt und die Ausscheidung der 5-Hydroxyindolessigsäure normalisiert waren [615]. Andere Autoren haben außerdem noch fast den ganzen metastatisch befallenen linken Leberlappen und einen großen Teil des rechten Leberlappens, insgesamt 1182 g Lebergewebe entfernt [860]. Nach der Operation hatte der Kranke nur noch selten Flushanfälle, die Ausscheidung der 5-Hydroxyindolessigsäure lag wesentlich niedriger und noch 27 Monate nach der Operation war der Kranke fast symptomfrei. In einem anderen Falle waren nach der Entfernung von drei großen Lebermetastasen die Flushanfälle weniger häufig und kürzer, obwohl die Ausscheidung der 5-Hydroxyindolessigsäure unverändert blieb [700]. Der Entschluß zu einer solchen eingreifenden Operation wird erleichtert durch das Wissen um die relative Regenerationsfähigkeit der Leber, wie es im Tierversuch objektivierbar ist [152].

Es muß aber darauf hingewiesen werden, daß solche Operationen gerade bei einem Karzinoidkranken mit einem großen Risiko belastet sind [765], da es während des Eingriffes, insbesondere infolge der Manipulation am Tumor zum Flushanfall mit Bronchospasmus, Apnoe und Kreislaufversagen kommen kann, was einige Kranke nicht überlebt haben [753, 754]. Die Entscheidung zur Durchführung einer Operation wird daher meist nicht leicht fallen und in vielen Fällen wird der schlechte Allgemeinzustand und das oft vorhandene Herzleiden von jeglicher operativer Belastung abraten lassen.

Andererseits kann eine Operation auch durch akute Notfälle aufgezwungen werden. Es droht auch hier bei primären Darmtumoren und schrumpfenden Metastasen im Mesenterium ständig das Auftreten eines Ileus. Aus diesem Grunde wurde verschiedentlich für das Karzinoidsyndrom die präventive Resektion des Primärtumors und von erreichbaren Lymphknotenmetastasen empfohlen, zumal in Anbetracht der langsamen Wachstumstendenz der Karzinoide bei Ausschaltung von Obstruktionsgefahren im allgemeinen mit einer längeren Überlebensrate gerechnet werden kann. Diese wird allerdings bei einem Karzinoidsyndrom vor allem durch die unter Umständen eintretende organische Herzkomplikation beeinträchtigt. Unter den hier zitierten Fällen der Kasuistik wurde die Darmoperation meist wegen eines Ileus oder Subileus, weniger aus rein präventiven Gründen durchgeführt. Einer derartigen Resektion wurden insgesamt 15 Kranke unterzogen. Die Operation lag 10 Monate bis zu 16 Jahren, bei zehn Fällen über 4 Jahre, bei acht Fällen über 5 Jahre lang zurück, obwohl der Eingriff nicht radikal gewesen war und Metastasen bestanden. Man kann mit gutem Grund behaupten, daß in diesen Fällen der Eingriff sicherlich lebensverlängernd gewirkt hatte. Bei der Frage, ob ein präventiver Eingriff durchgeführt werden soll, darf aber nicht übersehen werden, daß auch ohne jegliche chirurgische Maßnahmen die Lebenserwartung eines Karzinoidkranken nicht unbedingt schlecht ist. So betrug die Krankheitsdauer von 49 Kranken, bei denen nur explorative Laparotomien oder gar keine Eingriffe durchgeführt wurden, bis zum Tode oder bis zur Publikation in zwölf Fällen über 5 Jahre, in einem Falle 15 Jahre. Bei der Wahl der operativen Methode zur Aufrechterhaltung der Darmfunktion entscheidet der örtliche Befund. Eine einfache Kurzschlußoperation kann beim Karzinoidleiden ebenso vollwertig sein wie die Resektion der ganzen Geschwulst.

Hieraus dürfte ersichtlich sein, daß aus verschiedenen Gründen bei einem Karzinoidsyndrom die Durchführung einer Operation erforderlich werden kann. Es ist anzunehmen, daß in Zukunft, nachdem dieses Krankheitsbild besser bekannt geworden ist, Chirurgen und Anästhesisten häufiger die Gelegenheit bekommen, zur Behandlung eines solchen Kranken hinzugezogen zu werden. Ein Vorteil ist es dann, wenn auch besonders der Anästhesist mit der vorliegenden Krankheitssituation vertraut ist und weiß, mit welchen Komplikationen bei der Vorbereitung oder während einer Operation zu rechnen ist [399, 752]. Hierbei hat man sich auch zu vergegenwärtigen, daß viele Kranke zur Aufhebung der Systemeffekte des Serotonins unter der Einwirkung von Phenothiazinen stehen, die sich bei diesem Leiden als recht gut wirksam zur Linderung der subjektiven Beschwerden erwiesen haben. Wegen des breiten pharmakologischen Wirkungsbildes der Phenothiazine, insbesondere auch im neurovegetativen Bereich, wird sich der Anästhesist daher veranlaßt sehen müssen, seine medikamentösen Maßnahmen entsprechend zu modifizieren, meist mit Einschränkung der Dosen, da sonst unerwünschte Komplikationen zu befürchten sind. Inwieweit auch beim Menschen durch Serotonin Hypnotika und Narkotika potenziert werden, muß hier dahingestellt bleiben. Hypotensionen können ihrerseits schon zu einer Ausschüttung von Serotonin führen, diese sind daher nach Möglichkeit zu vermeiden. Tritt ein Blutdruckabfall, z. B. auch während der Resektion des Tumors, ein, so ist auf jeden Fall Noradrenalin das Gegenmittel der Wahl. Es ist angenommen worden [399], daß das Versagen pressorischer Substanzen speziell beim Karzinoidsyndrom die Folge einer Nebennierenrinden-Insuffizienz sein kann. Es empfiehlt sich daher eine Vor- und Nachbehandlung mit Kortikosteroiden. Es besteht wenig Aussicht, plötzlich auftretende Systemeffekte des Serotonins durch seine Antagonisten ausreichend beherrschen zu können. Flusherscheinungen und Bronchospasmen wird man am ehesten durch Sympathikomimetika [477] beeinflussen können, bei einem Bronchospasmus empfiehlt sich auch Aminophyllin i.v. zu verabreichen. Auch wegen dieser Gefahr und wegen der Möglichkeit eines Atemstillstandes wird man immer eine endotracheale Intubation durchführen. Als Muskelrelaxans wurde Curare empfohlen [399]. In der postoperativen Phase sind Kranke mit einem Karzinoidsyndrom im höchsten Maße durch ein Versagen des Kreislaufs und der Atmung gefährdet.

b) Röntgenstrahlen und radioaktive Substanzen

Karzinoide sind leider nur wenig strahlensensibel. Nur bei wenigen Fällen mit einem Karzinoidsyndrom ist daher eine Behandlung mit Röntgenstrahlen versucht worden. In einem Falle mußte die Bestrahlung des Körperstammes von ventral und dorsal nach 3 Wochen abgesetzt werden, da sich der Allgemeinzustand des Kranken stark verschlechtert hatte [726]. Inwieweit in einem anderen Falle eine postoperative Bestrahlung den weiteren Krankheitsverlauf beeinflußt hat, läßt sich schwer beurteilen [663]. Einige Autoren haben in einem Falle gleichzeitig Chlorpromazin verordnet [681], so daß nicht zu entscheiden ist, worauf der günstige Effekt auf die Beschwerden zurückgeführt werden kann. In einem anderen Falle dieser Autoren konnte das rasche Ende der Kranken durch eine zusätzliche Bestrahlung aber nicht mehr aufgehalten werden. Bei einem Magentumor ließ sich durch die Bestrahlung röntgenologisch ein Rückgang des Primärtumors und eine subjektive Besserung der Beschwerden im Bereich der Knochenmetastasen erzielen [611]. In einem anderen Falle konnte aber durch diese Behandlungsmethode wiederum die rasche Progredienz des Krankheitsbildes nicht aufgehalten werden [611]. Unversucht sollte man eine Röntgenbestrahlung inoperabler Fälle aber wohl nicht lassen, denn immer wieder wird auch von günstigen Effekten berichtet [221].

Einige Autoren haben postoperativ 140 mC Au^{198} intraperitoneal injiziert [156]. Der Effekt auf das Karzinoidsyndrom war aber nicht eindrucksvoll. Wurden 80 mC Au^{198} i.v. injiziert, welches in der Leber dann angereichert wird, so konnte es zu einer auffälligen Besserung des Krankheitsbildes kommen [297]. Nach einem Monat bestand allerdings wieder der alte Zustand. Als unerwünschter Effekt trat auch noch eine Granulozytopenie ein. Während dieser Behandlungsphase war im übrigen ein Abfall des Serotonins im Blut und im Harn bemerkenswert, die Ausscheidung der 5-Hydroxyindolessigsäure änderte sich aber nicht. Die Autoren vermuteten, daß der Abfall des Serotonins im Blut und im Harn sowie die klinische Besserung vielleicht die Folge einer zeitweiligen Inaktivierung eines natürlich vorkommenden Hemmers der MAO sein könnte. Der Abfall des Serotonins im Blut nach Au^{198} hätte durch eine passagere Thrombozytopenie nicht erklärt werden können [668, 764]. Eine solche war im vorliegenden Falle im übrigen auch nicht eingetreten.

Ein therapeutischer Versuch mit der Verabreichung eines Isotops des 5-Hydroxytryptophans wurde noch nicht gemacht. Diese Substanz wird subjektiv auch nicht gut vertragen. Eine Behandlung mit radioaktivem Tryptophan scheitert ganz offensichtlich daran, daß hiervon im Tumor im Vergleich zum gesunden Gewebe zu wenig angereichert wird [485]. Ein in ähnlicher Richtung liegender Vorschlag [318] ist deswegen nicht gangbar, weil Karzinoide keine Affinität zum Silber und damit auch nicht zu einem Isotop des Silbers besitzen. Erst nach Fixierung in Formol haben sie die Eigenschaft, eine ammoniakalische Silbernitratlösung zu reduzieren. Praktisch zeigte sich denn auch bei einem Kranken mit einem metastasierten Ileumkarzinoid, daß sich appliziertes radioaktives Silber besonders in der Leber und in der Haut, jedoch kaum im Geschwulstgewebe angereichert hatte [613].

c) Diätetische und medikamentöse Maßnahmen

Da eine chirurgische Behandlung des Karzinoidleidens oft nicht durchführbar ist oder keinen Einfluß auf das Krankheitsbild hat, auch eine Röntgenbestrahlung oder eine Isotopenbehandlung nach den bisherigen Erfahrungen nur selten oder kaum eine Aussicht auf Besserung des Leidens verspricht, verbleibt in vielen Fällen nur der Versuch, durch bestimmte diätetische oder medikamentöse Maßnahmen eine Linderung der Beschwerden anzustreben und diese erträglicher zu gestalten. Durch solche Maßnahmen soll insbesondere eine Beeinflussung der subjektiv sehr unangenehmen Flushanfälle, der Durchfälle und asthmatischen Beschwerden, eine Ausschwemmung der Ödeme und eine Beseitigung der Pellagra-artigen Hautveränderungen erreicht werden. Eine weitere therapeutische Aufgabe ist die Behandlung des Karzinoidherzens.

Wichtig ist es natürlich im voraus, daß bei einem Kranken mit einem Karzinoidsyndrom alle Faktoren ausgeschaltet werden, von denen bekannt ist, daß sie einen Anfall von Flush usw. auslösen können. Dieses wird aber zweifellos oft nicht oder nicht ausreichend möglich sein. Da psychische Erregungen mit zu den provozierenden Faktoren rechnen, ist es schon aus diesem Grunde angebracht, ein Psychopharmakon aus der Gruppe der Tranquillizer, etwa vom Typ des Chlordiazepoxyds oder Diazepams, zu verordnen.

Diätetisch ist es möglich, durch eine Variation der Zufuhr von Tryptophan die Serotoninsekretion des Tumors zu beeinflussen [61, 74, 157, 185, 680, 746]. Vor allem kann man eben auch durch eine Reduzierung der

Tryptophanaufnahme die Hormonproduktion der Geschwulst einschränken, jedenfalls bis zu ihrem „Grundumsatz". Durch eine solche Einschränkung erwächst aber rasch die Gefahr des Tryptophanmangels mit all seinen Folgen. Da man andererseits durch ein Überangebot von Tryptophan in der Nahrung die Hormonsekretion eines Tumors auch bis zu einem gewissen Grade anregen kann [61], ist ein solches auf jeden Fall zu vermeiden. Aber die Hormonsekretion eines Tumors schwankt im allgemeinen stark, so daß man meist keine exakte Bilanzstudie zur Feststellung der Serotoninproduktionsrate ausführen kann, nach der sich die optimale Tryptophanzufuhr richten müßte.

Behandlungsversuche mit Zytostatika, etwa mit Cyclophosphamid, haben nur in einzelnen Fällen einen Rückgang der Serotoninsekretion und eine Besserung im Befinden zur Folge gehabt [221]. Erfolgreiche Effekte auf Lebermetastasen und Serotoninsekretion scheinen hier und da auch mit Anwendung von 5-Fluorourazil möglich zu sein, insbesondere wenn dieses in höheren Dosen durch einen Katheterismus der Leberarterien appliziert wurde [639].

Zur symptomatischen Behandlung der Systemeffekte des Serotonins boten sich auf Grund der tierexperimentellen Erfahrungen vor allem die synthetischen Antimetaboliten und übrigen Antagonisten dieses biogenen Amins an. Nach den vorliegenden Untersuchungen über den Serotonin-Antagonismus dieser Pharmaka beim Menschen war die Hoffnung, hierdurch zu therapeutischen Erfolgen zu gelangen, allerdings nicht sehr groß. Verschiedene Autoren haben zunächst Behandlungsversuche mit BAS durchgeführt [404, 519, 700]. Hierbei wurde eher eine Verschlechterung der Symptome oder nur eine sehr geringe subjektive Erleichterung bei objektiv unveränderten Symptomen beobachtet. In einem Falle mußte das Präparat wegen des Auftretens von Störwirkungen in Form von Lethargie, Hypotension und Schwindelerscheinungen abgesetzt werden. Bei der Verwendung von LSD 25 stellte man ebenfalls keine Beeinflussung von Flush und Diarrhoen fest [754], es konnte sogar eher zu Serotonineffekten kommen [744, 746]. Da das BOL 148 keine oder nur sehr geringe psychische Störwirkungen besitzt, schien dieses zur Behandlung geeigneter zu sein. Aber auch hierbei ließen sich weder Flushanfälle noch Durchfälle objektiv beeinflussen, wenn von den Kranken bisweilen auch gewisse subjektive Erleichterungen angegeben wurden [700, 744, 753, 754, 749]. In neuerer Zeit sind dann auch Behandlungsversuche mit dem Antagonisten Methysergid durchgeführt worden [220]. In einem Falle mußte der Versuch wegen Unverträglichkeitserscheinungen abgebrochen werden, klinisch hatte sich kein Effekt ergeben, die 5-Hydroxyindolessigsäure-Ausscheidung blieb gleich [306]. Ähnlich verliefen die Versuche anderer Autoren [55, 424, 749, 813, 850], während einige immerhin einen günstigen Effekt auf Durchfälle und Malabsorption feststellten [61, 82, 531, 587, 806]. Diese Beobachtung unterstützt die Annahme, daß intestinale Erscheinungen des Karzinoidsyndroms einen Effekt des Hyperserotonismus darstellen, die Flusherscheinungen wahrscheinlich jedoch nicht oder doch nicht allein. Es entspricht den Vorstellungen von der Pathogenese des Karzinoidsyndroms, wenn Antihistaminika hier weitgehend versagt haben [280, 700, 754, 835, 836].

Somit hat sich lediglich bei der Anwendung von Methysergid eine gewisse Beeinflußbarkeit von intestinalen Symptomen des Karzinoidsyndroms ergeben. Daneben hat es sich aber auch noch bei zahlreichen Kranken erwiesen, daß Phenothiazin-Derivate für lange Zeit eine gute Wirkung auf die Systemeffekte des Syndroms haben können. Es überrascht nicht, wenn die besten Erfolge besonders mit dem Chlorpromazin erreicht wurden, da dieses mit zu den stärkeren Neuroleptika zählt, wenn auch bei seiner Anwendung eine Reihe von unerwünschten Effekten hier und da mit in Kauf genommen werden müssen [30, 177, 129, 360, 376, 404, 699, 700, 744, 749]. Die günstige Wirkung erstreckte sich auf Flushanfälle, Diarrhoen, Leibschmerzen, Bronchospasmen, Erbrechen und Angstzustände, wenn die Erleichterung hin und wieder auch nur subjektiver Natur war. Natürlich sind auch hierbei Versager vorgekommen [55, 283, 681]. Zur Behandlung von Bronchospasmen wurden sonst noch empfohlen Aminophyllin i.v. und Sympathikomimetika, zur Behandlung von Darmspasmen verschiedene Parasympathikolytika und mit Aussicht auf Erfolg auch Kodein [749]. Außerdem sollten zur Behandlung speziell von Flusherscheinungen die beschriebenen Erfolge mit Adrenolytika von der Art des Phentolamins und Dibenzylins weiter überprüft werden [477].

Versuche, die Bildung von Serotonin durch eine Hemmung der Aktivität der 5-Hydroxytryptophan-Dekarboxylase mit Hilfe der Phenylessigsäure zu bremsen, hatten auf die Symptomatik des Karzinoidsyndroms keinen überzeugenden Effekt, obwohl die Ausscheidung von Serotonin und 5-Hydroxyindolessigsäure im Harn zurückgehen konnte [670—672]. Noch wirksamer wird diese Dekarboxylase durch Phenylalanin und seine Derivate [372], wie z. B. auch durch α-Methyl-3,4-dihydroxyphenylalanin in ihrer Aktivität inhibiert. Verschiedene Autoren sahen bei einigen Fällen mit einem Karzinoidsyndrom einen Abfall der 5-Hydroxyindolessigsäure im Harn um bis zu 70% [551, 741, 747]. Andere sahen aber auch keinen derartigen Effekt [157, 551, 690] oder sogar einen Anstieg in der Ausscheidung [61, 185]. Die Wirkung ist also auf jeden Fall unsicher. Außerdem beeinträchtigen psychische und somatische Störwirkungen die Behandlung, welche möglicherweise auf eine Anhäufung von 5-Hydroxytryptophan im Zentralnervensystem oder auf eine Störung des Katecholaminhaushaltes zurückgehen [185, 551, 690, 749]. Einige Manifestationen des funktionellen Karzinoidsyndroms haben sich aber offenbar recht gut behandeln lassen, so daß ein Behandlungsversuch mit dieser Substanz gerechtfertigt zu sein scheint.

Andere Autoren gingen bei der Behandlung von der Beobachtung aus, daß Heparin beim anaphylaktischen Schock und nach Verbrennungen die Freisetzung von Serotonin unterdrückt. Bei zwei Fällen von Karzinoidsyndrom führte Heparin, parenteral appliziert, auch zu einem deutlichen Abfall der Ausscheidung der 5-Hydroxyindolessigsäure und zu einer Besserung der funktionellen Krankheitserscheinungen, allerdings stieg die 5-Hydroxyindolessigsäure nach 6 Tagen in einem Falle wieder an, möglicherweise infolge einer Erschöpfung des Heparin-Cofaktors, der unter fortlaufender Verabreichung von Heparin verbraucht wird [17, 385]. Noch wirksamer soll eine Kombination dieser Maßnahme mit der Verabreichung von Prednison sein [385]. Da mindestens der Flushanfall sehr wahrscheinlich seine Entstehung einer vermehrten Konzentration von Bradykinin im Blut verdankt, ist es folgerichtig, sich auch auf die Antagonisten dieses Peptids zu besinnen [133]. Vielleicht können diese einmal von besonderer Bedeutung für eine wirksame Behandlung dieses Symptoms werden. Interessant wäre auch der Versuch einer therapeutischen Beeinflussung wahrscheinlich kininbedingter Erscheinungen durch einen Kallikrein-Trypsininhibitor, wie er im Trasylol vorliegt. [885].

Zur Behandlung von Tryptophanmangelerscheinungen, also insbesondere der Pellagra-artigen Hautveränderungen, empfiehlt sich die parenterale Zufuhr von Nikotinsäureamid, besser vielleicht noch gleich die Verordnung von Multivitaminpräparaten. Mit einem absoluten Therapieerfolg kann nicht immer gerechnet werden, was darauf zurückzuführen sein dürfte, daß derartige Hauterscheinungen nicht immer auf eine Hypovitaminose zu beziehen sind.

Die Behandlung des Karzinoidherzens ist bisher nur auf konservativem Wege durchgeführt worden. Dieses ist schon deswegen verständlich, als das endokrine Geschwulstleiden nicht kausal beeinflußt werden kann, also auch keine Aussicht besteht, daß der Endokardprozeß unterbrochen wird (von seltenen Ausnahmen abgesehen). Eingreifenden Maßnahmen steht auch häufig der schlechte Allgemeinzustand der Kranken entgegen, die eben nicht nur herz-, sondern auch gleichzeitig geschwulstkrank sind. Operativen Maßnahmen steht aber auch die Tatsache entgegen, daß nur zu oft zwei Herzklappen gleichzeitig (hier 34mal), und zwar bisweilen hochgradig deformiert und funktionell gestört sind. Eine Sprengung verengter oder eine plastische Korrektur insuffizienter Klappen wäre nur dann in Erwägung zu ziehen, wenn ein Tumor radikal entfernt werden könnte und auch die parietale Endokardfibrose hämodynamisch noch nicht wirksam geworden ist [19].

Die konservativen Maßnahmen richten sich nach den bewährten Grundsätzen der Herzbehandlung. Sie setzen bereits beim noch kompensierten Herzvitium ein und erstreben hier die möglichst lange Erhaltung der Herzkraft. Körperliche Schonung, die den Kranken meist sowieso aufgezwungen ist, eine übliche Herzdiät und bei älteren Patienten durchblutungsfördernde Medikamente stehen hier an erster Stelle. Das insuffiziente Herz benötigt eine Dauerdigitalisierung, die heute mit oralen Präparaten befriedigend durchführbar ist. Mit Überempfindlichkeiten gegen Herzglykoside muß man aber anscheinend rechnen [341]. Inwieweit Herzglykoside II. Ordnung hier eine Wirksamkeit besitzen, kann mangels ausreichender Erfahrungen nicht entschieden werden. Entwässerungen sind heute nach Einführung der Saluretika und Aldosteron-Antagonisten rascher und kräftiger als früher durchführbar. Dem Kaliumhaushalt ist auch hier besondere Aufmerksamkeit zu widmen.

B. Karzinoide im Magen

Unter den Karzinoiden nehmen jene im Magen eine Sonderstellung ein. Ontologisch sind sie ebenso wie die Karzinoide im oberen Duodenum und im Bronchus Geschwülste aus Geweben des Vorderdarmes [857]. Histogenetisch leiten sie sich von hellen Zellen ab, die häufig nicht argentaffin sind. Klinisch sind sie zwar auch oft endokrin stumm, fakultativ können sie jedoch ein endokrin bedingtes Karzinoidsyndrom verursachen, das sich von jenem der Geschwülste des Dünndarms unterscheidet und daher als „atypisches Karzinoidsyndrom" bezeichnet wird. Der Terminus „atypisches Karzinoidsyndrom" ist deswegen berechtigt, weil es einfach weitaus seltener vorkommt.

Geschwülste ohne endokrine Semiotik

1. Klinik

Die Karzinoide des Magens nehmen unter seinen Tumoren nur einen geringen Prozentsatz ein [544, 545]. Bis 1956 fand man in der Literatur 35 entsprechende Mitteilungen [461], bis 1959 hatte sich die Zahl auf 59 erhöht [611]. Seither sind noch weitere Fälle veröffentlicht worden, im ganzen sind es jedoch seltene Geschwülste. Etwas mehr als ein Drittel der Tumoren wird zufällig bei Autopsien entdeckt, wie dieses auch bei der ersten Beobachtung eines Magenkarzinoids der Fall war [15]. Andere Geschwülste werden zufällig bei Operationen entdeckt, die gewöhnlich wegen eines Ulcus ventriculi oder duodeni durchgeführt wurden. Kommt es zu Beschwerden oder Krankheitserscheinungen, so sind diese so uncharakteristisch, daß klinisch wie bei den Duodenalkarzinoiden eine Differenzierung von einem Ulkusleiden sowie röntgenologisch von anderen gut- oder bösartigen Tumoren des Magens nicht oder nur aproximativ möglich ist.

Die Vorgeschichte der Kranken kann viele Jahre zurückreichen. Meist bestehen mehr diffuse Schmerzen im Oberbauch, auch in den Rücken ausstrahlend, wie bei einem penetrierenden Ulkus, weiterhin Völlegefühl, Übelkeit, Erbrechen, Appetitlosigkeit und Gewichtsverluste. In etwa 38% der klinischen Fälle kommt es zu einer Magenblutung [357]. In mehreren

Fällen war dieses der Grund zu einer Einweisung in die stationäre Behandlung [1, 100, 400]. Schwere akute oder chronische Blutarmut können die Folge sein. Die in der Nähe des Pylorus gelegenen Karzinoide können auch, wenn sie eine entsprechende Größe erreichen, das klinische Bild einer Stenose des Magenausgangs erzeugen [257], jene in der Nähe des Mageneingangs die Symptomatologie der Kardiastenose [554].

Die Karzinoide des Magens können den Allgemeinzustand des Kranken erheblich beeinträchtigen und zu ausgesprochen kachektischen Bildern führen, ganz im Gegensatz also zu dem allgemeinen Verhalten der Dünndarmkarzinoide. Die Verwechslung mit einem Magenkarzinom ist daher nicht selten vorgekommen. Da Magenkarzinoide unter Umständen sehr groß werden, läßt sich mitunter ein Tumor durch die Bauchdecken gut tasten. In einem Falle war die Geschwulst so groß geworden und so weit linksseitig gelegen, daß man zunächst auch an einen Milztumor dachte [187]. Die Blutsenkungsgeschwindigkeit ist offenbar öfter als bei anderen Karzinoiden und dann gelegentlich auch maximal beschleunigt [257, 461]. Hinsichtlich der Azidätsverhältnisse des Magensaftes, insbesondere auch nach Verabreichung von Histamin im Falle einer Anazidität, liegen nur wenige Untersuchungen vor. Freie Säure scheint wenigstens, soweit geprüft, öfter zu fehlen und in einem Falle eines lokalisierten Karzinoids bei einer 37jährigen Frau [357] und in einem anderen Falle eines bereits metastasierten Karzinoids [461] bestand auch eine histaminrefraktäre Anazidität. Daher erklärt es sich wohl, wenn man bei manchen Kranken statt einer Eisenmangelanämie eine hyperchrome Anämie bzw. eine Perniziosa beobachtete [115]. So wurde auch eine 46jährige Frau 3 Jahre lang bis zu der die Diagnose aufdeckenden Operation als perniziöse Anämie behandelt [507]. Ähnlich war es auch bei einem später in ein atypisches Karzinoidsyndrom übergegangenen Fall [833, 837].

Röntgenologisch ergaben sich in den meisten Fällen solitäre oder auch multiple Füllungsdefekte von einer glatt begrenzten, runden, vor allem aber auch polypoiden Form, fallweise mit einer zentralen, einer Ulzeration entsprechenden Kontrastmittelnische [100, 622]. Der Durchmesser der Tumoren betrug gewöhnlich etwa 2 cm. Die Röntgenbilder waren meist nicht von anderen gutartigen Magentumoren zu unterscheiden, auch waren ein infiltratives Wachstum oder eine Metastasierung durch den gutartigen Eindruck der Röntgenaufnahme nicht ausgeschlossen. Andere Bilder konnten aber auch einem gewöhnlichen Karzinom täuschend ähnlich sein. Diese Vermutung konnte noch unterstützt werden durch eine erhöhte BSG und durch eine Anazidität des Magensaftes. Wichtig ist noch der Hinweis, daß röntgenologisch bisweilen am Magen kein krankhafter Befund zu erheben war. Andererseits wurde auch in einem Falle röntgenologisch ein Magentumor durch eine außerhalb des Magens gelegene Metastase eines Ileumkarzinoids vorgetäuscht [611].

2. Endokrinologie

Bei klinisch endokrin stummen Karzinoiden des Magens sind bislang keine Untersuchungen auf spezifische Wirkstoffe in den Geschwülsten, im Blut oder Harn durchgeführt worden. Dieses liegt sicherlich in erster Linie daran, daß solche Krankheitsfälle äußerst selten sind und daß die Diagnose meist erst postoperativ oder autoptisch gestellt wurde. Vor allem eine Prüfung der Geschwülste auf einen Gehalt an Serotonin und seinen biogenetischen Vorstufen sollte bei künftigen Gelegenheiten nicht versäumt werden.

3. Pathologische Anatomie

Karzinoide im Magen können so klein sein, daß sie nur mikroskopisch zu erkennen sind [461]. Andererseits kann ihre Größe aber auch erhebliche Dimensionen erreichen. Die größte Geschwulst und damit wohl das größte Karzinoid überhaupt dürfte in Brasilien beobachtet worden sein [187]. Es hatte ein Gewicht von 2,03 kg. Auch die Karzinoide im Magen können multipel auftreten und praktisch jeden seiner Abschnitte befallen [599]. Der Fundus und die kardianahen Anteile des Magens werden vielleicht etwas seltener betroffen [611]. In etwa 19% der Geschwülste soll es zur Infiltration und Bildung von Metastasen kommen [357].

Histologisch bietet das Karzinoid im Magen bei gewöhnlicher Färbung keine wesentlichen Unterschiede gegenüber den Tumoren anderer Örtlichkeiten. Histochemisch können diese Geschwülste auch argentaffin sein [461]. Doch ist dieses Verhalten eine Ausnahme. Häufiger sind sie nur argyrophil, aber auch diese Eigenschaft können sie vermissen lassen [226]. Ähnlich ist es mit den Karzinoiden des oberen Duodenums [226].

Histogenetisch sind die Karzinoide hier abzuleiten aus dem Helle-Zellen-Organ der Magenschleimhaut, das gleichfalls überwiegend aus nur argyrophilen Elementen besteht und aus dem sie durch eine Endophytie hervorgehen. Außer einer solchen Entfaltung dieser Zellen zu mit dem bloßen Auge erkennbaren Geschwülsten kommt im Magen aber auch noch in seltenen Fällen die Entwicklung zu einer fast nur mikroskopisch wahrnehmbaren „Mikrokarzinoidose" vor [239, 244]. Ein ähnlicher Vorgang ist noch in der Bronchialschleimhaut bekannt. Ob solche Mikrokarzinoide in größere Karzinoide übergehen können, ist noch nicht bekannt. Diese argyrophilen Zellen sind auch als noch junge, wenig differenzierte Vorstufen der typischen argentaffinen Zellen aufgefaßt worden, zumal sie sich schon in der Embryonalperiode nachweisen lassen. Sie wurden daher als „präenterochromaffine Zellen" bezeichnet [198].

Andererseits ist es aber auch vorstellbar, daß die Mutterzelle der Karzinoide dieser Örtlichkeit eine argentaffine Zelle darstellt, welche hier ja auch vorkommt und daß die negative Argentaffinität ihrer Geschwülste lediglich der Ausdruck eines geringeren Differenzierungsgrades der neoplastischen Zellen ist.

4. Diagnose

Nach übereinstimmender Ansicht kann die Diagnose eines endokrin nicht aktiven Karzinoids des Magens vor einer Operation nicht mit Sicherheit gestellt werden. Auch röntgenologisch ist eine Erkennung nicht möglich [611]. Bei gutartig anmutenden Füllungsdefekten des Magens sollte man aber vielleicht dann an ein Karzinoid denken, wenn gleichzeitig verschiedene Allgemeinreaktionen des Organismus pathologisch ausfallen. Wahrscheinlich wird man künftig in der Saugbiopsie des Magens ein wichtiges Hilfsmittel zur Erkennung solcher Tumoren vorliegen haben. Differentialdiagnostisch müssen ansonsten gut- und bösartige Tumoren in Erwägung gezogen werden, so daß die Kranken nach Möglichkeit immer einer klärenden und behandelnden Laparotomie zuzuführen sind.

5. Verlauf und Prognose

Da über Karzinoide im Magen nur wenige Berichte vorliegen, kann man über den Verlauf dieser Geschwülste kaum mehr aussagen, als oben bereits bei der Schilderung der Vorgeschichte ausgesagt worden ist. Die Prognose des lokalisierten Karzinoids wird im allgemeinen als gut bezeichnet, aber dennoch mit Zurückhaltung beurteilt, da eine Früherfassung nicht immer möglich ist. Wegen ihres langsamen Wachstums ist aber auch die Prognose der bereits metastasierten Tumoren nicht unbedingt schlecht. Leider fehlen aber zur sicheren Beurteilung dieser Frage ausreichende Nachbeobachtungen. Soweit entsprechende Angaben vorliegen, seien sie hier zitiert. So wurde bei 20 in eine chirurgische Behandlung eingetretenen Krankheitsfällen neunmal eine Magenresektion und achtmal eine lokale Exzision durchgeführt [461]. Als Gesamtergebnis ergab sich folgendes Bild: dreimal Exitus innerhalb von 3 Monaten, darunter befand sich auch ein Fall mit Lebermetastasen. Die übrigen Fälle waren zum Teil trotz Metastasen bis zu 9 Jahren ohne Rückfall. Ein Krankheitsfall, ein metastasierendes und schließlich mit Knochen- und Hautherden einhergehendes Karzinoid, war bereits seit 13 Jahren erkrankt, ein anderer Fall fühlte sich noch nach 12 Jahren wohlauf [461], obwohl auch hier Tochtergeschwülste vorlagen. Die Frage nach der klinischen Bösartigkeit der metastasierenden Magenkarzinoide kann man zwar aus diesen Einzelbeobachtungen heraus nicht erschöpfend beantworten, aber man kann doch mit gutem Grund vermuten, daß wohl auch diese Karzinoide eine recht gute Prognose haben können und daß auch bei diesen Kranken die Lebenserwartung nicht unbedingt schlecht sein muß. Nach der Feststellung anderer Autoren sind drei von 59 in der Literatur erschienenen Magenkarzinoiden direkt an diesem Leiden verstorben [611]. Dieses Ergebnis unterstreicht die Berechtigung und die Notwendigkeit, auch in fortgeschrittenen Fällen mindestens palliative chirurgische Eingriffe durchzuführen.

6. Behandlung

Die Behandlung des Magenkarzinoids richtet sich nach dem lokalen Befund und ist rein chirurgischer Natur. Vielfach wurden nur lokale Exzisionen der für absolut gutartig gehaltenen Tumoren ausgeführt und für ausreichend befunden [507]. Sind die Tumoren sehr klein, so mag ein solcher Eingriff wohl auch genügen. Ergibt aber die anschließende histologische Untersuchung, daß der Tumor bis an die Schnittfläche des Operationspräparates herangewachsen ist, so kann eine Relaparotomie notwendig werden [357]. Größere und die multiplen wie auch die infiltrativ wachsenden Tumoren wird man in jedem Falle mit einer Magenresektion unter Mitnahme allen faßbaren metastatischen Gewebes operieren und unter Umständen auch heilen können. Verschiedentlich sind auch totale Gastrektomien durchgeführt worden, was durch die Ausdehnung und Infiltration des Tumors in seine Umgebung geboten sein konnte [187]. Ist eine radikale Operation nicht möglich, so ist die Entfernung des Primärtumors nach Möglichkeit trotzdem angezeigt, zumal wenn durch sein weiteres Wachstum die Gefahr einer Obstruktion droht. Eine Röntgenbestrahlung ist nach Ansicht mancher Autoren nicht angezeigt, da die Geschwülste nicht strahlensensibel seien [507]. Doch haben andere Autoren auch über eine gute Rückbildung des Magentumors und symptomatische Besserung im Bereich der Skeletmetastasen berichtet [611].

Geschwülste mit endokriner Semiotik
(atypisches Karzinoidsyndrom)

1. Einleitung und Kasuistik

Eine ganze Reihe von Autoren hat in den vergangenen Jahren über Krankheitsfälle berichtet, die klinisch und endokrinologisch an ein Karzinoidsyndrom erinnerten, sich in einigen Merkmalen jedoch hiervon deutlich unterschieden. In einer ganzen Anzahl von Beispielen befand sich der Primärtumor im Magen, in anderen Fällen war er nicht auffindbar, doch erlaubt das klinische und endokrinologische Bild es, auch solche Kasuistiken hier mit einzuordnen [70, 101, 170, 349, 473, 493, 555, 597, 611, 670, 671, 680, 711, 751—754, 756, 814, 833, 837]. Das klinische Bild dieser endokrin aktiven Karzinoide wird heute als „atypisches Karzinoidsyndrom" bezeichnet. Die Berechtigung seiner besonderen Herausstellung und Gegenüberstellung zu dem typischen Karzinoidsyndrom des enteralen Karzinoids ist jetzt vollauf gegeben, nachdem die Zahl der Beobachtungen und sorgfältigen Untersuchungen in den letzten Jahren erheblich zugenommen haben.

2. Klinik des atypischen Karzinoidsyndroms

Ein wesentliches Kardinalsymptom des typischen Karzinoidsyndroms, der Flush, erhält bei den atypischen Krankheitsfällen eine deutliche

Abwandlung, was auf eine andere Pathogenese schließen lassen kann. Die
Dauer eines Flushs kann kurz sein, charakteristischer sind jedoch Anfälle,
die mehr als eine Stunde anhalten [837, 555]. Die Farbe des Hauterythems
ist mehr hellrot, seine Ausbreitungsweise sowie sein mehr flächenhaft-
geflecktes Aussehen erinnern von vornherein an einen Histaminflush [349].
Ein typisches Beispiel ist in der Abb. 26 (s. S. 100) wiedergegeben. Derartige
Flushanfälle können mehrmals am Tage spontan auftreten oder ebenfalls durch
Reserpin, Alkohol, besonders aber durch den Verzehr eines scharf gewürz-
ten Käses provoziert werden [555, 754, 833]. In einem Falle konnte ein
Anfall durch die Zufuhr von 5-Hydroxyindolessigsäure ausgelöst werden
[349]. Während eines Flushs werden Hitzewallungen und Juckreiz ver-
spürt, oft aber auch nur recht wenig subjektive Mißempfindungen. Kreislaufveränderungen sind ebenfalls nur sehr gering ausgeprägt. Bemerkenswert ist es, daß die Kranken nur selten über Durchfälle oder spastische
Leibschmerzen klagen. Über asthmatische Beschwerden klagte nur eine
Patientin [680]. Dauerzyanose, Teleangiektasien, Hyperpigmentierungen,
Glossitis, Oligurie und Ödeme können vorkommen. Psychische Veränd-
rungen sind auch hier nicht spezifischer Art. In einigen Fällen wiesen abnorme Herzgeräusche oder sonstige Befunde auf ein rechtsseitiges Klappenvitium [671, 753]. Doch wurde eine solche Beteiligung nicht durch einen
Herzkatheterismus gesichert. In einem Falle [754] ergab die nach einem sehr
langen Krankheitsverlauf durchgeführte Autopsie keinen Anhalt für eine
Endokardfibrose [101]. Es ist daher bislang ungeklärt, ob eine solche hier
überhaupt vorkommt. In allen Fällen, die bislang beschrieben wurden,
lagen Metastasen vor, speziell in der Leber, die den üblichen Tumorbefund
ergaben. Daneben sind aber auch recht häufig Knochenmetastasen beobachtet worden. Sie wurden als ein typisches Merkmal im Verlauf dieser
Geschwülste herausgestellt. Auf Grund solcher Tochtergeschwülste ist es
auch mehrfach zu Spontanfrakturen gekommen. Ein Kranker was Alkoholiker, zweimal wurde noch ein Ulcus duodeni festgestellt.

Die allgemeinen Laboratoriumsbefunde ergaben, soweit diese ange-
geben wurden, gegenüber dem typischen Karzinoidsyndrom des enteralen
Karzinoids keine besonderen Abweichungen. Vereinzelt wurde eine leichte
Anämie, eine Leukopenie, aber auch eine Leukozytose aufgeführt. Auch im
Flushanfall waren die Thrombozytenwerte normal [349, 837]. In einzelnen
Fällen war die Blutsenkungsgeschwindigkeit beschleunigt, das Serum-
kupfer erhöht und das Serumeisen erniedrigt [349, 555]. Das entspricht
Veränderungen, wie man sie auch bei einem endokrin nicht aktiven Magen-
karzinoid antreffen kann. Die Leberfunktionsteste verhalten sich sonst wie
bei Lebermetastasen anderer Genese.

Die Besonderheiten des atypischen Karzinoidsyndroms sind von klinischer Seite her demnach vor allem in der Art des Flushs und in dem weit-
gehenden Fehlen von spastischen Hypermotilitätserscheinungen des Darmes

zu erblicken. In auffälliger Weise erinnert der Flush hier an ein Histaminerythem.

3. Endokrinologie

In einigen Fällen sind am Geschwulstgewebe Wirkstoffbestimmungen durchgeführt worden. Zur Untersuchung gelangten vor allem Leber- und Knochenmetastasen, nur in einem Falle wurde außerdem der Primärtumor im Magen untersucht. Geprüft wurde speziell die Konzentration an Sero-tonin. Ein hoher Gehalt fand sich jedoch nur in einer Knochenmetastase, er betrug 4000 γ/g Frischgewicht [170, 753]. In den anderen Fällen fanden sich teilweise auffallend niedrige Werte, und zwar sowohl im Primärtumor (0,33 γ/g) als auch in den Metastasen (0,08 γ bzw. 8,1 γ/g). Nur ein Fall wies noch einen mittleren Serotoningehalt von 40 γ/g Frischgewicht in der Metastase auf. Interessant ist jedoch noch der Nachweis von 5-Hydroxy-tryptophan in autoptisch gewonnenen Leber- und Lymphknotenmetastasen [101]. Ganz im Gegensatz zum enteralen Karzinoid ließ sich in einem Lymphknoten jedoch keine Aktivität an 5-Hydroxytryptophan-Dekarboxy-lase feststellen [101]. Erhöht war im Tumorgewebe auch der Gehalt an Histamin. Negativ fiel dagegen der Nachweis von Gastrin aus. Da in dem betreffenden Krankheitsfalle auch peptische Geschwüre aufgetreten waren, hatte sich der Verdacht ergeben, der Tumor könnte wie bei einem Zollinger-Ellison-Syndrom auch eine solche Aktivität aufweisen. Schließlich sind die α-Zellen des Inselapparates auch argyrophil.

In einigen Fällen wurde im Blut die Serotoninkonzentration bestimmt. Zwar fanden sich auch erhöhte Werte im Gesamtblut oder im Serum, doch lagen die Konzentrationen in jedem Falle nur leicht über der Norm [753, 754, 837]. Mit der ebenfalls recht empfindlichen Hochspannungselektro-phorese konnte im Serum kein Serotonin nachgewiesen werden [349]. Einige Autoren konnten interessanterweise in dem aus der Femoralvene entnommenen Blut eine höhere Serotoninkonzentration feststellen als in der betreffenden Arterie [753]. Dieses Phänomen konnte auf eine Knochen-metastase bezogen werden, die reichlich Serotonin enthielt. Schließlich ist in einigen Fällen noch eine Bestimmung des Histamins im Blut durchge-führt worden [754, 837]. Neben Normalwerten fanden sich auch leicht erhöhte Spiegel.

Noch aufschlußreicher sind die biochemischen Harnbefunde. Geht man zunächst von den beim typischen Karzinoidsyndrom her gewohnten Be-funden aus, so fällt auf, daß hier die Tagesmenge der ausgeschiedenen 5-Hydroxyindolessigsäure weitaus geringer ist, meist liegt sie wesentlich unter 160 mg/24 Std. In mehreren Fällen wurden einmal oder sogar tage-lang Normalwerte angetroffen [349]. Speziell aus diesem Verhalten lassen sich verschiedene Krankheitsfälle als hierhergehörig ansehen [711, 814]. In einem Falle betrug die Tagesausscheidung nur 1,01 mg [349]. Nach

Verabreichung von 2,5 mg Reserpin i.m. stieg sie lediglich auf 5,78 mg/24 Std an, dabei kam es zu einem Flush vom Histamintyp. Die Freisetzung eines Wirkstoffes mußte also erfolgt sein, doch hatte diese nur zu einem sehr geringen Teil aus Serotonin bestanden. Dieses ließ den Schluß zu, daß der Flush wahrscheinlich durch einen anderen Wirkstoff ausgelöst worden war. Die geringe Ausscheidung der 5-Hydroxyindolessigsäure konnte vermuten lassen, daß dieser Stoff vielleicht einem abnormen Stoffwechsel unterzogen würde. Injiziert man jedoch 50 mg i.v., so entsprach die ausgeschiedene Menge an 5-Hydroxyindolessigsäure aber genau den Erwartungen [*349*]. Ein pathologischer Abbau konnte also nicht vorliegen.

Ein weiterer wesentlicher Befund betrifft die Ausscheidung des Serotonins im Harn. Zwar kommen vermehrte Ausscheidungen auch einmal bei einem typischen Karzinoidsyndrom vor, doch nicht regelmäßig und in der Größenordnung wie in diesen Fällen. Soweit untersucht, war die Ausscheidung hier jedesmal erheblich vermehrt [*170, 555, 753*]. Es fanden sich Tagesausscheidungen bis zu 40 mg [*170, 753*].

Sind hiermit bisher gegenüber dem typischen Karzinoidsyndrom nur quantitative Unterschiede der speziellen biochemischen Harnzusammensetzung zum Ausdruck gekommen, so sind jedoch auch solche qualitativer Natur vorhanden und diese scheinen überhaupt das entscheidende Symptom der Pathophysiologie des atypischen Karzinoidsyndroms zu sein. So fiel es schon bald auf [*753*], daß, obwohl die Serotoninspiegel im Blut nicht besonders hoch lagen, sich im Harn neben großen Serotoninmengen und außer der 5-Hydroxyindolessigsäure auch noch andere 5-Hydroxyindole in bedeutsamen Mengen anreicherten. Trennte man die 5-Hydroxyindole im Harn papierchromatographisch auf, so fand sich überraschenderweise auch noch die Vorstufe des Serotonins, das 5-Hydroxytryptophan. Dieser Befund ließ zunächst an das Vorhandensein einer Nierenmetastase denken, von der aus die Stoffwechselprodukte des Tryptophans direkt in den Harn übergetreten sein könnten, zumal sich in einem Falle auch bei einem Ureterenkatheterismus Unterschiede in der Konzentration der 5-Hydroxyindolessigsäure in den beiden Nierenharnen fanden [*170*]. Die Anwesenheit einer Nierenmetastase konnte aber sonst nicht eindeutig objektiviert werden und diese ist auch keine notwendige Voraussetzung zur Erklärung dieses Befundes, der schließlich von weiteren Autoren bestätigt wurde [*101, 555, 671, 833, 837*]. In einem anderen Falle läßt er sich rückläufig gesehen als wahrscheinlich annehmen [*349*]. Durch eine Verabreichung von Tryptophan kann die Ausscheidung des 5-Hydroxytryptophans gesteigert werden [*555*]. Das gleiche ist der Fall, wenn durch α-Methyl-Dopa die Aktivität der 5-Hydroxytryptophan-Dekarboxylase inhibiert wird [*555*]. Es sei noch erwähnt, daß sich in einem Krankheitsfalle auch noch eine abnorme Ausscheidung an Tryptophan fand [*101*]. Aus zahlreichen klinischen und experimentellen Beobachtungen darf man heute schließen, daß die Sekretion von 5-Hydroxytryptophan wahrscheinlich die entscheidende inkretorische Leistung dieser Geschwülste darstellt.

Hinzu kommt jedoch noch ein weiterer abnormer und pathophysiologisch wichtiger Harnbefund. Dieser besteht in einer teilweise erheblich gesteigerten Ausscheidung an Histamin. Normalerweise werden von diesem Histamin am Tage 6 bis 19 γ ausgeschieden. Diese Menge kann sich bei einem atypischen Karzinoidsyndrom auf 6800 γ steigern [*837*]. Diese Beobachtung ist von verschiedenen Seiten bestätigt worden, wenn auch nicht immer in der gleichen Größenordnung [*555, 671, 753*].

4. Pathologische Anatomie

Wie bei Karzinoiden anderer Lokalisation konnte auch hier in drei Fällen der Primärtumor nicht aufgefunden werden, obwohl zweimal Laparotomien durchgeführt wurden. In den übrigen Fällen handelte es sich um Magenkarzinoide, was entweder durch eine Autopsie oder Laparotomie festgestellt wurde. Auf Grund klinischer und biochemischer Gemeinsamkeiten darf man aber mit gutem Grund auch in den Fällen ohne nachgewiesenen Primärtumor ein Magenkarzinoid annehmen, das wahrscheinlich auf Grund seiner geringen Größe der Entdeckung entgangen ist. In allen Fällen lagen Metastasen in der Leber vor. Auffällig häufig war das Vorhandensein von Knochenmetastasen, die röntgenologisch in zwei Fällen als ausgesprochen osteoplastischer Natur angesprochen wurden. Knochenmetastasen kommen auch beim typischen Karzinoidsyndrom des enteralen Karzinoids vor, aber doch mit 2,9% der Fälle relativ selten. Unter neun relevanten Fällen atypischer Symptomatik traten dagegen immerhin viermal solche Tochtergeschwülste auf. Demgegenüber wurden Metastasen in Lymphknoten, Lunge, Mediastinum, Ileum und Gehirn nur vereinzelt beschrieben. Hervorgehoben sei, daß sich in keinem Falle ein Anhalt für eine Nierenmetastase fand.

Mikroskopisch war das Zellbild der Geschwülste mehrfach von unreiferem Charakter mit Entrundung der Gestalt der unregelmäßig angeordneten Zellen, mit Kernatypien und Auftreten von Mitosen. Doch war solches nicht unbedingt die Regel und das morphologische Bild konnte weitgehend einem üblichen Karzinoid anderer Örtlichkeit entsprechen. Eindeutig war aber oft das Fehlen von typischen Sekretgranulas und in fünf Fällen, in denen auch histochemische Reaktionen durchgeführt wurden, war keine Argentaffinität oder Diazotierbarkeit vorhanden. In einem Falle wurde eine schwache Argyrophilie angegeben. Dieses Verhalten entspricht der oft gezeigten Abwesenheit typischer Granulationen und dem geringen oder fehlenden Gehalt an Serotonin in diesen Geschwülsten.

5. Pathogenese

Die von den Verhältnissen beim typischen Karzinoidsyndrom abweichenden biochemischen Befunde bezüglich der Endokrinologie und der teilweise erheblichen Histaminausscheidung lassen für die Deutung der Pathogenese des atypischen Karzinoidsyndroms verschiedene Erklärungen zu. Es sei vorausgeschickt, daß für keinen Krankheitsfall die Anwesenheit einer endokrinologischen Störung im Sinne einer Mastozytose angenommen werden kann, wodurch die abnorme Ausscheidung von Histamin eine Erklärung hätte finden können. Auch wurde in keinem Falle eine Nierenmetastase objektiviert, mit der man den abnormen Übertritt von Serotonin in den Harn und die geringe Ausscheidung von 5-Hydroxyindolessigsäure hätte in einen Zusammenhang bringen können. Der Schlüssel zum Verständnis der Pathogenese dieses Syndroms scheint vielmehr in der Sekretion von 5-Hydroxytryptophan zu liegen. Von einer Aufklärung dieser Verhältnisse ist man jedoch auch heute noch weit entfernt.

Der oft unreife Gewebscharakter dieser Karzinoide, das Fehlen der üblichen histochemischen Reaktionen der Granulationen, ein oft niedriger Serotoningehalt, die nicht wesentlich erhöhten Serotoninspiegel im Blut und die gesteigerte Ausscheidung von 5-Hydroxytryptophan lassen zunächst einmal annehmen, daß es sich hier um wenig differenzierte Geschwülste handelt, deren Dekarboxylaseaktivität nicht ausreicht, um den Abbau der im Stoffwechsel anfallenden Mengen an 5-Hydroxytryptophan zu gewährleisten. Diese Vorstufe des Serotonins tritt daher in das Blut über, so daß sie teilweise mit dem Harn unverändert ausgeschieden, teilweise aber auch noch in der Niere zu Serotonin dekarboxyliert wird, um dann als solches im Harn zu erscheinen. Eine fehlende Aktivität an Dekarboxylase konnte mindestens in einem Falle auch nachgewiesen werden [101]. Inhibiert man die dem Organismus verbleibende Dekarboxylaseaktivität, vor allem jene in der Niere, so kommt es zu einem Absinken der Serotoninkonzentration im Harn [555, 670, 671]. Der entscheidende Stoffwechselunterschied gegenüber den enteralen Karzinoiden mit endokriner Semiotik ist also wahrscheinlich eine Insuffizienz der in den Geschwülsten vorhandenen 5-Hydroxytryptophan-Dekarboxylase.

Eine außerhalb des Tumors stattfindende Dekarboxylierung des ausgeschütteten 5-Hydroxytryptophans zu Serotonin ist außerdem die Ursache dafür, daß in wechselnden Mengen auch noch eine vermehrte oxydative Desaminierung zur 5-Hydroxyindolessigsäure vorkommt, die dann ebenfalls im Harn erscheint. Diese außerhalb der Karzinoide eintretende Dekarboxylierung des 5-Hydroxytryptophans läßt aber auch noch die Entstehung größerer aktiver Serotoninkonzentrationen im Gewebe annehmen. Diese hohe Gewebsaktivität an Serotonin könnte ihrerseits die Ursache einer vermehrten Freisetzung von Histamin sein, wie es tierexperimentell gezeigt werden konnte [224]. Histamin würde man dann auch schon auf Grund des typischen Aspektes des Flushs für diese Hautreaktion verantwortlich machen. Doch liegen die Verhältnisse nicht so einfach. Einmal ist mindestens beim Karzinoidkranken die Ausschüttung von 5-Hydroxytryptophan und hierdurch eine gesteigerte Gewebsaktivität an Serotonin nicht die Ursache der Histaminausscheidung [555]. Künstliche Beeinflussungen in der Bildung von Serotonin haben hierauf nämlich keinen Einfluß. Außerdem ist es auch noch eine Frage, ob Histamin die Ursache des Flushs darstellt, eher läßt sich noch seine Abhängigkeit von der 5-Hydroxytryptophansekretion eines Tumors zeigen [555]. Wird die pathogenetische Rolle des Histamins für den Flush infrage gezogen, so trifft dieses auch für andere Hypothesen zu, die von der Beobachtung ausgehen, daß vor allem scharfgewürzte Speisen in der Lage sind, einen Flush zu provozieren und was möglicherweise darauf beruhe, daß ein von der Ernährung abhängiger Faktor zu einer Freisetzung von Histamin aus dem Magentumor führt [833].

6. Diagnose

Die Diagnose eines atypischen Karzinoidsyndroms kann nach den vorausgegangenen Schilderungen fallweise auch allein klinisch gestellt werden, jedenfalls mit einem hohen Grad an Wahrscheinlichkeit. Man sollte hieran denken, wenn bei Magengeschwülsten in Anfällen Flusherscheinungen auftreten. Besonders verdächtig sind dann noch dazu osteoplastische Knochenmetastasen. Der Flush erinnert an das Histaminerythem, das ja jedem gut bekannt ist. Auffallen muß es auch, daß während eines Flushs oder auch sonst nicht über Durchfälle oder spastische Leibschmerzen geklagt wird. Schwere Kreislaufreaktionen sind wahrscheinlich in solchen Fällen desgleichen ungewöhnlicher. Der Nachweis einer rechtsseitigen Kardiopathie scheint offensichtlich mehr für ein typisches Karzinoidsyndrom zu sprechen, doch läßt sich hierüber erst definitiv etwas aussagen, sobald weitere Beobachtungen vorliegen. Gesichert wird die Diagnose eines atypischen Karzinoidsyndroms durch die biochemische Analyse des Harnes. Charakteristisch ist eine zwar vermehrte, aber nur relativ gering gesteigerte Ausscheidung der 5-Hydroxyindolessigsäure, eine relativ hohe Ausscheidung von Serotonin und 5-Hydroxytryptophan sowie von Histamin. Gegen eine Urticaria pigmentosa spricht das Auftreten der 5-Hydroxyindole. Besonders die Ausscheidung von 5-Hydroxytryptophan ist für ein Magenkarzinoid recht spezifisch, nur selten wurde dergleichen bei einem Karzinoid [674] oder Karzinom [304] des Bronchus beobachtet.

7. Verlauf und Prognose

Sind auch bereits eine ganze Reihe von Fällen mit einem atypischen Karzinoidsyndrom bei Magengeschwülsten bekannt geworden, so ist ihre

Anzahl doch zu gering, als daß man über ihren Verlauf und über ihre Prognose mehr äußern könnte, als ohnehin von solchen Tumoren an Erfahrungen vorliegt. Nach den bisherigen Beobachtungen zu urteilen, kann der Krankheitsverlauf auch hier nicht als ausgesprochen bösartig betrachtet werden. So haben zwei Kranke wahrscheinlich schon seit 20 Jahren Symptome einer endokrinen Semiotik aufgewiesen. In einem Falle waren bereits seit 10 Jahren Knochenmetastasen bekannt [833]. Auch in anderen Fällen lag die Krankheitsdauer meist in dem Bereich, wie man es von einem typischen Karzinoidsyndrom her kennt. Die Prognose ist also nicht unbedingt als infaust anzusehen. Zweifellos beeinträchtigen die Flushanfälle das Befinden der Kranken teilweise recht erheblich, im Intervall kann der Zustand aber lange Zeit sehr erträglich sein. Ein pathologischer Ausfall von Allgemeinreaktionen muß desgleichen nicht unbedingt als Ausdruck einer größeren Malignität der Geschwulst aufgefaßt werden. Dieses kann schon allein durch den Zerfall von Tumormassen verursacht werden, wozu Karzinoide wie andere Malignome neigen. Hierfür sprach in einem Falle auch ein zyklisches Auftreten dieser Reaktionen mit einem welligen Fieberverlauf wie bei einem Pel-Ebstein-Fieber des Morbus Hodgkin.

8. Behandlung

Die Behandlung eines atypischen Karzinoidsyndroms bei einer Primärgeschwulst im Magen richtet sich in erster Linie nach den Grundsätzen, wie sie für Karzinoide anderer Örtlichkeiten aufgestellt wurden. Vorrangig ist auch hier wenn irgend möglich ein chirurgischer Eingriff mit Entfernung von Primärtumor und Metastasen. Die relativ gute Prognose der Geschwülste rechtfertigt einen solchen Eingriff auf jeden Fall. Eine Heilung ist von metastasierten Tumoren auf diese Weise natürlich nicht zu erwarten. Aber vor allem bei ungünstiger anatomischer Lage der Geschwülste lassen sich hierdurch Komplikationen verhüten. Dazu wird endokrin aktives Gewebe entfernt, was eine Linderung der Beschwerden des Kranken verspricht.

Medikamentös sind die Möglichkeiten einer günstigen Beeinflussung der Krankheitserscheinungen, vor allem des Flushs, auch hier recht beschränkt. Serotonin-Antagonisten scheinen auf jeden Fall kaum angebracht zu sein. Ein therapeutischer Versuch mit Antihistaminika, wozu ja auch die Phenothiazine rechnen, ist aber berechtigt. Größere Erfahrungen liegen aber noch nicht vor. Auffallend war in einem Krankheitsfalle die gute Wirkung von α-Methyl-Dopa in Tagesdosen bis zu 5 g [555]. Zwar kam es auch weiterhin zu Flushanfällen, aber sie wurden subjektiv leichter ertragen und waren objektiv weniger ausgedehnt und von kürzerer Dauer. Möglicherweise liegt dieser günstige Effekt daran, daß es hier vor allem auf eine Inhibierung der Aktivität der 5-Hydroxytryptophan-Dekarboxylase außerhalb des Tumors ankommt. während das häufigere Versagen dieses Mittels bei Fällen von typischem Karzinoidsyndrom darauf zurückzuführen ist, daß hier speziell die reichliche Enzymaktivität in den Geschwülsten gehemmt werden müßte.

C. Karzinoide im Bronchus

Im Bereich des Bronchialbaumes auftretende Geschwülste von karzinoider Struktur, auf die erstmals 1937 aufmerksam gemacht wurde [327], haben in den vergangenen Jahren großes Interesse erweckt. Ihre morphologische Verwandtschaft zu ähnlich aufgebauten Tumoren anderer Örtlichkeiten war zwar unbestreitbar, doch ist es längere Zeit umstritten gewesen, ob sich diese Beziehung auch auf das funktionelle Verhalten erstreckt. Zweifel hieran ergaben sich vor allem daraus, daß diese Geschwülste häufig die für das enterale Karzinoid typischen histochemischen Reaktionen vermissen lassen, kein Serotonin enthalten und auch kein endokrines Krankheitsbild verursachen. In jüngerer Zeit sind jedoch auch derartige Bronchuskarzinoide angetroffen worden, die auch diese Eigenschaften aufwiesen. Diese Fälle sind allerdings relativ selten. Immerhin gestatten sie es, daß man das bronchiale Karzinoid nicht nur morphologisch, sondern auch leistungsmäßig den analogen Geschwülsten des Verdauungskanals an die Seite stellen kann.

Geschwülste ohne endokrine Semiotik

1. Klinik

Die Vorgeschichte der Kranken reicht oft mehrere Jahre zurück, ein Verhalten, das die Träger der Bronchuskarzinoide mit jenen der Darmkarzinoide teilen und das auf eine relative klinische Gutartigkeit hindeutet. So erstreckte sich die Anamnese in einigen Fällen über 10 bis 18 Jahren [353, 638, 640, 661, 680]. Da es sich hierbei häufiger nur um langjährige katarrhalische Erscheinungen der Atemwege handelte, dürfte ihre ursächliche Zuordnung zu dem Geschwulstleiden bisweilen wohl doch recht fraglich gewesen sein. Vorgeschichten von 2 bis 4 Jahren Dauer liegen dagegen weit mehr im Bereich der Wahrscheinlichkeit und sind in zahlreichen Fällen zu ermitteln gewesen. Nicht selten führten die Symptome jedoch bereits nach wenigen Wochen zu einer ärztlichen Untersuchung und Behandlung. Die Länge der Vorgeschichte hängt nämlich sehr davon ab, was für ein Symptom als erstes auftritt.

Die Symptomatik der Bronchuskarzinoide [640, 666, 762] wird zunächst ganz überwiegend durch die Lokalisation und durch die mehr oder weniger vollständige Stenose eines Bronchus bestimmt, die eine Folge des breitbasigen oder gestielten endobronchialen Geschwulstwachstums ist. Abgesehen von den Symptomen der mechanischen Bronchusverlegung führen die oft gut vaskularisierten polypösen Karzinoide auch leicht zu Blutungen und die Hämoptoe stellt eine der Haupterscheinungen des Krankheitsbildes

dar. Die Stenose eines Bronchus führt anfänglich zum Stridor, zur Sekret-
verhaltung und zum chronischen Reizhusten. Schließlich sind dann chronisch rezidivierende Pneumonien, Bronchiektasien, Lungenabszesse, Pleuri-
tiden und Atelektasen die weiteren Folgen. Die Lokalisation des Tumors
entscheidet darüber, ob es zur Atelektase einer ganzen Lunge oder nur zur
atelektatischen Induration bzw. Obturationspneumonie eines Lungenseg-
mentes kommt, wobei dann nur das Röntgenbild anhand der segmentalen
Begrenzung einen Hinweis auf die Ursache des Krankheitsbildes geben
kann. In jedem Verlaufsstadium können dann aber auch blutig tingierte
Auswurfmengen bis massive Hämoptoen auftreten. Der Hundertsatz
solcher Blutungen wird mit 60% angegeben [661]. Eine Hämoptoe kann
aus voller Gesundheit heraus einsetzen und dabei zu einem führenden
Krankheitssymptom werden [767]. In Verbindung mit dem jugendlichen
Alter vieler Kranker ist dann die Möglichkeit einer Verwechslung mit einer
Tuberkulose leicht gegeben und nicht wenige Fälle wurden vor ihrer endgültigen Klärung einer Heilstättenbehandlung unterzogen.

Der Befund bei der Untersuchung des Kranken richtet sich natürlich
nach der Ausdehnung des Prozesses und nach den möglicherweise beste-
henden Komplikationen. Besonders trifft dieses auch für den Allgemeinzustand und die Allgemeinreaktionen wie BSG, Blutbild und Körpertemperatur zu, die in günstigen Fällen trotz des zugrundeliegenden Geschwulstleidens völlig unauffällig sein können. Selbst röntgenologisch kann
ein ganz normales Lungenbild vorliegen. Findet sich ein Tumor, so kann
dieser meist nicht von einem echten Karzinom unterschieden werden, wenn
auch das Fehlen von Lymphknotenschwellungen am Hilus eine mehr gutartige Geschwulst in Betracht ziehen lassen muß. Der Röntgenbefund bei
durch Erscheinungen einer Bronchusstenose komplizierten Geschwülsten
entspricht auch unter Einschluß der Tomographie demjenigen anderer Ob-
turationsprozesse.

In jedem Falle wird man die Bronchographie und vor allem die Bronchoskopie mit zur Klärung des Befundes heranziehen müssen. Ein glattrandiger
endobronchialer Füllungsdefekt im Bronchogramm kann für ein Karzinoid
sprechen, ein unregelmäßig begrenzter spricht jedoch nicht dagegen.
Bronchoskopisch kann die Diagnose oft schon makroskopisch gestellt
werden. Die in das Bronchuslumen breitbasig oder im Gegensatz zum
Karzinom gestielt vorragende Geschwulst ist von glatter bis höckriger
Oberfläche, einer Himbeere ähnlich, und mit Bronchialepithel sowie mit
einer Bindegewebsschicht überzogen, durch die in recht typischer Weise
Gefäße hindurchschimmern [440]. Leicht blutende Geschwülste können
allerdings die Beurteilung erschweren. Demgegenüber liefert die histologische Untersuchung von auf bronchoskopischem Wege aus der Oberfläche der Geschwulst entnommenen Gewebes nach den Erfahrungen vieler
Autoren oft nur schwer deutbare Bilder, da die Entdifferenzierung des

Gewebes um so stärker ist, je weiter dieses von der Ernährungsbasis des Tumors entfernt liegt. Die Verwechslung mit einem kleinzelligen Karzinom ist dann leicht möglich und auch verhängnisvoll, da manche Chirurgen wegen der schlechten Erfolgsaussichten unter dieser Diagnose generell eine Operation ablehnen.

Bronchuskarzinoide können zu Metastasen führen, die dann fallweise das ganze Krankheitsbild beherrschen. So kam es in einem Falle durch Lymphknotenmetastasen im Hilusbereich schließlich zu einer Einengung der oberen Hohlvene und ante finem zu einer schweren Einflußstauung [*388*]. Allerdings führen die Folgen der Bronchusobturation und Hämoptoen meist noch frühzeitig genug zu einer Untersuchung, zur Klärung der Diagnose und zur Behandlung, bevor das operable Stadium der an sich sehr langsam wachsenden und erst spät metastasierenden Geschwülste versäumt ist.

Kasuistik

46jährige Hausfrau H. G., Patientin der Medizinischen Universitätsklinik Freiburg/Br. (Direktor: Prof. Dr. med. Dr. h. c. L. HEILMEYER) und der Chirurgischen Universitätsklinik Freiburg/Br. (Direktor: Prof. Dr. H. KRAUSS).

Vorgeschichte: In der Familie keine allergischen Erkrankungen bekannt. Mit 12 Jahren Tonsillektomie. 2 Wochen später akuter Gelenkrheumatismus. Seither immer wieder einmal Gelenkbeschwerden, aber keine Deformierungen oder Funktionseinschränkungen der Gelenke. Mit 38 Jahren Iritis. Zwei normale Geburten. Nach der zweiten Geburt Mastitis. Mit 39 Jahren Operation wegen eines Descensus vaginae et uteri.

Seit 4 Jahren klagt die Kranke jetzt schubweise über Husten, reichlichen Auswurf, der zeitweilig eitrig und auch etwas blutig sei. Ein massives Bluthusten ist jedoch nicht aufgetreten. Während dieser Schübe bisweilen auch Exazerbation der Gelenkbeschwerden. Der Auswurf soll sich vor allem auch beim Liegen auf der linken Körperseite einstellen. Das Körpergewicht blieb konstant, der Appetit war immer gut.

Spezielle Befragung: Keine asthmatischen Beschwerden, keine Wallungen, insbesondere auch kein Anhalt für Flushanfälle, keine Durchfälle, Stuhlgang eher obstipiert, keine Leibkrämpfe, keine Ödeme, Periode regelmäßig. Auch auf eine suggestive Befragung ergibt sich kein Anhalt für endokrine Stigmata.

Befund: Bei der allgemeinen Untersuchung vonseiten des Herzens, Kreislaufs und inneren Organe kein wesentlicher abnormer Befund, auch kein Anhalt für Lebervergrößerung. Über den basalen rechten Lungenpartien lediglich einzelne feuchte bronchitische Geräusche. Röntgenuntersuchung des Thorax: Keilförmige Verschattung, die dem rechten Zwerchfell dorsal unmittelbar aufsitzt. Bronchographie (s. Abb. 27): Etwa kleinkirschgroßer runder Füllungsdefekt im Bereich der Aufteilung des rechten Stammbronchus in den Mittel- und Unterlappenbronchus. Bronchoskopie (Doz. Dr. WOLFART): Der Tumor ist zwar gut einsehbar, wegen Blutauflagerungen ist seine Oberflächenbeschaffenheit jedoch nicht sicher zu beurteilen. Probeexzision. BSG 18/48 mm n.W., Hb 13,6 g-%, Ery. 4,7 Mill.

Klinische Diagnose: Bronchustumor mit sekundären Bronchiektasien und Atelektase im rechten Unterlappen.

Pathologisch-anatomische Diagnose (Prof. Dr. F. BÜCHNER, Freiburg/Br.): Karzinoid im Bronchus.

Operation (Prof. Dr. F. KÜMMERLE, jetzt Mainz): Rechtsseitige Thoraktomie. Rechter Unterlappen weitgehend atelektatisch, Freilegung des Bronchus. Die Geschwulst verschließt nicht nur den rechten Unterlappenbronchus, sondern greift auch auf den Abgang des rechten Mittellappenbronchus über, diesen teilweise verlegend. Daher Entfernung von rechtem Mittel- und Unterlappen. Bei der Inspektion kein Anhalt für Metastasen.

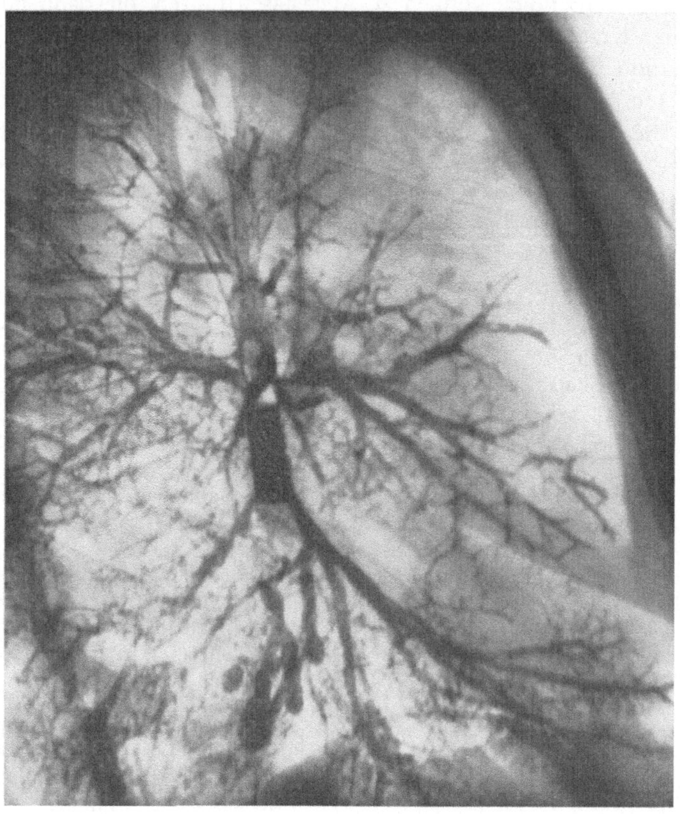

Abb. 27. Bronchogramm mit einem kleinkirschgroßen Füllungsdefekt an der Aufteilung des rechten Stammbronchus in den Mittel- und Unterlappenbronchus. Die histologische Untersuchung ergab ein Bronchuskarzinoid. Sekundäre Bronchiektasien in den basalen Unterlappenbronchien [*408*]

Pathologisch-anatomischer Befund (Prof. Dr. F. BÜCHNER, Freiburg/Br.): Der Lungenlappen zeigt unmittelbar an der Abtragungsstelle eine Ausweitung des Bronchus. Hier wölbt sich von der Bronchialschleimhaut aus ein etwa erbsgroßer Knoten vor, der eine hellrote Schnittfläche besitzt. Die Bronchien peripher des Tumors sind stark ausgeweitet. Die Schleimhaut ist gerötet und mit Schleim belegt. Das distal gelegene Lungengewebe hat einen ungleichmäßigen Luftgehalt. Histologisch sieht man im Bereich des beschriebenen erbsgroßen Tumors Ansammlungen von ziemlich gleichmäßigen dunkel- und rundkernigen Elementen, deren Protoplasma sehr klar erscheint. Mitosen werden in den genannten Elementen nur ganz vereinzelt nachgewiesen. In den Randabschnitten sieht man, daß die

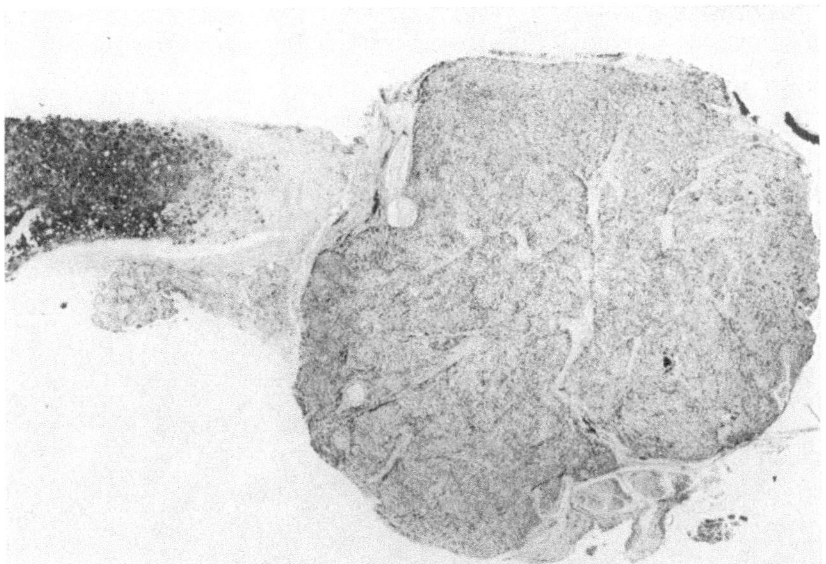

Abb. 28a. Übersichtsbild des Tumors rechts, links Bronchialknorpel

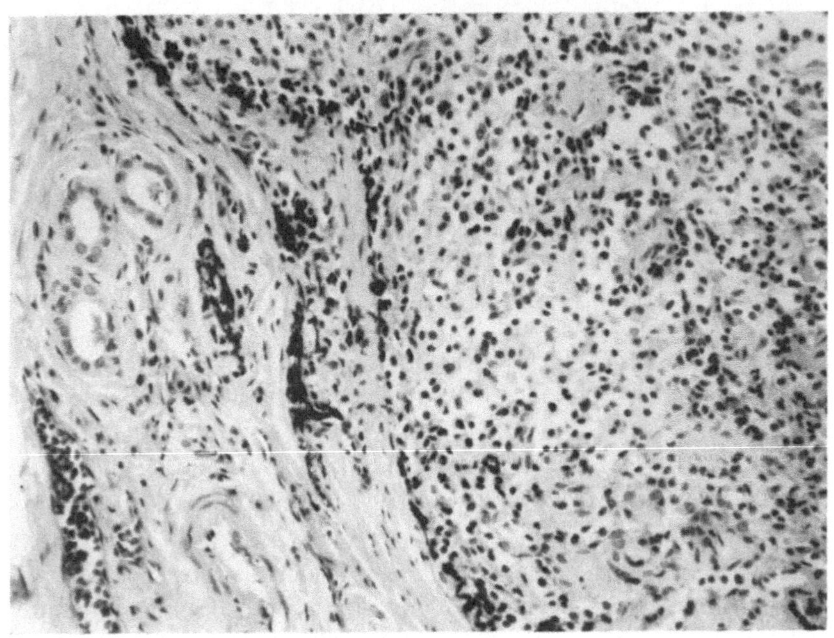

Abb. 28b. Links drei Schleimdrüsen im Querschnitt, rechts das Karzinoidgewebe

Abb. 28a—c. Aufnahmen eines Bronchuskarzinoids [408] bei unterschiedlicher Vergrößerung (Aufnahmen des Pathologischen Instituts der Universität Freiburg/Br., ehem. Direktor Prof. Dr. F. Büchner)

Zellen unscharf begrenzt gegen die Umgebung vorgewachsen sind. Hier sieht man auch in dem umgebenden Bindegewebe eine umschriebene Verkalkung. In dem distalen Lungengewebe sieht man die Alveolen kollabiert. Das Bindegewebsgerüst der Lunge erscheint etwas vermehrt. In der Abb. 28a bis c ist dieser Tumor bei verschiedenen Vergrößerungen dargestellt.

Pathologisch-anatomische Diagnose: Bronchuskarzinoid, Atelektase.

Biochemische Untersuchung des Tumors (Doz. Dr. R. CLOTTEN): Spektrophotofluorometrisch konnten in der Geschwulst 5,8 γ Serotonin/g Frischgewicht nachgewiesen werden. Dieser Wert ist als leicht erhöht anzusehen.

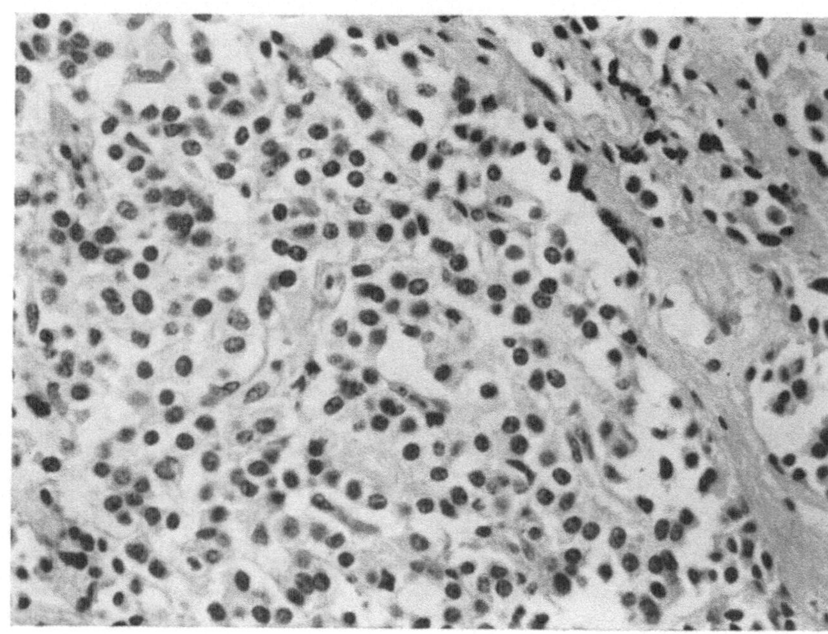

Abb. 28c. Karzinoidgewebe bei stärkerer Vergrößerung

Die Tagesausscheidung der 5-Hydroxyindolessigsäure im Harn betrug postoperativ weniger als 1 mg. Vor der Operation erfolgte leider keine Bestimmung.

2. Endokrinologie

Bronchuskarzinoide enthalten in einem wahrscheinlich überwiegenden Teil kein Serotonin oder einen anderen bekannten Wirkstoff [*447, 633, 638*]. Auch wenn in einem solchen Falle über Jahre die Ausscheidung der 5-Hydroxyindolessigsäure verfolgt wurde, so war der Befund immer normal [*638*]. Hiermit stimmt überein, daß die Mehrzahl solcher Geschwülste die für das Serotonin-haltige enterale Karzinoid typischen histochemischen Reaktionen vermissen läßt. Es gibt jedoch auch Bronchuskarzinoide, die eindeutig argentaffin sind [*792, 793*], wenn auch eine solche

Reaktion nicht die unbedingte Voraussetzung dafür darstellt, daß die Geschwulst Serotonin bildet. Immerhin hat dieser Hinweis die Suche nach Serotonin-haltigen Tumoren sehr intensiviert und diese Bemühungen blieben auch nicht ohne Erfolg.

So wurde 1958 über zwei Kranke mit einem Bronchuskarzinoid ohne Metastasen und ohne Karzinoidsyndrom berichtet, deren Geschwülste Serotonin in Mengen enthielt, die zehnmal höher als jene der normalen Darmschleimhaut betrugen, während Kontrolluntersuchungen an normalem Lungengewebe und Bronchialkarzinomen zu einem negativen Ergebnis führten [177]. Der gleiche Nachweis gelang an einem auch argentaffinen lokalisierten Bronchuskarzinoid, es enthielt 250 γ Serotonin g/Frischgewicht [245]. Diese Geschwulst enthielt außerdem noch Adrenalin (2 γ/g Frischgewicht) und Ascorbinsäure (100 bis 200 γ/g Frischgewicht), weniger reichlich Noradrenalin (0,25 γ/g Frischgewicht). In einem anderen Falle ohne Metastasen und ohne endokrine Semiotik wurde im Tumor 31 γ Serotonin/g Frischgewicht gemessen [680]. Leider wurde in diesen Fällen nicht auch gleichzeitig die Ausscheidung der 5-Hydroxyindolessigsäure bestimmt, um sicher auszuschließen, daß diese Geschwülste Serotonin sezernieren. Nur aus dem klinischen Bild kann man folgern, daß die Tumoren endokrin inaktiv waren. In einem Falle ist aber diese Bestimmung bei einem metastasierten und Serotonin-haltigen Bronchuskarzinoid (86 bzw. 62 γ Serotonin/g Frischgewicht) ohne endokrine Semiotik zu einem Zeitpunkt durchgeführt worden, als trotz der durchgeführten Pneumektomie noch Geschwulstgewebe im Organismus vorhanden war [680]. Die Konzentration der 5-Hydroxyindolessigsäure im Tagesharn lag hier in der Norm. Leider war es auch bei der eigenen Beobachtung (s. oben) nicht möglich, die 5-Hydroxyindolessigsäure im Harn zu einem Zeitpunkt zu bestimmen, als sich die Serotonin-haltige Geschwulst noch in situ befand. Die eingehende Befragung der Kranken machte es aber auch hier in höchstem Maße unwahrscheinlich, daß ein endokrin aktives Geschwulstleiden vorlag. Ein sicherer Beweis ist dieses jedoch nicht, denn es sind auch bereits lokalisierte Serotonin-haltige Bronchuskarzinoide beschrieben worden, die reichlich sezernierten und trotzdem kein Karzinoidsyndrom aufwiesen [840].

Man kann somit zwischen Serotonin-freien und Serotonin-haltigen Bronchuskarzinoiden unterscheiden. Die wirkstofflosen Tumoren werden nur als verdrängende, blutende oder als metastasierende Geschwülste zum Krankheitsfaktor. Ähnlich ist es wahrscheinlich mit vielen Geschwülsten, die auch Serotonin enthalten. Ein Teil von ihnen kann aber auch zu endokriner Aktivität übergehen und hierdurch einmal biochemisch erkannt werden oder ein typisches Karzinoidsyndrom hervorbringen, worauf unten näher eingegangen wird.

3. Pathologische Anatomie

Dem Bronchialsystem entstammende Karzinoide wurden erstmals 1937 beschrieben und den hier vorkommenden echten Karzinomen gegenübergestellt [327]. Die morphologische Ähnlichkeit mit den Karzinoiden des Darmes veranlaßte damals diese Bezeichnung von Geschwülsten an solcher Örtlichkeit. Das bronchiale Karzinoid ist eine Erscheinungsform des im wesentlichen soliden Adenoms des Bronchialbaums [242, 243]. Ihm ist das muzipare Adenom gegenüberzustellen, das auf der Schnittfläche schon mit bloßem Auge kleine mit Schleim gefüllte Zysten erkennen läßt und das aus den exokrin sezernierenden Becherzellen des Bronchialepithels hervorgeht, bisweilen offenbar aber auch gleichzeitig endokrine (parakrine) Zellelemente enthalten kann. Das muzipare Adenom sollte nicht als Zylindrom bezeichnet werden, denn dieses stellt nur eine besondere Erscheinungsform des Bronchialkarzinoids dar, bei dem eine zylinderförmige schleimige Verquellung des interzellulären Interstitiums vorliegt. Die Schleimsubstanz ist hier mesenchymaler Herkunft.

Das Wachstum der Geschwülste erreicht recht verschiedene Ausmaße, die sich zwischen Erbs- und Taubeneigröße bewegen. Ihr Sitz sind die großen Bronchien, selten ist auch die Trachea befallen. Unter 294 Fällen der Literatur ergab sich die folgende Verteilung der Lokalisation [388]: Trachea 21 Fälle (= 7,2%), rechter Hauptbronchus 47 Fälle (= 16%), linker Hauptbronchus 41 Fälle (= 13,9%), rechter Oberlappenbronchus 20 Fälle (= 6,8%), rechter Mittellappenbronchus 26 Fälle (= 8,8%), rechter Unterlappenbronchus 71 Fälle (= 24,1%), linker Oberlappenbronchus 26 Fälle (= 8,8%) und linker Unterlappenbronchus 42 Fälle (= 14,3%). Eine besondere Bevorzugung ist hieraus kaum zu entnehmen, lediglich die Zahl der Trachealkarzinoide ist gegenüber den gesamten Geschwülsten recht gering.

Das Wachstum der Geschwülste erfolgt meist lange Zeit rein örtlich intra- und extrabronchial unter Verdrängung des benachbarten Lungenparenchyms und Einengung des Bronchiallumens. Häufig überwiegt das extrabronchiale Wachstum, während nur ein kleiner Anteil des Tumors in das Bronchiallumen vorragt (Eisberg-Phänomen). Die Schleimhaut über der Geschwulst ist unverletzt, kann bei größerem Gefäßreichtum aber auch leicht bluten. Erst spät kommt es zu einer Aussaat in die regionalen Lymphknoten, dann aber auch unter Umständen in die Lunge selbst, in die Leber, Niere und in das Skelet sowie in andere Organe [48]. Unter 25 Fällen fanden sich zweimal Metastasen (= 8%) und einmal eine Aspirationsmetastase im linken Unterlappen [440]. Der relativ geringe Prozentsatz metastasierter Fälle hat seine Ursache in der langsamen Wachstumstendenz und in der frühzeitigen Erkennung der Geschwülste, die beizeiten bronchopulmonale Symptome verursachen. Dem steht die größere Malignität der echten Karzinome des Bronchialbaums gegenüber, die frühzeitig zur Metastasierung führen und die bisweilen erst sehr spät oder auch gar keine bronchopulmonalen Erscheinungen erzeugen, die zu einer frühzeitigeren Entdeckung führen könnten.

Histologisch ist das bronchiale Karzinoid eine überwiegend solide und ebenmäßig gebaute, im Schnittbild alvoläre, in der Schnittreihe schwammig (plexiform) gefügte epitheliale Geschwulst [243]. Auf die Abb. 28 sei verwiesen. Auch Rosettenbildungen kommen vor, in denen sich gelegentlich schleimiges, mit PAS anfärbbares Material findet [427]. Die für Karzinoide anderer Lokalisationen so typischen zytoplasmatischen Granulierungen werden hier häufig vermißt. Dieses scheint jedoch nur eine technische Frage zu sein, nach adäquater Vorbehandlung des Gewebes konnten auch elektronenoptisch in den Zellen des Bronchuskarzinoids Sekretkörnchen eindrucksvoll nachgewiesen werden [819]. Histochemisch besitzen Bronchuskarzinoide einen Gehalt an rhodiochromen Lipoiden, häufig die Eigenschaft der Argyrophilie, seltener jener der Argentaffinität, der Diazotierbarkeit, Chromaffinität und Eigenfluoreszenz [237, 243, 245, 327, 388, 792, 793, 855]. Auch Geschwülste mit einem hohen, dem Inselgewebe vergleichbaren Zinkgehalt sind beobachtet worden [847]. Das zellige Vorbild der Bronchuskarzinoide ist das Helle-Zellen-Organ der Bronchialschleimhaut [237, 243]. Auch das Helle-Zellen-Organ dieser Örtlichkeit besteht aus diffus verstreuten „mehr an der Basis als an der Lichtung", sowohl im Deckepithel wie in den gemischten Drüsen des Bronchialbaums gelegenen Elementen mit optisch leerem Protoplasma und gelegentlicher azidophiler Körnelung [267]. Diese Zellen sind im Erwachsenenalter allerdings weder argentaffin, chromaffin noch argyrophil. Lediglich während der fetalen Entwicklung und im Kindesalter weist ihr Zytoplasma noch eine argyrophile Körnelung auf. Für die Zellen dieser Örtlichkeit fand sich auch eine anatomisch intime Beziehung zu Nervenfaserendigungen [267], ein Befund, der allerdings noch nicht wieder bestätigt werden konnte [243]. Bedeutsam ist dagegen vor allem, daß auch hier das Phänomen der Endophytie als Teilvorgang der Histogenese von Karzinoiden gesehen wurde. Außer dieser Entfaltung zu makroskopisch erkennbaren Karzinoiden ist aber auch noch eine geschwulstähnliche hyperplasiogene Endophytie des Helle-Zellen-Organs der Bronchialschleimhaut (wie des Magens) zu kleinen multiplen Epithelnestern beschrieben worden, die erst bei mikroskopischer Betrachtung erkennbar werden und dann an sehr kleine Karzinoide erinnern [239, 243]. Solche Knötchen wurden bereits früher gesehen und als „Tumourlets" bezeichnet. Mit gutem Grund werden sie jetzt als Ausdruck einer Mikrokarzinoidose angesehen.

4. Diagnose

Im Gegensatz zu den Karzinoiden anderer Lokalisationen können diese Geschwülste im Bronchialbaum oft auch schon klinisch, vor allem durch

die Bronchoskopie und Biopsie erkannt werden. Die oft lange Krankheitsdauer mit ihren Erscheinungen einer rezidivierenden Bronchusstenose und
den Hämoptoen, das jugendliche Alter, das Geschlecht und der bisweilen
gute Allgemeinzustand bei Fehlen von Symptomen einer Malignität und
von Metastasen müssen immer auch ein Bronchuskarzinoid in Erwägung
ziehen lassen. Die Diagnose kann gesichert werden durch den Nachweis
einer erhöhten Ausscheidung der 5-Hydroxyindolessigsäure im Harn, was
auch bei noch lokalisierten Tumoren vorkommt [840], allerdings jedoch
selten ist, da diese Geschwülste oft kein Serotonin bilden oder sezernieren.
Entscheidend ist dann der endoskopische Befund und die histologische
Untersuchung einer Probeexzision.

5. Verlauf und Prognose

Unbehandelte Fälle von Bronchialkarzinoid sind ständig durch die
Folgen einer Bronchusstenose und von Hämoptoen bedroht. Ist das Geschwulstleiden selbst auch relativ gutartig, so kann sich hierdurch der Zustand des Kranken mit der Zeit erheblich verschlechtern. Daher ist die
frühzeitige und radikale Behandlung anzustreben. Die Behandlung lokalisierter Krankheitsfälle durch Operation kann die Heilung des Kranken bedeuten [640, 661]. Ist die Geschwulst endokrin aktiv gewesen, so läßt sich
der Heilerfolg auch durch die Normalisierung in der Ausscheidung der
5-Hydroxyindolessigsäure im Harn bestätigen [840]. Die Prognose metastasierter Fälle ist letztlich natürlich ungünstig, jedoch auch hier nicht derartig
infaust, wie bei einem echten Karzinom [388, 440, 640]. Über einen Stillstand des Geschwulstwachstums, wie bei enteralen Karzinoiden, oder gar
eine Rückbildung, ist hier jedoch nichts bekannt und die Aussichten des
Leidens sind immerhin so schlecht, daß etwa vorgesehenen palliativen Maßnahmen doch der recht schwere Eingriff an den Thoraxorganen entgegen-
gehalten werden muß. So verstarb ein Fall am 11. Tage postoperativ am
Kreislaufversagen [680].

6. Behandlung

Die Behandlung des Bronchuskarzinoids ist in erster Linie chirurgischer
Natur, konservative Maßnahmen sind praktisch unwirksam. Eine lokalisierte Geschwulst kann sowohl auf endoskopischem Wege als auch durch
die Thorakotomie entfernt werden. Über die Wahl des Zugangs kann die
Bronchoskopie entscheiden (Hilusnähe? Größe?). Eine ideale endoskopische Abtragung des Tumors ist leider oft nicht möglich. Wird der Zu-
gang zur Geschwulst über die Thorakotomie gewählt, so kann diese dann
entweder durch transpleurale Bronchotomie oder durch Pneumektomie
bzw. Lobektomie entfernt werden.

Wenn auch bei gut zugänglichen und nicht breiter infiltrierten Geschwülsten die Bronchotomie anzustreben ist, so müssen doch leider meist

wegen der vorliegenden schweren Lungenveränderungen (Bronchiektasien, Abszesse usw.) größere Resektionen durchgeführt werden. So wurde in 25 Fällen 15mal eine Pneumektomie und neunmal eine Lobektomie durchgeführt [440]. Nur einmal war der Tumor durch Bronchotomie und bronchoskopische Koagulation entfernbar. Zwei Kranke starben an den Folgen der Operation (einmal Kammerflimmern, einmal Kreislaufversagen 3 Wochen nach dem Eingriff). Daß man sich kaum oder nur selten auf einen lokalen Eingriff beschränken kann, ist von verschiedenen Seiten bestätigt worden [640, 661, 762].

Ungelöst ist das Problem der Behandlung metastasierter Krankheitsfälle. Da die Prognose solcher Fälle schlechter ist als beim enteralen Karzinoid, kann man hier nicht in gleicher Weise zu palliativen Maßnahmen ermuntern. Fallweise mögen sie natürlich durch besonders kritische Situationen aufgezwungen werden.

Geschwülste mit endokriner Semiotik (Karzinoidsyndrom)

Bronchuskarzinoide enthalten nicht obligat, jedoch fakultativ Serotonin. Insofern überrascht es nicht, daß in den vergangenen letzten Jahren immer häufiger über Krankheitsfälle berichtet wurde, bei denen es im Verlaufe eines solchen Geschwulstleidens auch zu einem Karzinoidsyndrom gekommen ist [21, 83, 177, 258, 285, 286, 306, 376, 381, 390, 403, 437, 471, 514, 515, 553, 614, 666, 680, 699, 742, 749, 806, 841, 855, 856, 871]. Es hat sich hierbei im wesentlichen um die Symptomatik eines typischen Karzinoidsyndroms gehandelt. Die Kranken klagten vor allem über anfallsartig auftretende Flushs, episodische Durchfälle, krampfartige Leibschmerzen. In einer ganzen Reihe von Fällen wurde auch eine Endokardfibrose des rechten Herzens mit entsprechenden Klappenveränderungen beobachtet. Mehrfach ist auch das Auftreten osteoplastischer Metastasen hervorgehoben worden. Biochemisch ist die Diagnose in fast allen Fällen durch eine stark vermehrte Ausscheidung der 5-Hydroxyindolessigsäure gesichert gewesen. In einem Falle trat das Karzinoid im Rahmen einer pluriglandulären Adenomatose auf [856].

Häufig setzte die endokrine Semiotik nach einem stummen Intervall von 3 Monaten bis zu über 6 Jahren nach der Resektion eines Bronchuskarzinoids ein. Mehrfach hatte man anläßlich der Thorakotomie bereits eine lymphatische Ausbreitung der Geschwulst erkannt. Dennoch konnten viele Jahre vergehen, bis es zum Karzinoidsyndrom kam.

Fast immer wurde der Primärtumor auch histologisch und histochemisch untersucht. Ein Teil der Geschwülste ließ alle typischen histochemischen Reaktionen negativ ausfallen, mehrere von ihnen wiesen aber deutliche argyrophile Granulationen auf und einige waren sogar auch diazotierbar und argentaffin. Überwiegend konnten durch eine Biopsie oder

Autopsie das Vorliegen von Lebermetastasen, in einigen Fällen auch noch
weitere Absiedelungen des Karzinoids nachgewiesen werden. Die Lebermetastasen entsprachen histologisch weitgehend dem Bilde des teilweise
schon vor Jahren entnommenen Primärtumors. Auch hier fand sich vereinzelt eine Argentaffinität, Argyrophilie und Diazotierbarkeit. In einem
Falle stimmten diese Reaktionen mit jenen am Primärtumor überein [855].
Eine Übereinstimmung konnte aber auch im negativen Ausfall dieser Reaktionen bestehen. Soweit in den Geschwülsten eine Bestimmung auf Serotonin durchgeführt wurde, konnte die Konzentration sehr hoch liegen [666],
obwohl das Gewebe nicht argentaffin war [699]. Trotz endokriner Aktivität
konnte der Serotoninwert im Tumor aber auch recht niedrig liegen [376].

Im allgemeinen setzte die endokrine Aktivität und Semiotik erst ein,
nachdem es zu Fernmetastasen gekommen war. Es gibt aber auch Fälle, in
denen es hierzu bereits in einem noch lokalisierten Stadium des Geschwulstleidens gekommen war [403, 666]. Hier fand sich dann auch eine Endokardfibrose nur am linken Herzen, was im Sinne der angenommenen Pathogenese dieser Veränderungen spricht [666]. Ansonsten scheint sich eine
hormonelle Aktivität überwiegend erst bei Ausbildung größerer Ge-
schwulstmassen in Form von Metastasen zu entwickeln, wie dieses auch bei
dem enteralen Karzinoid der Fall ist.

Da bei einer Reihe von Krankheitsfällen das Vorhandensein eines enteralen Karzinoids nur durch eine Laparotomie oder Röntgenuntersuchung
des Verdauungskanals ausgeschlossen wurde, könnte eingewandt werden,
daß der Beweis nicht erbracht worden sei, daß der Primärtumor tatsächlich
im Bronchialbaum gelegen war. Da diese Tumoren bisweilen sehr klein
sind, stellen die erwähnten Ausschlußmethoden in der Tat kein absolutes
Beweismittel dafür dar, daß nicht doch ein Darmkarzinoid vorlag, welches
unter Umständen in den Thoraxraum metastasiert war. Vor allem bei den
wenigen argentaffinen Tumoren werden Zweifel angebracht sein, wenn
nicht wenigstens auch autoptisch ein Darmkarzinoid ausgeschlossen worden
ist. Für einige Fälle können diese Zweifel auch nicht völlig ausgeräumt
werden. Dennoch kann es nicht bestritten werden, daß es grundsätzlich
auch beim Bronchuskarzinoid zu einem endokrinen Krankheitsbild kommen kann, denn in einer genügenden Anzahl von Fällen ist auch eine
Nekropsie ausgeführt und dabei kein enterales Karzinoid gefunden worden
[21, 258, 285, 286, 306, 376, 381, 471, 514, 515, 553, 666, 841, 871].

Schließlich sei noch auf eine Beobachtung besonders verwiesen [674].
Hier hatte es sich um ein metastasiertes Bronchuskarzinoid gehandelt, das
wahrscheinlich zu jenem Typ von Geschwülsten gehört, welche 5-Hydroxy-
tryptophan sezernieren. Allerdings hatte dieser Fall keine spontanen Flushanfälle und nur nach einer sehr hohen Dosis von Noradrenalin konnte ein
solcher provoziert werden. Die Histaminausscheidung wurde hier nicht
bestimmt. Die Geschwulst war im übrigen nur schwach argyrophil. Man

wird auf weitere Beobachtungen warten müssen, bevor sich entscheiden läßt, ob es auch beim Bronchuskarzinoid ein atypisches Karzinoidsyndrom gibt.

Diagnose und Behandlung endokrin aktiver Karzinoide im Bronchus brauchen hier nicht besonders abgehandelt zu werden. Es sei auf die Ausführungen beim endokrin inaktiven Bronchuskarzinoid und beim typischen Karzinoidsyndrom der enteralen Geschwülste verwiesen.

D. Karzinoide im Rektum

Verschiedene Eigenschaften der Karzinoide im Rektum rechtfertigen es, auch diese Geschwülste gesondert herauszustellen. Einmal entstammen sie einem Gewebe, das ontologisch dem Hinterdarm zugehört [857]. Darüber hinaus ist bis heute keine derartige Geschwulst bekannt geworden, die zu einem endokrinen Krankheitsbild geführt hat. Klinisch sind die Tumoren wegen ihrer guten Zugänglichkeit und leichteren Erkennbarkeit von Bedeutung. Biologisch ähnlich wie die Karzinoide im Rektum verhalten sich auch noch jene, die distal der Mitte des Colon transversum im Dickdarm gelegen sind. Auf Kolonkarzinoide wurde jedoch bereits an anderer Stelle eingegangen (s. S. 46). Insgesamt handelt es sich bei diesen Tumoren um jenen Typ, der auch als „unausgereiftes Karzinoid" bezeichnet wurde [635]. Eine solche Terminologie darf jedoch nicht dazu verleiten, in diesen Neoplasmen besonders bösartige Gewächse zu erblicken, denn dieses ist nicht prinzipiell der Fall.

1. Klinik

Im Laufe der Geschichte des Karzinoids sind seine Vertreter im Rektum zwar recht bald erkannt worden [665, 732], doch blieben diese Geschwülste lange Zeit nur Einzelbeobachtungen. Mit der Intensivierung der medizinischen Diagnostik und infolge der immer großzügiger gehandhabten proktologischen Untersuchungen wurden sie aber ständig häufiger festgestellt und in Statistiken nahmen sie einen immer größeren Raum ein [171, 254, 262, 310, 461, 464, 584]. Bis zum Jahre 1959 wurden in der Literatur bereits 244 Fälle beschrieben [597].

Die klinische Bedeutung der Rektumkarzinoide erwächst nicht zuletzt aus der Tatsache, daß sie neben den Bronchuskarzinoiden zu jenen Tumoren gehören, deren Primärgeschwulst direkt bioptisch und schon mit dem bloßen Auge erkennbar ist und deren Früherfassung durchaus im Bereich der Möglichkeit liegt. Auch wenn das Rektumkarzinoid, was nicht gerade selten ist, bislang klinisch völlig stumm war, kann es bei einer sorgfältigen Routineuntersuchung oder bei rektalen Eingriffen aus anderen Gründen zufällig und in einem noch lokalisierten Stadium erfaßt und entfernt werden [1, 91, 446].

Werden Rektumkarzinoide nicht durch irgendeinen Zufall entdeckt, so führen gewöhnlich Symptome zu ihrer Erkennung, wie man sie auch von anderen Geschwülsten des Rektum gewohnt ist. Unter diesen Symptomen ist besonders die rektale Blutung zu erwähnen, die in vielen Fällen den Kranken zum Arzt geführt hatte [1, 268, 442, 446]. Unter 25 Fällen trat eine Blutung sechsmal (= 24%) auf [598]. Da Karzinoide aber eben doch oft nicht ulzerieren, kommt es zu keiner Blutung und das Ausbleiben dieses wichtigen und auch für den Laien so eindrucksvollen Symptoms hat sicherlich bisweilen ein zu spätes Einsetzen der Therapie zur Folge gehabt. Daneben kann die Blutung aber auch okkult sein und zu einer sekundären Anämie führen. Erst die Suche nach der Blutungsquelle führte dann zu der richtigen Diagnose [331]. Andere Krankheitserscheinungen sind Schmerzen im Afterbereich, Obstipation oder Diarrhoen und Gewichtsverluste. Bei ringförmig wachsenden Tumoren können auch einmal die Zeichen eines Darmverschlusses auftreten. Der Allgemeinzustand der Kranken ist je nach Ausdehnung und Grad der Malignität des Tumors sehr unterschiedlich. Ebenso verhalten sich auch die Allgemeinreaktionen wie Blutsenkungsgeschwindigkeit, Temperatur und Leukozyten im Blut. Diese können völlig unverdächtig sein.

2. Endokrinologie

Karzinoide im Rektum sind bislang nur wenig auf spezifische Wirkstoffe untersucht worden. Auch Bestimmungen von Metaboliten etwaiger Hormone im Harn wurden nur selten durchgeführt. Soweit Rektumkarzinoide auf eine Sekretion von Serotonin geprüft worden sind, soweit also vor allem die Ausscheidung der 5-Hydroxyindolessigsäure im Harn gemessen wurde, lag das Ergebnis immer im Bereich der Norm [72, 268, 857]. In einem Falle handelte es sich dabei auch um ein in die Leber metastasiertes Karzinoid [268]. Mit diesen wenigen Untersuchungen stimmt überein, daß bislang kein Karzinoidsyndrom mit einem Primärtumor im Rektum angetroffen wurde, auch dieses nicht bei in die Leber metastasierten Krankheitsfällen [598].

3. Pathologische Anatomie

Karzinoide im Rektum können wie jene anderer Örtlichkeiten multipel auftreten. Nach mancher Ansicht liegen sie besonders gern an der Vorderwand des Rektums, was jedoch nicht immer bestätigt wurde [262]. Eine Rarität ist das Auftreten eines Rektumkarzinoids in einem sakrokokzygealen Teratom [293]. Der Durchmesser der Geschwülste variiert von wenigen Millimetern bis zu mehreren Zentimetern. Die Metastasierung ist auch hier das Kennzeichen der Bösartigkeit. Die Häufigkeit der Infiltration in die Umgebung und der Absetzung von entfernten Tochtergeschwülsten wird mit einem Hundertsatz angegeben, der zwischen 17 und 40% liegt [1, 358, 598]. Offenbar steht die Häufigkeit der Metastasierung mit der Größe der Karzinoide in Verbindung, indem bei Geschwülsten mit einem Durchmesser von über 5 mm der Prozentsatz metastasierter Tumoren rasch ansteigt [175]. Der Infiltration in die Umgebung kommt hier wegen der technisch schweren Mobilisierbarkeit des Tumors eine größere praktische und vitale Bedeutung zu als bei Karzinoiden anderer Lokalisation.

Bei mikroskopischer Betrachtung entspricht das Bild den Karzinoiden anderer Örtlichkeiten, wenn auch oft mit Vorherrschen trabekulärer Strukturen [857]. Als ein histologisches Charakteristikum wurde auch eine girlandenförmige Anordnung und Windung der Zellverbände hervorgehoben [781]. Histochemisch sind die Geschwülste meist nur argyrophil [732, 293], aber auch argentaffine Tumoren kommen vor [268, 293]. Daneben sind noch gemischte Neoplasmen zu berücksichtigen, die Zellen mit argentaffinen Granulationen auf der einen und Zellen mit Schleimbildung auf der anderen Seite enthalten [293]. Das Vorbild dieser Geschwülste sind auch hier die hellen Zellen im Oberflächenepithel der Schleimhaut, die größtenteils nur argyrophil sind, aber auch argentaffin sein können [165].

4. Diagnose

Die Diagnose eines Rektumkarzinoids kann, wenn nur daran gedacht wird, auch schon klinisch gestellt werden [358]. Die Voraussetzung seiner Erkennung ist natürlich die Durchführung einer Proktosigmoidoskopie. Diese Methode wurde als Routineuntersuchung für alle Kranken über 40 Jahre empfohlen [548], da hiermit die Mehrzahl aller Geschwülste des Enddarmes überhaupt, die nämlich überwiegend im Sigma und Rektum gelegen sind, erfaßt werden und da diese Methode sich auch gegenüber verschiedenen röntgenologischen Untersuchungsverfahren als überlegen erwiesen hat. Für die oft kleinen (0,2 bis 1 cm) Geschwülste sind kennzeichnend die harte, fibröse Beschaffenheit der einzeln oder multipel auftretenden, auch polypoiden Knoten, ihr submuköser Sitz und die relative Beweglichkeit entweder des Knotens auf seiner Unterlage oder mindestens der ihn bedeckenden Schleimhaut, und schließlich die gräuliche oder leicht gelbliche Farbe. Erst wenn die Geschwülste einen Durchmesser von über 2 cm haben, ist ihre Schleimhaut häufiger ulzeriert, und Tumoren dieser Größe sollen öfter in die Umgebung infiltriert oder bereits metastasiert sein. Derartige Karzinoide sind dann auch meist auf ihrer Unterlage fixiert und erwecken eher den Eindruck echter Karzinome. Entscheidend ist natürlich die Probeexzision mit einer histologischen Untersuchung des Gewebes, wobei zu beachten ist, daß das Fehlen einer Argentaffinität nicht gegen ein Karzinoid spricht [262]. Eine Bestimmung der 5-Hydroxyindolessigsäure im Harn führt hier nicht zur Diagnose. Diese Tumoren bilden kein Serotonin, möglicherweise aber einen anderen Wirkstoff, der noch unbekannt ist.

5. Verlauf und Prognose

Für Rektumkarzinoide ist es kennzeichnend, daß ein Teil von ihnen trotz Metastasierung einen sehr gutartigen Verlauf aufweist, während andere aber auch äußerst bösartig sein können. Solche Extreme dokumentieren sich in Krankheitsfällen mit einem Verlauf von 13 Jahren trotz des Vorliegens von Metastasen [194] und von nur $2^1/_2$ Monaten [136]. Dazwischen liegt jedoch die Mehrzahl der Tumoren, vor allem der fortgeschrittenen und nicht mehr radikal operablen, in einem mittleren Bereich, dessen Überlebensdauer um 1 bis 3 Jahre schwankt. So starben drei fortgeschrittene Krankheitsfälle 4, 15 und 30 Monate nach einer palliativen Operation [86]. Von sechs anderen palliativ behandelten Fällen starben fünf innerhalb von 2 Jahren nach der Operation, keiner lebte länger als 5 Jahre [598]. Allerdings hatte ein Kranker insgesamt 9 Jahre lang mit seinem Tumor gelebt. Ein Autor errechnete für 34 metastasierte Fälle, bei denen soweit als möglich radikale Eingriffe durchgeführt worden waren, eine postoperative Überlebenszeit von 26,3 Monaten [262].

6. Behandlung

Ganz besonders die Behandlung des Rektumkarzinoids ist in erster Linie eine chirurgische Aufgabe. Hierbei stehen drei Methoden zur Auswahl: die lokale Exzision, die radikale Resektion und palliative Maßnahmen wie etwa die Anlegung eines Kolostoms. Die Wahl der Methode für den einzelnen Krankheitsfall ist viel diskutiert worden. Nach einigen Autoren kann die Größe des Tumors neben verschiedenen makroskopischen und histologischen Kriterien für die Entscheidung des Behandlungsweges wichtig sein [446, 597, 598]. Eine lokale Exzision mit anschließender Elektrokoagulation ist bei submukösen Tumoren bis zu einer Größe von 2 cm Durchmesser völlig ausreichend, da in solchen Fällen nur selten Metastasen vorliegen und mit einer völligen Heilung gerechnet werden darf. Andere Autoren waren allerdings noch vorsichtiger und nannten 1 cm als obere Grenze [727]. Am entnommenen Tumor ist histologisch zu prüfen, ob die Exzision im Gesunden erfolgte. Ist dieses nicht der Fall gewesen, so muß unter Umständen sofort eine größere Resektion angeschlossen werden. Zahlreiche klinische Beobachtungen und Verlaufskontrollen haben die Berechtigung zu einem solchen therapeutischen Verhalten unterstrichen [86, 172, 268, 446]. Laufende Nachkontrollen sind in jedem Falle natürlich nicht zu versäumen.

Die Grenze von 1 bis 2 cm Tumordurchmesser darf aber nicht als absolut angesehen werden. Erweist die bioptische Voruntersuchung eine Infiltration tieferer Darmschichten, so sind auch bei kleineren Geschwülsten größere Eingriffe notwendig [442]. Auch kleine lokale Rezidive sind mit Resektionen zu behandeln. Diese Ausnahmen wie alle Tumoren, die größer als 2 cm im Durchmesser und die an ihre Umgebung fixiert sind, müssen, wenn auch klinisch kein Anhalt für Metastasen besteht, der abdominoperinealen Resektion unterzogen werden. Diese Ausnahmefälle besitzen nämlich nur zu häufig doch schon klinisch nicht erkennbare Metastasen im Becken, die nur durch eine radikale Operation mit entfernt werden können, ein Eingriff, der auch dann noch unter Umständen zu einer Dauerheilung führt. Es versteht sich, daß die Schwere dieses Eingriffes zu berücksichtigen ist, der, auch wenn er zur vollständigen Entfernung des Tumors führt, die normale Lebenserwartung durchaus beeinträchtigt und mit einer Letalität von 4 bis 6% belastet ist [442]. Mit Recht ist auch auf die lästigen Beschwerden hingewiesen worden, die dieser Eingriff zeitlebens bei den Kranken hinterläßt [584]. Doch zögert man ja heute auch bei jugendlichen Kranken mit einem Rektumkarzinom nicht, diesen Eingriff unverzüglich durchzuführen, da nur so die Aussichten für eine Dauerheilung verbessert werden können [396].

Sind Fernmetastasen bereits vorhanden und klinisch oder bei einer Operation erkennbar, so kommen nur noch palliative Maßnahmen infrage, während man die einen solchen Kranken schwer belastende abdomino-perineale Resektion meist kaum noch zumuten wird. In günstigen Fällen kann sich noch die Entfernung des Primärtumors durch eine einfache Rektumresektion mit Erhaltung des natürlichen Schließmuskels als die geeignete Maßnahme erweisen, in anderen Fällen kommt nur die Anlegung eines Anus praeter in Betracht. Doch sollte auch hier immer nach Möglichkeit leicht entfernbares Tumorgewebe mit entfernt werden, denn die Prognose dieser Kranken muß ja nicht unbedingt schlecht sein.

Die Wirksamkeit konservativer, also zytostatischer und radiologischer Maßnahmen, wird auch hier allgemein angezweifelt. Immerhin sei hierzu ein bemerkenswerter Fall nicht unerwähnt [194]. Es handelte sich um ein metastasiertes Rektumkarzinoid mit 13jährigem Krankheitsverlauf, das anfänglich lokal durch Exzision, mit Radiumeinlagen und Röntgenbestrahlung behandelt worden war, was offenbar für etwa 6 Jahre zu einem Stillstand des örtlichen Geschwulstwachstums führte. Dann traten Lebermetastasen auf, die mit N-Lost behandelt wurden. Das Zytostatikum wurde über einen von der Arteria brachialis in die Arteria hepatica eingeführten Katheter direkt an den Lebertumor mit einer einmaligen Dosis von 80 mg herangeführt. Zwar kam es hierauf zu einer toxischen Leberdystrophie, doch wurden dann mehrere Tumorknoten deutlich kleiner, nekrotisch und sie brachen nach außen durch die Bauchwand durch und schließlich kam es zu einer deutlichen Besserung im Befinden des Kranken. Der Tod erfolgte erst $4^1/_2$ Jahre nach dieser Behandlung, so daß der Autor mit gutem Grund davon überzeugt sein konnte, daß die Chemotherapie den Geschwulstprozeß entscheidend beeinflußt hatte. In einem anderen Falle sprachen osteolytische und osteosklerotische Metastasen im Skelet, ein lokales Rezidiv und ein Lebertumor subjektiv und objektiv gut auf eine Röntgenbestrahlung an [437]. Doch sind hiermit auch Mißerfolge beschrieben worden [815].

III. Anhang

Serotonin, ein Wirkstoff der Karzinoide

1. Geschichte

Im Jahre 1868 beobachteten LUDWIG und SCHMITZ in Leipzig, daß defibriniertes Blut den Gefäßwiderstand eines durchströmten Muskels vom Hunde erhöht. Den vermuteten vasokonstriktorischen Faktor definierte O'CONNOR (1911/12) und TRENDELENBURG [*115*] als eine „adrenalinähnliche Substanz" und JANEWAY und PARK (1912) sowie STEWART und ZUCKER (1913) bestätigten, daß dieser Faktor im Blut erst nach dem Gerinnungsvorgang im Serum erscheint, im Plasma also noch nicht vorhanden ist. Der vasokonstriktorische Faktor hat in den folgenden Jahren verschiedene Bezeichnungen erhalten. FREUND (1920/21) sprach von einem „Spätgift", andere Autoren von „Vasokonstriktinen", RAND und REID (1951) schließlich vom „Thrombocytin". Schon seit längerer Zeit war es nämlich aufgefallen, daß dieser Vasokonstriktor vornehmlich, wenn nicht gar ausschließlich, in den Thrombozyten enthalten ist. Pharmakologische Untersuchungen zeigten dann, daß es sich hierbei nicht nur um eine gefäßaktive Substanz handelt, sondern daß diese am Versuchstier oder an einem Versuchspräparat auch einen stimulierenden Effekt auf die Kontraktionen der Nickhaut, des Uterus und des Darmes ausübt, daß weiterhin diese Substanz nach ihrer Passage durch die Lungenstrombahn und andere Organe in ihrer Wirksamkeit abgeschwächt wird und daß sie schließlich durch Sekale-Alkaloide paralysiert werden kann.

Es ist verständlich, daß dieser vasokonstriktorische Faktor des Blutserums nicht nur ein großes pharmakologisches, sondern auch klinisches Interesse erweckte, da man vermutete, daß er vielleicht mit der Pathogenese der Hypertonie im Zusammenhang stehen und vielleicht auch für den Mechanismus der Hämostase eine Bedeutung haben könnte. Die Reindarstellung dieses Serumfaktors ist lange Zeit auf große Schwierigkeiten gestoßen. Nach Entwicklung eines komplizierten Anreicherungs- und Extraktionsverfahrens gelang aber schließlich RAPPORT, GREEN und PAGE (1948) die Isolierung einer kristallinen Substanz aus großen Mengen von Rinderserum. Diese Substanz erwies sich chemisch als ein Komplex, der aus äquimolaren Mengen von Kreatinin, Schwefelsäure und einem Indolderivat bestand, und der die pharmakologischen Eigenschaften besaß, durchströmte Blutgefäße und Darmstreifen zur Kontraktion anzuregen. Wegen seiner Herkunft und seiner pharmakologischen Wirkung erhielt das aktive Prinzip den Terminus „Serotonin". Das für die Wirkung verantwortliche Indolderivat konnte schließlich von RAPPORT (1949) als 5-Hydroxytryptamin erkannt werden (Konstitutionsformel s. S. 214). RAND und REID (1951) bestätigten dann, daß die Quelle des Serotonins im Blut tatsächlich die Thrombozyten sind. HAMLIN und FISHER (1951) gelang die Synthese des Serotonins und REID und RAND (1952) als auch PAGE (1954) stellten fest, daß künstlich hergestelltes Serotonin mit dem aus dem Blut gewonnenen Faktor pharmakologisch identisch sei.

Einen anderen Weg zur Darstellung des Serotonins schlugen seit 1937 der Italiener ERSPAMER und seine Mitarbeiter ein. Ihr Ziel war ursprünglich die Isolierung jener Substanz, die für die histochemischen Eigenschaften des enterochromaffinen Zellsystems der Vertebraten und Aszidien verantwortlich gemacht wurde. Verschiedene Farbreaktionen und die pharmakologischen Eigenschaften von Extrakten der an solchen Zellen besonders reichen Schleimhaut des Magenfundus vom Kaninchen führten bis zum Jahre 1940 zur Entdeckung einer Substanz, bei der es sich chemisch um ein Di- oder Polyphenolderivat handeln mußte, für deren biologische Wirksamkeit aber vermutlich noch eine oder mehrere Aminogruppen maßgebend sein durften. Die Substanz war also hiernach sehr wahrscheinlich ein biogenes Amin und erhielt daher den Terminus „Enteramin". Bei der Ausdehnung dieser Untersuchungen auf andere Organe stellte sich heraus, daß das Enteramin auch in der Milz vorkommt, und bei der Prüfung chromaffiner Zellen anderer Tiere wurde es offensichtlich, daß diese Substanz in der Natur eine weite Verbreitung besitzt.

ERSPAMER und BORETTI (1951) konnten dann das Enteramin von anderen Gewebsaminen papierchromatographisch trennen und beobachten, daß dieses in den Gewebsextrakten in einer biologisch aktiven und in einer inaktiven, durch ein Abbauferment nicht angreifbaren Zustandsform vorliegt. Schließlich gelang es ERSPAMER und ASERO (1952), Enteramin als reines Pikrat aus Extrakten der hinteren Speicheldrüse des Octopus vulgaris und aus der Haut von Amphibien zu isolieren und die Identität seiner Elementaranalyse sowie seiner pharmakologischen Wirkung mit dem synthetischen Serotonin-Pikrat nachzuweisen. Serotonin war hiernach ein zirkulierendes Enteramin. Endlich konnte auch für die aus wäßrigen Darmextrakten gewonnene Substanz „DS" von VOGT (1954) papierchromatographisch und pharmakologisch die Übereinstimmung mit synthetischem Serotonin nachgewiesen werden.

2. Vorkommen

a) Gewebe

Serotonin besitzt in der Natur eine weite Verbreitung. So findet es sich in großen Mengen in den Speicheldrüsen verschiedener Mollusken, wofür als Beispiel der Octopus vulgaris angeführt sei [*203*]. In reichlichen Mengen wurde es auch in der Hypobranchialdrüse von Muriziden und in der Haut von Amphibien vorgefunden. Weiterhin seien als Quellen genannt Schlangengifte [*872*], Wespengift sowie verschiedene Pflanzen wie Bananen [*8, 828*], die Giftkölbchen von Brennesseln [*132*], in Früchten wie Johannisbeeren, Zwetschgen, Stachelbeeren, Mirabellen [*160*], Walnüssen [*425, 426*], Tomaten und der Saft der Ananas [*92*]. Methylierte und konjugierte Verbindungen des Serotonins kommen desgleichen im Tier- (Amphibien) und Pflanzenreich (Amanita phalloides) vor.

Mit zu den wichtigsten Quellen des Serotonins gehören die Zellen des enterochromaffinen Systems. Dieses konnte in der Schleimhaut des Verdauungskanals bei zahlreichen Säugetieren, Vögeln, Reptilien, Amphibien, Aszidien und Fischen nachgewiesen werden [*203*]. Ein wichtiges Argument für die Annahme, daß diese Zellen Serotonin enthalten, war die Übereinstimmung der histochemischen und histophysikalischen Reaktionen der Granulationen von enterochromaffinen Zellen und ihrer Geschwülste beim Menschen, in denen Serotonin reichlich nachgewiesen werden konnte, und die experimentelle Reproduzierbarkeit dieser Reaktionen der enterochromaffinen Zellen [*470, 728*], die im Gewebe außerdem noch durch Reserpin ausgelöscht werden können [*190*], wobei der Serotoningehalt in der Darmwand abnimmt [*875*]. Eine Degranulation der argentaffinen Zellen und eine Abnahme der Serotoninkonzentration im oberen Dünndarm erfolgt auch durch eine Perfusion des Darmes mit 0,1 N HCl [*645*]. Eine Abnahme des Serotoningehaltes im Darm der Ratte ist weiterhin durch Kortikoide erreichbar [*791*]. Peroral verabreichte Breitbandantibiotika erzeugen im Tierversuch eher eine Zunahme des Serotoningehaltes [*785*]. Der endliche Beweis, daß Serotonin in den enterochromaffinen Zellen vorhanden ist, wurde durch die Anreicherung von Serotonin in den grobgranulären Fraktionen des Ultrazentrifugensediments von Homogenaten der Duodenalschleimhaut des Hundes erbracht [*23*].

Der Serotoningehalt der Darmwand des Menschen und zahlreicher Vertebraten schwankt zwischen 0,3 und 15 γ/g Frischgewicht [*203, 446*]. In einem normalen Wurmfortsatz betrug die Konzentration 1 γ/g Frischgewicht [*291*], in einem Dickdarmkarzinom 60 γ/g Frischgewicht [*446*] und in einem kleinzelligen Bronchialkarzinom 20 γ/g Frischgewicht [*855*]. Sehr viel höhere Werte finden sich bei den Karzinoiden des Dünndarms und der Appendix.

Anzutreffen ist Serotonin weiterhin in der Milz. Seine Konzentrationen liegen hier oberhalb des Blutspiegels. Das Amin entstammt hier dem Untergang von Thrombozyten. Artunterschiede in der Gewebskonzentration dürften mit der Frage zusammenhängen, inwieweit dieses Organ jeweils der Ort eines Blutabbaues ist. Bei der Ratte und beim Schaf finden sich hohe Werte auch in der Schilddrüse. Zur Produktion des Schilddrüsenhormons hat Serotonin hier keine Beziehung [567]. Bei Nagetieren konnte Serotonin neben Histamin und Heparin auch in den Gewebsmastzellen nachgewiesen werden, vor allem in den Mastzellen einer Präkanzerose der Epidermis [140].

Besonderes Interesse hat der Nachweis von Serotonin in verschiedenen Anteilen des Zentralnervensystems höherer Tierarten auf sich gelenkt [7, 807, 852]. Die Gewebskonzentrationen schwanken hier zwischen 0,01 und 0,36 γ/g Frischgewicht. Die höchsten Werte finden sich vor allem im Hypothalamus, im Nucleus caudatus, in der Area postrema und im Mittelhirn, geringere in den Colliculi, im Nucleus cuneatus und gracilis, während in der grauen Substanz des Rückenmarkes und in den medialen Anteilen des Thalamus niedrigere Konzentrationen vorliegen. Das Serotonin findet sich also vornehmlich in den phylogenetisch älteren Bezirken des Zentralnervensystems und es bestehen auffallende Beziehungen zur Verteilung des Noradrenalins. Beim Menschen sind die Verhältnisse ähnlich [49]. Hohe Konzentrationen finden sich in der Substantia nigra, im zentralen Höhlengrau um den Aquaeductus Sylvii und im Boden des IV. Ventrikels in der Formatio reticularis, geringere im Nucleus caudatus, Putamen, Pallidum, Thalamus und Hypothalamus, sehr niedrige im Hippocampus und Kortex. Beim Menschen und Rhesus-Affen zeigte sich aber auch noch ein für das Zentralnervensystem recht außergewöhnlich hoher Serotoningehalt im Corpus pineale [289, 290]. Die Werte schwanken hier zwischen 0,36 und 22,82 γ/g Frischgewicht beim Menschen und 1,2 sowie 10,0 γ/g Frischgewicht beim Affen. Unter Reserpin kommt es in den Pinealozyten der Ratte zu morphologischen Veränderungen im submikroskopischen Bereich, die der Entspeicherung von biogenen Aminen entsprechen könnten [588]. In den peripheren Nerven höherer Tiere findet sich praktisch kein Serotonin. Nur in den Ganglien und Nerven wirbelloser und niederer Tierarten wurde es noch vorgefunden. In verschiedenen Hirntumoren fand sich meist kein vermehrter Serotoningehalt, Ausnahmen waren ein Retinoblastom und ein Ganglioneurom [305].

b) Blut und Harn

Serotonin ist auch normalerweise ein Bestandteil des Blutes und hier bei all jenen Lebewesen nachweisbar, in deren Darmschleimhaut enterochromaffine Zellen vorhanden sind. Die Blutkonzentrationen sind relativ niedrig und ihre Bestimmung erfordert sehr empfindliche Nachweismethoden. Bei Normalpersonen beträgt die Konzentration des Serotonins im Gesamtblut 0,04 bis 0,18 γ/ml, im Mittel etwa 0,13 γ/ml [452, 754, 825]. Erniedrigte Werte kommen vor bei verschiedenen Erkrankungen des hämopoetischen und retikuloendothelialen Systems, vor allem bei Thrombozytopenien, bei Magenresezierten und bei Leberparenchymschäden [691, 692, 694], sodann noch beim Down-Syndrom, hier wahrscheinlich bedingt durch eine verminderte Dekarboxylierung von 5-Hydroxytryptophan [805]. Bei Hypertonikern liegt der Spiegel im Normalbereich. Unter einer Behandlung mit Reserpin sinken die Blutwerte ab, unter Iproniazid liegen sie höher als normal [825]. Ein recht hoher Serotoninwert von $1,4\,\gamma$/ml fand sich bei einem Gallenblasenkarzinom [693]. Die Ursache war hier wahrscheinlich ein gestörter Abbau des Amins. Ansonsten sind hohe Serotoninspiegel typisch für das endokrin aktive Karzinoid und für einige andere Malignome, worauf an anderer Stelle hingewiesen wurde (s. S. 122, 164).

Das im Blut vorhandene Serotonin ist normalerweise fast ausschließlich an die Thrombozyten gebunden [626]. Diese besitzen eine große Affinität zum Serotonin. Ihre Aufnahmekapazität ist aber nicht unbegrenzt, wie thrombozytopenische Erkrankungen mit einem niedrigen Serotoninspiegel im Blut zeigen. Die Thrombozyten sind offenbar die Transportvehikel des Serotonins, durch seine Aufnahme in diesen Blutelementen wird es vor einem enzymatischen Abbau geschützt. Kommt es zu einer Zerstörung der Thrombozyten, so entweicht das in ihnen enthaltene Serotonin. Dieser Vorgang vollzieht sich vor allem bei der Blutgerinnung. Hierbei erscheint das Serotonin dann im Serum, wo man es bekanntlich auch erstmals nachgewiesen hat. Der Austritt von Serotonin setzt hier im allgemeinen die Bildung von Thrombin voraus. Doch sind auch Ausnahmen dieser Regel möglich. So kann Reserpin das Serotonin aus den Thrombozyten freisetzen, was auch in Gegenwart von EDTA als Antikoagulans stattfindet [827]. Eine Freisetzung von Serotonin ist auch noch durch Chlorpromazin, Chlorprothixen, Imipramin und Amitriptylin möglich [32]. Das aus den Thrombozyten entweichende Serotonin kann von Enzymen abgebaut, von anderen Thrombozyten wieder aufgenommen werden oder seine pharmakologischen Effekte an den entsprechenden Rezeptoren entfalten. Bei der Freisetzung von Serotonin durch 4-Chlor-N-methyl-amphetamin unterbleibt eine Umwandlung in 5-Hydroxyindolessigsäure, wofür möglicherweise eine Inhibierung der MAO verantwortlich ist [31]. Die Aufnahme von Serotonin durch die Thrombozyten ist durch Tryptamin und verschiedene andere Pharmaka inhibierbar [766].

Es war eine umstrittene Frage, ob im Blutplasma normalerweise auch freies Serotonin vorkommt. Verschiedene Autoren gelang ein solcher Nachweis, wenn die Konzentrationen auch äußerst gering waren und unter $0,02\,\gamma$/ml lagen [378, 754]. Angesichts dieser Befunde ist zu berücksichtigen, daß der Nachweis von Serotonin im Plasma die Folge einer Zerstörung der leicht verletzbaren Thrombozyten sein kann, und es ist anzunehmen, daß etwaiges im Plasma frei auftretendes Serotonin vor allem unter physiologischen Bedingungen rasch abgebaut wird. Ein gewisser Spiegel an freiem Serotonin wird im Plasma aber sicherlich existieren. Da in den Thrombozyten keine Biosynthese von Serotonin stattfindet, müssen diese Elemente das Amin aus dessen Bildungsstätten übernehmen, was nur unter Einschaltung des Blutplasmas erfolgen kann. Daneben übt Serotonin seine pharmakologischen Effekte nur durch einen unmittelbaren Angriff an der glatten Muskulatur und an den nervösen Rezeptoren aus, was bedeutet, daß die Substanz ihre Erfolgsorgane in freier und ungebundener Form erreichen muß [797]. Einen, wenn auch sehr geringen Spiegel an freiem Serotonin im Plasma darf man daher mit gutem Grund annehmen. Hier ist das Amin wahrscheinlich an Albumine gebunden [418].

Immerhin befindet sich aber die Hauptmasse des Blutserotonins in den Thrombozyten, während der Plasmawert verschwindend gering ist. Bestimmungen der Serotoninkonzentration im Blutserum, also nach Eintritt der Blutgerinnung, ergeben daher Werte, die dem Amingehalt des Gesamtblutes praktisch entsprechen [139, 203, 452, 593]. Bei einer standardisierten Methode bieten aber auch Serumbestimmungen einen guten Anhalt für Veränderungen der Blutkonzentration des Serotonins [765]. Bedeutsame Unterschiede im Serumspiegel aus dem Blut verschiedener Gefäßbezirke lassen sich unter physiologischen Bedingungen kaum erkennen. Einige Autoren haben Serotonin auch im Liquor cerebrospinalis nachgewiesen [2, 754], anderen gelang ein solcher Befund nicht [14, 744].

In kleinen Mengen wird Serotonin auch mit dem Harn ausgeschieden. Die Konzentrationen liegen hier in der Größenordnung zwischen 0,014 und 0,72 γ/ml [472, 807]. Insgesamt werden am Tage höchstens 200 γ Serotonin ausgeschieden [593]. Eine Ausscheidung von Serotonin mit dem Stuhl ist nicht bekannt. Daraus läßt sich bereits folgern, daß das Serotonin von den basalgranulierten Zellen der Darmwand nur endokrin sezerniert wird.

3. Biosynthese

Serotonin wird vom Organismus selbst gebildet, auf eine äußere Zufuhr ist er daher nicht angewiesen. Ausgangspunkt der Synthese von Serotonin ist die essentielle Aminosäure Tryptophan. Das Tryptophan ist wahrscheinlich nicht nur eine Vorstufe des Serotonins, sondern überhaupt der meisten natürlichen Indolverbindungen [646].

Über den Stoffwechselweg vom Tryptophan zum Serotonin ist man heute durch zahlreiche Untersuchungen und Beobachtungen gut informiert [203, 569, 646]. Anfänglich konnte schon für Bakterien und verschiedene Laboratoriumstiere erwiesen werden, daß organischen Substraten dieser Weg grundsätzlich offen steht [538]. Mit der Einführung der Isotopenmethode und durch die Verabreichung von radioaktiv markiertem Tryptophan und anderer Stoffwechselprodukte konnte das gleiche aber schließlich auch für den Menschen gesichert werden [810, 812]. Bei der Aufklärung dieser Verhältnisse haben Untersuchungen an Karzinoidkranken eine besondere Rolle gespielt, denn es durfte angenommen werden, daß sich diese Kranken, bei denen fallweise die Serotoninbildung sehr intensiv ist, für eine Untersuchung des Stoffwechsels dieses Amins vorzüglich eignen.

Bei endokrin aktiven Karzinoiden sind die Geschwülste der Ort teils exzessiver Bildung von Serotonin. Verabreicht man hier an C^{14} markiertes Tryptophan, so wird dieses rasch von den Tumoren aufgenommen [131].

Der erste Stoffwechselschritt zur Bildung von Serotonin ist eine Hydroxylierung des Tryptophans an der Position C5. Der Beweis dafür, daß 5-Hydroxytryptophan tatsächlich ein solches Zwischenprodukt darstellt, wurde an Karzinoiden erbracht, deren Eigenschaft in der Bildung dieses Indolderivats besteht. Nach Verabreichung von markiertem Tryptophan erschien bei diesen Kranken im Harn markiertes 5-Hydroxytryptophan [182]. Allerdings fehlt noch der Nachweis einer Tryptophan-Hydroxylase im Gewebe von Säugetieren und des Menschen. Zwar fand sich auch eine Hydroxylierung von Tryptophan durch die Phenylalanin-Hydroxylase, aber dieses ist wahrscheinlich nicht der physiologische Mechanismus [643]. Aus der Natur sind aber auch sonst genügend Beispiele bekannt, daß dieser Stoffwechselvorgang grundsätzlich möglich ist. Die Ursache des fehlenden Nachweises einer Tryptophanhydroxylase liegt einmal in der Labilität und erschwerten Isolierbarkeit solcher hydroxylierender Enzyme und außerdem in dem ubiquitären Vorkommen sehr aktiver Dekarboxylasemengen [810]. Es hat aber den Anschein, daß gerade diese Hydroxylierung des Tryptophans der die Bildung von 5-Hydroxyindolen limitierende Stoffwechselprozeß darstellt [752].

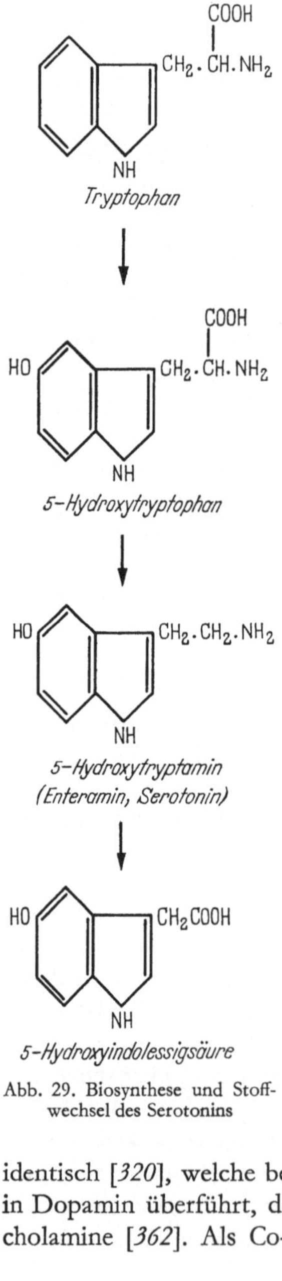

5-Hydroxytryptophan ist die unmittelbare Vorstufe in der Bildung von Serotonin. Seine Umwandlung in Serotonin erfolgt durch eine Dekarboxylierung. Die hierfür erforderliche 5-Hydroxytryptophan-Dekarboxylase ist in zahlreichen Organen reichlich vorhanden, besonders aber in den Karzinoiden und ihr Substrat ist auch 4-Hydroxytryptophan [210]. Sie ist wahrscheinlich mit der Dopadekarboxylase identisch [320], welche bekanntlich unter Abspaltung von CO_2 das Dopa in Dopamin überführt, der Ausgangssubstanz für die Bildung der Katecholamine [362]. Als Co-Ferment der Dekarboxylase ist das Pyridoxal-5-

Abb. 29. Biosynthese und Stoffwechsel des Serotonins

Phosphat (Vitamin B_6) anzusehen. Ein Mangel an Vitamin B_6 kann daher zu einer Verarmung des Gewebes an Serotonin führen. Die Eigenschaft, eine biogenetische Vorstufe des Serotonins darzustellen, zeigt sich aber auch wiederum deutlich beim Karzinoidkranken und unter verschiedenen experimentellen Bedingungen. Inhibiert man die Aktivität der Dekarboxylase, so geht die Bildung von Serotonin und seiner Metaboliten zurück, während 5-Hydroxytryptophan selbst sich anhäuft [299, 609, 671, 672, 741, 789].

Die Bildung von Serotonin aus dem Tryptophan ist aber unter physiologischen Bedingungen nur ein untergeordneter Stoffwechselweg der Aminosäure. Weitaus der größte Teil des von dem Menschen mit der Nahrung aufgenommenen Tryptophans wird für die Eiweißsynthese verwendet. Ein weiterer Teil führt noch durch eine Ringöffnung über das Kynurenin zur Anthranilsäure und schließlich zur Nikotinsäure und deren Amid. Nur etwa 1% des Nahrungstryptophans, etwa 500 bis 1000 mg/Tag, wird für die Synthese von 5-Hydroxyindolen abgezweigt [746]. Pflanzen und Bakterien ist außerdem noch unter Auslassung der Hydroxylierung an C5 ein Umbau des Tryptophans zu anderen Indolen, so auch zum Tryptamin und zur Indolessigsäure, dem Pflanzenhormon Auxin B, möglich.

Als physiologischer Ort der Bildung von Serotonin werden die Darmwand und speziell die enterochromaffinen Zellen angesehen. Auch hier ist die Dekarboxylase reichlich vorhanden. Das mit der Nahrung aufgenommene Tryptophan wird hier offenbar zum Teil sofort hydroxyliert und das entstehende 5-Hydroxytryptophan dann zu Serotonin dekarboxyliert, welches in diesen Zellen direkt nachgewiesen werden kann [23]. Daß auch die Hydroxylierung von Tryptophan hier stattfindet, geht daraus hervor, daß von allen Geweben, die Serotonin und Dekarboxylase enthalten, nur die Geschwülste dieser Zellen, die Karzinoide, zu einer exzessiven Produktion von Serotonin in der Lage sind. Schließlich sezernieren einige Karzinoide direkt und nur 5-Hydroxytryptophan. Möglicherweise ist die Hydroxylierung des Tryptophans sogar die wesentliche Funktion der enterochromaffinen Zellen [752].

Ob auch andere Gewebe Serotonin bilden, ist noch fraglich. Für die Thrombozyten kann dieses ausgeschlossen werden. Da sich in der Plazenta ebenfalls keine Dekarboxylase findet, ist auch dieses Organ nicht zu einer Bildung befähigt [443]. Denkbar ist eine Neogenese im Zentralnervensystem, allerdings nicht aus Tryptophan [288, 619], aber aus 5-Hydroxytryptophan, welches die Bluthirnschranke gut passiert. Eine Hemmung der Dekarboxylase führt auch zu einem Abfall der Konzentration von Serotonin im Zentralnervensystem [299], aber es ist zweifelhaft, ob dieser Prozeß physiologisch eine Rolle spielt, denn die Topographie der Dekarboxylase und des Serotonins sind keineswegs zwanglos zur Deckung zu bringen. Inwieweit eine Bildung von Serotonin in der Leber und Niere physiologisch ins Gewicht fällt, muß dahingestellt bleiben. Beim atypischen Karzinoidsyndrom ist sie aber sicherlich von Bedeutung.

4. Elimination

Serotonin ist ein sehr wirksames Hormon und seine rasche Entfernung aus dem Organismus stellt daher eine unbedingte Notwendigkeit dar, um aus einem Hyperserotonismus resultierende Störungen zu vermeiden. Zur Eliminierung des Serotonins gibt es grundsätzlich drei Möglichkeiten.

Unter den Möglichkeiten einer Entfernung und Entgiftung spielt die Ausscheidung des Serotonins in unveränderter Form nur eine geringe Rolle. Im Stuhl läßt sich kein Serotonin nachweisen, denn die enterochromaffinen Zellen sezernieren es nur endokrin. Auch die physiologische Ausscheidung von Serotonin durch die Nieren ist unbedeutend. Immerhin ist dieses eine der Möglichkeiten einer Elimination von Serotonin aus dem Organismus. Angesichts des Ausscheidungswertes von $200\,\gamma/\text{Tag}$ [593] und der sehr geringen Plasmaspiegel muß die Serotoninclearance als recht groß angesehen werden [106]. Der Ausscheidungsmechanismus ist ansonsten nicht geklärt. Für die hohe Clearance ist aber möglicherweise auch eine Neogenese von Serotonin in der Niere mit Übertritt desselben in den Primärharn und außerdem vielleicht auch noch eine aktive Freisetzung von Serotonin aus den Thrombozyten durch die Niere mit verantwortlich.

Wichtiger ist dagegen für den Organismus die Inaktivierung des Serotonins durch seine Bindung an das Gewebe, wie es ja auch ein Prinzip für andere biogene Amine darstellt. Auf diese Weise wird wahrscheinlich der größte Anteil des Serotonins im Organismus zeitweilig in pharmakologisch unwirksamer Form deponiert. Um eine solche Inaktivierung handelt es sich auch bei der Einlagerung des Serotonins in die Thrombozyten. Hierdurch wird es nicht nur dem Angriff an den Rezeptoren und dem enzymatischen Abbau entzogen, sondern gleichzeitig noch von dem Orte seiner Bildung zu den Stätten seiner Wirkung transportiert.

Der wichtigste Entgiftungsvorgang physiologischer und auch abnormer im Organismus auftretender Serotoninmengen besteht aber in einem enzymatischen Abbau. Serotonin ist ein biogenes Amin und gehört damit zu einer Stoffgruppe aliphatischer und aromatischer Verbindungen, deren mit einem endständigen Kohlenstoffatom verbundene Aminogruppe im Stoffwechsel größtenteils einer oxydativen Desaminierung unterzogen wird, wobei als Zwischenprodukt wahrscheinlich ein Aldehyd auftritt, Ammoniak entsteht und Sauerstoff verbraucht wird [57, 800]. Das betreffende Ferment wird als Monaminoxydase (MAO) bezeichnet, da Diamine weniger als Substrat infrage kommen. Durch die oxydative Desaminierung entstehen jeweils organische Säuren, die mit dem Harn ausgeschieden und unter Umständen noch mit Glykokoll oder Sulfaten verestert werden können. Bei den Säugetieren ist die Leber die hauptsächlichste Quelle der MAO, reichlich ist sie auch in der Niere, in der Lunge und im Darm vorhanden. Eine große Aktivität weisen aber auch die Karzinoide auf.

Durch zahlreiche Untersuchungen ist gezeigt worden, daß Serotonin im Organismus einem Abbau durch oxydative Desaminierung unterzogen wird. In vitro ergab sich bereits, daß Serotonin zu den Substraten der MAO gehört [263]. Auch isomere Verbindungen des Amins sind mehr oder weniger gute Substrate [209]. Durch die Einwirkung des Enzyms kommt es hierbei zur Bildung von 5-Hydroxyindolessigsäure, die mit dem Harn ausgeschieden wird. Dieser Stoffwechsel des Serotonins ist vor allem durch die Verabreichung von markierten Vorstufen des Hormons oder von ihm selbst auch für den Menschen bewiesen worden [203, 205, 570, 740, 744, 746, 801, 810]. Daß auch endogenes Serotonin diesen Weg geht, ergab sich aus dem Anstieg der 5-Hydroxyindolessigsäure im Harn nach Reserpin, da hierbei das Serotonin im Gewebe freigesetzt wird und abnimmt [753] oder aus ihrem Abfall unter Iproniazid, da dieses die Aktivität der MAO inhibiert [404].

Als Folge dieses Abbaues fällt die Konzentration des Serotonins im Plasma bei einer Perfusion der an MAO reichen Lunge deutlich ab [271]. Allerdings hat beim Menschen eine Pneumektomie kaum einen Einfluß auf den Abbau von Serotonin [266]. Für den normalen Stoffwechsel des Serotonins ist dieses Organ daher wahrscheinlich weniger von Bedeutung. Anders ist es beim Karzinoidsyndrom, wo sehr viel größere Serotoninmengen im Blut auftreten [690]. Ein wichtiges Abbauorgan ist aber vor allem die Leber. Sie ist in der Lage, einen großen Teil des auf dem portalen Wege anfallenden Serotonins oxydativ zu desaminieren [183].

Zwar entstammt nun die im Harn erscheinende 5-Hydroxyindolessigsäure ausschließlich dem Serotoninabbau, jedoch werden nur etwa 60% des Serotonins in Form dieses Stoffwechselproduktes im Harn wiedergefunden [203, 205, 801]. Dieses beruht einmal wohl darauf, daß ein labiles Zwischenprodukt, der 5-Hydroxyindolazetaldehyd, noch andere Reaktionen eingeht, z. B. mit Bildung von Pigmenten [547]. Außerdem ist das Auftreten von N-methylierten Derivaten bekannt [98]. Möglich scheint auch eine N-Azetylierung, eine Glukuronierung und eine Oxydation zu sein [521, 699]. Bei Ratten ist ein wichtiges Stoffwechselprodukt des Serotonins das 5-Hydroxy-3-(β-hydroxyäthyl)-indol oder 5-Hydroxytryptophol, das als Glukuronid im Harn erscheint [444]. Serotonin ist auch noch der Ausgangspunkt zur Bildung von N-Azetyl-5-Methoxytryptamin, eines als Melatonin bekannten Hormons der Hypophyse, das auch beim Menschen zu einer Pigmentierung der Haut führt [474, 475]. Andere Oxydationsprodukte führen zu Pigmenten, die bei verschiedenen Situationen und Erkrankungen mit gesteigerter Oxydaseaktivität des Plasmas (Schwangerschaft, Leberzirrhose, Karzinoid) eine Rolle spielen könnten [508]. Es bestehen also zahlreiche Möglichkeiten, den Stoffwechselverlust des Serotonins zu erklären, der nicht als 5-Hydroxy-indolessigsäure im Harn erscheint.

Die 5-Hydroxyindolessigsäure selbst geht im Harn offenbar noch verschiedene weitere Verbindungen ein, z. B. mit Glykokoll zur 5-Hydroxy-indolazetursäure und mit Sulfationen [151]. Auf Grund von Clearance-untersuchungen [744] und durch die Beobachtung, daß nach Gabe von Probenecid die Ausscheidung der 5-Hydroxyindolessigsäure abnimmt, während ihr Plasmaspiegel gleichzeitig ansteigt [744], ist bekannt geworden, daß die Ausscheidung dieses Stoffwechselproduktes auf dem Wege einer glomerulären Filtration und einer aktiven tubulären Sekretion stattfindet.

Wenn hiernach auch verschiedene Möglichkeiten gegeben sind, durch die Serotonin abgebaut werden kann, so stellt dennoch seine oxydative Desaminierung den wesentlichen Stoffwechselweg dar und die Bestimmung der 5-Hydroxyindolessigsäure im Harn vermittelt für die Praxis ausreichende Anhaltspunkte über die Hormonproduktion und -sekretion des Organismus. Multipliziert man die ausgeschiedene Menge an 5-Hydroxy-indolessigsäure mit dem Faktor 3 zur Korrektur der verschiedenen Stoff-wechselverluste an Serotonin und unter Umständen auch an 5-Hydroxy-indolessigsäure, so erhält man einen ungefähren Serotoninwert, welcher der Hormonsekretion entspricht und der einem Tryptophanwert gleichgesetzt werden kann, welcher für die Bildung des Serotonins abgezweigt wurde. Ist außerdem noch der 5-Hydroxyindolpool des Organismus bekannt, so kann man aus der ausgeschiedenen Menge an 5-Hydroxyindolessigsäure auch die Umsatzrate der 5-Hydroxyindole errechnen. Für die Ratte ließ sich so z. B. feststellen, daß das Thrombozyten-Serotonin in 3 bis 4 Std, das-jenige des Gesamtorganismus in 12 bis 14 Std umgesetzt wird [204].

Normalerweise werden mit dem Harn täglich 2 bis 8 mg 5-Hydroxy-indolessigsäure ausgeschieden [72, 188, 452, 494, 689, 809, 881]. Im Mittel beträgt die Ausscheidung 4,95 ± 1,2 mg [160]. Im Schlaf geht die Aus-scheidung etwas zurück [161]. Wie eben erwähnt, läßt sich hieraus bestim-men, daß die physiologische endogene Bildung von Serotonin täglich etwa 10 bis 20 mg beträgt [753]. Eine entsprechende Menge wird auch an Tryptophan zur Bildung des Serotonins bereitgestellt. Da der Erwachsene täglich etwa 500 bis 1000 mg Tryptophan mit der Nahrung aufnimmt, werden hiervon also normalerweise 1 bis 2% für die Bildung des Serotonins abgezweigt.

Die Schwankung in der Ausscheidung der 5-Hydroxyindolessigsäure entspricht der unterschiedlichen Serotoninsekretion von Individuum zu Individuum. Schwankungen bestehen aber auch bei einzelnen Personen, wie schon durch den Tag-Nacht-Rhythmus angedeutet wurde [161]. Bei gesunden Frauen zeigten sich auch gewisse zyklische Veränderungen in der Ausscheidung der 5-Hydroxyindolessigsäure mit relativ höher liegenden Werten am Beginn der Menstruation [660]. Bei 20 Schwangeren fanden einige Autoren am 9. und 3. Tage vor der Niederkunft einen Anstieg in der 5-Hydroxyindolessigsäure [604]. Sie glaubten daher, daß die Erfassung des zweiten Anstiegs es gestatten würde, den Geburtstermin um 3 Tage voraussagen zu können. Neben Reserpin und Lobelin hat auch Nikotin einen Einfluß auf die Ausscheidung der 5-Hydroxyindolessigsäure [687]. Kranke mit einer Oberflächengastritis sowie mit verschiedenen anderen Erkrankungen der Verdauungsorgane scheiden relativ wenig, Leberkranke bisweilen vermehrt 5-Hydroxyindolessigsäure aus [692].

5. Pharmakologie

a) Herz-Kreislauf

Serotonin erzeugt beim Laboratoriumstier unterschiedliche Wirkungen auf den arteriellen Blutdruck. Die Wirkung hängt von der Tierart, der Dosis, Applikationsweise und von der Narkose ab. Prinzipiell kann man das Verhalten des Blutdrucks nach einer Verabreichung von Serotonin als „amphibarisch" bezeichnen [569], d. h. es werden sowohl pressorische als auch depressorische Reaktionen beobachtet, aber auch nur die eine oder andere Reaktionsform kann eintreten.

So sieht man beim Hund (Pentobarbitalnarkose) nach 0,06 bis 0,12 mg Serotonin/kg i.v. zunächst einen raschen und kurzen Abfall des Blutdruckes mit einer Bradykardie. Hierauf kommt es zu einer pressorischen Phase, gewöhnlich verbunden mit einer Pulsbeschleunigung, und schließlich läuft die Reaktion in einen verlängerten Blutdruckabfall aus. Ähnlich ist das Verhalten bei der Ratte [664]. Andere Serotonindosen modifizieren diesen Druck- und Pulsverlauf, wiederholte Injektionen führen zu einer kurzdauernden Tachyphylaxie. Verwendet man beim Hund Morphin-Chloralose als Narkotikum, so tritt überwiegend ein Blutdruckanstieg ein.

Als Ursache der initialen hypotonen Phase wurde zunächst ein Reflex angenommen, ähnlich dem Bezold-Jarisch-Reflex. Auch eine Zunahme des Widerstandes im Pulmonalkreislauf wurde diskutiert, nachdem verschiedene Autoren mit Serotonin einen Druckanstieg in der Pulmonalarterie erzeugen konnten [405, 641, 729]. Bronchographisch ist dieser Effekt anhand einer Kontraktion der Pulmonalarterien zu erkennen gewesen [821]. Allerdings fand sich auch, daß bei der Katze der Druck im rechten Herzen zwar ansteigt, dieses aber nicht zu einer verminderten Füllung des linken Ventrikels führt [134]. Die zweite pressorische Phase der Serotoninwirkung wurde auf eine direkte Vasokonstriktion und die dritte Phase der verlängerten Blutdrucksenkung auf eine periphere Hemmung der neurogenen Vasokonstriktion zurückgeführt [569, 570]. Welcher Effekt letztlich eintritt, hängt wesentlich von dem jeweils vorliegenden neurogenen Gefäßtonus ab. Ein niedriger Tonus, wie er bei isolierten durchströmten Gefäßen oder am Spinaltier besteht [664], führt zu einer Gefäßverengung, ein normaler oder erhöhter Ausgangstonus zur Gefäßerweiterung und Blutdrucksenkung. Die Bedeutung des Ausgangstonus der Gefäße erklärt wahrscheinlich die Artunterschiede im Ansprechen des Blutdrucks auf Serotonin. So herrscht z. B. bei der narkotisierten Katze der depressive Effekt vor. Manche Autoren meinen allerdings, daß er hier vor allem durch die Bradykardie bedingt sei [134]. Aus Untersuchungen mit hohen Dosen Serotonin, die in die Hirnventrikel des Hundes injiziert wurden, ließ sich schließlich annehmen, daß die verlängerte Blutdrucksenkung nach i.v. Applikation von Serotonin durch eine zentralnervöse Hemmung des Vasokonstriktorentonus hervorgerufen wird.

Auf einzelne Gefäßgebiete des Laboratoriumstieres übt Serotonin einen besonderen und von dem Verhalten des übrigen Gefäßsystems abweichenden Effekt aus. Dieses betrifft einmal die Nierengefäße. Beim Hund führen schon relativ kleine Dosen zu einer Gefäßkontraktion, aber nicht zu einer Dilatation. Ähnlich ist es auch bei der Rattenniere [204, 211]. Höhere Dosen erzeugen hier eine Ischämie und ausgedehnte Rindennekrosen in der Niere [344, 490]. Durch verschiedene Serotoninantagonisten können diese Effekte verhütet werden [89]. Am Hund zeigte sich weiterhin, daß Serotonin einen ausgesprochenen Dilatator der Koronargefäße darstellt [516]. Man fand eine Zunahme der Koronardurchblutung, ohne daß die Arbeitsleistung des linken Ventrikels größer wurde. In mehreren Untersuchungen konnte an isolierten Präparaten von Katzen, Kaninchen und Hunden auch eine positive chronotrope und inotrope Wirkung auf das Herz festgestellt werden. Diese Beobachtungen sind aber nicht unwidersprochen geblieben. Erneute Versuche am isolierten Papillarmuskel aus dem rechten Herzen der Katze ergaben aber doch regelmäßig eine positive inotrope und chronotrope Wirkung [476].

Auch beim Menschen ist die Wirkung auf den Blutdruck zunächst sehr von der Dosis abhängig. Nach der i.v. Injektion von 0,25 bis 5 mg bei Hypotonikern, Normotonikern und Hypertonikern kam es prompt zu einem Anstieg des systolischen und diastolischen Blutdrucks mit Rückgang zum Ausgangswert nach 10 min [570, 763]. Die Versuchspersonen verspürten starke subjektive Mißempfindungen, auch ein Brennen im Gesicht und im Nacken [352]. Nach dem Ergebnis anderer Autoren kommt es bei Dosen unter 0,75 mg i.v. zu einem depressorischen Effekt, bei Dosen über 0,5 mg zu einem depressorisch-pressorischen und bei Dosen über 2 mg zu einer pressorischen Wirkung [62, 361]. Alle Phasen waren von einer Pulsbeschleunigung begleitet. Hierbei dürfte ein direkter kardialer Angriff des Serotonins mit im Spiele sein, während ein Bezold-Jarisch-Reflex beim Menschen sicher nicht beteiligt ist. Bei subkutaner Zufuhr selbst von 8 mg Serotonin wird keine Beeinflussung des arteriellen Blutdrucks beobachtet [203]. Antihistaminika verstärken den pressorischen und schwächen den depressorischen Effekt des Serotonins leicht ab, möglicherweise als

Folge einer Hemmung der Aktivität der MAO [*800*]. Die Ursache der Blutdruckveränderung beim Menschen scheint nicht in einer Wirkung auf das vegetative Nervensystem zu liegen, wahrscheinlich liegt der Angriff peripher gefäßnahe. Zu einem Druckanstieg im Pulmonalkreislauf kommt es beim Menschen offenbar nicht [*749*].

Wird Serotonin in Dosen zu 0,1 bis 100 γ intraarteriell injiziert [*62*], so kommt es zunächst zu einer Mehrdurchblutung des Muskels, die dann mit Zunahme der Dosis zurückgeht. Die Hautdurchblutung nimmt hierbei ab. Bei Infusionen von Serotonin in die Brachialarterie kommt es auch zu einer Abnahme der Durchblutung des Vorderarmes, der eine kurze Gefäßerweiterung vorausgeht [*653*]. Hierbei kann an der Extremität ein hellrotes Erythem auftreten, das schließlich in eine zyanotische Verfärbung der Hand übergeht. Serotonin kontrahiert also schließlich die für den Gefäßwiderstand und die Durchblutung verantwortlichen Arteriolen und erweitert die Kapillaren, die für die Tönung der Hautfarbe maßgeblich sind.

Beim Menschen wurden bisher nach Verabreichung selbst größerer Serotonindosen keine organischen Nierenschäden beobachtet. Nachträglich fand man bei einigen Karzinoidfällen Nierenrindennekrosen, doch hatte es sich hierbei um ältere Kranke gehandelt, so daß nicht sicher entschieden werden konnte, ob diese Veränderungen auf einen Hyperserotonismus zu beziehen waren [*344*]. In einem Falle erinnerten einzelne Veränderungen allerdings etwas an jene Befunde, wie man sie an der Ratte nach der Injektion von Serotonin gesehen hatte.

Nach der i.v. Injektion von 5-Hydroxytryptophan kam es zu keiner Veränderung des Blutdrucks und Pulses, obwohl die Ausscheidung der 5-Hydroxyindolessigsäure deutlich anstieg [*181*]. Wahrscheinlich sind die Konzentrationen freien Serotonins, die hierbei im Plasma auftreten, zu gering, um pharmakodynamische Effekte auszulösen.

b) Atmung

Durch Serotonin können isolierte Bronchusstreifen zur Kontraktion gebracht werden. An der Katze kommt es vor allem zur Apnoe und Bronchokonstriktion, bei der Ratte sowie beim Hund zunächst zu einer Hyperpnoe [*134, 271, 641, 664*]. Es können dann wiederum eine Apnoe in Exspirationsstellung und manchmal auch eine Tachypnoe folgen. Beim Meerschweinchen führt Serotonin in einem weiten Dosisbereich ausschließlich zu einer Hyperpnoe [*851*].

Von Tierart zu Tierart zeigt sich also ein ganz verschiedener Effekt, was wahrscheinlich durch eine unterschiedliche Ansprechbarkeit der einzelnen für die Regulation der Atmung verantwortlichen Mechanismen zustande kommt. Der „asthmatischen" Wirkung liegt wahrscheinlich ein unmittelbarer Effekt auf die glatte Muskulatur der Bronchien zugrunde [*24*]. Hierfür spricht die Aufhebung durch Sympathikolytika, während eine

Durchtrennung des Vagus hierauf keinen Einfluß hat. Dem Effekt des Serotonins auf die Atmung liegt daneben auch ein reflektorisches Geschehen oder eine Beeinflussung des Atemzentrums zugrunde [362].

Auch beim Menschen übt Serotonin nach i.v. Injektion Wirkungen auf die Atmung aus [352, 361, 532, 570]. Nach der Applikation pharmakologischer Dosen kommt es hierbei für etwa 2 min zur Hyperpnoe, Tachypnoe und zu einer Hebung der Thoraxmittellage (s. Abb. 30). Dabei verspüren die Versuchspersonen eine Kurzatmigkeit, eventuell auch einen

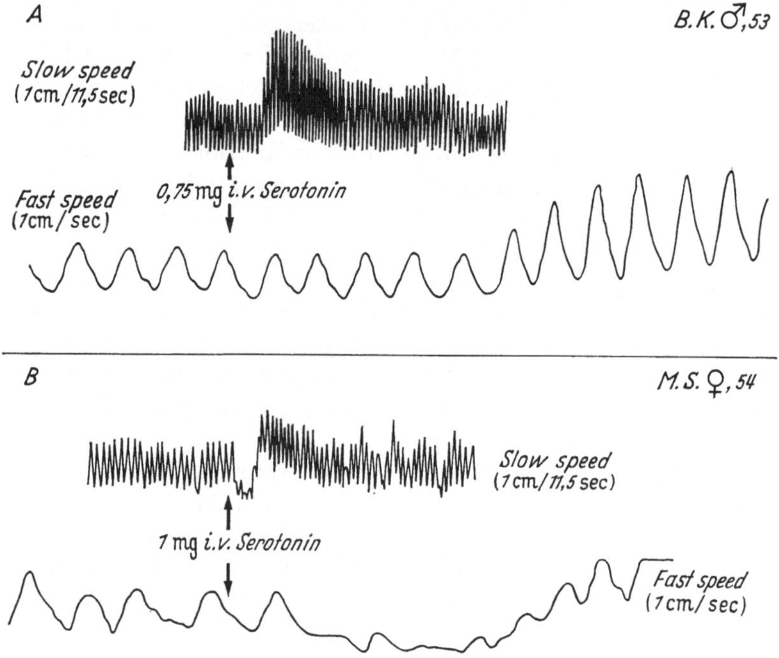

Abb. 30. Der Einfluß einer intravenösen Injektion von Serotonin auf die Frequenz und Tiefe der Atmung beim Menschen [532]

Hustenreiz. Der Hyperventilation kann für einige Stunden eine apnoische Phase vorangehen.

Die Hyperventilation und das Gefühl des Luftmangels sind beim Menschen nicht von einem Anstieg des Druckes in der Arteria pulmonalis begleitet. Bei Asthmatikern ist der Effekt der gleiche, nur die Apnoe fehlt. Asthmatiker sind also nicht ausgesprochen überempfindlich gegen Serotonin, was im Gegensatz zum Histamin steht [149]. Objektiv konnte bei diesen Versuchen zwar keine ausgesprochene Bronchokonstriktion beobachtet werden, dieses kann aber an der verabreichten Dosis gelegen haben. Läßt man nämlich Serotonin als Aerosol inhalieren, so kann es bei Asthmatikern sofort zu einem Bronchospasmus kommen [203]. Wahrscheinlich übt

Serotonin beim Menschen auf die Funktion des Bronchus eine ähnliche Wirkung aus wie das Histamin. Seine Wirkung auf die glatte Muskulatur des Bronchus beruht aber nicht auf einer sekundären Freisetzung von Histamin, denn Antihistaminika haben hierauf keinen Schutzeffekt. Eher verstärken Antihistaminika den Serotonineffekt, was wiederum durch ihre Hemmwirkung auf die Aktivität der MAO erklärt werden kann [800]. Durch Atropin oder Hexamethonium wird der Effekt des Serotonins auf die Atmung nicht beeinflußt, ebenso nicht durch Pentholamin und Chlorpromazin [532].

c) Darm und andere glattmuskuläre Organe

Serotonin wirkt auf den Tonus und die Motilität des Darmes erregend. Diese Effekte sind eine Teilerscheinung des Serotonins, die glatte Muskulatur verschiedener Organe zu stimulieren. Die darmerregende Wirkung zeigt sich zunächst in der Zunahme des Tonus und der Kontraktionen isolierter Darmpräparate [203, 362, 469, 569]. Als ein sehr empfindliches Objekt erwies sich vor allem das Duodenum und Kolon der Ratte. Die Kontraktion des Kolons der Ratte wurde daher zu einer gebräuchlichen qualitativen und quantitativen Bestimmungsmethode für Serotonin, mit der Konzentrationen bis herab zu 0,001 γ/ml nachgewiesen werden können. Bei einer Infusion von Serotonin in das Darmlumen des Meerschweinchens kommt es zu einer Förderung des Peristaltikreflexes, dessen Leistung aber dabei nicht verändert ist [469]. Dieses Ergebnis ist deswegen besonders interessant, weil es Rückschlüsse auf die physiologische und pathophysiologische Funktion des Serotonins gestattet. Hierzu ist auch noch zu beachten, daß Serotonin bei der Ratte durch eine 0,1 N HCl-Lösung in physiologischen Mengen aus dem Darm freigesetzt wird [645]. Wirkt Serotonin von der Serosa aus auf den Darm ein, so wird die Peristaltik eher gehemmt. Hiernach ist die Annahme berechtigt, daß die bekannte darmerregende Wirkung des Reserpins auf seine Eigenschaft zurückgeht, Serotonin in der Darmwand freizusetzen. An der Darmwirkung des Neostigmins hat Serotonin offenbar keinen Anteil [566].

Der Angriffspunkt des Serotonins auf die glatte Muskulatur der Darmwand sitzt einmal direkt an der Muskelzelle. Zum anderen läuft er indirekt über eine Erregung von vegetativen Ganglien und postganglionären Neuronen, vor allem von intramuralen cholinergischen Nervenfasern, was durch entsprechende stufenweise pharmakologische Austestungen festgestellt wurde.

Ein für Serotonin sehr empfindliches Organ stellt der isolierte schwangere, noch mehr der durch Östrogene sensibilisierte Uterus der Ratte und Maus dar. Bei Konzentrationen von über 0,02 γ/ml kommt es zur Auslösung oder Verstärkung von Kontraktionen, bei höheren Dosen zur Tonuszunahme, die diesen proportional ist. Ähnliche Wirkungen wurden auch am schwangeren Uterus des Menschen beobachtet [*612*]. Der qualitative Nachweis und die quantitative Austestung von Extrakten verschiedener Gewebe am östrogenisierten Rattenuterus stellt mit die gebräuchlichste biologische Bestimmungsmethode für Serotonin dar. Die Kontraktionen werden durch Atropin, Methoniumsalze, Hydrazinophthalazin, Ephedrin, Amphetamin, Meskalin und Eserin nicht gehemmt. Eine geringe Inhibierung ist durch Antihistaminika möglich, sie ist aber nicht proportional der spezifischen Antihistaminikaaktivität. Eine deutliche Hemmung am Uterus erfolgt durch Sympathikolytika, geringer durch Yohimbin, am besten aber durch LSD.

Daneben konnte bei Mäusen und Kaninchen auch in vivo ein Effekt des Serotonins auf den schwangeren Uterus festgestellt werden [*617*]. Parenteral gegebene Dosen hatten im frühen, besonders aber im späten Schwangerschaftsstadium eine Unterbrechung der Gravidität zur Folge. In der Plazenta der Tiere fanden sich Hämorrhagien. Möglicherweise ist die Beeinflussung der Funktion von Uterus und Plazenta auch die Ursache teratogener Effekte höherer Serotonindosen [*618*].

Weitere Angriffspunkte des Serotonins auf glattmuskuläre Organe sind die Harnblase des Hundes, die Irismuskulatur und die Nickhaut der Katze [*641*]. Auf die Bronchusfunktion wurde oben bereits eingegangen.

Auch beim Menschen läßt sich eine erregende Wirkung des Serotonins auf die Darmfunktion beobachten. Parenterale Injektionen und Infusionen von Serotonin führen hier häufig als Nebenwirkung zu schmerzhaften Leibkrämpfen und auch Harnblasenkontraktionen [*570, 763*]. Einige Autoren haben eine doppelläufige Ballonsonde in das obere Jejunum eingeführt und die Darmaktivität nach i.v. Injektion von 0,5 bis 3,0 mg Serotonin-Kreatinin-Sulfat ballonkymographisch registriert [*352*]. Bei 26 von 34 Personen kam es zu einem sofortigen Anstieg des Darmtonus mit einem erhöhten Rhythmus von kleiner Amplitude für 1 bis 8 min. Nach dieser Phase wurde der Ausgangstonus unterschritten und im Verlaufe von 1 bis 15 min war der Darm für weitere Serotonininjektionen unempfindlich. Bei vier Personen wurde der Tonus des Darmes und die intestinale Aktivität eher vermindert. Wurde bei zwölf Personen das Serotonin in einer Menge von 4 bis 30 mg direkt durch die Sonde in den Darm eingeführt, so trat im Gegensatz zum Tierversuch keine Wirkung ein. In keinem Falle wurde über Leibschmerzen, Stuhl- oder Harndrang geklagt. Dieses stimmt mit der Tatsache überein, daß auch von dem Verzehr Serotonin-haltiger Früchte kein Effekt auf die Darmfunktion bekannt ist.

Es ist unwahrscheinlich, daß die Wirkung des Serotonins auf die Darmfunktion durch eine sekundäre Freisetzung von Histamin vermittelt wird. Antihistaminika beeinflussen die Serotoninwirkung nicht, eher kann es hierdurch noch zu einer Verstärkung derselben kommen, was wiederum mit einer Inhibierung der MAO [*800*] in einem Zusammenhang gebracht werden könnte. Wenn Antihistaminika im Tierversuch eher zu einer Abschwächung des Serotonineffektes auf glattmuskuläre Organe führen, so kann dieses dadurch erklärt werden, daß im isolierten Organ zu wenig MAO vorhanden ist, um nach Gabe von Antihistaminika mehr Serotonin zur Wirkung gelangen zu lassen als zuvor. Die Wirkung des Serotonins auf den Darm beim Menschen läuft wahrscheinlich über eine Freisetzung von Azetylcholin, da sie durch Methanthelin, Atropin, nicht aber durch Pentholamin gehemmt wird [352]. Die Wirkung des Serotonins wäre hiernach indirekter und vermutlich cholinergischer Natur.

d) Magensaft

Durch die Zufuhr von 5-Hydroxytryptophan kann man die Serotoninkonzentration im Gewebe steigern, das Maximum des Anstiegs soll etwa nach 1 Std eintreten. Auf Grund dieser Erscheinung läßt sich z. B. beim Hund auch der Effekt endogen vermehrt gebildeten Serotonins auf die Sekretion des Magensaftes prüfen [337]. Es kommt hierbei zu einer Verminderung der sezernierten Magensaftmenge und zu einem Rückgang der Azidität des Magensaftes. Auch die nach einer Hypoglykämie einsetzende vermehrte Sekretion wird inhibiert. Der Histamineffekt wird dagegen weder durch 5-Hydroxytryptophan noch durch Serotonin selbst aufgehoben. Eine auf Urecholin einsetzende Magensaftsekretion kann dagegen durch 5-Hydroxytryptophan gehemmt werden. Auffallend ist, daß die Schleimbildung eine Zunahme erfährt. Beim Menschen führt die Verabreichung von Methysergid, eines Serotoninantagonisten, zu einem deutlichen Anstieg der Salzsäureproduktion im Magensaft [644]. Volumen des Magensaftes und Menge der freien HCl nehmen hier auch unter der Einwirkung von Reserpin zu, was durch die obigen Versuchsbedingungen nicht beeinflußt werden kann. Es wird vermutet, daß die Hemmwirkung des Serotonins vor der Magenschleimhautzelle erfolgt, aus der inhibierten Urecholinsekretion ist aber auch ein lokaler Effekt anzunehmen. Sofern man einen pathogenetischen Zusammenhang zwischen Ulzera des Magen-Darm-Traktes und dem Karzinoidleiden bzw. einem Hyperserotonismus annehmen zu können glaubt, unterstützen diese Untersuchungen mindestens nicht eine peptische Genese der Geschwüre.

e) Hämostase

Durch eine i.v. Injektion größerer Serotonindosen kann man bei verschiedenen Laboratoriumstieren eine Verkürzung der Blutungszeit erzielen [203]. Deutlich ist dieser Effekt auch bei Ratten [344]. Außerdem führt Serotonin auch zu einer erhöhten Kapillarresistenz. Offenbar hat in den entsprechenden Tierversuchen aber das Verhalten des Blutdrucks zu wenig Berücksichtigung gefunden, denn die durch unphysiologische hohe Serotonindosen erzielten Effekte können ebenso gut auch die Folge eines Blutdruckabfalls gewesen sein [203].

Andere Untersuchungen haben sich vor allem auf die Beeinflussung des Gerinnungsprozesses in vitro konzentriert. Bei Serotoninkonzentrationen von 500 bis 2000 γ/ml kann man eine Verkürzung der Antithrombinzeit feststellen und beobachten, daß 1 mg Serotonin/ml bei seinem Einfluß auf die Antithrombinzeit der Neutralisation von etwa 1 γ/ml Heparin entspricht [417]. Die ohne Zusatz ablaufende normale Gerinnungszeit wird durch Serotonin nicht beeinflußt. Die Heparin-neutralisierende Wirkung des Serotonins läßt sich mit jener des Protamins vergleichen. Schließlich hat Serotonin auch einen Einfluß auf den normalen Polymerisationsvorgang bei der Umwandlung von Fibrinogen in Fibrin [415]. Als Ursache vermutet man eine Interferenz des Serotonins mit an der Polymerisation beteiligten Van der Waalschen Kräften.

Ein auffälliger Nebeneffekt einer längeren Verabreichung von Serotonin an Ratten (4,4 mg Serotonin s.c./100 g Körpergewicht) ist ein deutlicher Anstieg der Thrombozytenzahl im Blut [344]. Als Ursache wurde eine Anpassung des Organismus zur Aufnahme des zugeführten Serotonins vermutet. Aus diesem Effekt leitete sich die Empfehlung ab, bei Kranken mit einer Thrombopenie einen therapeutischen Versuch mit Serotonin durchzuführen. Ähnliche Beobachtungen über das Verhalten der Thrombozyten wurden auch bei gesunden Versuchspersonen gemacht [608]. Nach peroraler Verabreichung von Iproniazid, das zu einem Anstieg des endogenen Plättchenserotonins führt, kam es auch zu einem Anstieg der Thrombozytenzahl. Veränderungen der Blutungs- und Gerinnungszeit ließen sich hierbei nicht feststellen. Eigenartig bleibt, daß beim Karzinoidsyndrom mit nur wenigen Ausnahmen eine Thrombozytose angetroffen wurde.

f) Strahlenschutz

Serotonin steigert in hohen Dosen die Überlebensrate von Ratten, die einer letalen Röntgenbestrahlung ausgesetzt werden [307]. Als Ursache wurde eine zeitweilige Gewebsanoxie vermutet. Diese Eigenschaft des Serotonins konnte durch zahlreiche und verschiedenartige Experimente weiter gesichert werden [436, 453—458, 529, 530]. Hierfür hat auch die Anwendung von Reserpin wichtige Argumente geliefert. Auch dieses Rauwolfia-Alkaloid entfaltet in einer Dosierung von 4 mg/kg subkutan über längere Zeit verabreicht eine deutliche Schutzwirkung gegen eine Ganzkörperbestrahlung. Eine gute Schutzwirkung besitzt auch das mit Reserpin nahe verwandte Deserpidin. Der zentrale Angriffspunkt dieser Pharmaka ist offenbar für diesen Schutzeffekt nicht allein maßgebend. Dafür lag es auf der Hand, die Ursache dieser Wirkung in der Eigenschaft der Alkaloide zu sehen, Serotonin aus seinen Gewebsdepots freizusetzen. Natürliche Erholungsvorgänge der Tiere schienen hierbei weniger eine Rolle zu spielen, da eine Bestrahlung mit subletalen Dosen wahrscheinlich nicht zu einer Restitutio ad integrum des Gewebes führt. Tryptophan und 5-Hydroxytryptophan besitzen nur einen geringen Schutzeffekt. Beim 5-Hydroxytryptophan liegt dieses wohl daran, daß es fast nur zu einem Anstieg des im Gewebe gebundenen Serotonins führt. Durch eine kombinierte Prophylaxe mit Serotonin und Reserpin läßt sich eine gewisse Steigerung des Schutzeffektes erreichen, was für die Annahme spricht, daß die Freisetzung von Serotonin aus dem Gewebe dem Wirkungsmechanismus des Strahlenschutzes durch Reserpin zugrunde liegt.

Weitere Untersuchungen sprachen dafür, daß es unter einer Strahleneinwirkung möglicherweise zu einer Hemmung der Umwandlung von 5-Hydroxytryptophan in Serotonin kommt und daß dieses vielleicht durch einen Mangel an energiereichen Phosphaten und durch eine Schädigung der Dekarboxylase verursacht wird. Insofern würde sich die prophylaktische Schutzwirkung von Serotonin gut im Sinne der Substitution eines Mangelfaktors im Gewebe erklären.

g) Verschiedenes

Bei Aufbringung von Serotonin in hoher Verdünnung auf die Basis einer eröffneten Cantharidinblase werden beim Menschen starke Schmerzen erzeugt. Da auch die natürliche Flüssigkeit von Cantharidin- und von Verbrennungsblasen ebenso wie menschliches Serum Schmerzen verursachen, wurde die Frage aufgeworfen, ob der Schmerzeffekt des Blaseninhaltes durch Serotonin bedingt sei. Dieses ist wahrscheinlich aber nicht der Fall. Auch ist es bis heute eine Hypothese geblieben, daß die schmerzerzeugende Wirkung von Serotonin vielleicht für die qualvollen Leiden der Krebskranken verantwortlich sei [126].

Bei Ratten und Kaninchen kommt es nach extrem hohen Dosen parenteral zugeführten Serotonins zu einem Anstieg des Blutzuckers und zu einer Senkung des Sauerstoffverbrauchs. Besonders interessant ist die Beobachtung, daß Serotonin bei der Katze eine Ausschüttung von Adrenalin aus der Nebenniere verursacht [641]. Beim Menschen fand sich aber auch umgekehrt eine Freisetzung von Serotonin durch Katecholamine [585]. Weiterhin ließ sich bei Durchströmungsversuchen der Haut und Muskulatur von Katzen und Hunden durch eine intraarterielle Injektion von Serotonin eine Freisetzung von Histamin feststellen [224]. Dasselbe war auch bei der Ratte nach subkutaner oder intraperitonealer Injektion von Serotonin zu beobachten. Weiterhin können hohe Dosen von Serotonin im Tierversuch zu einer Abnahme der Eosinophilenzahl im Blut führen. Die Ursache ist wahrscheinlich nicht eine Stimulierung des Hypophysen-Nebennierenrinden-Systems, denn Serotonin regt im Tierversuch direkt die Sekretion von Kortikoiden an [817]. Schließlich kann Serotonin noch die Aktivität der Cholinesterase hemmen.

In einer Versuchsreihe wurden Ratten einer Kältebelastung ausgesetzt [880]. Einige Tiere wurden zuvor subkutan mit Reserpin, Serotonin oder

Vasopressin behandelt. Der gleichen Belastung wurde auch noch eine Gruppe adrenalektomierter Ratten ausgesetzt. Die mit den genannten Pharmaka behandelten und die adrenalektomierten Tiere besaßen eine deutlich verminderte Überlebenszeit gegenüber den Kontrolltieren. Eine Erklärung dieses Ergebnisses war schwierig. Es ließ sich aber vermuten, daß die Verabreichung der erwähnten Substanzen vielleicht zu einer temporären funktionellen Adrenalektomie führt und die Tiere dadurch weniger widerstandsfähig sind. Andere Autoren prüften gleichfalls eine Allgemeinwirkung des Serotonins [525]. Sie setzten Ratten einem traumatischen Schock aus. Erhielten die Tiere zuvor kleine Mengen von Serotonin i.m., so stieg die Mortalität gegenüber den Kontrolltieren deutlich an, bei mittleren Dosen sank die Mortalität wieder bis zum Normalwert ab, um bei hohen Dosen wieder anzusteigen. Wurde das Serotonin i.v. verabreicht, so ergab sich gegenüber den Kontrollen kein Unterschied in der Mortalität. Dieses wurde mit einem langsameren Abbau des Serotonins bei i.m. Applikationsweise in Zusammenhang gebracht. Eine Erklärung dieses die Mortalität von Ratten nach einem Trauma beeinflussenden Effektes des Serotonins ist gleichfalls schwierig. Möglicherweise spielt auch hierbei eine funktionelle Adrenalektomie eine Rolle.

h) Antagonisten

In der Vergangenheit sind zahlreiche Pharmaka entwickelt worden, die in der Lage sind, die Wirkung des Serotonins mehr oder weniger gut aufzuheben. Die ersten derartigen Verbindungen waren Derivate des Serotonins und besaßen zwar die Eigenschaft, in vitro die Wirkung des Serotonins auf isolierte glattmuskuläre Organe zu paralysieren, doch waren sie bei manchen Tieren, z. B. dem Hund, in vivo nicht in der Lage, bei peroraler Applikation die pressorische Wirkung des Serotonins zu beeinflussen [725]. Dieses betraf eine Substanz, die als Medmain bekannt geworden ist. Möglicherweise beruhte ihre relative Wirkungslosigkeit auf einer zu starken Bindung an Plasmaglobuline. Bei i.v. Applikation konnte sie die pressorische Wirkung des Serotonins beim Hund [569] oder seine Atmungseffekte bei der Katze [134] aufheben. Beim Menschen ist von solchen Verbindungen kein eindeutiger Antagonismus gegen Serotonin festgestellt worden. Vor allem hoben solche Verbindungen nicht den pressorischen Effekt des Serotonins auf [854].

Ein wirksamerer Antagonist des Serotonins am isolierten Testorgan wie auch am intakten Tier war das 2,5-Dimethylserotonin [725], wenngleich auch weniger bei peroraler Applikation. Der stärkste antagonistische Effekt konnte im Tierversuch sowohl bei parenteraler als auch bei peroraler Applikation durch das Benzylanalogon des Serotonins (BAS), durch das 1-Benzyl-2,5-dimethylserotonin erzielt werden [869]. Dieses ist außerdem ähnlich wie das Reserpin in der Lage, Serotonin aus seinen Depots freizusetzen [867].

Das BAS hat in der Vergangenheit sowohl bei pharmakologischen Untersuchungen als auch bei therapeutischen Versuchen in der Klinik eine häufige Anwendung gefunden. Eindeutig zeigte sich, daß es beim Menschen in einer Dosis von 75 bis 100 mg die darmerregende Wirkung des Serotonins aufheben kann [352]. Durch eine Erhöhung der Serotonindosis läßt sich diese Blockierung wieder rückgängig machen. Durch 50 bis 150 mg BAS i.v. lassen sich auch in einem Teil der Fälle der pressorische Effekt und sonstige unerwünschte Wirkungen des Serotonins, nicht jedoch sein depressorischer Effekt blockieren [361]. Weiterhin konnte noch die Wirkung des Serotonins auf die Atmung gut beseitigt werden [532].

War die pathogenetische Rolle des Serotonins bei der Hypertonie auch nicht erwiesen, war auch ein Hochdruck kein häufiges Symptom des Karzinoidsyndroms, so schien doch ein therapeutischer Versuch mit dem BAS in diesem Indikationsbereich mindestens gerechtfertigt zu sein, zumal man vermutete, daß auch der hypotensive Effekt des Reserpins auf einer Anti-Serotonin-Eigenschaft und auf der Fähigkeit beruhen würde, Serotonin aus dem Gewebe freizusetzen, was möglicherweise das gleiche ist [867]. Einige Autoren stellten denn auch bei 25% der Hypertoniker einen hypotensiven Effekt fest, wenn BAS alleine oder zusammen mit anderen Antihypertonika verordnet wurde [853, 854]. Unklar blieb aber, ob dieser hypotensive Effekt des BAS über seine Anti-Serotonin-Wirkung zustande kommt, denn diese ließ sich bei einer chronischen peroralen Applikation im Gegensatz zur i.v. Einzelgabe nicht objektivieren. Es sei nebenher erwähnt, daß BAS nicht gut verträglich ist.

Daneben konnte noch für eine ganze Reihe weiterer Substanzen im pharmakologischen Experiment ein Antagonismus gegen das Serotonin nachgewiesen werden. Zum Teil enthalten sie auch einen Indolring, so daß ein kompetitiver Wirkungsantagonismus möglich scheint und auch durch das Experiment in gewissen Grenzen bestätigt werden kann. An erster Stelle seien hier verschiedene Sympathikolytika erwähnt. Unter solchen Verbindungen hat das Derivat der D-Lysergsäure, das D-Lysergsäurediäthylamid oder LSD 25 besondere Beachtung gefunden [780]. Sein Antagonismus gegen Serotonin wurde am Rattenuterus und an der durchströmten Katzenlunge erwiesen [270, 271]. Ein erkennbarer kompetitiver Wirkungsantagonismus entsprach der Strukturverwandtschaft zum Serotonin. Diese Verwandtschaft ist aber auch dafür verantwortlich, daß dem LSD 25 auch Effekte des Serotonins eigentümlich sind [724]. Durch LSD 25 lassen sich auch die durch hohe Dosen von Serotonin bei Ratten erzeugten Nierenläsionen verhüten [89]. Ein weiteres Lysergsäurederivat, das Brom-Lysergsäurediäthylamid oder BOL 148, besitzt ebenfalls einen Antagonismus gegen Serotonin, hebt auch dessen Strahlenschutzeffekt in geringem Maße auf, ist aber vorteilhafterweise kaum psychisch wirksam [117], es sei denn bei höherer Dosierung [700]. Bei Normalpersonen fand sich zwischen der pressorischen Wirkung des Serotonins und dem BOL 148 kein eindeutiger Antagonismus [700]. Auch werden die psychischen Effekte des BOL 148 durch Serotonin nicht völlig aufgehoben. Auf der Suche nach weiteren Lysergsäurederivaten, die eine starke Serotoninhemmwirkung entfalten, jedoch weitgehend frei von störenden Nebeneffekten sind, stieß man dann auf das 1-Methyl-D-lysergsäurebutanolamid oder auch Methysergid [220]. Die Substanz besitzt eine ausgeprägte Hemmwirkung gegen Serotonin, besitzt aber keinen wesentlichen psychotoxischen Effekt. Sie hat in der Klinik und auch in der Behandlung des Karzinoidsyndroms eine Bedeutung erlangt.

Weitere Antagonisten sind das Azetylcholin, Hydrazinophthalazin, Spasmolytika, Sympathikomimetika und schließlich Histaminolytika, wozu einmal Antihistaminika und in einem weiteren Sinne auch die Phenothiazin-derivate rechnen. Chlorpromazin hebt in vivo das Serotoninödem an der Rattenpfote und in vitro die Serotoninwirkung am Rattenkolon auf [47]. Dieser Antagonismus gegen Serotonin ist auch von anderen Autoren am isolierten Organ wie am intakten Tier für verschiedene Phenothiazinderi-vate nachgewiesen worden [179]. Antihistaminika können die pressorische Wirkung des Serotonins an der Katze leicht vermindern, der depressorische Effekt wird nicht beeinflußt [569]. Beim experimentellen, durch Serotonin-oder Histamin-Aerosol ausgelösten Bronchospasmus des Meerschweinchens erwies sich Chlorpromazin in gleicher Weise gegen Serotonin wie gegen Histamin wirksam, während hochaktive Antihistaminika das Histamin-asthma weitaus besser inhibierten als das Serotoninasthma [695].

Ein neueres Mittel mit Antihistamin- und Antiserotonineigenschaft ist das Cyproheptadien [64]. Es unterdrückt tierexperimentell eine allergische Vaskulitis, an der eine Freisetzung von Histamin und Serotonin wahrschein-lich beteiligt ist [128]. Ein besonders peripher wirksamer Antagonist ist noch das N-Aminoäthyl-N-benzyl-m-methoxycinamid [180]. Teils Sero-tonin-antagonistisch wirken die psychotomimetischen Analoge des Sero-tonins Psilocybin und Psilocin [866].

6. Bestimmungsmethoden für Serotonin

Serotonin kann einmal in verschiedenen Gewebsextrakten auf eine bio-logische Weise nachgewiesen und bestimmt werden. Als besonders emfind-lich erwiesen sich der mit Östrogenen vorbehandelte und atropinisierte Uterus der Ratte und deren atropinisiertes Kolon. Mit dieser Methode wurde Serotonin auch erstmals in einem Karzinoid aufgefunden [465]. Das atropinisierte Rattenkolon sollte vorgezogen werden [787]. Durch einen Vergleich mit Lösungen bekannter Konzentration können mit diesen Me-thoden bis zu $0,001\,\gamma$ Serotonin/ml gemessen werden. Methodische An-gaben finden sich bei ERSPAMER: Naturwissenschaften 40, 318 (1953);

DALGLIESH, TOH und WORK: J. Physiol. 120, 298 (1953); PERNOW und WALDENSTRÖM: Lancet 1954, I, 951; LANGEMANN und KÄGI: Klin. Wschr. 34, 237 (1956).

Zum Nachweis von Serotonin sind aber heute chemisch-physikalische Methoden gebräuchlicher geworden. Wie die übrigen 5-Hydroxyindole aus dem Stoffwechsel des Tryptophans kann auch Serotonin zunächst papier- und hochspannungselektrophoretisch isoliert und nach Lokalisation seiner Position direkt am Papier oder nach Eluierung durch ein weiteres Verfahren quantitativ bestimmt werden [103, 350, 452, 754, 783]. Ebenso wie durch die Papierchromatographie [274, 394, 452, 472, 728, 754] können auf diese Weise aber nur relativ größere Serotoninkonzentrationen nachgewiesen werden.

Schließlich haben einige Autoren neben einem geeigneten Extraktionsverfahren auch eine spektrophotometrische, kolorimetrische und spektrophotofluorometrische Methode zum quantitativen Nachweis von Serotonin in verschiedenen biologischen Substraten entwickelt, wovon die letztere die empfindlichste ist und es gestattet, auch kleinste Serotoninmengen zu erfassen [811, 825]. Ihr Prinzip ist die Aktivierung der Fluoreszenz der 5-Hydroxyindole durch ein monochromatisches Licht und die Messung der Intensität der emittierten Strahlung im UV-Bereich. Durch Einstellung eines bestimmten pH-Wertes können die einzelnen 5-Hydroxyindole voneinander getrennt gemessen werden. In stärker sauren Lösungen kommt es zu einem reversiblen Auftreten einer Fluoreszenz im sichtbaren Wellenbereich, ein Effekt, der für 5-Hydroxyindole spezifisch zu sein scheint [808]. Diese Beobachtung hat z. B. für die Untersuchung von Gehirnextrakten Bedeutung.

7. Physiologische Funktionen

a) Hämostase

Nach einer der ältesten Ansichten von der physiologischen Funktion des Serotonins sollte dieses körpereigene Amin an der Blutstillung beteiligt sein, denn hierbei erscheine nicht nur eine Gerinnselbildung, sondern auch eine Zusammenziehung der verletzten Gefäße als zweckmäßig. Diese Ansicht fand eine gewisse Unterstützung durch verschiedene experimentelle Untersuchungen, auf die bereits auf S. 225—226 hingewiesen wurde.

Dennoch ist es aber bislang nicht erwiesen worden, daß Serotonin tatsächlich bei der Hämostase eine Rolle spielt [694]. Hiergegen konnten gewichtige Argumente angeführt werden [203]. So ist die Empfindlichkeit der Gefäße für Serotoninmengen, wie sie bei einem Zerfall von Thrombozyten im Wundgebiet überhaupt frei werden können, sicherlich viel zu gering, um zu einer Vasokonstriktion zu führen. Außerdem sprechen die Gefäße verschiedener Lokalisation auf Serotonin sehr unterschiedlich an, was nicht im Einklang steht mit den Bedingungen, die man an einen idealen, für die Hämostase bedeutungsvollen Vasokonstriktor stellen sollte. Im Tierversuch können posttraumatische Vasokonstriktionen auch ohne Plättchenagglutination auftreten, manche Fische besitzen Serotonin, andere wieder nicht und Aszidien haben keine Thrombozyten. Schließlich ist auch der Serotoninturnover bei Mensch und Tier so groß, wie er für die Hämostase sicherlich zu aufwendig wäre.

Andererseits müßte eine Verarmung der Thrombozyten an Serotonin, etwa durch Reserpin, beim Menschen zu Hämorrhagien führen, wenn der in ihnen enthaltene Wirkstoff für die Hämostase eine Bedeutung haben sollte. Bei zwölf manisch-depressiven Kranken, die viele Tage lang täglich mit 1,5 mg Reserpin behandelt wurden, erfolgte daher eine Bestimmung der Blutungs- und Gerinnungszeit, der Thrombozytenzahl und Thrombozytenadhäsivität, des Quickwertes, Prothrombin-Consumption-Index, Prothrombin-Generation-Testes, der Gerinnungsretraktion und der Kapillarkontraktilität [*380*]. Obwohl die Thrombozyten von Serotonin entspeichert waren, wurden jedoch keine pathologischen Abweichungen beobachtet. Vor allem kam es auch nicht zu manifesten Blutungen. Dieses war auch nicht der Fall bei Magenresezierten mit niedrigen Serotoninspiegeln im Blut [*694*].

b) Gefäßtonus

Serotonin besitzt auf Grund der pharmakologischen Prüfung eine ausgesprochene Gefäßaktivität. Diese hat die Ansicht veranlaßt, daß dieses Amin möglicherweise eine natürlich vorkommende, vornehmlich vasodilatatorische Verbindung zur Regulierung der Gefäßhomöostase darstellen könnte [*569*]. Auch diese Auffassung blieb nicht unwidersprochen [*203*].

So ist ja schon auffallend das unterschiedliche Ansprechen des Blutdrucks verschiedener Tiere auf höhere Dosen von Serotonin und die unterschiedliche Reaktionsweise sowie Empfindlichkeit verschiedener Gefäßgebiete (Lunge, Niere, Herzkranzgefäße). Man müßte mehrere voneinander unabhängig tätige Regulationssysteme annehmen, die das Serotonin am Orte seines Effektes und dort in angemessener Menge freisetzen würden. Keines dieser Systeme ist jedoch bekannt. Selbst wenn man einmal einen relativ höheren Serotoningehalt des menschlichen Blutes von 0,13 γ/ml annimmt, so könnten bei einer Gesamtblutmenge von 5 l schlagartig maximal 0,65 mg Serotonin aus den Thrombozyten freigesetzt werden. Dieses ist eine Dosis, die rasch injiziert, zweifellos beim Menschen eine Gefäßreaktion auslösen kann. Wenn am Tage aber von einer Normalperson etwa 20 mg Serotonin sezerniert werden (s. S. 218), so dürften pro Stunde etwa 0,83 mg freigesetzt werden. Dieses bedeutet, daß die genannten 0,65 mg allenfalls über einen Zeitraum von etwas weniger als 1 Std ausgeschüttet werden. Über einen solchen Zeitraum verteilt sind mit dieser Dosis aber kaum wesentliche Gefäßreaktionen zu erzielen. Darüber hinaus ist es recht unwahrscheinlich, daß jemals sämtliche Thrombozyten zur gleichen Zeit schlagartig ihr ganzes Serotonin abgeben. Eher ist es anzunehmen, daß dieses nur bei einem kleinen Teil der Thrombozyten der Fall ist bzw. daß ständig nur ein gewisser Prozentsatz ihres Serotoninbestandes der Abgabe unterliegt.

Dieses macht eine Rolle des Serotonins als ein Regulator des natürlichen Gefäßtonus wegen der vasokonstriktorischen oder vasodilatatorischen Unwirksamkeit der möglichen kleinen Substanzmengen höchst unwahrscheinlich.

c) Nierenfunktion

Auf Grund sehr umfangreicher Untersuchungen an Ratten wurde die Hypothese unterbreitet, daß im Serotonin ein Hormon vorläge, welches die Hämodynamik und Funktion der Niere regulieren würde [202, 203, 211]. Ein wesentliches Argument dieser Hypothese war die Feststellung, daß sich bei Ratten schon durch eine Dosis von 4 γ Serotonin/kg subkutan ein antidiuretischer Effekt erzielen läßt, der, wie Clearanceuntersuchungen ergaben, durch eine Kontraktion der Vasa afferentia der Nierenglomeruli und durch eine Verminderung der glomerulären Filtration zustande kommen müßte. Außerdem konnte noch angenommen werden, daß durch das Serotonin auch noch eine vermehrte tubuläre Rückresorption ausgelöst wird. Der antidiuretische Effekt des Serotonins konnte durch Dibenamin gehemmt werden, er wurde wahrscheinlich nicht durch eine Ausschüttung von Vasopressin vermittelt. Die effektive Serotonindosis konnte durchaus als physiologisch bezeichnet werden, denn sie betrug nur ein Achtel des Blutserotonins und ein Dreißigstel des gesamten im Rattenorganismus vorhandenen Hormons. Die Dosis war im übrigen so klein, daß hierdurch keine Kreislaufreaktionen ausgelöst werden konnten. Auch die normalerweise in der Stunde freigesetzte Serotoninmenge, berechnet nach der stündlichen Ausscheidung von 5-Hydroxyindolessigsäure, entsprach etwa einer nierenwirksamen Serotonindosis. Ein weiteres Argument war auch noch die Beobachtung, daß unter sämtlichen Vertebraten nur jene keine enterochromaffine Zellen und kein Serotonin besitzen, deren glomerulärer Apparat eine Rückbildung erfahren hat, wie dieses für Cyclostomata und Teleostier zutrifft.

Diese Hypothese blieb gleichfalls nicht unwidersprochen. So ist darauf verwiesen worden [736], daß eine subkutane Injektion von Serotonin am nicht narkotisierten Tier starke Schmerzen erzeugt und dadurch möglicherweise zu einer reflektorischen Antidiurese führt. Auch andere Untersuchungen stellten einen direkten renalen Angriffspunkt physiologischer Serotoninmengen sehr infrage [Lit. bei 362].

Unbestreitbar bleibt, daß Serotonin unter bestimmten Bedingungen einen antidiuretischen Effekt besitzt. Dieses gilt aber nur für den pharmakologischen Dosisbereich. Beim Menschen fand sich eine leichte Verminderung des Harnminutenvolumens, die nicht mit einer Blutdruckwirkung im

Zusammenhang zu stehen schien [*361*]. Clearanceveränderungen sprachen nicht eindeutig für eine renale Vasokonstriktion und vermehrte Salzretention. Gerade auch beim Menschen ist zu berücksichtigen, daß auch emotionale Faktoren anläßlich der von subjektiven Sensationen begleiteten Belastung mit Serotonin als Ursache der Antidiurese infrage kommen können. Wurde die antidiuretische Wirkung endogenen Serotonins dadurch zu erfassen versucht, indem wenige Stunden vor oder während einer Wasserbelastung Reserpin injiziert wurde, so war die Diurese bei gesunden Personen nicht wesentlich verändert, wenn sie auch etwas verkürzt sein konnte [*736*]. Eindeutigere Veränderungen erzielten zwei Autoren, die bei 16 von 18 gesunden Personen nach 10 mg Serotonin i.v. eine sichtliche antidiuretische Wirkung nach 850 cm³ 5%-Glukoselösung beobachteten [*6*]. Die Antidiurese erreichte ihr Maximum nach 90 min und hielt 4 Std an. Die Autoren mußten jedoch bekennen, daß noch keine einheitliche Auffassung über den antidiuretischen Effekt des Serotonins beim Menschen und über dessen Angriffspunkt besteht.

Auf jeden Fall dürfte es nicht sehr wahrscheinlich sein, daß Serotonin physiologischerweise an der Regulation der Hämodynamik und Funktion der Niere beteiligt ist. Vielleicht haben bei manchen Tierarten die Nierengefäße eine besondere Empfindlichkeit für das Serotonin, so daß hier eine physiologische Rolle in dem genannten Sinne diskutiert werden kann. Im Hinblick auf die Verhältnisse beim Menschen scheinen aber doch wohl nur höhere Dosen einen Effekt auf die Diurese zu haben. Das wird auch durch die Neigung zur Flüssigkeitsretention beim Karzinoidsyndrom unterstrichen.

d) Darmfunktion

Serotonin wird in den argentaffinen Zellen der Darmschleimhaut gebildet und von dort endokrin, wahrscheinlich aber auch parakrin, d. h. in Richtung auf die diesen Zellen benachbarten Gewebe sezerniert. Dieses muß nicht bedeuten, daß es auch für die normale Darmfunktion eine physiologische Steuerungsfunktion besitzt. Aber die Möglichkeit kann doch schon aus diesem Grunde nicht von der Hand gewiesen werden. Außerdem muß jedoch auch die große Empfindlichkeit gerade des Darmes für äußerst kleine Serotoninmengen auffallen (s. S. 223). Kein anderes Organ scheint eine solche Sensibilität für Serotonin zu besitzen. Auf Grund von pharmakologischen Untersuchungen scheint Serotonin einen erregenden Effekt auf den Tonus und die Peristaltik des Darmes auszuüben [*352*]. Ist dieser auch mit Hilfe größerer i.v. verabreichter Dosen ermittelt worden, so zeigt der erregende Effekt des Reserpins auf die Darmfunktion jedoch, daß auch endogenes Serotonin derartige Wirkungen zur Folge hat. Somit ist eine physiologische Funktion des Serotonins cholinergischer, wenn auch übergeordneter Natur als möglich zu betrachten.

e) Zentrales Nervensystem

Auf Grund zahlreicher Beobachtungen und Untersuchungen kann es heute als sehr wahrscheinlich angesehen werden, daß Serotonin eine Bedeutung für die Funktion des zentralen Nervensystems besitzt.

Diese Annahme wird einmal durch sein Vorkommen und durch seine besondere Verteilung im zentralen Nervensystem nahegelegt (s. S. 211). Weitere Argumente erbrachten zahlreiche neuropharmakologische Untersuchungen. So führte eine i.v. Injektion, die sicherlich den Übertritt von, wenn auch geringen Mengen an Serotonin ins Gehirn zur Folge hat, bei der Katze zu einer Hemmung der synaptischen Erregungsübertragung im optischen System der Hirnrinde und in spinalen Reflexbahnen [*433, 504*]. Möglicherweise ist der Angriffspunkt für diesen Effekt einmal extrazerebral, und zwar im Carotissinus zu suchen, vielleicht aber auch in der Formatio reticularis und im afferenten sensorischen Leitungssystem [*433*]. In peripheren sympathischen Ganglien scheint es dagegen die synaptische Erregungsübertragung eher zu fördern [*355*]. Weiterhin potenziert Serotonin nach i.p. Injektion bei Mäusen den Barbiturat- und Äthanolschlaf, Lysergsäurediäthylamid, ein kompetitiver Serotoninantagonist, hebt diese Potenzierung wieder auf [*731*]. Hiernach würde Serotonin also eine sedative Wirkungstendenz besitzen. Eine Verabreichung von Iproniazid und damit eine effektive Hemmung des Serotoninabbaues in einem geeigneten Abstande vor der Barbituratapplikation führt bei Mäusen aber auch zu einer Verkürzung der Schlafdauer [*364*]. Steigert man den Serotoningehalt des Gehirns durch parenterale Injektion von 5-Hydroxytryptophan, der biogenetischen Vorstufe des Serotonins, die die Bluthirnschranke gut passiert, sowie durch eine gleichzeitige Blockierung des Serotoninabbaues mit Hilfe von Iproniazid, dann kommt es ebenfalls wieder zur Narkoseverkürzung. Beim Menschen können auf ähnliche Weise starke Erregungserscheinungen ausgelöst werden [*481*]. Iproniazid kann auch allein verabreicht zum Anstieg der Serotoninkonzentration im Gehirn und zu Erregungserscheinungen führen [*761*]. Umgekehrt hat eine Inaktivierung der 5-Hydroxytryptophan-Dekarboxylase und damit eine Inhibierung der Serotoninsynthese beim Hund und beim Menschen eine Sedierung zur Folge [*299, 741*]. Für den Effekt ist es offenbar von Bedeutung, daß freies Serotonin in bestimmten Hirnbezirken in größeren, die Bindungskapazität der Zellen überschreitenden Mengen auftritt. Hat dieses eine erregende bzw. narkoseverkürzende Wirkung zur Folge, so besitzt offenbar ein geringer Gehalt des Gehirns an Serotonin mit nur kleinen Konzentrationen freien Amins eine gegenteilige Wirkung, möglicherweise infolge Hemmung der synaptischen Erregungsübertragung. Eine solche Korrelation zwischen starker Freisetzung von Serotonin und Erregung sowie geringer Freisetzung und Beruhigung fand sich auch beim Menschen, wenn die Ausscheidung von 5-Hydroxyindolessigsäure als Maß der Gewebsfreisetzung zugrunde gelegt wurde [*93*].

Weitere Argumente für eine zentral-nervöse Funktion des Serotonins ergaben sich aus der Feststellung, daß bestimmte Halluzinogene (z. B. Bufotenin und Adrenochrom) mit diesem Amin als Indolderivat eine chemische Verwandtschaft aufweisen und daß einige Antimetaboliten des Serotonins und Stoffe mit Serotonineigenschaft (Medmain, BAS, LSD) neurologische und psychopathologische Erscheinungen auslösen oder dämpfen können [46]. Auch für die hierher gehörigen Halluzinogene Psilocybin und Psilocin ließen sich Serotonin- und Antiserotonineigenschaften nachweisen [866]. Solche Beobachtungen führten auch zu der Hypothese, daß endogenen Psychosen eine Störung des Serotoninstoffwechsels im Zentralnervensystem zugrunde liegen könnte [868]. Dieses ist jedoch von psychiatrischer Seite einer ablehnenden Kritik unterzogen worden [59]. Die hiergegen vorgebrachten Einwände werden auch durch die Erfahrungen bei der Serotoninkrankheit par excellence, dem Karzinoidsyndrom, unterstützt [408, 423, 648], wo im übrigen die psychotoxischen Effekte des LSD trotz des hohen Serotoninspiegels im Organismus nicht abgewandelt werden [499].

Dennoch scheint es aber kaum zweifelhaft zu sein, daß normale zentralnervöse Funktionen nicht nur cholinergisch (und adrenergisch?), sondern auch „serotoninergisch" gesteuert werden. Das Serotonin könnte somit als zweite (oder dritte?) neurohormonelle Überträgersubstanz im Zentralnervensystem betrachtet werden [362]. In Abhängigkeit von seiner Hirnlokalisation ist es wahrscheinlich mit von Bedeutung für den allgemeinen Erregungszustand des Zentralnervensystems, wenn auch in der Frage nach der Art seiner Funktion noch viele Fragen offen stehen [95, 433].

Aus dieser Eigenschaft heraus kann man daher wahrscheinlich auch die Wechselwirkungen zwischen dem Psychopharmakon Reserpin und dem zentral-nervösen Serotonin nicht nur als eine Nebenerscheinung, sondern als einen Vorgang betrachten, der für die zentrale Wirkung des Rauwolfia-Alkaloids von wesentlicher Bedeutung ist. Hinweise auf eine Wirkungsvermittlung ergaben sich bereits aus der Latenz und Dauer einer Reserpinwirkung, die sich nicht mit der Anwesenheit des Alkaloids in Parallele setzen ließ, da es nur kurze Zeit im Gehirn und anderen Organen nachweisbar ist. Selbst wenn sich markiertes Reserpin etwas länger im Zentralnervensystem bestimmen ließ, so war doch auch hierbei eine Korrelation etwa zu den sedativen Erscheinungen nicht möglich. Auch mit dem Auftreten von biologischen Spaltprodukten sind Latenz und Dauer der Wirkung nicht in Einklang zu bringen gewesen, denn diese haben entweder keine Reserpineigenschaft mehr oder sind, wie z. B. das Methylreserpat, sehr viel schwächer als Reserpin selbst wirksam.

Als Mediator der sedativen Wirkung des Reserpins bot sich u. a. auch das Serotonin an. Reserpin hat bekanntlich wie andere Pharmaka, alkalische Gewebsextrakte [292] und auch Alkohol [315], die Eigenschaft, an Eiweißstrukturen gebundenes und damit inaktives Serotonin in Freiheit zu setzen.

Dieses wird damit pharmakodynamisch aktiv, kann hiernach aber auch einem enzymatischen Abbau unterzogen werden [568]. Diese Eigenschaft des Reserpins ist vielleicht nur der Ausdruck eines Antiserotonismus [867]. Immerhin enthält Reserpin den Indolkern, was einen Antagonismus erklären könnte. Die hieraus nun entstehende Abnahme der Serotoninkonzentration ist in den verschiedensten Organen experimentell nachweisbar gewesen, und zwar nicht nur im Gehirn [87], sondern auch im Dünndarm [610], in den Thrombozyten [568] und in der Milz [206]. Selbst in den Pinealozyten kam es unter Reserpin zu auffälligen, im submikroskopischen Bereich liegenden Veränderungen der plurivesikulären Sekretionsprozesse, die einer Entspeicherung von biogenen Aminen entsprechen dürfte [588]. Dieser Entspeicherungseffekt ist auch relativ kleinen Reserpindosen eigentümlich. Hierbei ist jedoch die Wirkung auf den Serotoningehalt des Darmes vergleichsweise relativ schwächer [206].

Während der Verarmung des Gewebes an Serotonin läuft die Ausscheidung der 5-Hydroxyindolessigsäure im Harn weiter [87], sie kann sogar ansteigen [731]. Dieses spiegelt nicht nur den anfänglichen Serotoninschwund im Gewebe wieder, sondern zeigt auch, daß das Amin weiter gebildet wird, aber offenbar im Gewebe nicht mehr abgelagert und abgebunden werden kann. Wenn beim gesunden Menschen ein solcher Anstieg der 5-Hydroxyindolessigsäure im Harn fallweise vermißt wird, so ist dieses eine Folge davon, daß sich die im Darm verankerten Serotoninmengen durch die verabreichbaren Reserpindosen nicht genügend mobilisieren lassen, jene im Zentralnervensystem jedoch zu gering sind, um im Harn als Abbauprodukt erfaßbar zu sein.

Bei Betrachtung des Verlaufes der Konzentration des Serotonins im Gehirn ist zwischen dieser und den sedativen Wirkungen des Reserpins nun eine weit bessere Korrelation zu erkennen als zwischen den pharmakologischen Effekten und der Konzentration des Reserpins im Zentralnervensystem [87]. Auch führen nur sedativ wirkende Alkaloide wie Reserpin, Rescinnamin, Deserpidin und Reserpinderivate wie SU 5171 zu einer Abnahme der Serotoninkonzentration im Zentralnervensystem [588]. Dieses trifft auch noch für das Vincamin, einem reserpinähnlich wirkenden Alkaloid aus der Pflanze Vinca minor L. zu [474]. Andererseits hatte Reserpin bei Ratten nur dann eine sedierende Wirkung, wenn auch der Serotoningehalt im Zentralnervensystem abfiel [786]. Bei anderen Pharmaka mit einer sedierenden Wirkung kann die Serotoninverarmung in auffälliger Weise nur auf das Zentralnervensystem beschränkt sein [712]. Für eine Wirkungsvermittlung durch Serotonin war es allerdings kein Argument, wenn Lysergsäurediäthylamid, ein peripherer Serotoninantagonist, die Potenzierung des Barbiturat- und Äthanolschlafs durch Reserpin aufhob [731], denn LSD ist selbst ein zentrales Stimulans [527]. Die sedative Wirkung des Reserpins läßt sich eben durch viele zentrale Stimulantien aufheben [45]. Für die

Wirkungsvermittlung spricht aber dafür, daß die Potenzierung des Barbituratschlafs durch Reserpin aufgehoben wird, wenn die Versuchstiere zuvor Iproniazid erhalten haben, und daß zentrale Erregungen auftreten, wenn der Reserpingabe eine Verabreichung des MAO-Hemmers vorausgeschickt wurde, wobei dann im Gewebe freies Serotonin vermehrt auftrat [*364*].

8. Pathophysiologische Funktionen

Abgesehen vom Karzinoidsyndrom ist verschiedentlich diskutiert worden, ob Serotonin als pathogenetischer Faktor einzelner Krankheitserscheinungen infrage kommt.

Ungeklärt ist es noch, ob Serotonin mit als eine Mediatorsubstanz der Entzündungsreaktion anzusehen ist. Wurde Ratten unter die Rückenhaut Krotonöl injiziert, so führte eine durch Reserpin induzierte Verarmung des Gewebes an Serotonin zu keiner Abschwächung der Entzündungsreaktion [*775*]. Auch wurde hierbei die Permeabilität der Haut nicht verändert. Andererseits wurde jedoch auch bei Ratten beobachtet, daß eine subkutane Injektion von Serotonin zu einer im Vergleich zum Histamin viel stärkeren Hyperämie und Ödembildung führt [*47*]. Hier zeigte sich auch, daß schon kleine Dosen deutlich die Gefäßpermeabilität steigern [*63, 539*]. Serotonin regt weiterhin in vitro die Bakterienphagozytose von Leukozyten an [*484*].

Einzelne Autoren haben die Konzentration des Serotonins im Serum und der Katecholamine im Plasma beim Endotoxinschock des Hundes verfolgt und diskutiert, daß der Abfall des Amins möglicherweise eine Bedeutung habe für eine veränderte Reaktion des Gefäßsystems auf Katecholamine [*656*]. Andere stellten bei Injektionen letaler Dosen von E. coli-Endotoxin beim Hund nicht nur einen Abfall der Thrombozyten, sondern gleichzeitig auch ein Absinken des Serotoninspiegels im Serum und einen Anstieg im Plasma fest, besonders in den Portalvenen und in der Pulmonalarterie [*158*]. Wenn auch nicht für die Letalwirkung des Endotoxins, so schien hiernach Serotonin doch eine zusätzliche Bedeutung für die schweren Schocksymptome zu haben. Ob das Serotonin jedoch auch beim Menschen eine pathophysiologische Bedeutung für die Entstehung schwerer Intoxikationserscheinungen bei massiven bakteriellen Infekten besitzt, ist nicht erwiesen. Nicht ausgeschlossen ist, daß die pyrogene Wirkung bakterieller Endotoxine bzw. der durch sie sekundär freigesetzten endogenen Pyrogene zentral durch biogene Amine wie Serotonin vermittelt wird [*298*]. Es ist auch aus Tierversuchen bekannt, daß dieses Amin in der Termoregulation eine Rolle spielt.

Nach der Entdeckung des Serotonins und seiner Wirkungen ist sehr bald geprüft worden, ob dieses gleichfalls in die Reihe jener Substanzen eingeordnet werden könne, die bei einer Antigen-Antikörperreaktion freigesetzt werden und vielleicht auch mit zu dem Erscheinungsbild allergischer Manifestationen beitragen. Die Berechtigung zu einer solchen Prüfung leitete sich zunächst schon aus der Tatsache ab, daß jene Zellen, die im anaphylaktischen Schock etwa bei Ratten oder Mäusen charakteristischen Veränderungen unterworfen sind, nämlich die Thrombozyten und Gewebsmastzellen, außer Histamin auch Serotonin enthalten. Durch Histaminliberatoren können beide Substanzen aus den Mastzellen unter Zerstörung derselben freigesetzt werden [47]. Es sei aber betont, daß für den Menschen ein Serotoningehalt der Mastzellen nicht gegeben ist. Immerhin konnte es bei Kaninchen objektiviert werden, daß im Rahmen einer Antigen-Antikörperreaktion neben Histamin auch Serotonin in ungebundener Form vermehrt auftritt [827]. Die Anaphylaxie wird bei diesem Tier offenbar von einem Abfall der Serotonin- und Histaminkonzentration im Gesamtblut, einer Ausschüttung dieser Amine ins Plasma und einer Anhäufung derselben im Lungengewebe begleitet [826]. Die Freisetzung dieser Amine im Verlaufe einer Antigen-Antikörperreaktion wird in vitro durch EDTA als Antikoagulans verhindert. Untersucht wurde auch bei Kaninchen der Effekt einer Freisetzung und Verarmung an Serotonin im Gewebe durch Reserpin auf die histologischen Manifestationen hyperergischer Reaktionen [127]. Bei Ratten wurde der gleiche Effekt auf die experimentelle Eosinophilie geprüft. Während myokarditische und periarteriitische Veränderungen an den Lungengefäßen abgeschwächt waren, blieb die proliferative Glomerulitis unbeeinflußt. Auch die experimentelle Eosinophilie wurde nicht modifiziert. Ob das Serotonin tatsächlich als ein pathogenetischer Faktor hyperergischer Reaktionen infrage kommt, ist bis heute nicht endgültig geklärt, ja eher unwahrscheinlich [389].

Die besondere Empfindlichkeit der Nierengefäße der Ratte für kleine Serotonindosen ließ nicht nur vermuten, daß dieses biogene Amin ein physiologisches, die Nierenzirkulation regulierendes Hormon darstellt sondern auch erörtern, daß Serotonin ein pathogenetischer Faktor des renalen Hochdrucks, der malignen Nephrosklerose und der akuten Anurie darstellen könnte. Jedoch konnte weder bei chronischen Nierenerkrankungen noch bei einem malignen Hochdruck eine vermehrte Ausscheidung der 5-Hydroxyindolessigsäure mit dem Harn festgestellt werden [72, 388]. Diese war verschiedentlich eher recht niedrig. Selbst wenn man einwendet, daß bei solchen Erkrankungen der Ausscheidungsmechanismus für die 5-Hydroxyindolessigsäure gestört sein könnte, so spricht doch gegen eine pathogenetische Bedeutung des Serotonins, daß seine Blutwerte in solchen Fällen nicht erhöht waren. Gegen diesen pathogenetischen Mechanismus sprechen aber auch noch die relative Unempfindlichkeit des menschlichen Gefäßsystems für physiologische Serotoninmengen und daß die künstliche Freisetzung von Serotonin aus seinen Depots, etwa durch Reserpin, nicht zu einem Blutdruckanstieg führt.

Bei einem einfachen Modellversuch, der einen extrakorporalen Kreislauf nachahmte, fand man bei Hunden und Kaninchen im Plasma einen Anstieg von ATP und Serotonin als Folge einer Hämolyse, wobei das Serotonin natürlich aus den Thrombozyten stammte [679]. Hierbei nahm auch das Harnvolumen ab [265]. Es konnte daher vermutet werden, daß nicht nur einige Effekte und Komplikationen bei Perfusionsexperimenten, sondern vielleicht auch das sog. „Perfusionssyndrom", das nach Operationen im extrakorporalen Kreislauf und bei der offenen Herzchirurgie beobachtet wird, mit einer Freisetzung dieser Substanzen zusammenhängt. Auch wurden bei diesen Versuchen renale Veränderungen beschrieben, wie sie für die Lower-nephron-nephrosis typisch sind [678]. Dieses bot auch Anhaltspunkte zur Erklärung der bei diesen Versuchen eigenartigerweise trotz Freisetzung von Serotonin beobachteten verminderten Ausscheidung von 5-Hydroxyindolessigsäure. Es war anzunehmen, daß infolge der pathologisch-anatomischen Läsionen auch die Aktivität der MAO der Niere vermindert und die tubuläre Ausscheidung für 5-Hydroxyindolessigsäure beeinträchtigt sei. Bei mit extrakorporalem Kreislauf operierten Kranken fand sich gleichfalls ein Anstieg von Serotonin im Blut, hier aber auch eine gesteigerte Ausscheidung der 5-Hydroxyindolessigsäure [686]. Für die menschlichen Verhältnisse muß die Freisetzung von Serotonin jedoch zunächst als ein Nebenbefund angesehen und die Ursache der akuten Niereninsuffizienz bei derartigen Operationen in der besonderen Konstellation zahlreicher, auf die Niere gerichteter Faktoren gesucht werden. Es sei daran erinnert, daß bei Injektionsversuchen mit hohen Serotonindosen beim Menschen niemals Nierenschäden beobachtet und selbst beim Karzinoidsyndrom keine Veränderungen im Sinne der Lower-nephron-nephrosis angetroffen wurden.

Im Tierexperiment führen Injektionen von Serotonin in das rechte Herz oder in die Pulmonalarterie zu einem Druckanstieg auf der arteriellen Seite des Lungenkreislaufs (s. S. 219). Dieses war der Anlaß, zwischen dem Serotonin und einem akuten Cor pulmonale pathogenetische Zusammenhänge zu vermuten, insbesondere bei der massiven Lungenembolie und ihren oft tödlichen Komplikationen [784]. Es ist darauf hingewiesen worden, daß in einem Embolus große Thrombozytenmengen eingeschlossen sind, die bei ihrem Zerfall örtlich Serotonin freisetzen [251]. Wenn auch für den Menschen noch nicht sicher erwiesen wurde, ob aus dem rechten Herzen austretendes Serotonin zu einer pulmonalen Hypertension führt, wenn beim Karzinoidsyndrom soweit untersucht im Flushanfall kein Anstieg des Druckes in der Arteria pulmonalis beobachtet wurde, so liegen doch andere pathophysiologische Verhältnisse vor, wenn sich das Serotonin in einem vom übrigen Kreislauf ausgeschalteten Gefäßbezirk lokal anhäufen kann, und die Anwesenheit von Chemorezeptoren besonders im Bereich der Lungenstrombahn läßt es denkbar erscheinen, daß deren Reizung auf reflektorischem Wege zu ernsten Herz- und Kreislaufkomplikationen führen kann. Dieses würde vor allem solche embolisch bedingten Zwischenfälle erklären, bei denen nicht eine so ausgedehnte Embolisation der Lungengefäße vorliegt, daß mechanische Faktoren die Komplikationen ausreichend erklären würden.

Erörtert wurde auf Grund tierexperimenteller Untersuchungen an Hunden auch die Möglichkeit, daß das Serotonin pathogenetisch beim Lungenödem eine Rolle spielen könnte, zumal dieses die Kapillarpermeabilität erhöht [405]. Das zirkulierende Serotonin dürfte hierfür aber kaum infrage kommen und für die besonders gefäßnahe gelegenen Mastzellen des Menschen ist ein Serotoningehalt nicht gegeben, so daß für eine solche Annahme noch ausreichende Argumente fehlen. Nach anderen Untersuchungen ist das Serotonin nicht an der Pathogenese des Myokardinfarktes beteiligt, da das Amin eher ein Erweiterer der Koronargefäße ist [516]. Andere Autoren glauben aber, daß sich das bei einer Koronarthrombose freisetzende Serotonin im Harn nachweisen und zur Diagnose eines Herzinfarktes verwenden läßt [9]. Eingeführt hat sich eine solche Methode bislang nicht, zumal die moderne Enzymdiagnostik hier sicherlich überlegen ist. Es wurde weiterhin die Frage aufgeworfen, ob das Serotonin an der Genese der Schwangerschaftstoxämie beteiligt sei [617]. Verwiesen wurde auch auf die Beobachtung, daß es unter einer Behandlung mit INH zur stärkeren Bindegewebsproliferation um die Tuberkel herum kommt als unter einer Therapie mit Streptomycin oder als bei unbehandelten Kranken [873]. Da auch das INH den oxydativen Abbau des Serotonins hemmt, Serotonin bekanntlich zu fibrösen Proliferationen führt, ist es denkbar, daß dieser Unterschied tatsächlich durch eine örtliche Anhäufung von Serotonin zustande kommt. Eine Beteiligung an der Pathogenese der Migräne wird ebenfalls erörtert und durch die Behandlung mit dem Antagonisten Methysergid unterstützt [154, 332, 654, 756]. Für die Entstehung von Ulzera des Magen-Darm-Traktes hat das Serotonin aber sicherlich keine Bedeutung [692].

Für den Anästhesisten ist die Eigenschaft des Serotonins von Interesse, in höheren Konzentrationen die Aktivität der Cholinesterase zu hemmen [399]. Dieses mag unter operativen Bedingungen, die mit einer erhöhten Anwesenheit von Serotonin einhergehen, z. B. auch beim Karzinoidsyndrom, eine Bedeutung erlangen, insbesondere im Hinblick auf die Anwendung von Muskelrelaxantien. Die Anhäufung von Azetylcholin an der motorischen Endplatte könnte zu einer Verdrängung von Curare und zur Aufhebung der neuromuskulären Blockade führen. Tierversuche schienen diese Vermutung zu unterstützen [600]. Die durch das depolarisierende Relaxans Decamethoniumjodid erzeugte Blockade schien weniger beeinflußbar zu sein. Seit Einführung des Succinylcholins als ein depolarisierendes Muskelrelaxans sind viele Fälle von verzögerter Apnoe beobachtet worden [399]. Diese Substanz wird durch die Plasmacholinesterase aufgespalten, deren Inhibierung durch das Serotonin möglicherweise zu einer verlängerten neuromuskulären Blockade führt. Besonders bei der Chirurgie des Karzinoidleidens wird man diese Hinweise berücksichtigen müssen.

Literatur

[1] ADAMSON, J. E., and R. W. POSTLEITHWAIT: Carcinoid tumors of the gastro-intestinal tract. Ann. Surg. **148**, 239 (1958).

[2] AKCASU, A., M. AKCASU, and S. B. TUMAY: 5-Hydroxytryptamine in cerebro-spinalfluid. Nature (Lond.) **187**, 324 (1960).

[3] ALBOT, G., C. NEZELOF et A. G. PREVOST: Tumeur carcinoide du bulbe duodénal. Arch. Mal. Appar. dig. **44**, 460 (1955).

[4] ALRICH, E. M., and R. H. BLANK: Carcinoid tumor of the duodenum; three cases. Virginia med. Mth. **86**, 37 (1959).

[5] AMASIO, C.: Osservazioni su di un caso di carcinoide dell' appendice. Arch. Sci. med. **107**, 462 (1959).

[6] AMBANELLI, U., e G. SALVI: L'antidiuresi da enteramina. G. Clin. med. **40**, 1499 (1959).

[7] AMIN, A. H., T. B. B. CRAWFORD, and J. H. GADDUM: The distribution of 5-hydroxytryptamine and substanz P in the central nervous system. XIX Intern. Physiol. Congress, Montreal 1953, S. 165 (Abstract).

[8] ANDERSON, J. A., M. R. ZIEGLER, and D. DOEDEN: Banana feeding and urinary excretion of 5-Hydroxyindoleacetic acid. Science **127**, 236 (1958).

[9] ANGELINO, P. T., A. PELLEGRINI, G. CROLLE, P. G. PAGANO e D. TARTARA: Il dosaggio urinario di un catabolita della serotonina (acido 5-idrossi-indolacetico) nell 'insufficienza coronarica con o senza infarcto mio-cardico. Minerva med. (Torino) **52**, 2193 (1961).

[10] APRISON, M. H., and C. B. FERSTER: Behavioral effects of 5-hydroxytrypto-phan. Experientia (Basel) **16**, 159 (1960).

[11] ARIEL, I. M.: Argentaffin (carcinoid) tumors of the small intestine. Arch. Path. **27**, 25 (1959).

[12] ARNETT, J. H., and C. F. LONG: A case of congenital stenosis of the pulmo-nary valve with late onset of cyanosis: death from carcinoma of the pancreas. Amer. J. med. Sci. **182**, 212 (1931).

[13] ASCHOFF, L.: Über die sogenannten Appendixkarzinome. Münch. med. Wschr. **57**, 1914 (1910)

[14] ASHCROFT, G. W., and D. SHARMAN: 5-Hydroxyindoles in human cerebro-spinal fluids. Nature (Lond.) **186**, 1050 (1960).

[15] ASKANAZY, M.: Zur Pathogenese der Magenkrebse und über ihren gele-gentlichen Ursprung aus angeborenen Keimen in der Magenwand. Dtsch. med. Wschr. **49**, 3, 49 (1923).

[16] ASK-UPMARK, E.: Incidencia Familiar del Sindrome Carcinoide. Folia clin. int. (Barcelona) **10**, Nr. 6 (1960).

[17] AUSTERN, H., ST. A. JOHANSSON, A. LUNDBERG, and H.-E. SJÖBERG: Heparin treatment in a case of carcinoid tumour. Acta med. scand. **168**, 367 (1960).

[18] AXELROD, J., and H. WEISSBACH: Enzymatic O-methylation of N-acetyl-serotonin to melatonin. Science **131**, 1312 (1960).

[19] BACHMANN, K., E. SCHMID und CHR. MEYTHALER: Valvuläre Pulmonal-stenose, kombinierter Trikuspidalklappenfehler und offenes Foramen ovale mit Rechts-Links-Shunt als erworbene Kardiopathie eines metasta-sierenden Dünndarmkarzinoids. Z. Kreisl.-Forsch. **52**, 1101 (1963).

[20] BAENSCH, W. E.: Karzinome, Karzinoide, Sarkome und gutartige Tumoren des Dünndarms. Röntgendiagn. Ergebn. **1957**, 412.

[21] BÄSSLER, R.: Karzinoidsyndrom bei Bronchialadenom. Zbl. allg. Path. path. Anat. **100**, 351 (1959).

[22] BAIRD, R. J., W. ANDERSON, and J. R. MILLS: Carcinoid tumor in an Meckel's diverticulum. Canad. J. Surg. **1**, 368 (1958).

[23] BAKER, R. V.: Mitochondria and storage granules for 5-hydroxytryptamine. J. Physiol. (Lond.) **145**, 473 (1959).

[24] BALZER, H., K. GREEFF und E. WESTERMANN: Die bronchoconstrictorische Wirkung des Serotonins. Klin. Wschr. **34**, 1204 (1956).

[25] BANCROFT, J. H. J., D. J. O'BRIEN, and A. TICKNER: Carcinoid syndrome due to carcinoid tumour of the ovary. Brit. med. J. **1964, II**, 1440.

[26] BARNES, T. G.: Argentaffinoma (carcinoid) of the gall bladder; a case report. Surgery **32**, 723 (1952).

[27] BARNES, Z. B., and J. M. YOUNG: Carcinoid tumors of the duodenum; a review of the literature and a report of two cases. Surgery **40**, 922 (1956).

[28] BARTER, R., and A. G. E. PEARSE: Detection of 5-hydroxytryptamine in mammalian enterochromaffin cells. Nature (Lond.) **172**, 810 (1953).

[29] — — Mammalian enterochromaffin cells as the source of serotonin (5-hydroxytryptamine). J. Path. Bact. **69**, 25 (1955).

[30] BARTH, E., u. E. MUNDT: Das metastasierende Dünndarmkarzinoid. Münch. med. Wschr. **103**, 730 (1961).

[31] BARTHOLINI, G., and A. PLETSCHER: Two types of 5-Hydroxytryptamine release from isolated blood platelets. Experientia (Basel) **20**, 376 (1964).

[32] — —, and K. F. GEY: Diminution of 5-hydroxytryptamine in thrombocytes in vitro by chlorpromazine and related compounds. Experientia (Basel) **17**, 541 (1961).

[33] BARTLET, A. L.: The 5-Hydroxytryptamine content of mouse brain and whole mice after treatment with some drugs affecting the central nervous system. Brit. J. Pharmacol. **15**, 140 (1960).

[34] BATES, H. R., and R. F. CLARK: Observations on the pathogenesis of the carcinoid heart disease and the tanning of fluorescent fibrin by 5-Hydroxytryptamine and ceruloplasmin. Amer. J. clin. Path. **39**, 46 (1963).

[35] — — Assay of carcinoid tumor for quinoid derivatives of 5-hydroxytryptamine. Amer. J. clin. Path. **42**, 55 (1964).

[36] BATES, R. C., and L. W. WALKER: The metastatic carcinoid syndrom; report of a case. J. Mich. med. Soc. **57**, 559 (1958).

[37] BAYER, O., F. LOOGEN und H. H. WOLTER: Der Herzkatheterismus bei angeborenen und erworbenen Herzfehlern. Stuttgart: Thieme 1954.

[38] BEAN, W. B., and D. FUNK: The vasculocardiac syndrome of metastatic carcinoid. Trans Amer. clin. climat. Ass. **68**, 111 (1957).

[39] — — The vasculo-cardiac syndrome of metastatic carcinoid. Arch. intern. Med. **103**, 189 (1959).

[40] —, D. OLCH, and H. B. WEINBERG: The syndrome of carcinoid and acquired valve lesions of the right side of the heart. Circulation **12**, 1 (1955).

[41] BEATON, E. J.: Metastasizing carcinoid; with a case report of the carcinoid syndrome. Canad. med. Ass. J. **80**, 281 (1959).

[42] BECKER, F. P.: Argentaffinomas of Meckel's diverticulum and adjacent ileum. Gastroenterology **38**, 646 (1960).

[43] BECKMANN, R.: Serotonin. Dtsch. med. Wschr. **81**, 1090 (1956).

[44] BEGER, A.: Ein Fall von Krebs des Wurmfortsatzes. Berl. klin. Wschr. **19**, 616 (1882).

[45] BEIN, H. J.: The pharmacology of Rauwolfia. Pharmacol. Rev. **8**, 435 (1956).

[46] BENASSI, P.: Riv. sper. Freniat. **82**, 330 (1958).

[47] BENDITT, E. R., and D. A. ROWLEY: Antagonism of 5-hydroxytryptamine by chlorpromazine. Science **123**, 24 (1956).

[48] BERKHEISER, S. W.: Bronchial adenoma of carcinoid type with distant metastases. Dis. Chest **37**, Nr. 4 (1960).

[49] BERNHEIMER, H., W. BIRKMAYER und O. HORNYKIEWICZ: Verteilung des 5-Hydroxytryptamins (Serotonin) im Gehirn des Menschen und sein Verhalten bei Patienten mit Parkinson-Syndrom. Klin. Wschr. **39**, 1056 (1961).

[50] —, H. EHRINGER, P. HEISTRACHER, O. KRAUPP, V. LACHNIT, I. OBIDITSCH-MAYER und M. WENZL: Biologisch aktives ‚nicht metastasierendes Bronchuscarcinoid mit Linksherzsyndrom. Wien. klin. Wschr. **72**, 867 (1960).

[51] BETSON jr., J. R., and M. L. GOLDEN: Primary argentaffin carcinoma (carcinoid) arising in an ovarian teratoma; a report of 2 cases. Amer. J. Obstet. Gynec. **77**, 1345 (1959).

[52] BHARGAVA, K. P., and K. K. TANGRI: The central vasomotor effects of hydroxytryptamine. Brit. J. Pharmacol. **14**, 411 (1959).

[53] BIBRA, G. v.: Über maligne Karzinoide des Dünndarmes. Inaug. Diss. Frankfurt a. M. 1944.

[54] BIÖRCK, G., O. AXEN, and A. THORSON: Unusual cyanosis in a boy with congenital pulmonary stenosis and tricuspid insufficiency. Amer. Heart. J. **44**, 143 (1952).

[55] BIRO, L., E. IVAN, and N. L. SZECSENYI: A carcinoid syndrómáról, klinikai eset kapesán. Orv. Hetil. **102**, 2472 (1961).

[56] BLACKWELL, W. J., and M. B. DOCKERTY: Argentaffin carcinoma (carcinoid tumor) arising in an ovarian dermoid cyst. Amer. J. Obstet. Gynec. **51**, 575 (1946).

[57] BLASCHKO, H.: Amine oxidase and amine metabolism. Pharmacol. Rev. **4**, 415 (1952).

[58] BLEEHEN, N. M.: Precipitation by fatty food of systemic disturbance from argentaffinoma. Lancet **1955 II**, 1362.

[59] BLEULER, M.: Psychiatrische Irrtümer in der Serotoninforschung. Dtsch. med. Wschr. **81**, 1078 (1956).

[60] BLÜMEL, G., u. N. HEITZ: Benigne Appendixkarzinoide und Karziniodsyndrom. Wien. klin. Wschr. **75**, 92 (1963).

[61] BLUMBERG, A., U. C. DUBACH, W. KREIS und H. R. MÜLLER: Klinische und biochemische Untersuchungen beim Carcinoidsyndrom. Dtsch. med. Wschr. **87**, 921 (1962).

[62] BOCK, K. D., H. DENGLER, H. M. KUHN und K. MATTHES: Die Wirkung von 5-Hydroxytryptamin auf Blutdruck, Haut- und Muskeldurchblutung des Menschen. Naunyn-Schmiedebergs Arch. exp. Path. Pharmak. **230**, 257 (1957).

[63] BODE, H. H.: Über den kapillarpermeabilitätssteigernden Effekt des 5-Hydroxytryptamin und seine pharmakologische Beeinflussung. Ann. Univ. sarav. Med. **6**, 119 (1958).

[64] BODI, T., P. E. SIEGLER, E. B. BROWN, M. A. GERSHENFELD, and J. H NODINE: Clinical use of a new antihistamine and antiserotonin drug: Cyproheptadine. Ann. Allergy **19**, 386 (1961)

[65] BODNER, E.: Linksherzveränderungen beim Karzinoidsyndrom. Wien. med. Wschr. **113**, 765 (1963).

[66] Bohn, H.: Die Appendicite neurogène, eine Teilerscheinung der endokrin-nervös bedingten Enteropathie (sog. chronische Enteritis). Bruns Beitr. klin. Chir. **170**, 24 (1939).

[67] —, u. F. Feyrter: Über die endokrin-nervöse Enteropathie (sog. chronische Enteritis). Verh. dtsch. Ges. inn. Med. **52**, 454, 458 (1940).

[68] — — Zur Klinik und Pharmakologie der Darmcarcinoide. Klin. Wschr. **21**, 757 (1942).

[69] —, E. Koch und W. Rick: Serotonin als humoraler Wirkstoff bei der nervös-endokrinen Enteropathie (chronische Enteritis). Medizinische **1958 I**, 610.

[70] Bojs, G., och E. Östlund: Tre ovanliga fall av carcinoidtumörer. Svenska Läk.-Tidn. **56**, 1275 (1959).

[71] Bondi, M.: Studio istologico di un argentaffinoma dell' appendice. R.C. Ist. sup. Sanitâ **20**, 884 (1957).

[72] Borges, F. J., and S. P. Bessman: Urinary excretion of 5-hydroxyindole acetic acid, a serotonin metabolite, in hypertensive renal-vascular disease. Proc. Soc. exp. Biol. (N.Y.) **93**, 513 (1956).

[73] Bower, B. F., D. M. Mason, and P. H. Forsham: Bronchogenic carcinoma with inappropiate antidiuretic activity in plasma and tumor. New Engl. J. Med. **271**, 934 (1964).

[74] Boyland, E., J. E. Gasson, and D. C. Williams: 5-Hydroxytryptamine excretion in patients with carcinoma of the larynx and bronchus. Lancet **1956 II**, 975.

[75] —, and D. C. Williams: Tryptophan metabolism in patients with carcinoid and other tumors. Proc. roy. Soc. Med. **50**, 451 (1957).

[76] Brackin, R. E.: Carcinoid tumor of duodenum complicated by cyclic vomiting. Arch. Surg. **69**, 684 (1954).

[77] Brandt, K. H., M. J. Scmulte, and I. S. Levij: Metastaserend carcinoid (argentaffinoma), waarschijnlijk uitgaande van het pancreas, onder het klinische beeld van het carcinoïd-syndroom ("flush syndrome"). Ned. T. Geneesk **103**, 548 (1959).

[78] Brandwood, A. W., and A. D. Bain: Carcinoid tumour of small intestine, with hepatic metastases, pulmonary stenosis and atypical cyanosis. Lancet **1954 II**, 1259.

[79] Bergsman, A.: The urinary excretion of adrenaline and noradrenaline in some mental diseases. Acta psychiat. scand., Suppl. **34**, 133 (1959).

[80] Braun, H., u. E. Brugger: Adenomatose und Tuberkulose der Lunge bei gleichzeitig bestehendem Dünndarmkarzinoid. Tuberkulosearzt **16**, 304 (1962).

[81] Braxton, B. J. A., and S. A. Kadinsky: A case of "carcinoid" tumor of a Meckel's Diverticulum. Lancet **1922 II**, 70.

[82] Breining, H., E. Schmid, K. Bachmann, M. Sandler und H. Wüst: Über eine seltene Kardiopathie beim Karzinoidsyndrom. Vergleichende klinisch-kardiologische und pathologisch-anatomische Untersuchungen. Med. Bild. Dienst (Roche) **3**, 16 (1964).

[83] Breneman, J. C.: Bronchial carcinoid. Ann. Allergy **21**, 101 (1963).

[84] Bretschger, E.: Klinik und Prognose der Appendix- und Dünndarm-carcinoide. Dtsch. Z. Chir. **249**, 297 (1938).

[85] Bridges, J. M., J. B. Gibson, L. W. Loughridge, and D. A. D. Montgomery: Carcinoid syndrome with pellagrous dermatitis. Brit. J. Surg. **45**, 117 (1957).

[86] Broad, G. G.: Carcinoids; report of 30 cases. N.Y. St. J. Med. **56**, 705 (1956).

[87] BRODIE, B. B., A. PLETSCHER, and P. A. SHORE: Evidence that serotonin has a role in brain function. Science 122, 968 (1955).
[88] —, P. A. SHORE, and A. PLETSCHER: Serotonin-releasing activity limited to Rauwolfia alkaloids with tranquilizing action. Science 123, 992 (1956).
[89] BROSMAN, S. A., P. F. BRADFORD, and F. W. HUGHES: Modification of renal lesions produced by 5-hydroxytryptamine (serotonin). Amer. J. clin. Path. 32, 457 (1959).
[90] BROWN, CH. H.: Discussion of paper presented by Drs. SAUER, DEARING, FLOCK, WAUGH, DOCKERTY and ROTH. Gastroenterology 34, 230 (1958).
[91] BROWN, E. L.: Carcinoid tumour of the rectum. Canad. med. Ass. J. 72, 770 (1955).
[92] BRUCE, D. W.: Serotonin in pineapple. Nature (Lond.) 188, 147 (1960).
[93] BRUNE, G. G., and H. E. HIMWICH: Biphasic action of reserpine and isocarboxazid on behavior and serotonin metabolism. Science 133, 190 (1961).
[94] BUCHBERGER, R., u. W. DEMMER: Das Carcinoid des Wurmfortsatzes. Arch. klin. Chir. 296, 138 (1960).
[95] BUDAY, P. V.: Pharmacologically active substances present in the central nervous system. Nature (Lond.) 191, 245 (1961).
[96] BÜCHNER, F.: Allgemeine Pathologie. 3. Aufl. München: Urban und Schwarzenberg 1959.
[97[BULLON-RAMIREZ, A., W. E. LANGER y H. SCHULTZ: La visualizacion de los granulos de las celulas cromoenteroargentafines mediante el microscopio electronico. Rev. clin. esp. 79, 321 (1960).
[98] BUMPUS, F. M., and I. H. PAGE: Serotonin and its methylated derivates in human urine. J. biol. Chem. 212, 111 (1955).
[99] CAMBIER, J.: Sur le métabolisme de la sérotonine et les modalités de son hypersécrétion dans les carcinoides intestinaux (tumeurs argentaffines). Presse méd. 66, 787 (1958).
[100] CAMP, W. H.: Carcinoid of the stomach. Radiology 65, 753 (1955).
[101] CAMPBELL, A. C. P., A. H. GOWENLOCK, D. S. PLATT, and P. J. D. SNOW: A 5-hydroxytryptophan-secreting carcinoid tumor. Gut 4, 61 (1963).
[102] CAPITOLO, G.: Carcinoide dell'appendice con eversione totale dell'organo. Minerva chir. (Torino) 13, 1269 (1958).
[103] CARCASONA, A., F. UNTERHARNSCHEIDT, J. CERVOS-NAVARRO und W. GELLER: Untersuchungen zur quantitativen Bestimmung von 5-Hydroxytryptophan, 5-Hydroxytryptamin und 5-Hydroxyindolessigsäure mit Hilfe der Papierelektrophorese. Klin. Wschr. 38, 457 (1960).
[104] CARLSEN, K. D., och T. SONDERGAARD: Malignt tyndtarmscarcinoid med pulmonalstenose; serotoninproducerende tumor? Ugeskr. Laeg. 117, 639 (1955).
[105] CARLSSON, A., M. LINDQVIST, T. MAGNUSSON, and B. WALDECK: On the presence of 3-hydroxytryptamine in brain. Science 127, 471 (1958).
[106] CARTIER, P.: Physiologie et biochemie de la serotonine. Sem. Hop. Paris 34, 665 (1958).
[107] —, et J. MOREAU: Notes techniques sur la détection et le dosage de la serotonine (et de ses métabolites). Sem. Hop. Paris 34, 670 (1958).
[108] Case Records of the Massachusetts General Hospital: weekly clinicopathological exercises: case no. 41191. New Engl. J. Med. 252, 816 (1955).
[109] Case Records of the Massachusetts General Hospital, case 43151. New Engl. J. Med. 256, 703 (1957).

[*110*] Case from Medical Grand Rounds: Massachusetts General Hospital. Amer. Practit. **7**, 2046 (1956).

[*111*] Cassidy, M. A.: Abdominal carcinomatosis with probable adrenal involvement. Proc. roy. Soc. Med. **24**, 139 (1931).

[*112*] — Post-mortem findings in case shown on october, 10, 1930, as one of abdominal carcinomatosis with probable adrenal involvement. Proc. roy. Soc. Med. **24**, 920 (1931).

[*113*] — Abdominal carcinomatosis associated with vasomotor disturbances. Proc. roy. Soc. Med. **27**, 220 (1934).

[*114*] Cassie, G. F.: Torsion of mucocele of the appendix caused by a carcinoid tumor. Brit. J. Surg. **41**, 105 (1953).

[*115*] Cattan, R., J. Nallet, M. Liebeskind, R. Habib et Ph. Pariente: Carcinoide de l'estomac et anémie de Biermer. Arch. Mal. Appar. dig. **44**, 922 (1955).

[*116*] Cawley, L. P.: Carcinoid syndrome; a tumor causing bouts of diarrhea, cutaneous flushes, intermittant abdominal cramps and valvular heart disease. J. Kans. med. Soc. **59**, 393 (1958).

[*117*] Cerletti, A., and E. Rothlin: Role of 5-hydroxytryptamine in mental disease and its antagonism to lysergic acid derivates. Nature (Lond.) **176**, 785 (1955).

[*118*] Charms, B. L., P. Kohn, and H. J. Applebaum: Hemodynamic studies in a case of carcinoid cardiovascular syndrome. Circulation **20**, 208 (1959).

[*119*] Chiari, H.: Über das sogenannte Karzinoidsyndrom. Ciba Symp. **5**, 192 (1958).

[*120*] Christensen, B. C., and H. G. Iversen: Metastasizing carcinoid in small intestine. Dan. med. Bull. **3**, 243 (1956).

[*121*] Christian, H. J., and J. H. Currens: The carcinoid syndrome and related cardiac disease; report of a case with predominant tricuspid disease. New Engl. J. Med. **260**, 629 (1959).

[*122*] Christie, A. C.: A histochemical property of the argentaffin (Kultschitzky) cells. Nature (Lond.) **173**, 589 (1954).

[*123*] Ciaccio, C.: Sopra speciali cellule granulose della mucosa intestinale. Arch. ital. Anat. Embriol. **6**, 482 (1907).

[*124*] Clara, M.: Über die Morphologie und Histochemie der basalgekörnten Zellen. Acta neuroveg. (Wien) **16**, 294 (1957).

[*125*] Clark, R. F., and H. R. Bates: Endocardial fibrin in carcinoid heart disease. Arch. Path. **76**, 211 (1963).

[*126*] Clerc-Bory, M., H. Pacheco et C. Mentzer: Sur la nature de l'acide hydroxy-indol-acétique des urines de cancéreux. C. R. Acad. Sci. (Paris) **238**, 525 (1954).

[*127*] Cohen, S. G., and S. C. Mines: Reserpine effects and experimentally produced lesions of cardiovascular sensitization and eosinophilia. J. Allergy **30**, 169 (1959).

[*128*] —, and T. M. Sapp: Serotonin- and histamine-affecting agents and experimental vascular sensitization. J. Allergy **60**, 248 (1960).

[*129*] Cole, J. W., and G. G. Bertino: Effect of Chlorpromazine on excretion of 5-hydroxyindoleacetic acid in a patient with malignant carcinoid. Proc. Soc. exp. Biol. (N.Y.) **93**, 100 (1956).

[*130*] —, and L. Matthews: Uptake of 2-C-14 labelled tryptophane by malignant carcinoid tumor. Surg. Forum **8**, 191 (1957).

[*131*] — — Distribution of radioactive tryptophane in a patient with metastatic carcinoid. Arch. Surg. **76**, 912 (1958).

[*132*] COLLIER, H. O., and G. B. CHESHER: Brit. J. Pharmacol. **11**, 186 (1956).

[*133*] —, and P. G. SHORLEY: Analgesic antipyretic drugs as antagonists of bradykinin. Brit. J. Pharmacol. **15**, 601 (1960).

[*134*] COMROE, C. H. jr., B. VAN LINGEN, R. C. STROUD, and A. RONCORONI: Reflex and direct cardiopulmonary effects of 5-OH-Tryptamine (serotonin). Amer. J. Physiol. **173**, 379 (1953).

[*135*] COOKE, H. H.: Carcinoid tumors of small intestine. Arch. Surg. **22**, 568 (1931).

[*136*] COPLAND, S. M.: Carcinoid disease. Dis. Colon Rect. **1**, 471 (1958).

[*137*] COSH, J., J. E. CATES, and D. W. PUGH: Carcinoid heart disease. Brit. Heart J. **21**, 369 (1959).

[*138*] COSTERO, I., R. BARROSO-MOGUEL, and K. M. EARLE: Pinealoma: A variety of argentaffinoma? Nature (Lond.) **199**, 190 (1963).

[*139*] COTTRELL, A. R., D. F. SHARMAN, and F. M. SULLIVAN: Zitiert nach DUNCAN et al. (1955).

[*140*] COUPLAND, R. E., and J. F. RILEY: Mast cells and 5-hydroxytryptamine in precancerous mouse skin. Nature (Lond.) **187**, 1128 (1960).

[*141*] COURTY, L., A. DELATTRE, J. CAMELOT et P. WIART: Tumeurs carcinoïdes du grêle. J. Sci. méd. Lille **77**, 23 (1959).

[*142*] COVELLI, J. R., y A. P. CARLOMAGNO: Carcinoide del yeyuno; sindrome clinico y radiologico. Pren. méd. argent. **43**, 1446 (1956).

[*143*] CRAWFORD, M. A.: Excretion of 5-hydroxyindolylacetic acid in East Africans. Lancet **1962 I**, 352 .

[*144*] CRAWFORD, T. B. B., G. W. ASHCROFT, D. ECCLESTON, and A. N. SMITH: Some observations on the metabolism of indoles in two patients with the carcinoid syndrome. Gastroenterology **48**, 745 (1965).

[*145*] CREUTZFELDT, W.: Zur Histophysiologie des Inselapparates. Z. Zellforsch. **34**, 280 (1948).

[*146*] — Zur Deutung des Silberzellbildes und anderer Pankreasbefunde beim Diabetes mellitus und Inseladenom. Beitr. path. Anat. **113**, 133 (1953).

[*147*] CUCCIOLI, U.: Su di un raro caso di carcinoide maligno funzionante del duodeno. Pathologica **50**, 129 (1958).

[*148*] CURRENS, J. H., T. D. KINNEY, and P. D. WHITE: Pulmonary stenosis with intact intraventricular septum; report of eleven cases. Amer. Heart. J. **30**, 491 (1945).

[*149*] CURRY, J. J.: The action of histamine on the respiratory tract in normal and asthmatic subjects. J. clin. Invest. **25**, 785 (1946).

[*150*] CURZON, G.: A rapid chromatographic test for high urinary excretion of 5-hydroxy-indoleacetic acid and 5-hydroxytryptamine. Lancet **1955 II**, 1361.

[*151*] — The excretion of indoles in argentaffinoma. Arch. Biochem. **66**, 497 (1957).

[*152*] DAGRADI, A., G. GALANTI, and R. BREARLEY: Regeneration of the liver following multiple resections. Surgery **55**, 709 (1964).

[*153*] D'ALBORA, J. B., and A. P. INGEGNO: Gastroenterology **10**, 310 (1948).

[*154*] DALESSIO, D. J.: On migraine headache: Serotonin and serotonin antagonism. J. Amer. med. Ass. **181**, 318 (1962).

[*155*] DANISCH, F.: Zur Histogenese der sogenannten Appendixkarzinoide. Beitr. path. Anat. **72**, 687 (1924).

[*156*] DAUGHERTY, G. W., W. M. MANGER, G. M. ROTH, E. V. FLOCK, D. S. SHILDS jr., and J. M. WAUGH: Malignant carcinoid with hyperserotonemia occurring spontaneously or induced by palpation of the tumor or by intravenous histamine: report of case. Proc. Mayo Clin. **30**, 595 (1955).

[157] DAVIS, R. B., C. S. ALEXANDER, and A. ADICOFF: Metabolic studies in carcinoid syndrome: Observations on use of α-methyl DOPA, isonicotinic acid hydryzide and selective tryptophan deficiency. Metabolism **10**, 1035 (1961).

[158] —, W. R. MEEKER, and D. G. McQUARRIE: Immediate effects of intravenous endotoxin on serotonin concentrations and blood platelets. Circulat. Res. **8**, 234 (1960).

[159] DAVISON, A. N., and M. SANDLER: Monoamine oxidase activity in the argentaffin carcinoma syndrome. Clin. chim. Acta **1**, 450 (1956).

[160] DEGKWITZ, R., R. FROWEIN, E. KIRBERGER, C. KULENKAMPFF und U. MOHS: Über Normalwerte der stündlichen 5-HIES-Ausscheidung im Urin beim Menschen und die Messung störender Faktoren. Klin. Wschr. **40**, 285 (1962).

[161] —, O. SCHULENBURG, H. SIEROSLAWSKI: Die 5-HIES-Ausscheidung im Urin beim Schlafen und Wachen. Klin. Wschr. **42**, 102 (1964).

[162] DELAGE, J., et G. GEORGALAS: Etude anatoma-clinique d'un cas de syndrome de Bjork. Ann. anat. path. **3**, 435 (1958).

[163] —, J. ROUSSELOT et HOLLANDER: Sur la forme pseudosarcomateuse de la tumeur argentaffine maligne de l'intestin grêle. Ann. anat. path. **2**, 65 (1957).

[164] DENGLER, H.: Atypisches Carcinoidsyndrom mit vermehrter Ausscheidung von 5-Hydroxyindolessigsäure bei Pankreascarcinom. Klin. Wschr. **37**, 1245 (1959).

[165] DESCHNER, E. E.: Argentaffin cell incidence in the rectal mucosa of man, mouse and hamster. Nature (Lond.) **207**, 873 (1965).

[166] DETRIE, P.: Les tumeurs argentaffines à activité endocrinienne. Presse méd. **64**, 1138 (1956).

[167] — Les carcinoides digestifs à activité endocrinienne. J. Chir. (Paris) **76**, 299 (1958).

[168] DETURMENY, G., et H. RUF: Epithélioma argentaffine de l'appendice chez une femme enceinte. Bull. Féd. Gynéc. Obstét. franc. **9**, 377 (1957).

[169] DEUTSCH, H. F.: The preparation of crystalline ceruloplasmin from human plasma. Arch. Biochem. **89**, 225 (1960).

[170] DICK, A., A. G. MELROSE, W. SILLAR, and S. YOUNG: Carcinoid tumour with skeletal metastases. J. roy. Coll. Surg. Edinb. **2**, 209 (1957).

[171] DIFFENBAUGH, W. G., and R. E. ANDERSON: Carcinoid (argentaffin) tumors of the gastrointestinal tract. Arch. Surg. **73**, 21 (1956).

[172] —, T. LAKE and J. STANGER: Carcinoid tumor of the rectum. Ann. Surg. **139**, 379 (1954).

[173] DIMOV, G., i S. SAEV: Kum vuprosa za kartsinoida na appendiksa. Khirurgizia, Sofiya, **9**, 676 (1956).

[174] DINI, S.: I carcinoidi i falsi carcinoidi del canale alimentare (con un nuovo tentativo interpretativo dei carcinoidi intesi come angioneuromi). Arch. De Vecchi Anat. pat. **27**, 229 (1957).

[175] DOCKERTY, M. B.: Carcinoids of the gastrointestinal tract. Amer. J. clin. Path. **25**, 794 (1955).

[176] —, F. S. ASHBURN: Carcinoid tumors (so-called) of the ileum. Arch. Surg. **47**, 221 (1943).

[177] —, D. C. McGOON, R. S. FONTANA, and H. H. SCUDAMORE: Metastasizing bronchial carcinoid with hyperserotonemia and the carcinoid syndrome: report of a case. Med. Clin. N. Amer. **42**, 975 (1958).

[178] —, and C. H. SCHEIFLEY: Metastasizing carcinoid; report of an unusual case with episodic cyanosis. Amer. J. clin. Path. **25**, 770 (1955).

[*179*] DOEPFNER, W., u. A. CERLETTI: Über den Serotonin-Antagonismus einiger Antihistaminika unter Berücksichtigung ihrer chemischen Struktur. Int. Arch. Allergy **10**, 348 (1957).

[*180*] DOMBRO, R. S., T. VAN DER HOEVEN, and D. W. WOOLLEY: Nature (Lond.) **206**, 631 (1965).

[*181*] DONALDSON, R.: Diskussionsbeitrag zu OLSON, T. E., and S. J. GRAY: Amer. J. Gastroent. **29**, 280 (1958).

[*182*] DONALDSON, R. M. jr., S. J. GRAY, and V. G. LETSON: 5-Hydroxytryptophan as an intermediate of serotonin biosynthesis in malignant carcinoidosis. Lancet **1959 II**, 1002.

[*183*] DRAPANAS, T., and J. C. MCDONALD: The direct removal of portal blood serotonin by the liver. Surg. Gynec. Obstet. **116**, 481 (1963).

[*184*] —, and E. L. POLLACK: The effect of serotonin and serotonin precursor on pancreatic secretion in the dog. Surgery **48**, 854 (1960).

[*185*] DUBACH, U. C., u. A. BLUMBERG: Über die therapeutische Verwendung von α-Methyl-DOPA beim Carcinoidsyndrom. Klin. Wschr. **39**, 973 (1961).

[*186*] DUNCAN, D., J. D. GARVEN, and J. L. GIBBONS: Argentaffin carcinoma of ileum with raised serum 5-hydroxytryptamine. Report of a case. Brit. med. J. **1955 II**, 1586.

[*187*] EARP, N. DE SA: Gastrectomia total por carcinoide volumoso do estômago; uso do aparelho de Boerema. Rev. bras. Cir. **31**, 35 (1956).

[*188*] EBER, O., F. LEMBECK und K. NEUHOLD: Zur Diagnostik von Karzinoiden: Die Hydroxyindolessigsäure-Bestimmung im Harn. Wien. klin. Wschr. **68**, 631 (1956).

[*189*] ECCLESTON, D., T. B. B. CRAWFORD, and G. W. ASHCROFT: Tryptamine in the blood and urine of a patient with a carcinoid tumor. Nature (Lond.) **197**, 502 (1963).

[*190*] EDER, M., B. MARKUS und K. LOEWER: Zur Frage der enterochromaffinen und hellen Zellen im Darm. Klin. Wschr. **36**, 739 (1958).

[*191*] — — — Die Funktion des enterochromaffinen Zellsystems des Darmes im Experiment. Beitr. path. Anat. **121**, 50 (1959),

[*192*] ELDRED, W. J.: Argentaffin carcinomas; report of twenty-nine cases, six malignant. Arch. Surg. **73**, 517 (1956).

[*193*] ELLIOTT, H. C., and A. E. CASEY: Experience with a simple screening test for serotonin. Sth. med. J. Bgham, Ala. **51**, 836 (1958).

[*194*] ELLIS, F. W.: Carcinoid of the rectum; report of case with thirteen years' survival; treated with intra-arterial nitrogen mustard. Cancer (Philad.) **10**, 138 (1957).

[*195*] EMMRICH, J., H. STEIM und H. REINDELL: Das Phonokardiogramm bei der vulvulären und der infundibulären Pulmonalstenose. Dtsch. med. Wschr. **84**, 480 (1959).

[*196*] ENGEL, D.: Sind die Carcinoide Progonoblastome? Virchows Arch. path. Anat. **244**, 38 (1923).

[*197*] ERÖS, G.: Eine neue Darstellungsmethode der sogenannten „gelben" argentaffinen Zellen des Magendarmtraktes. Zbl. allg. Path. path. Anat. **54**, 385 (1932).

[*198*] ERSPAMER, V.: Z. Anat. **109**, 586 (1939).

[*199*] —Pharmakologische Studien über Enteramin. I. Mitt. Naunyn-Schmiedebergs Arch. exp. Path. Pharmak. **196**, 343 (1940).

[*200*] — Pharmakologische Studien über Enteramin. II. Mitt. Naunyn-Schmiedebergs Arch. exp. Path. Pharmak. **196**, 366 (1940).

[*201*] ERSPAMER, V.: Pharmakologische Studien über Enteramin. III. Mitt. Naunyn-Schmiedebergs Arch. exp. Path. Pharmak. **196**, 391 (1940).

[*202*] — Physiologische Bedeutung des Enteramins. Naunyn-Schmiedebergs Arch. exp. Path. Pharmak. **218**, 92 (1953).

[*203*] — Pharmacology of indolealkylamines. Pharmacol. Rev. **6**, 425 (1954).

[*204*] — Observations on the metabolism of endogenous 5-hydroxytryptamine (Enteramine) in the rat. Experientia (Basel) **10**, 471 (1954).

[*205*] — Observations on the fate of indolealkylamines in the organism. J. Physiol. (Lond.) **127**, 118 (1955).

[*206*] — Release of 5-Hydroxytryptamine by reserpine. Lancet **1956 I**, 511.

[*207*] —, and B. ASERO: Identification of enteramine, the specific hormone of the enterochromaffin cell system as 5-hydroxytryptamine. Nature (Lond.) **169**, 800 (1952).

[*208*] —, and G. BORETTI: Idenfication and characterization by paper chromatography, of enteramine, octopamine, tyramine, histamine and allied substances in extracts of posterior salivary glands of octopoda and other tissue extracts of vertebrates and invertebrates. Arch. int. Pharmacodyn. **88**, 296 (1951).

[*209*] —, R. FERRINI, and A. GLÄSSER: A note on the oxidative deamination of isomers of 5-hydroxytryptamine and other indolealkylamines. J. Pharm. Pharmacol. **12**, 761 (1960).

[*210*] —, A. GLÄSSER, C. PASINI, and G. STOPPARI: In vitro decarboxylation of tryptophans by mammalian decarboxylase. Nature (Lond.) **189**, 483 (1961).

[*211*] —, and A. OTTOLENGHI: Pharmacological studies on enteramine. VIII. Action of enteramine on the diuresis and the renal circulation of the rat. Arch. int. Pharmacodyn. **93**, 293 (1953).

[*212*] EVANS, R. W., H. R. HARRIS, and C. D. M. McDOUGALL: Argentaffin carcinoma (carcinoid tumour) of ovary. J. clin. Path. **12**, 183 (1959).

[*213*] —, and A. F. MURPHY: Pseudomyxoma peritonei associated with an appendix obstructed by an argentaffinoma (carcinoid) in a male. Brit. J. Surg. **47**, 166 (1959).

[*214*] EYLER, W. R., H. TESLUK, and E. H. DRAKE: Malignant argentaffinoma associated with cardiovascular abnormalities. New Engl. J. Med. **254**, 555 (1956).

[*215*] EYSELL, K., H. VENRATH und FR. FRANZEN: Serotoninvermehrung im Blut ohne vermehrte 5-Hydroxyindolessigssäureausscheidung. Med. Welt **1965, II**, 1594 .

[*216*] FABING, H., and J. R. HAWKINS: Intravenous bufotenine injection in the human being. Science **123**, 886 (1956).

[*217*] FABRICIUS, J., K. JENSEN, and H. E. POULSEN: Metastasizing carcinoid: results of cardiac catheterization and autopsy in a case previously published. Dan. med. Bull. **5**, 237 (1958).

[*218*] FALKMER, ST.: Examples of the association of gastrointestinal carcinoids with apparently congenital malformations. Gastroenterologia (Basel) **86**, 73 (1956).

[*219*] — "Argentaffin carcinoma" (carcinoid) occuring in a benign cystic teratoma of the ovary. Cancer (Philad.) **9**, 727 (1956).

[*220*] FANCHAMPS, A., W. DOEPFNER, H. WEIDMANN und A. CERLETTI: Pharmakologische Charakterisierung von Deseril, einem Serotonin-Antagonisten. Schweiz. med. Wschr. **90**, 1040 (1960).

[*221*] FEDERLIN, K., F. WOSEGIEN, H. DITSCHUNEIT und E. KIRBERGER: Verlaufsbeobachtungen bei Carcinoidkranken 68. Verh. dtsch. Ges. inn. Med. (1962).

[*222*] FEIN, S. B., and K. P. KNUDTSON: The malignant carcinoid syndrome; a case report with biochemical studies. Cancer (Philad.) **9**, 148 (1956).

[*223*] FELDBERG, W., and S. L. SHERWOOD: Injections of drugs into the lateral ventricle of the cat. J. Physiol. (Lond.) **123**, 148 (1954).

[*224*] —, and A. N. SMITH: Release of histamine by tryptamine and 5-hydroxytryptamine. Brit. J. Pharmacol. **8**, 406 (1953).

[*225*] FEYRTER, F.: Zur Frage der Karzinoide. Verh. dtsch. Ges. Path. **26**, 286 (1931).

[*226*] — Carcinoid und Carcinom. Ergebn. allg. Path. path. Anat. **29**, 305 (1934).

[*227*] — Über diffuse endokrine epitheliale Organe. Leipzig: J. A. Barth 1938.

[*228*] — Über die endokrin-nervös bedingte Enteropathie (sog. chronische Enteritis). Verh. dtsch. Ges. inn. Med. **52**, 458 (1940).

[*229*] — Über die These von den peripheren endokrinen Drüsen. Wien. Z. inn. Med. **27**, 9 (1946).

[*230*] — Über die peripheren endokrinen Drüsen (parakrinen Drüsen) des Menschen. Wien-Düsseldorf 1953.

[*231*] — Über das Oberflächenkarzinom im Bereich des Collum uteri. Dtsch. med. Wschr. **80**, 1628, 1686 (1955).

[*232*] — Zur Biochemie des Darmkarzinoids. Zbl. allg. Path. path. Anat. **95**, 151 (1956).

[*233*] — Zur Pathologie und Klinik des Darmkarzinoids. Dtsch. med. Wschr. **81**, 1073 (1956).

[*234*] — Zur Lehre von den peripheren endokrinen (parakrinen) Drüsen des Menschen, neue Erkenntnisse. Wien. med. Wschr. **106**, 515 (1956).

[*235*] — Über die peripheren endokrinen (parakrinen) Drüsen. Medizinische **1957, I**, 663 .

[*236*] — Über die peripheren endokrinen (parakrinen) Drüsen des Menschen. Krebsarzt **13**, 169 (1958).

[*237*] — Zur Frage der Endokrinie des argyrophilen Helle-Zellen-Organs im menschlichen Bronchialbaum. Dtsch. med. Wschr. **83**, 958 (1958).

[*238*] — Über das Karzinoidproblem. Wien. med. Wschr. **108**, 1099 (1958).

[*239*] — Über Mikrokarzinoidose. Arch. ital. Pat. **3**, 1 (1959).

[*240*] — Über einige Tatbestände im enteralen Karzinoid von allgemeiner Bedeutung. Zbl. allg. Path. path. Anat. **100**, 369 (1960).

[*241*] — Über die Methoden zur Erforschung der peripheren endokrinen (parakrinen) Drüsen. Arch. De Vecchi Anat. pat. **31**, 91 (1960).

[*242*] — Über die Typen des bronchialen Adenoms. Zbl. allg. Path. path. Anat. **101**, 489 (1960).

[*243*] — Über das bronchiale und das pulmonale Karzinoid. Über die bronchiale und pulmonale Mikrokarzinoidose. Wien. klin. Wschr. **72**, 386 (1960).

[*244*] — Über die zahlenmäßige Häufigkeit pathischer Organbefunde beim benignen enteralen Karzinoid. Med. Welt **1962, I**, 912.

[*245*] —, G. HERTTING und O. HORNYKIEWICZ: Über die biologische Wirksamkeit von Extrakten aus Bronchuskarzinoiden. Wien. klin. Wschr. **71**, 317 (1959).

[*246*] —, u. K. UNNA: Über den Nachweis eines blutdrucksteigernden Stoffes im Carcinoid. Virchows Arch. path. Anat. **298**, 187 (1937).

[*247*] FIEHRING, CH., W. WÖCKEL und W. FISCHER: Beitrag zur Kenntnis des metastasierenden Dünndarmkarzinoids. Zbl. allg. Path. path. Anat. **105**, 205 (1964).

[*248*] FIORE-DONATI, L., e L. CHIECO-BIANCHI: Tentativo di Provocazione sperimentale delle Lesioni cardiache osservabili nella „sindrome da carcinoide maligno". Prime Osservazioni. Boll. Soc. ital. Biol. sper. **34**, 615 (1958).

[*249*] FISCHER, S., and O. LINDENEG: Cardiac changes in argentaffinomatosis. Acta path. microbiol. scand. **44**, 128 (1958).

[*250*] FLAMENT, F.: Carcinoide de l'intestin grêle et phenomenes vasomoteurs cutanes. Acta clin. belg. **11**, 417 (1956).

[*251*] FLECKENSTEIN, A.: Diskussionsbeitrag auf dem Kreislaufsymposion der Medizinischen Universitätsklinik Freiburg i. Brsg. 14. 11. 1959.

[*252*] FONTAINE, R., C. BOLLACK, J. DELAGE et N. KUHLMANN: Carcinoide de l'intestin grêle avec métastases hépatiques et syndrome de Björk. Presse med. **68**, 2257 (1960).

[*253*] FORBUS, W. D.: Argentaffine tumors of appendix and small intestine. Bull. Johns Hopk. Hosp. **37**, 130 (1925).

[*254*] FOREMAN, R. C.: Carcinoid tumors: a report of 38 cases. Ann. Surg. **136**, 838 (1952).

[*255*] FOTINO, S.: Serotonina (5-hydroxitriptamina) si sindromul carcinoid. Med. interna (Bucuresti) **9**, 980 (1957).

[*256*] FOX, L. M.: Argentaffin tumor of Meckel's diverticulum with metastasis to liver. Brooklyn Hosp. J. **12**, 48 (1954).

[*257*] FRANK, A., u. E. ZANDANELL: Über das Karzinoid des Magens. Radio. austriaca **9**, 47 (1956).

[*258*] FRANK, H. D., and M. M. LIEBERTHAL: Carcinoid syndrome originating in bronchial adenoma. Arch. intern. Med. **111**, 791 (1963).

[*259*] FRANZ, G.: Als Adnextumor imponierende Mukozele des Wurmfortsatzes infolge Karzinoids der Appendixbasis. Zbl. Gynäk. **76**, 623 (1954).

[*260*] FRASER, I.: Argentaffinoma (carcinoid tumor) with cyanosis. Lancet **1955**, **II**, 174.

[*261*] FREESTONE, D. S.: Possible retroperitoneal fibrosis and methysergide. Lancet **1965 I**, 1168.

[*262*] FREUND, S. J.: Carcinoid tumor of the rectum; a statistical study. Amer. J. Surg. **93**, 67 (1957).

[*263*] FREYBURGER, W. A., B. E. GRAHAM, M. M. RAPPORT, P. H. SEAY, W. M. GOVIER, O. F. SWOAP, and M. J. VANDERBROOK: J. Pharmacol. exp. Ther. **105**, 80 (1952).

[*264*] FREZZA, F.: Su tumori carcinoidi dell'intestino. Gazz. int. Med. Chir. **62**, 74 (1957).

[*265*] FRICK, M. H.: Influence of 5-hydroxytryptamine on renal function in extracorporeal circulation. Nature (Lond.) **187**, 609 (1960).

[*266*] —, and L. VIRKKULA: 5-hydroxyindoleacetic acid excretion after pneumectomy. Ann. Med. exp. Fenn. **39**, 101 (1961).

[*267*] FRÖHLICH, F.: Die „Helle Zelle" der Bronchialschleimhaut und ihre Beziehungen zum Problem der Chemoreceptoren. Frankf. Z. Path. **60**, 517 (1949).

[*268*] GABRIEL, W. B., and B. C. MORSON: Carcinoid of the rectum with lymphatic and liver metastasis. Proc. roy. Soc. Med. **49**, 472 (1956).

[*269*] GABRILOVE, J. L.: Carcinoid in stomach tissue within an ovarian dermoid. Arch. Path. **31**, 508 (1941).

[*270*] GADDUM, J. H.: Antagonism between lysergic acid diethylamide and 5-hydroxytryptamine. J. Physiol. (Lond.) **121**, 15 P (1953).

[271] GADDUM, J. H., C. O. HEBB, A. SILVER, and A. A. B. SWAN: 5-Hydroxytryptamine pharmacological action and destruction in perfused lungs. Quart. J. exp. Physiol. **38**, 255 (1953).

[272] GAEDE, K., u. H. FERNER: Zur funktionellen Bedeutung des sog. „insulären Gangorgans" von FEYRTER. Klin. Wschr. **28**, 621 (1950).

[273] — — und H. KASTRUP: Über das zweite Kohlenhydratstoffwechselhormon der Bauchspeicheldrüse (Glucagon) und seine Herkunft aus den α-Zellen. Klin. Wschr. **28**, 388 (1950).

[274] GAEDTKE, K., u. K. SCHREIER: Eine Methode zur Serotoninbestimmung im Urin. Clin. chim. Acta **1**, 475 (1956).

[275] GÄNSSLEN, M.: Carcinoidmetastase im rechten Vorhof verursacht eine funktionelle Tricuspidalstenose. Med. Klin. **53**, 609 (1958).

[276] GALAMBOS, J. T.: The carcinoid story. J. med. Ass. Ga **48**, 91 (1959).

[277] GALLAGHER, W. B.: Carcinoid of the ileum producing intussusception; a case report. Wis. med. J. **56**, 231 (1957).

[278] GALVANO, C.: Ricerche istochimiche in sette casi di carcinoide gastrointestinale. Boll. Soc. ital. Biol. Sper. **34**, 1052 (1958).

[279] GEBAUER, A., K. RÜMELIN, und H. BECKER: Malignes Dünndarmkarzinoid. Dtsch. med. Wschr. **83**, 620 (1958).

[280] GEFFROY, Y.: Tumeur carcinoide du grêle à large dissémination métastatique avec syndrome collapsus-flush et hypersécrétion de sérotonine; primière observation française. Bull. Soc. Méd. Paris **73**, 254 (1957).

[281] —, et P. JOUANNEAU: Etude clinique et physiopathologique. Sem. Hôp. Paris **34**, 651 (1958).

[282] —, R. LAUMONIER, P. CARTIER, P. JOUANNEAU, J. SCHRUB, R. LAQUERRIERE et J. MOREAU: Etudes préliminaires sur les tumeurs carcinoïdes de la lésion locale à la maladie endocrinienne metabolique. Sem. Hôp. Paris **34**, 647 (1958).

[283] —, G. ROUSSEAU, B. LE CHEVREL, P. CARTIER et J. ROUSSELOT: Nouvelle observation de carcinoïdose; données cliniques, radiologiques, histologiques et biochemiques. Arch. Mal. Appar. dig. **47**, 1073 (1958).

[284] GEPTS, W., J. J. DESNEUX et E. HENROTIN: Tumeur insulaire à cellule, argento-réductrices (Carcinoïdes). Acta med. belg. **2**, 162 (1959).

[285] GEROK, W., u. A. A. MÜLLER: Zur Arbeit über „Bronchialcarcinoid mit Serotoninbildung" (Mitteilung des Obduktionsbefunde). Med. Klin. **56**, 320 (1961).

[286] — — Bronchialcarcinoid mit Serotoninbildung. Med. Klin. **55**, 1346·(1960).

[287] GIARMAN, N. J.: Fed. Proc. **15**, 428 (1956).

[288] —, N. J., and M. DAY: Presence of biogenic amines in the bovine pineal body. Biochem. Pharmacol. **1**, 235 (1958).

[289] — —, and G. PEPEU: Presence of neuro-humors in bovine pineal glands. Fed. Proc. **18**, 394 (1959).

[290] —, and D. X. FREEDMAN: Serotonin content of the pineal glands of man and monkey. Nature (Lond.) **186**, 480 (1960)

[291] —, V. S. GREEN, J. P. GREEN, and M. K. PAASONEN: Pharmacological and biochemical study of a carcinoid tumor. Proc. Soc. exp. Biol. (N.Y.) **94**, 761 (1957).

[292] —, L. T. POTTER, and M. DAY: Release of 5-hydroxytryptamine and histamine from neoplastic mast cells by alkaline tissue extracts. Experientia (Basel) **16**, 492 (1960).

[293] GIBBS, N. M.: The histogenesis of carcinoid tumours of the rectum. J. clin. Path. **16**, 206 (1963).

[*294*] GLÄSSER, A., and P. MANTEGAZZINI: The action of 5-hydroxy-DL-tryptophan and 5-hydroxytryptamine on the cortical electrical activity of the midpontine pretrigeminal preparation. Experientia (Basel) **16**, 213 (1960).

[*295*] GLOOR, F., A. PLETSCHER und TH. HARDMEIER: Metastasierendes Inselzell-adenom des Pankreas mit 5-Hydroxytryptamin- und Insulinproduktion. Schweiz. med. Wschr. **94**, 1476 (1964).

[*296*] GOBLE, A. J., D. R. HAY, R. HUDSON, and M. SANDLER: Acquired heart disease with argentaffin carcinoma. Brit. Heart J. **18**, 544 (1956).

[*297*] — —, and M. SANDLER: 5-hydroxytryptamine metabolism in acquired heart disease associated with argentaffin carcinoma. Lancet **1955**, II, 1016.

[*298*] GÖING, H.: Die Wirkungsweise von pyrogenen und bakteriellen Endo-toxinen. Klin. Wschr. **38**, 1069 (1960).

[*299*] GOLDBERG, L. I., F. M. DA COSTA, and M. OZAKI: Actions of the de-carboxylase inhibitor, α-methyl-3,4-dihydroxyphenylalanine, in the dog. Nature (Lond.) **188**, 502 (1960).

[*300*] GONZALES, L., D. L. GRALLER, J. GIUSEFFI, and A. M. KEIRLE: The carcinoid neoplasm and syndrome: a review with extension by unusual cases. Amer. Surg. **25**, 226 (1959).

[*301*] GOSSET, A., et P. MASSON: Tumeurs endocrines de l'appendice. Presse méd. **25**, 237 (1914).

[*302*] GOTTHARDT, E.: Ein Beitrag zum metastasierenden malignen Dünndarm-karzinoid. Zbl. Chir. **82**, 825 (1957).

[*303*] GOTTLIEB, L. S., S. A. BROITMAN, J. J. VITALE, and N. ZAMCHECK: Failure of endogenous serotonin to produce lesions of the carcinoid syndrome. Studies of mouse mastocytoma. Arch. Path. **69**, 77 (1960).

[*304*] GOWENLOCK, A. H., D. S. PLATT, A. C. P. CAMPBELL, and K. G. WORMSLEY: Oat-cell Carcinoma of the Bronchus Secreting 5-Hydroxytryptophan. Lancet **1964**, I, 304.

[*305*] GRABNER, K., u. F. LEMBECK: Untersuchungen über den Gehalt zerebraler Tumoren an Substanz P und Serotonin. Arch. exp. path. Pharmakol. **240**, 157 (1960).

[*306*] GRAMLICH, F., u. E. O. WIETHOFF: Das Carcinoidsyndrom, unter Mittei-lung eines metastasierenden Bronchialcarcinoids. Dtsch. med. Wschr. **85**, 1750 (1960).

[*307*] GRAY, J. L., J. T. TEW, and H. JENSEN: Protective effect of serotonin and of paraminopropiophenone against lethal dosis of x-radiation. Proc. Soc. exp. Biol. (N.Y.) **80**, 604 (1952).

[*308*] GREEN, D., R. J. JOYNT, and M. W. VAN ALLEN: Neuromyopathy associated with a malignant carcinoid tumor. Arch. intern. Med. **114**, 494 (1964).

[*309*] GRIMES, O. F., and H. G. BELL: Carcinoid tumors of the intestine. Surg. Gynec. Obstet. **88**, 317 (1949).

[*310*] GRODSKY, L.: Carcinoid Tumor of the Rectum. Calif. Med. **83**, 41 (1955).

[*311*] GRONDIN, P., M. E. DONLEY, T. DEL JUNCO, and D. E. ROSS: Malignant carcinoid syndrome. West. J. Surg. **66**, 343 (1958).

[*312*] GROSSE-BROCKHOFF, F., u. F. LOOGEN: Klinik und Hämodynamik der Pulmonalstenose ohne Ventrikelseptumdefekt. Dtsch. med. Wschr. **84**, 133 (1959).

[*313*] GUBAREVA, A. V.: Kartsinoid iaichinka; o funktsii Kletok Kultchitskogo. Vop. Onkol. **5**, 425 (1959).

[*314*] GÜBITZ, W.: Ein Fall von malignem Karzinoid des Wurmfortsatzes. Virchows Arch. path. Anat. **242**, 265 (1923).

[*315*] GURSEY, D., E. R. OLSON: Depression of serotonin and norepinephrine levels in brain stem of rabbit by ethanol. Proc. Soc. exp. Biol. (N.Y.) **104**, 280 (1961).

[*316*] GUTZEIT, K.: Intestinale Autointoxikation. Verh. dtsch. Ges. Verdau.- u. Stoffwechselkr. **14**, 380 (1938).

[*317*] GYERMEK, L.: 5-hydroxy-3-indoleacetamidine: a new type of blocking agent against 5-hydroxytryptamine. Nature (Lond.) **192**, 465 (1961).

[*318*] HAAS, A., and S. A. RITTER: Argentaffinoma — its probable significance, suggestions for diagnosis and therapy. Clin. Med. **3/2**, 127 (1956).

[*319*] HABERMANN, E., u. H. SPRINGER: Serotoninfreisetzung aus Blutplättchen durch Hämolytica, bakterielle und tierische Gifte. Naturwissenschaften **6**, 133 (1958).

[*320*] HAGEN, P.: Observation on the substrate specifity of DOPA decarboxylase from ox adrenal medulla, human phaeochromocytoma and human argentaffinoma. Brit. J. Pharmacol. **18**, 175 (1962).

[*321*] HAIDER, L.: Zur Klinik und pathologischen Anatomie des benignen Darmkarzinoids. Wien. klin. Wschr. **68**, 536 (1956).

[*322*] — Die Beziehungen des „Gelben-Zellen-Organs" (FEYRTER) zu allergischen Erscheinungen. Wien. med. Wschr. **107**, 517 (1957).

[*323*] HALLEN, A.: Fall av carcinoid. Svenska Läk.-Tidn. **51**, 3358 (1954).

[*324*] — Fibrosis in the Carcinoid Syndrome. Lancet **1964 I**, 746.

[*325*] HALONEN, P. I., P. KOSKELO, M. H. FRICK, and L. MERENMIES: Metastatic carcinoid tumour associated with complicated silicosis. Acta med. scand. **171**, 477 (1962).

[*326*] HAMLIN, K. E., and F. E. FISHER: The synthesis of 5-hydroxytryptamine. J. Amer. chem. Soc. **73**, 5007 (1951).

[*327*] HAMPERL, H.: Über gutartige Bronchialtumoren (Cylindrome und Carcinoide). Virchows Arch. path. Anat. **300**, 46 (1937).

[*328*] HAND, A. M., W. F. MCCORMICK, and G. LUMB: Malignant carcinoid tumor; a case report with discussion of systemic manifestations. Amer. J. clin. Path. **30**, 47 (1958).

[*329*] HANSON, A., and F. SERIN: Determination of 5-hydroxy-indole-acetic acid in urine and its excretion in patients with malignant carcinoids. Lancet **1955 II**, 1359 .

[*330*] HARDMEIER, TH., u. CHR. HEDINGER: Normale und pathologische Anatomie des argentaffinen Systems des menschlichen Magendarmtraktes. Schweiz. med. Wschr. **93**, 743 (1963).

[*331*] HARRIS, F. H.: A general consideration of carcinoids with presentation of illustrative cases. J. La. med. Soc. **111**, 8 (1959).

[*332*] HARRIS, M. C.: Prophylactic treatment of migraine headache and histamine cephalgia with a serotonin antagonist (methysergide). Ann. Allergy **19**, 500 (1961).

[*333*] HARRISON, M. T., D. A. D. MONTGOMERY, A. S. RAMSEY, J. H. ROBERTSON, and R. B. WELBOURN: Cushing's syndrome with carcinoma of the bronchus and with features suggesting carcinoid tumor. Lancet **1957 I**, 23.

[*334*] HARTZ, P. H.: Amer. J. Path. **21**, 1167 (1945).

[*335*] HASEGAWA, T.: Über Karzinoide des Wurmfortsatzes und des Dünndarmes. Virchows Arch. path. Anat. **244**, 8 (1923).

[*336*] HAUSCHILD, W.: Karzinoide des Dickdarmes. Zbl. Chir. **81**, 2187 (1956).

[*337*] HAVERBACK, B. J., D. BOGDANSKI, and C. A. M. HOGBEN: Inhibition of gastric acid secretion in the dog by the precursor of serotonin, 5-hydroxytryptophan. 58 Ann. Meet. Amer. J. Gastroent. **34**, 188 (1957).

[338] HAVERBACK, B. J., A. SJOERDSMA, and L. L. TERRY: Urinary excretion of the serotonin metabolite, 5-hydroxyindolacetic acid, in various clinical conditions. New. Engl. J. Med. **255**, 270 (1956).

[339] HAY, D. R.: The argentaffin carcinoma syndrome. Aust. Ann. Med. **7**, 163 (1958).

[340] HEDINGER, CHR.: Endokrine Begleiterscheinungen der Karzinoide. Schweiz. Z. Path. **18**, 1184 (1955).

[341] — Karzinoidsyndrom und Serotonin. Helv. med. Acta **25**, 351 (1958).

[342] — Karzinoidsyndrom. Schweiz. med. Wschr. **89**, 1362 (1959).

[343] —, u. R. GLOOR: Metastasierende Dünndarmkarzinoide, Tricuspidalklappen-veränderungen und Pulmonalstenose, ein neues Syndrom. Schweiz. med. Wschr. **84**, 942 (1954).

[344] —, u. H. LANGEMANN: Ausgesprochene Thrombocytose bei Ratten unter Behandlung mit 5-Oxytryptamin. Schweiz. med. Wschr. **85**, 368 (1955).

[345] — — Nierenschädigungen bei Ratten unter Behandlung mit 5-Oxytryptamin. Schweiz. med. Wschr. **85**, 541 (1955).

[346] HEGGLIN, R., u. H. LANGEMANN: Über klinische Symptomatologie und Nachweis von 5-Oxytryptamin und der 5-Oxyindolessigsäure beim metastasierenden Dünndarmkarzinoid. Helv. med. Acta **22**, 463 (1955).

[347] HEILMEYER, L.: Das metastasierende Darmkarzinoid. Med. Klin. **53**, 606 (1958).

[348] — Das Karzinoid. Med. Welt **1961 I**, 1067.

[349] —, u. R. CLOTTEN: Metastasierendes Dünndarmkarzinoid mit zeitweilig fehlender Ausscheidung von 5-Hydroxyindolessigsäure und hochgradiger Tryptophanurie. Dtsch. med. Wschr. **83**, 617 (1958).

[350] —, H. A. KÜHN, R. CLOTTEN und A. LIPP: Metastasierendes Dünndarm-karzinoid mit Nachweis von Oxyindolessigsäure in Blut und Harn durch Hochspannungselektrophorese. Dtsch. med. Wschr. **81**, 501 (1956).

[351] HEIMARK, J. J., and T. W. PARKIN: Syndrome associated with metastatic carcinoid tumor: report of a case. Proc. Mayo Clin. **31**, 56 (1956).

[352] HENDRIX, T. R., A. ATKINSON, J. A. CLIFTON, and F. J. INGELFINGER: The effect of 5-hydroxytryptamine on intestinal motor function in man. Amer. J. Med. **23**, 886 (1957).

[353] HENSCHEL, E.: Das Bronchusadenom, ein semimaligner Tumor des Bronchialsystems. Med. Klin. **60**, 1441 (1965).

[354] HERRMANNS, L., u. P. SACHS: Z. physiol. Chem. **113**, 88 (1921).

[355] HERTZLER, E. C.: 5-Hydroxytryptamine and transmission in sympathetic ganglia. Brit. J. Pharmacol. **17**, 406 (1961).

[356] HERXHEIMER, H.: Influence of 5-hydroxytryptamine on bronchial function. J. Physiol. (Lond.) **122**, 49 (1953).

[357] HINES, C. R., and J. L. SAVAGE: Carcinoid tumors of the stomach. Ann. intern. Med. **43**, 859 (1955).

[358] HINES, M. O., P. H. HANLEY, and H. L. BOESE: Carcinoid tumors of the gastrointestinal tract. Arch. intern. Med. **96**, 500 (1955).

[359] HOFFER, A., H. OSMOND, and J. SMYTHIES: Schizophrenia: a new approach. J. ment. Sci. **100**, 29 (1954).

[360] HOFSTETTER, J. R., CH. MAHAIM et F. SAEGESSER: Un cas de carcinoidose (carcinoide malin de l'intestin grêle avec métastases). Gastroenterologia (Basel) **92**, 203 (1959).

[361] HOLLANDER, W., A. L. MICHELSON, and R. W. WILKINS: Serotonin and anti-serotonins; I. Their circulatory, respiratory, and renal effects in man. Circulation **16**, 246 (1957).

[*362*] Holtz, P.: Über den gegenwärtigen Stand der Serotoninforschung. Dtsch. med. Wschr. **83**, 681 (1958).

[*363*] —, H. Balzer und E. Westermann: Die Beeinflussung der Reserpinwirkung auf das Nebennierenmark durch Hemmung der Mono-aminoxydase. Arch. exp. Path. Pharmakol. **231**, 361 (1957).

[*364*] — — — Beeinflussung der Evipannarkose durch Reserpin, Iproniazid und biogene Amine. Arch. exp. Path. Pharmakol, **231**, 333 (1957).

[*365*] Honet, J. C., T. V. Casey, and J. W. Runyan jr.: False-positive urinary test for 5-hydroxyindoleacetic acid due to methocarbamol and mephenesin carbonate. New Engl. J. med. **261**, 188 (1959).

[*366*] Honma, Y., H. Ninomiya, and S. Maeda: Case report of the primary gastric cancer with the argentaffin cells. Gann. **48**, 632 (1957).

[*367*] Hornowski, S.: Wsprawie Klinicznych objawów guzów srebrochlonnych na podstawie wlasnego przypadku. Pol. Tyg. lek. **13**, 636 (1958).

[*368*] Hornykiewicz, O.: Nachweis von 5-Oxytryptamin in dem von Kahr beschriebenen Karzinoid des Dünndarmes. Acta neuroveg. (Wien) **13**, 110 (1956).

[*369*] Horsley, G. W., and B. N. Golden: Carcinoid tumors of the duodenum. Surg. Gynec. Obstet. **105**, 417 (1957).

[*370*] Horsley, D. B., and O. Prec: Chronic pulmonic and tricuspid stenosis with a cancerous argentaffinoma. Arch. intern. Med. **97**, 806 (1956).

[*371*] Howenstine, J. A., and F. R. Gydesen: The carcinoid syndrome. Rocky Mtn. med. J. **55**, 36 (1958).

[*372*] Huang, I., and D. Y. Hsia: Studies on inhibition of 5-hydroxytryptophan decarboxylase by phenylalanine metabolites. Proc. Soc. exp. Biol. (N.Y.) *112*, 81 (1963).

[*373*] Hudson, R. E.: Malignant carcinoid tumours. Proc. roy. Soc. Med. **50**, 37 (1957).

[*374*] Hudson, H. L., and A. R. Margulis: The roentgen findings of carcinoid tumors of the gastrointestinal tract. Amer. J. Roentgenol. **91**, 833 (1964).

[*375*] Huebschmann, P.: Sur le carcinome primitif de l'appendice vermiculaire. Rev. méd. Suisse rom. **30**, 317 (1910).

[*376*] Hüsselmann, H., u. K.-H. Wendt: Metastasierendes Bronchusadenom vom Karzinoidtyp mit atypischem Karzinoidsyndrom. Münch. med. Wschr. **103**, 663 (1961).

[*377*] Hughes, J. F.: Argentaffine tumor of the jejunum with case report. Delaware med. J. **31**, 135 (1959).

[*378*] Humphrey, J. H., and R. Jaques: The histamine and serotonin content of platelets and polymorphnuclear leucocytes of various species. J. Physiol. (Lond.) **124**, 305 (1954).

[*379*] Hussey, H. H.: Carcinoid and serotonin. GP (Kansas) **14**, 80 (1956).

[*380*] Hutchison, H. E., J. M. Stark, and J. A. Chapman: Platelet serotonin and normal haemostasis. J. clin. Path. **12**, 265 (1959).

[*381*] Hyman, G. A., and J. Wells: Bronchial carcinoid with osteoblastic metastases. Arch. intern. Med. **114**, 541 (1964).

[*382*] Imre, I.: Ein Fall mit operativ geheiltem intraappendikulärem Carcinoid. Orv. Hetil. **103**, 272 (1962).

[*383*] Inaba, Y., T. Miyakawa, and T. Yamada: Appendical carcinoid associated with acute appendicitis. Report of a case, with a review of literature in Japan. Bull. Tokyo med. dent. Univ. **4**, 343 (1957).

[*384*] Isler, P., u. Chr. Hedinger: Metastasierendes Dünndarmcarcinoid mit schweren, vorwiegend das rechte Herz betreffenden Klappenfehlern und Pulmonalstenose — ein eigenartiger Symptomkomplex? Schweiz. med. Wschr. **83**, 4 (1953).

[*385*] Izakovic, V., u. A. Izakovicova: Heparin und Prednison beim Carcinoid-syndrom. Klin. Wschr. **42**, 874 (1964).

[*386*] Jablokow, V. R.: Carcinoid tumor of the ileum, complicated by intestinal perforation caused by foreign body. Gastroenterology **31**, 444 (1956).

[*387*] Jacobson, W.: The argentaffine cells and pernicious anaemia. J. Path. Bact. **49**. 1 (1939).

[*388*] Jaeger, J.: Über das Bronchuskarzinoid. Z. Krebsforsch. **59**, 626 (1954).

[*389*] Jasmin, G.: Effect of histamine liberators on urinary Excretion of 5-hydroxyindolacetic acid. Proc. Soc. exp. Biol. (N.Y.) **105**, 581 (1961).

[*390*] Jatlow, P., and J. Rice: Bronchial adenoma with hyperserotoninemia, biventricular valvular lesions and osteoblastic metastases. Amer. J. clin. Path. **42**, 285 (1964).

[*391*] Jenkins, J. S., and P. J. A. Butcher: Malignant argentaffinoma with cyanosis and pulmonary stenosis. Lancet **1955 I**, 331.

[*392*] Jensen, K.: Metastasizing carcinoid and 5-hydroxytryptamine. Dan. med. Bull. **4**, 96 (1957).

[*393*] Jensen, F. K., and H. E. Poulsen: Metastasizing carcinoid. Dan. med. Bull. **5**, 237 (1958).

[*394*] Jepson, J. B.: Paper chromatography of urinary indoles. Lancet **1955 II**, 1009.

[*395*] Joel, W.: Karzinoid der Gallenblase. Zbl. allg. Path. path. Anat. **46**, 1 (1929).

[*396*] Johnson, J. W., E. S. Judd, and D. C. Dahlin: Malignant neoplasmas of the colon and rectum in young persons. Arch. Surg. **79**, 365 (1959).

[*397*] Jones, F. C.: Carcinoid syndrome: report of a case. Portl. Clin. Bull. **12**, 27 (1958).

[*398*] Jones, I. S. M.: Malignant argentaffinoma with flushing but without widespread secondary deposits. Lancet **1957 II**, 892.

[*399*] Jones, W. P. G.: Serotonin and the carcinoid syndrome. Canad. Anaesth. Soc. J. **6**, 130 (1959).

[*400*] Jonsson, S. O.: Carcinoids of the small intestine and the stomach. Acta chir. scand. **98**, 390 (1949).

[*401*] Joseph, M., and R. R. Taylor: Argentaffinoma of the lung with carcinoid syndrome. Brit. J. Med. **1960 II**, 568.

[*402*] Jovic, M., and Z. Supek: Formation of 5-hydroxytrypamine in an aqueous solution of 5-hydroxytryptophan treated with X-rays. Nature (Lond.) **191**, 383 (1961).

[*403*] Jüngst, G.: Zur Frühdiagnose und Operationsprognose beim Karzinoid. Münch. med. Wschr. **105**, 2569 (1963).

[*404*] Kabakow, B., I. B. Weinstein, G. Ross, and M. Tresser: A clinical and metabolic study of metastatic carcinoid. Amer. J. Med. **26**, 636 (1959).

[*405*] Kabins, S. A., C. Molina, and L. N. Katz: Pulmonary vascular effects of serotonin (5-OH-tryptamine) in dogs: its role in causing pulmonary edema. Amer. J. Physiol. **197**, 955 (1959).

[*406*] Kähler, H. J.: Angabe der Frühsymptome und Frühbehandlung der Dünndarmkarzinoidose (sog. Karzinoidsyndrom), im Fragekasten der Münch. med. Wschr. **104**, 1229 (1962).

[*407*] — Die Steuerung der Entzündung. Med. Mschr. **18**, 194 (1964).

[408] Kähler, H. J., u. L. Heilmeyer: Klinik und Pathophysiologie des Karzinoids und Karzinoidsyndroms unter besonderer Berücksichtigung der Phamakologie des 5-Hydroxytryptamins. Ergebn. inn. Med. Kinderheilk., N.F. **16**, 292 (1961).

[409] Kahr, H.: Zur pathologischen Anatomie und Physiologie des „Karzinoidsyndroms". Klin. Med. **11**, 341 (1956).

[410] — Zum Syndrom des malignen Dünndarmkarzinoids. Acta neuroveg. (Wien) **13**, 99 (1956).

[411] — Zur Diagnose, zur allgemeinen und experimentellen Pathologie des Carcinoidsyndroms. Acta neuroveg. (Wien) **16**, 324 (1957).

[412] Kalant, N., H. L. Brotman, and M. H. Wiseman: Malignant carcinoid syndrome; case report with metabolic studies. Canad. med. Ass. J. **79**, 389 (1958).

[413] Kaneko, Y., J. W. McCubbin, and I. H. Page: Mechanism by which serotonin, norepinephrine and reserpine cause central vasomotor inhibition. Circulat. Res. **8**, 1228 (1960).

[414] Karsay, G., és A. Koranyi: Argentaffinoma okozta uj klinikai syndroma. Orv. Hetil. **96**, 550 (1955).

[415] Kato, L., and B. Gözsy: Action of serotonin on conversion of fibrinogen to fibrin. Amer. J. Physiol. **195**, 66 (1958).

[416] Kelenyi, G.: A gyomor-bélrendszer carcinoid tumorairol. Orv. Hetil. **98**, 1447 (1957).

[417] Keller, R.: Beeinflussung der Gerinnungswirkung von Heparin durch Serotonin und Tryptamin. Experientia (Basel) **14**, 181 (1958).

[418] Kerp, L., u. H. Kasemir: Zur Bindung von 5-Hydroxytryptamin durch Serumproteine. Arch. exp. Path. Pharmakol. **243**, 187 (1962).

[419] Kevorkian, J.: Incidence of carcinoid tumors: review of necropsy and surgical specimens at the University of Michigan. Univ. Mich. med. Bull. **23**, 276 (1957).

[420] — Staining reactions of basigranular and carcinoid tumour cells; with special reference to a modified Giemsa method. Amer. J. clin. Path. **30**, 37 (1958).

[421] Kierland, R. R., W. G. Sauer, and W. H. Dearing: The cutaneous manifestations of the functioning carcinoid. Arch. Derm. Syph. (Chicago) **77**, 86 (1958).

[422] Kilian, V.: Karzinoid des Duodenums. Zbl. Chir. **81**, 559 (1956).

[423] Kind, H., u. H. Schneider: Serotonin (5-Oxytryptamin) und psychopathologische Erscheinungen; psychiatrische Befunde beim Dünndarmkarzinoid. Dtsch. med. Wschr. **82**, 1731 (1957).

[424] Kinloch, J. D., J. N. Webb, D. Eccleston, and J. Zeitlin: Carcinoid syndrome associated with oat-cell carcinoma of bronchus. Brit. med. J. **1965 I**, 1533.

[425] Kirberger, E.: Differentialdiagnostische Überlegungen bei vermehrter 5-Hydroxyindolessigsäure-Ausscheidung im Harn. Dtsch. med. Wschr. **87**, 929 (1962).

[426] —, u. L. Braun: Über das Vorkommen von 5-Hydroxytryptamin in der Walnuss (Juglans regia). Biochim. biophys. Acta (Amst.) **49**, 391 (1961).

[427] Kleinhans, D.: Zur Morphologie, Pathophysiologie und Klinik der Karzinoide. Med. Klin. **59**, 1495 (1964).

[428] Klestil, J., a K. Vanecek: Argentaffine tumor of the small intestine (so-called carcinoid). Cs. Gastroent. Vyz. **10**, 94 (1956).

[*429*] KNAPP, A.: Familiäre essentielle Tryptophanstoffwechselstörung (essentieller hereditärer Vitamin-B$_6$-Mangel). Klin. Wschr. **38**, 74 (1960).

[*430*] KNAUFF, H. G.: Karzinoid des Ileum mit großer Gehirnmetastase. Zbl. allg. Path. path. Anat. **94**, 545 (1956).

[*431*] KNOWLES, C. H. R., A. N. McCREA, and A. DAVIS: Metastasis from argentaffinoma of the appendix. J. Path. Bact. **72**, 326 (1956).

[*432*] KOCH, FR.: Maligne Carcinoide. Chirurg. **12**, 270 (1940).

[*433*] KOELLA, W. P.: Zum Wirkungsmechanismus von Serotonin auf das Zentralnervensystem. Praxis **51**, 1267 (1962).

[*434*] KRANT, J.: Haemangioma planum extensum bij gemetastaseerd Carcinoid van de dunne darm. Ned. T. Geneesk. **102**, 248 (1958).

[*435*] KRAVETZ, R. E., TH. BALSAM, and F. A. JIMINEZ: The fate of carcinoid tumors arising in Meckel's diverticulum. Amer. J. Gastroent. **37**, 277 (1962).

[*436*] KRIEGEL, H., u. H. J. MELCHING: Zur Strahlenschutzwirksamkeit des 5-Hydroxytryptamins bei Ratten. Naturwissenschaften **46**, 652 (1959).

[*437*] KRIKLER, D. M., H. LACKNER, and R. SEALY: Malignant argentaffinoma and the carcinoid syndrome. S. Afr. med. J. **32**, 514 (1958).

[*138*] KROMPECHER, E.: Über die Basalzellentumoren der Zylinderepithelschleimhäute mit besonderer Berücksichtigung der „Karzinoide" des Darms. Zieglers Beitr. path. Anat. **65**, 97 (1919).

[*439*] KÜLLÖI-RHORER, L.: Ein durch operativen Eingriff geheilter Fall von Carcinoid des Dudenums. Orvosi Hetil. **106**, 553 (1965).

[*440*] KUGEL, E., u. H. LÜDEKE: Gutartige Bronchuscarcinoide. Med. Klin. **51**, 530 (1956).

[*441*] KULTSCHITZKY, N.: Zur Frage über den Bau des Darmkanals. Arch. mikr. Anat. **49**, 7 (1897).

[*442*] KUNKEL, jr., W. M., J. M. WAUGH, and M. B. DOCKERTY: Carcinoid of the rectum with metastases. Ann. Surg. **139**, 224 (1954).

[*443*] KUSS, E., u. R. JÄGER: Zur Frage der Geburtsauslösung durch Serotonin. Klin. Wschr. **40**, 917 (1962).

[*444*] KVEDER, S., S. ISKRIC, and D. KEGLEVIC: 5-hydroxytryptophol: a metabolite of 5-hydroxytryptamine in rats. Biochem. J. **85**, 447 (1962).

[*445*] LACHNIT, V., M. WENZL, H. BERNHEIMER, H. EHRINGER, P. HEISTRACHER, O. KRAUPP und I. OBIDITSCH-MAYER: Ein Fall eines Karzinoids mit ungewöhnlicher Lokalisation und Symptomatik. Münch. med. Wschr. **102**, 710 (1960).

[*446*] LAMPHIER, T. A., and R. EHRLICH: Carcinoid of the rectum. Arch. Surg. **75**, 756 (1957).

[*447*] LANGEMANN, H.: Oxytryptamin (Serotonin) als neues Hormon; mit besonderer Berücksichtigung seiner Beziehung zum Syndrom des metastasierenden Karzinoids. Schweiz. med. Wschr. **85**, 957 (1955).

[*448*] — Bestimmungen von Fermentaktivitäten in Geweben eines Falls von metastasierendem Karzinoid. Naunyn-Schmiedebergs Arch. exp. Path. Pharmak. **228**, 244 (1956).

[*449*] — Bestimmungen von Fermenten und ihren Substraten und Reaktionsprodukten in Zellfraktionen von Dünndarm-Karzinoid-Metastase und Phaeochromocytom. Acta neuroveg. (Wien) **16**, 333 (1957).

[*450*] —, A. BONER und P. B. MÜLLER: Aminosäurendecarboxylase in Phäochromocytom- und Karzinoidgewebe. Schweiz. med. Wschr. **92**, 1621 (1962).

[451] LANGEMANN, H., u. J. GOERRE: Über das Verhalten der Hydroxyindol-essigsäure-Ausscheidung im Urin nach Reserpin beim Menschen. Mit besonderer Berücksichtigung des Karzinoidsyndroms. Schweiz. med. Wschr. **87**, 607 (1957).

[452] —, u. J. KÄGI: Oxytryptamin- und Oxyindolessigsäurebestimmungen bei einem Fall von Carcinoidsyndrom, nebst einigen anderen Untersuchungen über Oxytryptamin. Klin. Wschr. **34**, 237 (1956).

[453] LANGENDORFF, H., H.-J. MELCHING, and H.-A. LADNER: 5-hydroxytryptamine as a radiation protective substance in animals. Int. J. Radiat. Biol. **1**, 24 (1959).

[454] — — — Untersuchungen über einen biologischen Strahlenschutz. Strahlentherapie **108**, 58 (1959).

[455] — — — Untersuchungen über einen biologischen Strahlenschutz. XXX. Mitt. Strahlentherapie **108**, 251 (1959).

[456] — — — Untersuchungen über einen biologischen Strahlenschutz. XXXI. Mitt. Strahlentherapie **109**, 554 (1959).

[457] — — — Untersuchungen über einen biologischen Strahlenschutz. XXXII. Mitt. Strahlentherapie **110**, 34 (1959).

[458] — —, H. LANGENDORFF, R. KOCH und R. JAQUES: Untersuchungen über einen biologischen Strahlenschutz. XXI. Mitt. Strahlentherapie **104**, 338 (1957).

[459] LANGHANS, T. H.: Über einen Drüsenpolyp im Ileum. Virchows Arch. path. Anat. **38**, 559 (1867).

[460] LARGIADER, F.: Ein ungewöhnliches (hellzelliges) Blasenkarzinom mit 12 Jahre dauerndem Verlauf. Schweiz. med. Wschr. **90**, 17 (1960).

[461] LATTES, R., and C. GROSSI: Carcinoid tumors of the stomach. Cancer (Philad.) **9**, 698 (1956).

[462] LAUDA, E.: Unstimmigkeiten in Klinik und Pathologie der chronischen Enteritis. Dtsch. med. Wschr. **87**, 848 (1962).

[463] LAUMONIER, R., R. LAQUERRIERE et Y. GEFFROY: Particularités anatomo-pathologiques et histochimiques d'un carcinoide métastatique avec syndrome vaso-moteur. Sem. Hôp. Paris **34**, 661 (1958).

[464] LeBRUN, H.: Argentaffin carcinomata. Brit. J. Surg. **41**, 20 (1953).

[465] LEMBECK, F.: 5-Hydroxytryptamine in a carcinoid tumour. Nature (Lond.) **172**, 910 (1953).

[466] — Über den Nachweis von 5-Oxytryptamin (Enteramin, Serotonin) in Carcinoidmetastasen. Naunyn-Schmiedebergs Arch. exp. Path. Pharmak. **221**, 50 (1954).

[467] — Über den Nachweis von 5-Oxytryptamin in Carcinoidmetastasen. Naunyn-Schmiedebergs Arch. exp. Path. Pharmak. **222**, 235 (1954).

[468] — Karzinoide. Schweiz. med. Wschr. **86**, 943 (1956).

[469] — Der gegenwärtige Stand der Karzinoidforschung; pharmakologisches Referat. Krebsarzt **13**, 196 (1958).

[470] —, u. W. KLEMENTSCHITZ: Papierchromatographische Untersuchungen über die Reaktionsprodukte des Oxytryptamins mit Formaldehyd. Naunyn-Schmiedebergs Arch. exp. Path. Pharmak. **225**, 129 (1955).

[471] —, E. LEICHT, G. MÖBIUS und O. ZUBER: Metastasierendes Bronchial-karzinoid mit Karzinoidsyndrom. Dtsch. med. Wschr. **88**, 2006 (1963).

[472] —, u. K. NEUHOLD: Nachweis von 5-Oxytryptamin im Harn. Naunyn-Schmiedebergs Arch. exp. Path. Pharmak. **226**, 456 (1955).

[473] LENNARD-JONES, J. E., and P. J. D. SNOW: Metastasising carcinoid tumors. Gastroenterologia (Basel) **85**, 169 (1956).

[474] LERNER, A. B., and J. S. McGUIRE: Effect of alpha- and beta-melanocyte stimulating hormones on the skin colour of man. Nature (Lond.) 176, 798 (1961).

[475] —, J. D. CASE, and Y. TAKAHASHI: Isolation of melatonin and 5-methoxy-indole-3-acetic acid from bovine pineal glands. J. biol. Chem. 235, 1992 (1960).

[476] LEUSEN, I., and E. LACROIX: Influence of 5-hydroxytryptamine (serotonin) on the cat papillary muscle. Arch. intern. Physiol. 67, 93 (1959).

[477] LEVINE, R. J., and A. SJOERDSMA: Pressor amines and the carcinoid flush. Ann. intern. Med. 58, 818 (1963).

[479] LINET, O., I. KREJCI und M. HAVA: Erhöhte Ausscheidung von 5-Hydroxy-indolessigsäure nach Verabfolgung von Vincamin. Acta biol. med. germ. 9, 158 (1962).

[480] LJUNG, O.: Carcinoid associated with intense facial hyperemia. Nord. Med. 50, 1143 (1953).

[481] LJUNGBERG, E.: Die 5-HIES-Bestimmungen im Urin als wertvolle klinisch-chemische Methode in der modernen psychiatrischen Klinik. Arch. Neurol. Neurochir. Psych. 87, 351 (1960).

[482] LOMONACO, F.: Aspetti patologici e clinici del carcinoide dell'appendice cecale; presentacione di un caso. Acta chir. ital. 15, 451 (1959).

[483] LUBARSCH, O.: Über den primären Krebs des Ileums nebst Bemerkungen über das gleichzeitige Vorkommen von Krebs und Tuberkulose. Virchows Arch. path. Anat. 11, 280 (1888).

[484] LUDANY, G., J. VAJDA, J. RIGO und HAN TU VU: 5-Hydroxytryptamin und die Phagozytose der Leukozyten. Acta physiol. Acad. Sci. hung. 14, 371 (1958).

[485] LÜTHI, U., H. WENZL und P. G. WASER: Die Speicherung von ^{14}C-markiertem Tryptophan bei einem metastasierten Dünndarmcarcinoid. Klin. Wschr. 42, 51 (1964).

[486] LUND-JOHANSEN, P.: Shock after administration of phenothiazines in patients with pheochromocytoma. Acta med. scand. 172, 525 (1962).

[487] LYKKE, A. W. J., and I. S. DE LA LANDE: Carcinoid syndrome resulting from a malignant argentaffinoma in a Meckel's diverticulum. Med. J. Aust. 48 I, 125 (1961).

[488] LYNCH, R. C., and H. L. BOESE: Carcinoid tumor of transverse colon complicated by gastrocolic fistula. Surgery 38, 600 (1955).

[489] MACDONALD, R. A.: A study of 356 carcinoids of the gastrointestinal tract; report of four new cases of the carcinoid syndrome. Amer. J. Med. 21, 867 (1956).

[490] — Diskussionsbeitrag zu OLSON, T. E., and J. S. GRAY. Amer. J. Gastroent. 29, 280 (1958).

[491] —, and S. L. ROBBINS: Pathology of the heart in the carcinoid syndrome; a comparative study. Arch. Path. 63, 103 (1957).

[492] — —, and G. K. MALLORY: Dermal fibrosis following subcutaneous injections of serotonin creatinine sulphate. Proc. Soc. exp. Biol. (N.Y.) 97, 334 (1958).

[493] MACFARLANE, P. S.: The pathology of argentaffinoma: the use of 5-HIAA estimation in diagnosis. Proc. roy. Soc. Med. 50, 443 (1957).

[494] —, C. E. DALGLIESH, R. W. DUTTON, B. LENNOX, L. M. NYHUS, and A. N. SMITH: Endocrine aspects of argentaffinoma, with special reference to the use of urinary 5-hydroxyindoleacetic acid estimations in diagnosis. Scot. med. J. 1, 148 (1956).

[*495*] Major sites of carcinoids. Cancer Bull. (Tex.) **9**, 13 (1957).
[*496*] MALKHASIAN, V. A., i O. K. KHACHATRIAN: Sluchai neprokhodimosti kishechnika, vyzvannyi kartsinoidom i kistoi cherveobraznoyo otroska. Khirurgiya (Mosk.) **34**, 107 (1958).
[*497*] MALLORY, T. B.: Case records of the Massachusetts General Hospital. New Engl. J. Med. **236**, 839 (1947).
[*498*] — Editor: Case 26162. Case records of the Massachusetts General Hospital. New Engl. J. Med. **222**, 684 (1940).
[*499*] MALMO, R. B.: Trans. N.Y. Acad. Sci. **18**, 545 (1956).
[*500*] MANN, L. S., and R. D. SIMPSON: Carcinoid of the ileum; unusual cause of gastrointestinal bleeding. Arch. Surg. **75**, 161 (1957).
[*501*] MANTEGAZZINI, P.: Action de la 5-hydroxytryptamine (enteramine) et de l'acétylcholine sur le tracé electroencéphalographique du chat. Arch. int. Pharmacodyn. **112**, 199 (1957).
[*502*] — Action of 5-hydroxytryptamine on the cortical activity of the „encéphale isolé“ of the cat. Naturwissenschaften **44**, 41 ((1957).
[*503*] MARANGOS, G. N.: Zur Kenntnis der Dünndarmkarzinoide. Zieglers Beitr. path. Anat. **86**, 48 (1931).
[*504*] MARAZZI, A. S.: The Effect of Drugs on Neurons and Synapses. In „Brain Mechanismus and Drug Action“, hrsg. von FIELDS, W. V. S., Springfield: Thomas 1957.
[*505*] MARIO, O.: Sui carcinoidi del tenne .Minerva med. (Torino) **50**, 1046 (1959).
[*506*] MARQAND, J.: Apropos d'un cas de carcinoide du duodénum. Arch. Mal. Appar. dig. **47**, 1246 (1958).
[*507*] MARTIN jr., J. D., and E. C. ATKINS jr.: Carcinoid of the stomach. Surgery **31**, 698 (1952).
[*508*] MARTIN, G. M., E. P. BENDITT, and N. ERIKSEN: Enzymic Oxidation of the indole nucleus of 5-hydroxytryptamine: properties of an enzyme in human serum and of the products of oxidation. Arch. Biochem. **90**, 208 (1960).
[*509*] MARTIN, J. F., J. FEROLDI et F. CABANNE: Les carcinoides de l'ovaire. Ann. anat. path. (N.S.) **1**, 19 (1956).
[*510*] MASSON, P.: La glande endocrine de l'intestine chez l'homme. C. R. Acad. Sci. (Paris) **158**, 59 (1914).
[*511*] — Appendicite neurogene et carcinoides. Ann. anat. path. **1**, 3 (1924).
[*512*] MATHEWS, W. R.: Carcinoid tumors of the rectum; clinicopathologic study of 14 cases. Tex. St. J. Med. **52**, 16 (1956).
[*513*] MATHIAS, E.: Die Lehre von den Progonoblastomen. Virchows Arch. path. Anat. **236**, 424 (1922).
[*514*] MATTINGLY, T. W.: I. The functioning carcinoid tumor, a new clinical entity; review of the clinical features of the nonfunctioning and functioning carcinoid, including a review of thirty-eight cases from literature. Med. Ann. D. C. **25**, 239 (1956).
[*515*] — II. The functioning carcinoid tumor — a new clinical entity; review of the clinical features of the non-functioning and functioning carcinoid, including a review of thirty-eight cases from the literature. Med. Ann D. C. **25**, 304, 355 (1956).
[*516*] MAXWELL, G. M., C. A. CASTILLO, J. E. CLIFFORD, C. W. CRUMPTON, and G. G. ROWE: Effect of serotonin (5-hydroxytryptamine) on the systemic and coronary vascular bed of dog. Amer. J. Physiol. **197**, 736 (1959).
[*517*] MAYER, R.: Die pathologische Anatomie der Gebärmutter. In HENKE-LUBARSCH. Handbuch der speziellen Anatomie und Histologie VII/1, S. 178ff. Berlin: Springer 1930.

[*518*] Mayo, C. W., and W. M. Hardy: Carcinoid tumors: report of case with ileal involvement. Proc. Mayo Clin. **32**, 254 (1957).

[*519*] McCabe, W. R.: The functioning carcinoid syndrome. J. Okla. med. Ass. **51**, 530 (1958).

[*520*] McCartney, E. T., and E. T. Stewart: Argentaffin tumor of the ileum with intussusception. Brit. med. J. **1959 I**, 769.

[*521*] McIsaac, W. M., and I. H. Page: New metabolites of serotonin in carcinoid urine. Science **128**, 537 (1958).

[*522*] McKusick, V. A.: Carcinoid cardiovascular disease. Bull. Johns Hopk. Hosp. **98**, 13 (1956).

[*523*] McMullen, F. F., and H. H. Hanson: Circulation **18**, 883 (1958).

[*524*] McNealy, R. G., and N. W. Jones: Secondary pellagra caused by multiple argentaffine carcinoma of the ileum and jejunum. Gastroenterology **6**, 443 (1946).

[*525*] McNeill, J. P., and J. K. Hampton jr.: Effects on homeostasis of 5-hydroxytryptamine, lysergic acid diethylamide and 2-brom-d-lysergic acid. Amer. J. Physiol. **197**, 1191 (1959).

[*526*] Meeroff, M., P. Marcos y Z. B. Skliar: Serotonina y sindrome del carcinoide. Prensa méd. argent. **45**, 3687 (1958).

[*527*] Meier, R., u. J. Tripod: Zit. nach H. J. Bein, 1956, Nr. 45.

[*528*] — — et E. Wirz: Classification d'une série d'antagonistes de la sérotonine et analyse de ses pints d'attaque vasculaires périphériques. Arch. int. Pharmacodyn. **109**, 55 (1957).

[*529*] Melching, H.-J., u. M. Langendorff: Das Rauwolfia-Alkaloid Reserpin als wirksame Strahlenschutzsubstanz. Naturwissenschaften **44**, 377 (1957).

[*530*] — — und H.-A. Ladner: Über die Abhängigkeit der Strahlenschutzwirksamkeit des 5-Hydroxytryptamins von Konzentration und Zeitfaktor. Naturwissenschaften **45**, 545 (1958).

[*531*] Melmon, K. L., A. Sjoerdsma, J. A. Oates, and L. Laster: Treatment of Malabsorption and Diarrhea of the Carcinoid Syndrome with Methysergide. Gastroenterology **48**, 18 (1965).

[*532*] Michelson, A. L., W. Hollander, and F. C. Lowell: The effect of 5-hydroxytryptamine (serotonin) on the respiration of non-asthmatic and asthmatic subjects, I. J. Lab. clin. Med. **51**, 57 (1958).

[*533*] Miline, R., P. Stern et S. Hukovic: Sur les variations stressogènes quantitatives de la sérotonine dans le cerveau. Experientia (Basel) **14**, 415 (1958).

[*534*] Miller, E. R., and W. W. Herrmann: Argentaffin tumors of the small bowell; Roentgen sign of malignant change. Radiology **39**, 214 (1942).

[*535*] Millman, S.: Tricuspidstenosis and pulmonary stenosis complicating carcinoid of the intestine with metastases to the liver. Amer. Heart. J. **25**, 391 (1943).

[*536*] Mills, G. Y.: The syndrome of intestinal carcinoid, pulmonary valvular stenosis and cutaneous flush. Ann. intern. Med. **45**, 1213 (1956).

[*537*] Mitchell, N., and B. Diamond: Argentaffin tumor occuring in a benign cystic teratoma of the ovary. Cancer (Philad.) **2**, 799 (1949).

[*538*] Mitoma, C., H. Weissbach, and S. Udenfriend: Formation of 5-hydroxytryptophan from tryptophan by chromobacterium violaceum. Nature (Lond.) **175**, 994 (1955).

[*539*] Mörsdorf, K., u. H. H. Bode: Zur Beeinflussung der permeabilitätssteigernden Wirkung des Serotonins durch verschiedenartige Pharmaka. Arch. int. Pharmacodyn. **118**, 292 (1959).

[540] MOERTEL, C. G., O. H. BEAHRS, L. B. WOOLNER, and G. M. TYCE: „Malignant carcinoid syndrome" associated with noncarcinoid tumors. New Engl. J. Med. **273**, 244 (1965).

[541] MOHLER, D. N.: Evaluation of the urine test for serotonin metabolites. J. Amer. med. Ass. **163**, 1138 (1957).

[542] MOLANDER, J.: Carcinoidos: en översikt jämte redogörelse för tva 'fall av metastaserende tunntarmscarcinoid. Nord. Med. **55**, 96 (1956).

[543] MONNINGER, R. H. G.: The malignant carcinoid syndrome (argentaffinoma). Amer. J. Ophthal. **44**, 257 (1957).

[544] MULLER, B., et J. CHARMION: Contribution à l'étude des carcinoides de l'estomac. J. méd. Lyon **39**, 247 (1958).

[545] —, J. LAURENT et J. CHARMION: Un case de carcinoide gastrique. Arch. Mal. Appar. dig. **46**, 1051 (1957).

[546] MURPHY, R., and R. R. ROHART: Malignant carcinoid: Report of a case. Lahey Clin. Bull. **10**, 53 (1956).

[547] NAKAI, K.: Serotonin metabolism in herbivores. Nature (Lond.) **181**, 1734 (1958).

[548] NEAL jr., M. P., A. J. HERLITZKA, A. R. CURRERI und L. W. PAUL: Routineverfahren für die Feststellung von Tumoren des Kolons. Cancer (Philad.) **12**, 833 (1959).

[549] NELSON, S. D.: A case of malignant carcinoid of the caecum. Ulster med. J. **26**, 186 (1957).

[550] NESE, G.: Carcinoider. T. norske Laegeforen. **77**, 947 (1957).

[551] NICHOLSON, G. I., M. C. IVANS, and R. O. H. IRVINE: Effect of methyldopa in carcinoid disease. Brit. med. J. **1962 II**, 961.

[552] NINFO, G.: Invaginazione dell'appendice e carcinoide della stessa. Rass. int. Clin. Ter. **36**, 293 (1956).

[553] NITTER-HAUGE, S., and F. SKJÖRTEN: Carcinoid syndrom ved carcinoid tumor i bronchus. Nord. Med. **68**, 1550 (1962).

[554] NUNES, W. P.: Caso invulgar de carcinoide do estomago, com sintomatologia clinica e radiologica de estenose do cardia. Rev. Ass. méd. bras. **4**, 37 (1958).

[555] OATES, J. A., and A. SJOERDSMA: An unique syndrome associated with secretion of 5-hydroxytryptophan by metastatic gastric carcinoids. Amer. J. Med. **32**, 333 (1962).

[556] —, K. MELMON, A. SJOERDSMA, L. GILLESPIE, and D. T. MASON: Release of a kinin peptide in the carcinoid syndrome. Lancet **1964 I**, 514.

[557] OBERNDORFER, S.: Über die „kleinen Dünndarmcarcinome". Verh. dtsch. path. Ges. **11**, 113 (1907).

[558] — Karzinoide Tumoren des Dünndarmes. Frankf. Z. Path. **1**, 426 (1907).

[559] — Karzinoide. In HENKE, F., u. O. LUBARSCH: Handbuch der speziellen pathologischen Anatomie und Histologie, III. Teil, S. 814. Berlin: Springer 1929.

[560] OLESEN, K. N.: Carcinoid i tyndtarmen; tilfaelde med levermetastaser, hoejresidig hjerteklapfejl og en usaedvanlig form for cyanose- et nyt syndrom. Ugeskr. Laeg. **117**, 635 (1955).

[561] OLSON, T. E., and S. J. GRAY: Serotonin and gastroenterology. Amer. J. Gastroent. **29**, 280 (1958).

[562] ORELESS, A. L.: Results of pharmacologic treatment in the malignant carcinoid syndrome. New Engl. J. Med. **267**, 435 (1962).

[563] OVERBECK, L.: Die Bedeutung der „Hellen Drüsen" im Endometrium für die Diagnose der Tubargravidität. Geburtsh. u. Frauenheilk. **19**, 983 (1959).

[564] OVERBECK, L.: Die Bedeutung der „Hellen Drüsen" im Endometrium für die Diagnose des uterinen Abortes. Zugleich ein Beitrag zur „verzögerten menstruellen Abstoßung". Geburtsh. u. Frauenheilk. 19, 1098 (1959).

[565] OVERGAARD, J.: Om reserpins virkninger og 5-hydroxytryptamin belyst ved et tilfaelde af serpasilforgiftning hos et 2 ars barn. Ugeskr. Laeg. 119, 1293 (1957).

[566] PAASONEN, M. K., P. PELTOLA, and P. A. VANHAKARTANO: The effect of reserpine and neostigmine on the excretion of 5-hydroxytryptamine and 5-hydroxyindoleacetic acid in rabbits. Ann. Med. exp. Fenn. 38, 220 (1960).

[567] —, and P. PELTOLA: The effect of methimazole and potassium thiocyanate on the 5-hydroxytryptamine content of the rat thyroid gland. Ann. Med. exp. Fenn. 38, 227 (1960).

[568] —, and A. PLETSCHER: Increase of free 5-hydroxytryptamine in blood plasma by reserpine and a benzoquinolizine derivate. Experientia (Basel) 15, 477 (1959).

[569] PAGE, I. H.: Serotonin (5-hydroxytryptamine). Physiol. Rev. 34, 563 (1954).

[570] —, A. C. CORCORAN, S. UDENFRIEND, A. SJOERDSMA, and H. WEISSBACH: Argentaffinoma as endocrine tumour. Lancet 1955 I, 198.

[571] PANETH, J.: Über die secernierenden Zellen des Dünndarm-Epithels. Arch. mikr. Anat. 31, 113 (1888).

[572] PAPIN, LEGER, JUNES et KERMAREC: Un cas de carcinoide de l'intestin grêle; opinion actuelle sur le prognostic et le traitement de ces tumeurs. Bordeaux chir. 2, 128 (1956).

[573] PARE, C. M. B., M. SANDLER, and R. S. STACEY: The relationship between decreased 5-hydroxyindole metabolism and mental defect in phenylketonuria. Arch. Dis. Childh. 34, 422 (1959).

[574] PARISH, G. J., N. CRAWFORD, and A. T. SPENCER: The secretion of 5-hydroxytryptamine by a poorly-differentiated bronchial carcinoma. Thorax 19, 62 (1964).

[575] PARIZEL, G., et A. HUBENS: Le syndrome carcinoide. Acta clin. belg. 13, 204 (1958).

[576] PARNASSA, P., M. N. FRIEDMAN, and J. J. CINCOTTI: Carcinoid of Meckel's diverticulum. Amer. J. Surg. 92, 620 (1956).

[577] PARRAVICINI, F., e L. FREZZINI: Contributo alla casistica dei carcinoidi dello stomaco. Arch. ital. chir. 83, 80 (1957).

[578] PASTRAS, T.: Carcinoid Syndrome. J. med. Soc. N. J. 56, 160 (1959).

[579] PATZELT, V.: Zu FEYRTERS These von den peripheren endokrinen Organen und dem „Helle-Zellen-Organ". Wien. klin. Wschr. 66, 352 (1954).

[580] — Zur Frage der peripheren endokrinen (parakrinen) Drüsen des Menschen. Wien. klin. Wschr. 66, 592 (1954).

[581] PAULINO, FILHO, A.: Carcinoide do apendic. Rey. bras. Chirurg. 32, 456 (1956).

[582] PEARCE, R. E.: Carcinoid tumor of Meckel's diverticulum. U.S. Armed Forces Med. J. 6, 1058 (1955).

[583] PEARSE, A. G. E., and W. J. PEPLER: A probable peptidase in carcinoid tumors. Nature (Lond.) 179, 589 (1957).

[584] PEARSON, C. M., and P. J. FITZGERALD: Carcinoid tumors — a re-emphasis of their malignant nature. Cancer (Philad.) 2, 1005 (1949).

[585] PEART, W. S., T. M. ANDREWS, and J. I. S. ROBERTSON: Carcinoid syndrome. Lancet 1961 I, 577.

[586] Peart, W. S., K. A. Porter, J. I. S. Robertson, M. Sandler, and E. Baldock: Carcinoid syndrome due to pancreatic duct neoplasm secreting 5-hydroxytryptophan and 5-hydroxytryptamine. Lancet 1963 I, 239.

[587] —, and J. I. S. Robertson: The effect of serotonin antagonist (UML 491) in carcinoid disease. Lancet 1961 II, 1172 .

[588] Pellegrino de Iraldi, A., and E. de Robertis: Action of reserpine on the submicroscopic morphology of the pineal gland. Experientia (Basel) 17, 122 (1961).

[589] Perera, S. G., y A. H. Mosto: Tumores carcinoides. Prensa méd. argent. 44, 1757 (1957).

[590] Pernow, B.: Kemiska och fysiologiska synpunkter pa carcinoidtumörer. Svenska Läk.-Tidn. 54, 1529 (1957).

[591] — Pers. Mitteilung an A. Dick u. Mitarb. J. roy. Coll. Surg. Edinb. 2, 202 (1957).

[592] —, and N. Svanborg: Om värdet av 5-hydroxyindoleättiksyreanalysvid tidygdiagnostik av carcinoidtumör belyst av ett fall. Svenska Läk.-Tidn. 55, 2271 (1958).

[593] —, and J. Waldenström: Paroxysmal flushing and other symptoms caused by 5-hydroxytryptamine. Lancet 1954 II, 951.

[594] — — Bestämning av 5-hydroxytryptamin i blodserum och urin vid fall av carcinoidtumör. Nord. Med. 55, 100 (1956).

[595] — — Determination of 5-hydroxytryptamine, 5-hydroxyindole acetic acid and histamine in thirty-three cases of carcinoid tumor (argentaffinoma). Amer. J. Med. 23, 16 (1957).

[596] Pesic, R.: Carcinoid apendiksa. Srpski Arkh. tselok. Lek. 83, 1121 (1955).

[597] Peskin, G. W., and M. J. Orloff: Carcinoids, the malignant carcinoid syndrome and 5-hydroxytryptamine (serotonin). Amer. J. med. Sci. 237, 224 (1959).

[598] — — A clinical study of 25 patients with carcinoid tumors of the rectum. Surg. Gynec. Obstet. 109, 673 (1959).

[599] Pestana, C., O. H. Beahrs, and L. B. Woolner: Multiple (seven) carcinoids of the stomach: report of case. Proc. Mayo Clin. 36, 453 (1963).

[600] Philippot, E., et M. J. Dallemagne: L'action anti-curare de la 5-hydroxytryptamine. Arch. int. Pharmacodyn. 105, 426 (1956).

[601] Picard, R., et J. P. Kerneis: Une curieuse maladie: le carcinoide du grêle avec métastases hépatiques et complications cardiovasculaires. Sem. Hôp. Paris 33, 2117 (1957).

[602] — —, et Y. Bruneau: Aspects modernes des carcinoides gastro-intestinaux. Arch. Mal. Appar. dig. 45, 248 (1956).

[603] —, J. Paressant, J. P. Kerneis et Y. Bruneau: Flush, crises, asthmatiformes et diarrheiques au cours d'un carcinoide iléal, avec métastases. Arch. Mal. Appar. dig. Par. 47, 1095 (1958).

[604] Pigeaud, H., S. Nelken et R. Bethoux: Elimination urinaire de l'acide 5-hydroxy-indole-acétique dans les jours précédant l'accouchement. Presse méd. 68, 170 (1960).

[605] Pillsbury, D. M.: Diskussionsbeitrag zu: Kierland u. M. "The cutaneous manifestations of the functioning carcinoid" Arch. Derm. Syph. (Chicago) 77, 89 (1958).

[606] Pilz, E.: Über das Karzinoid des Ductus choledochus. Zbl. Chir. 86, 1588 (1961).

[607] Pimparker, B. D., D. Senesky, and M. H. Kalser: Blood serotonin in nontropical sprue. Gastroenterology 40, 504 (1961).

[608] Pletscher, A., and A. Bernstein: Increase of 5-hydroxytryptamine in blood platelets by isopropyl-isonicotinic acid hydrazide. Nature (Lond.) **181**, 1133 (1958).

[609] —, and K. F. Gey: Assay of 5-hydroxytryptophan decarboxylase in intact brain. Nature (Lond.) **190**, 918 (1961).

[610] —, P. A. Shore, and B. B. Brodie: Serotonin release as a possible mechanism of reserpine action. Science **122**, 374 (1955).

[611] Pochaczevsky, R., and R. S. Sherman: The Roentgen appearance of gastric argentaffinoma. Radiology **72**, 330 (1959).

[612] Pokorny, J., u. R. Warm: Der Serotonin-Effekt in der Schwangerschaft, unter der Geburt und im Frühwochenbett. Zbl. Gynäk. **83**, 1221 (1961).

[613] Polachek, A. A., C. B. Cope, R. F. Williard, and Th. Enns: Metabolism of radioactive silver in a patient with carcinoid. J. Lab. clin. Med. **56**, 499 (1960).

[614] Pollard, A., R. G. Grainger, O. Fleming, and G. Meachim: An anusual case of metastasising bronchial „Adenoma“ associated with the carcinoid syndrome. Lancet **1962 II**, 1084.

[615] Pollock, A. V.: Relief of flushing after resection of a secreting argentaffinoma. Brit. J. Surg. **46**, 543 (1959).

[616] Porges, O.: Darmkrankheiten. 2. Aufl. Berlin-Wien 1928.

[617] Poulson, E., M. Botros, and J. M. Robson: Effect of 5-hydroxytryptamine and iproniazid on pregnancy. Science **131**, 1101 (1960).

[618] —, J. M. Robson, and F. M. Sullivan: Teratogenic effect of 5-hydroxytryptamine in mice. Science **141**, 717 (1963).

[619] Price, S. A. P., and G. B. West: Distribution of tryptophan in the brain. Nature (Lond.) **185**, 470 (1960).

[620] Progress in argentaffinomatosis. Leading article. Lancet **1957 I**, 725.

[621] Pulver, M., and L. A. Schneider: Carcinoid of the cecum with extensive metastases. Amer. J. Surg. **93**, 486 (1957).

[622] Raboni, F., e A. Maestri: Sul carcinoide o „Argentaffinoma“ dello stomaco. G. Clin. med. **42**, 1313 (1961).

[623] Raiford, T. S.: Carcinoid tumors of the gastro-intestinal tract (so-called argentaffine tumors) Amer. J. Cancer **18**, 803 (1933).

[624] Rambo, O. N.: Pers. Mitteilung an Hedinger und Gloor. Schweiz. med. Wschr. **84**, 942 (1954).

[625] —, J. Gore, V. K. Vance, and H. Brown: The syndrome of intestinal carcinoid with massive hepatic metastases and endocardial fibrosis with tricuspid, and pulmonic stenoses: Its recognition and significance. Amer. J. Path. **30**, 625 (1954).

[626] Rand, M., and G. Reid: Source of "serotonin" in serum. Nature (Lond.) **168**, 385 (1951).

[627] Randerath, E.: Beitrag zur Frage der sogenannten Karzinoide des Uterus. Zbl. allg. Path. path. Anat. **91**, 373 (1954).

[628] Ransom, W. B.: A case of primary carcinoma of the ileum. Lancet **1890 II**, 1020.

[629] Rapport, M. M.: Serum vasoconstrictor (serotonin). J. biol. Chem. **180**, 961 (1949).

[630] —, A. A. Green, and I. H. Page: Partial purification of the vasoconstrictor in beef serum. J. biol. chem. **174**, 735 (1948).

[631] — — — Crystalline serotonin. Science **108**, 329 (1948).

[632] Rasmussen, P. E.: Karcinoid i Duodenum. Ugeskr. Laeg. **121**, 13 (1959).

[*633*] RATZENHOFER, M.: Karzinoid und Hydroxytryptamin. Krebsarzt **11**, 257 (1956).

[*634*] — Die Klassifizierung der Karzinoide. Acta neuroveg. (Wien) **16**, 313 (1957).

[*635*] — Der gegenwärtige Stand der Karzinoidforschung: pathologisch-anatomisches Referat. Krebsarzt **13**, 180 (1958).

[*636*] — Dünndarmkarzinoid — vom pathologisch-anatomischen Standpunkt aus. 20. Tagung d. dtsch. Ges. f. Verdauungs- und Stoffwechselkrankheiten, Kassel 14.—17. 10. 1959.

[*637*] —, u. F. LEMBECK: Über den Gehalt an 5-Oxytryptamin in Carcinoiden des Darmtraktes. Z. Krebsforsch. **60**, 169 (1954).

[*638*] —, W. MESSERKLINGER und F. LEMBECK: Zur Frage der Endokrinie der Bronchialadenome (-karzinoide). Wien. klin. Wschr. **34**, 612 (1957).

[*639*] REED, M. L., F. M. KUIPERS, V. K. VAITKEVICIUS, M. D. CLARK, E. H. DRAKE, and W. R. EYLER: Treatment of disseminated carcinoid tumors including hepatic-artery catheterization. New Engl. J. Med. **269**, 1005 (1963).

[*640*] REHN, J., H. H. GRUENAGEL und M. SCHMIDT: Zur Klinik der Bronchuskarzinoide. Med. Welt **1962 I**, 1140 .

[*641*] REID, G., and M. RAND: Pharmacological actions of synthetic 5-hydroxytryptamine (serotonin, thrombocytin). Nature (Lond.) **169**, 801 (1952).

[*642*] REIFFERSCHEID, M.: Die gutartigen Tumoren des Magens und Dünndarmes. Med. Klin. **54**, 41 (1959).

[*643*] RENSON, J., H. WEISSBACH, and S. UDENFRIEND: Hydroxylation of tryptophan by phenyl-alanine hydroxylase. J. biol. Chem. **237**, 2261 (1962).

[*644*] RESNICK, R. H., C. F. ADELARDI, and S. J. GRAY: Stimulation of gastric secietion in man by a serotonin antagonist. Gastroenterology **42**, 22 (1962).

[*645*] —, and S. J. GRAY: Chemical and histologic demonstration of hydrochloric acid-induced release of serotonin from intestinal mucosa. Gastroenterology **42**, 48 (1962).

[*646*] RESSEL, K.: Über Meta- und Kataboliten des Tryptophans. Z. ges. inn. Med. **15**, 203 (1960).

[*647*] REYES, M., y B. GUBERMAN: Carcinoide apendicular. Prensa méd. argent. **44**, 3296 (1957).

[*648*] RICHTER, H. R., u. H. R. MÜLLER: Das EEG beim Karzinoid-Syndrom. Confin. neurol. (Basel) **22**, 156 (1962).

[*649*] RINTALA, A.: Carcinoid tumour of Meckel's diverticulum. Ann. Chir. Gynaec. Fenn. **47**, 190 (1958).

[*650*] RITCHIE, A. C.: Carcinoid tumors. Amer. J. Med. Sci. **232**, 311 (1956).

[*651*] ROBERTS, T. W.: Argentaffin carcinoma arising in teratoma of ovary. Delaware med. J. **30**, 182 (1958).

[*652*] ROBERTS, W. C., and A. SJOERDSMA: The cardiac disease associated with the carcinoid syndrome (carcinoid heart disesae). Amer. J. Med. **36**, 5 (1964).

[*653*] RODDIE, I. C., J. T. SHEPHERD, and R. F. WHELAN: The action of 5-hydroxytryptamine in the blood vessels of the human hand and forearm. Brit. J. Pharmacol. **10**, 445 (1955).

[*654*] ROOKE, E. D., J. G. RUSHTON, and G. A. PETERS: Vasodilating headache: a suggested classification and results of prophylactic treatment with UML 491 (methysergide). Proc. Mayo Clin. **37**, 433 (1962).

[*655*] ROSENBAUM, F. F., D. G. SANTER, and D. B. CLAUDON: Essential telangiectasia pulmonic and tricuspid stenosis and neoplastic liver disease. A possible new clinical syndrome. J. Lab. clin. Med. **42**, 941 (1953).

[656] ROSENBERG, I. C., R. C. LILLEHEI, W. H. MORAN, and B. ZIMMERMANN: Effect of endotoxin on plasma catechol amines and serum serotonin. Proc. Soc. exp. Biol. (N.Y.) **102**, 335 (1959).

[657] ROSSI, P., M. MOTOLESE, and L. ZAMBONI: Pulmonary arterial and reticulo-endothelial modifications induced by serotonin in the rabbit and in the rat. Amer. Heart J. **58**, 715 (1959).

[658] ROSTENBERG, A. jr.: Diskussionsbeitrag zu KIERLAND u. Mitarb. The cutaneous manifestations of the functioning carcinoid. Arch. Derm. Syph. (Chicago) **77**, 89 (1958).

[659] ROTBART, M.: Malignant carcinoid tumor altered reactivity of the skin to serotonin in two patients. Calif. Med. **88**, 112 (1958).

[660] ROTH, F., u. R. RICHTER: Über die Ausscheidung des Serotonin-Kataboliten, 5-Hydroxyindolyl-3-Essigsäure, im Urin während des normalen Zyklus. Zbl. Gynäk. **79**, 1733 (1957).

[661] ROTHE, G., u. W. KLÄRING: Gutartige Bronchusgeschwülste. (Übersichtsarbeit über die Bronchusadenome) (Carcinoide). Zbl. Chir. **80**, 786 (1955).

[662] ROUSSELOT, J., et J. DELAGE: Sérotonin et syndrome de Bjorck des tumeurs argentaffines du tube digestif. Strasbourg méd. **9**, 58 (1958).

[663] RUHRMANN, G., u. H. FEIGEL: Zur Symptomatologie des Carcinoid-Syndroms. Dtsch. Arch. klin. Med. **203**, 507 (1956).

[664] SALMOIRACHI, G. C., I. H. PAGE, and J. W. McCUBBIN: Cardiovascular and respiratory response to intravenous serotonin in rats. J. Pharmacol. exp. Ther. **118**, 477 (1956).

[665] SALTYKOW, S.: Über die Genese der „karzinoiden Tumoren" sowie der „Adenomyome" des Darmes. Beitr. path. Anat. **54**, 559 (1912).

[666] SALZER, G.: Das enterale und bronchiale Karzinoid. Med. Welt **1961 I**, 1072.

[667] SANDEMANN, T. F.: Carcinoid Syndrome and Oat-Cell Carcinoma of the Bronchus. Brit. med. J. **1965 II**, 703.

[668] SANDLER, M.: Argentaffinoma. Lancet **1955 II**, 1141.

[669] — Zit. nach SANDLER, DAVIES, RIMINGTON, 1959.

[670] — Carcinoid tumours. Diskussionsbeitrag zu A. N. SMITH: Proc. roy. Soc. Med. **52**, 24 (1959).

[671] —, and G. CLOSE: Biochemical effect of phenylacetic acid. Lancet **1959 II**, 316.

[672] —, A. DAVIES, and C. RIMINGTON: Effect of phenylacetic acid on the carcinoid syndrome. Lancet **1959 II**, 318.

[673] —, and C. R. J. RUTHVEN: The estimation of 4-hydroxy-3-methoxymandelic acid in urine. Biochem. J. **80**, 78 (1961).

[674] —, P. J. SCHEUER, and P. J. WATT: 5-hydroxytryptophan-secreting bronchial carcinoid. Lancet **1961 II**, 1067.

[675] —, and P. J. D. SNOW: An atypical carcinoid tumour secreting 5-hydroxy-tryptophan. Lancet **1958 I**, 137.

[676] SANO, I., Y. KAKIMOTO, T. OKAMOTO, H. NAKAJIMA und Y. KUDO: Über 5-Oxyindolessigsäure-Ausscheidung im Urin von Schizophrenen mit Berücksichtigung des Einflusses von Chlorpromazin und Reserpin auf den Serotoninstoffwechsel. Schweiz. med. Wschr. **87**, 214 (1957).

[677] —, Y. KUDO, Y. KAKIMOTO, H. NAKAJIMA und T. OKAMOTO: Über pathophysiologische Zusammenhänge zwischen dem Karzinoidsyndrom und dem durch Reserpin verursachten Syndrom. Folia. psychiat. neurol. jap. **11**, 334 (1958).

[*678*] SARAJAS, H. S. S.: Renal affection resulting from blood trauma in extra-corporeal circuits. Nature (Lond.) **185**, 768 (1960).

[*679*] —, R. KRISTOFFERSON, and M. H. FRICK: Release of 5-hydroxytryptamine and adenosinetriphosphate in extracorporeal circulatory systems as a result of corpuscular blood trauma. Amer. J. Physiol. **197**, 1195 (1959).

[*680*] SAUER, W. G., W. H. DEARING, and E. V. FLOCK: Diagnosis and clinical management of functioning carcinoids. J. Amer. med. Ass. **168**, 139 (1958).

[*681*] —, W. H. DEARING, E. V. FLOCK, J. M. WAUGH, M. B. DOCKERTY and G. M. ROTH: Functioning carcinoid tumors. Gastroenterology **34**, 216 (1958), Discussion p. 230.

[*682*] SBARRA, A. J., and M. L. KARNOVSKY: The biochemical basis of phago-cytosis. J. biol. Chem. **235**, 2224 (1960).

[*683*] SCALFATI, P.: I cosidetti tumori „carcinoidi" gastro-intestinali. Policlinico **63**, 1225 (1956).

[*684*] SCAMURRA, V., and C. E. WILES: Primary carcinoid of the duodenum; report of a case and review of literature. Gastroenterology **26**, 789 (1954).

[*685*] SCHAUER, A., u. M. EDER: Der Fibrosierungsvorgang beim Darmcarcinoid. Klin. Wschr. **37**, 880 (1959).

[*686*] SCHIEVELBEIN, H., F. SEBENING, U. SURBERG und I. TRAUTSCHOLD: Frei-setzung von Serotonin bei Operationen unter Verwendung des extra-korporalen Kreislaufs. Klin. Wschr. **40**, 919 (1962).

[*687*] —, u. E. WERLE: Über die Freisetzung von Serotonin durch Lobelin. Dtsch. med. Wschr. **87**, 2023 (1962).

[*688*] SCHLUNGBAUM, U.: Klinik und Therapie des Bronchuscarzinoids. Berl. Med. **7**, 114 (1956).

[*689*] SCHMID, E.: Diagnostik des Karzinoidsyndroms. Bibl. gastroent. (Basel) **5**, 259 (1962).

[*690*] —, K. BACHMANN, CHR. MEYTHALER, K. MEYTHALER, H. SCHÖN und N. HENNING: Klinische und biochemische Untersuchungen beim Karzinoid. Münch. med. Wschr. **105**, 893 (1963).

[*691*] —, H. KINZELMEIER und I. SENG: Der Serotoningehalt im Blut bei Magen-resezierten. Experientia (Basel) **15**, 230 (1959).

[*692*] —, U. ROSENBUSCH, K. HEINKEL, K. SCHWEMMLE, H. SCHÖN: und 5-Hy-droxytryptamin und Erkrankungen der Verdauungsorgane. 2. Mitt. Gastroenterologia (Basel) **96**, 275 (1961).

[*693*] —, S. WITTE und J. STERN: Erhöhung der Serotoninkonzentration im Blut bei Ausschluß eines Carcinoidsyndroms. Klin. Wschr. **37**, 1073 (1959).

[*694*] — — — und K. TH. SCHRICKER: Untersuchungen über den Serotonin-gehalt des Blutes bei hämatologischen Erkrankungen. Verh. dtsch. Ges. inn. Med. **65**, 181 (1959).

[*695*] —, L. ZICHA, F. SCHEIFFARTH und O. BÜTTNER: Untersuchungen über den Antagonismus von Antihistaminen gegen Serotonin. Arzneimittel-Forsch. **9**, 474 (1959).

[*696*] SCHMID, M., H. WENZL und E. UEHLINGER: B-Inselzell-Adenom des Pankreas mit Hypoglykämie, kombiniert mit multiplen Karzinoid-tumoren des Ileum. Schweiz. med. Wschr. **93**, 444 (1963).

[*697*] SCHMIDT, J. E.: Beiträge zur normalen und pathologischen Histologie einiger Zellarten der Schleimhaut des menschlichen Darmkanals. Arch. mikr. Anat. **66**, 12 (1905).

[*698*] SCHMIDT, M. B.: Über multiple kleine Dünndarmkarzinome. Münch. med. Wschr. **58**, 2250 (1911).

[*699*] SCHNECKLOTH, R. E., W. M. McISAAC, and I. H. PAGE: Serotonin metabolism in carcinoid syndrome with metastatic bronchial adenoma. J. Amer. med. Ass. **170**, 1143 (1959).

[*700*] —, I. H. PAGE, F. DEL GRECO, and A. C. CORCORAN: Effects of serotonin antagonists in normal subjects and patients with carcinoid tumors. Circulation **16**, 523 (1957).

[*701*] SCHNEIDER, H.: Die Psychopathologie des 5-Hydroxytryptamin-(Serotonin)-Stoffwechsels, speziell beim Dünndarmkarzinoid. Schweiz. Arch. Neurol. Psychiat. **81**, 344 (1958).

[*702*] SCHÖN, H., W. ORDNUNG und E. SCHMID: Zum Nachweis der 5-Hydroxy-indolessigsäure im Harn. Klin. Wschr. **38**, 405 (1960).

[*703*] SCHÖNBAUER, L., u. O. BSTEH: Die Tumoren des Dünndarmes und seiner Anhänge. Wien. med. Wschr. **81**, 218, 261 (1931).

[*704*] SCHÖNTHAL, H., K. ZUM WINKEL und H. MÜLLER: Metastasennachweis beim Karzinoidsyndrom. Strahlentherapie **126**, 185 (1965).

[*705*] SCHOLTE, A. J.: Ein Fall von Angioma teleangiectaticum cutis mit chronischer Endocarditis und malignem Dünndarmkarzinoid. Beitr. path. Anat. **86**, 440 (1931).

[*706*] SCHOLZ, D. A., B. L. RIGGS, R. C. BAHN, and G. W. LIDDLE: Clinics on endocrine and metabolic disease. 8. Adrenocortical hyperfunction associated with a corticotrophin-secreting bronchogenic carcinoma: report of case. Proc. Mayo Clin. **38**, 45 (1963).

[*707*] SCHRODT, G. R.: The effect of pyridoxine antagonists in the carcinoid syndrome. Amer. Practit. **11**, 750 (1960).

[*708*] SCHRUB, J., et Y. GEFFROY: Orientation thérapeutique des carcinoides digestifs. Sem. Hôp. Paris **34**, 673 (1958).

[*709*] SCHUERMANN, H., u. O. HORNSTEIN: Über Mundschleimhautveränderungen bei maligner intestinaler Karzinoidose. Dermatologica (Basel) **115**, 641 (1957).

[*710*] SCHUMACHER, A., u. H. SCHULZ: Licht- und elektronenmikroskopische Untersuchungen an einem metastasierenden Dünndarmcarcinoid mit Serotoninbestimmungen an Tumorzellfraktionen. Klin. Wschr. **41**, 1188 (1963).

[*711*] SCHWABER, J. R., and D. S. LUKAS: Hyperkinemia and cardiac failure in the carcinoid syndrome. Amer. J. Med. **22**, 846 (1962).

[*712*] SCHWARTZ, D. E., A. PLETSCHER, K. F. GEY und J. RIEDER: Biologische Verteilung eines Benzochinolinderivates und dessen Wirkung auf den 5-Hydroxytryptamin- und Noradrenalingehalt der Gewebe. Helv. physiol. pharmacol. Acta **18**, 10 (1960).

[*713*] SCHWARZ, B. E., K. G. VAKIM, R. B. BICKFORD, and F. R. LICHTENHELD: Behavioral and electroencephalographic effects of hallucinogenic drugs. Arch. Neurol. Psychiat. (Chic.) **75**, 83 (1956).

[*714*] SCHWEIZER, E., F. GLOOR, R. VON BERTRAB, and U. C. DUBACH: Carcinoid Heart Disease with Left-sides Lesions. Circulation **29**, 253 (1964).

[*715*] SCIMECA, W. B., and M. B. DOCKERTY: Carcinoma of the vermiform appendix: a review of the literature and report of a case. Proc. Mayo Clin. **30**, 527 (1955).

[*716*] SELBERG, W.: Über das Karzinoid des Darmes. Virchows Arch. path. Anat. **306**, 467 (1940).

[*717*] — Beitrag zur Klinik und Pharmakologie der Darmcarcinoide. Klin. Wschr. **20**, 1271 (1941).

[*718*] — Über blutdruckwirksame Substanzen in gut- und bösartigen Geschwülsten. Verh. dtsch. path. Ges. **35**, 132 (1952).

[*719*] SELBERG, W.: Diskussionsbeitrag auf der 20. Tagung der deutschen Gesellschaft für Verdauungs- und Stoffwechselkrankheiten. Kassel, 14.—17. 10. 1959.

[*720*] SERRA, J. P.: Carcinóide do apêndice vermiforme. Rev. Ginec. Obstet. (Rio de J.) **48**, 599 (1954).

[*721*] SETTE, P., e C. STEGER: Contributo sperimentale allo studio della sindrome da carcinoide. Arch. ital. mal. app. dig. **30**, 1—14 (1963).

[*722*] — — Riproduzione sperimentale della valvuloendocardiopatia da carcinoide mediante la somministrazione associata di 5-idrossi-triptamine e di un inibitore della mono-amino-ossidasi. Arch. ital. Mal. Appar. dig. **30**, 401 (1963).

[*723*] SHAFER, J. C.: Diskussionsbeitrag zu KIERLAND u. Mitarb.: The cutaneous manifestations of the functioning carcinoid. Arch. Derm. Syph. (Chic.) **77**, 88 (1958).

[*724*] SHAW, E., and D. W. WOOLLEY: Some serotonin like activities of lysergic acid diethylamide. Science **124**, 121 (1956).

[*725*] SHAW, E. N., and D. W. WOOLLEY: Methylserotonins as potent antimetabolites of serotonin: active both in vitro and in vivo. J. Pharmacol. exp. Ther. **116**, 164 (1956).

[*726*] SHAW, R. E., and R. E. SMITH: Argentaffin carcinoma of the ileum with cyanosis. Lancet **1956 II**, 658 .

[*727*] SHEPARD, R. M. jr., L. H. STRUG, and J. H. DiLEO: Carcinoid tumors of the rectum. Surgery **29**, 205 (1951).

[*728*] SHEPHERD, D. M., G. B. WEST, and V. ERSPAMER: Detection of 5-hydroxytryptamine by paper chromatography. Nature (Lond.) **172**, 357 (1953).

[*729*] SHEPHERD, J. T., D. E. DONALD, E. LINDER, and H. J. C. SWAN: Effect of small doses of 5-hydroxytryptamine (serotonin) on pulmonary circulation in the closed-chest dog. Amer. J. Physiol. **197**, 963 (1959).

[*730*] SHEPPARD, H., and J. H. ZIMMERMAN: Reserpine and the levels of serotonin and norepinephrine in the brain. Nature (Lond.) **185**, 40 (1960).

[*731*] SHORE, P. A., S. L. SILVER, and B. B. BRODIE: Interaction of reserpin, serotonin, and lysergic acid diethylamide in brain. Science **122**, 284 (1955).

[*732*] SIBURG, F.: Über einen Fall von sogenanntem Karzinoid des Rektums mit ausgedehnter Metastasenbildung. Frankf. Z. Path. **37**, 254 (1929).

[*733*] SIEGENTHALER, D.: Atypisches Karzinoidsyndrom bei kleinzelligem Bronchuskarzinom. Schweiz. med. Wschr. **95**, 869 (1965).

[*734*] SIMON, H. B., J. R. McDONALD, and O. S. CULP: Argentaffin tumor (carcinoid) occuring in a benign cystic teratoma of the testicle. J. Urol. (Baltimore) **72**, 892 (1954).

[*735*] SIMPSON, J. N. S., and I. STEWART: Argentaffine tumor of the jejunum with perforation. Amer. J. Surg. **97**, 784 (1959).

[*736*] SINCLAIR, I. S. R.: Some aspects of intestinal and renal function in metastasizing argentaffinoma. Proc. roy. Soc. Med. **50**, 447 (1957).

[*737*] SINGER, M., and I. STERNLIEB: The argentaffine cell of the gastrointestinal tract and pancreas: Some clinical features. J. Mt Sinai Hosp. **22**, 328 (1955).

[*738*] SJOERDSMA, A.: Clinical and laboratory features of malignant carcinoid. Arch. intern. Med. **102**, 936 (1958).

[*739*] —, C. KORNETZKY, and E. V. EVARTS: Lysergic acid diethylamide in patients with excess serotonin. Arch. Neurol. Psychiat. (Chic.) **75**, 488 (1956).

[740] Sjoerdsma, A., T. W. Mattingly, and S. Udenfriend: Cardiovascular disease and abnormal tryptophan metabolism associated with malignant carcinoid. Circulation 12, 776 (1955).

[741] —, J. A. Oates, P. Zaltzman, and S. Udenfriend: Serotonin synthesis in carcinoid patients. Its inhibition by α-methyl-dopa, with measurement of associated increases in urinary 5-hydroxytryptophan. New Engl. J. Med. 263, 585 (1960).

[742] —, L. L. Terry, and S. Udenfriend: Malignant carcinoid; a new metabolic disorder. Scientific exhibits. Arch. intern. Med. 99, 1009 (1957).

[743] —, and S. Udenfriend: Studies on indole metabolism in patients with malignant carcinoid (argentaffinoma). J. clin. Invest. 34, 914 (1955).

[744] —, H. Weissbach, L. L. Terry, and S. Udenfriend: Further observations on patients with malignant carcinoid. Amer. J. Med. 23, 5 (1957).

[745] —, H. Weissbach, and S. Udenfriend: Simple test for diagnosis of metastatic carcinoid (argentaffinoma). J. Amer. med. Ass. 159, 397 (1955).

[746] — —, and S. Udenfriend: A clinical, physiologic and biochemical study of patients with malignant carcinoid (argentaffinoma). Amer. J. Med. 20, 520 (1956).

[747] Sluis Veer, J. van der, J. C. Choufoer, A. Querido, R. O. van der Heul, C. F. Hollander, and T. G. van Rijssel: Metastasising islet-cell tumour of the pancreas associated with hypoglycemia and carcinoid syndrome. Lancet 1964 I, 1416.

[748] Sluiter, J. T.: De carcinoiden van de darm. Ned. T. Geneesk. 102, 1550 (1958).

[749] Smith, A. N., R. M. Preshaw, and W. Sircus: Clinical features in patients with the carcinoid syndrome. Gastroenterology 48, 738 (1965).

[750] —, and M. Ridgway: The use of telemetering capsules in disorders of the alimentary tract. Gut 3, 366 (1962).

[751] — Discussion on argentaffinoma. Proc. roy. Soc. Med. 50, 445 (1957).

[752] — Carcinoid tumors. Proc. roy. Soc. Med. 52, 24 (1959).

[753] —, L. M. Nyhus, C. E. Dalgliesh, R. W. Dutton, B. Lennox, and P. S. Macfarlane: Further observations on the endocrine aspects of argentaffinoma. Scot. med. J. 2, 24 (1957).

[754] Snow, P. J. D., J. E. Lennard-Jones, G. Curzon, and R. S. Stacey: Humoral effects of metastasizing carcinoid tumours. Lancet 1955 II, 1004.

[755] Socha, P.: Zur Frage infiltrierender Appendix-Karzinoide mit Harnblasenbeteiligung. Zbl. Chir. 86, 1179 (1961).

[756] Southwell, N., J. D. Williams, and J. MacKenzie: Methysergide. In the prophylaxis of migraine. Lancet 1964 I, 523.

[757] Spain, D. M.: Association of gastrointestinal carcinoid tumor with cardiovascular abnormalities. Amer. J. Med. 19, 366 (1955).

[758] — The behaviour of carcinoid tumors of the intestinal tract. Amer. J. Gastroent. 26, 168 (1956).

[759] Sparks, C. H., and T. L. Tombridge: 5-hydroxytryptamine (serotonin) and its relationship to the carcinoid-cardiovascular syndrome and Rendu-Osler-Weber's syndrome. J. thorac. Surg. 33, 401 (1957).

[760] Sparwasser, H.: Zur Klinik des Dünndarmkarzinoids. Zbl. Chir. 87, 108 (1962).

[761] Spector, S., D. Prockop, P. A. Shore, and B. B. Brodie: Effekt of iproniazid on brain levels of norepinephrine and serotonin. Science 127, 704 (1958).

[762] Sperling, E.: Beitrag zur Therapie des Bronchusadenoms. Chirurg 32, 273 (1961).

[763] Spies, T. D., and R. E. Stone: Effect of serotonin on blood pressure and lack of effect of antimetabolite. J. Amer. med. Ass. 150, 1599 (1952).

[764] Stacey, R. S.: Argentaffin carcinoma. Lancet 1955 II, 1091.

[765] — Malignant carcinoid tumors. Proc. roy. Soc. Med. 50, 40 (1957).

[766] — Uptake of 5-hydroxytryptamine by platelets. Brit. J. Pharmacol. 16, 284 (1961).

[767] Stadler, L.: Das Carcinoid des Bronchialbaumes. Z. klin. Med. 146, 338 (1950).

[768] Standeven, A.: Metastases of carcinoid tumors. Postgrad. Med. 33, 175 (1957).

[769] Stanford, W. R., J. E. Davis, J. U. Gunter, and S. G. Hobart jr.: Bronchial adenoma (carcinoid type) with solitary metastasis and associated functioning carcinoid syndrome. Sth. med. J. (Bgham, Ala.) 51, 449 (1958).

[770] Stanley, W. J.: Humoral effects of metastasizing carcinoid tumor. Postgrad. Med. 34, 643 (1958).

[771] Steger, C.: Contributo sperimentale alla conoscenza dei rapporti esistenti tra carcinoidi intestinali e lesioni del cuore destro. Arch. ital. Chir. 84, 202 (1958).

[772] —, u. A. Sarra: Zur Entstehung der beim metastasierenden Dünndarm-karzinoid beobachteten Klappenveränderungen des rechten Herzens. Helv. chir. Acta 27, 15 (1960).

[773] Steim, H., H. Reindell, J. Emmrich und R. Bilger: Die Diagnostik und Pathophysiologie der Pulmonalstenose mit intaktem Septum. Münch. med. Wschr. 101, 1033 (1959).

[774] Steiner, L., u. H. Voerner: Angiomatosis miliaris. „Eine idiopathische Gefäßerkrankung". Dtsch. Arch. klin. Med. 96, 105 (1909).

[775] Stern, P., u. E. G. Nikulin: 5-Hydroxytryptamin und Histamin im Entzündungsprozeß. Int. Arch. Allergy 16, 157 (1960).

[776] Stern, W.: Das maligne Karzinoid des Dünndarms; Ergebnisse der Untersuchungen aus den Jahren 1938 bis 1957. Wien. klin. Wschr. 108, 1019 (1958).

[777] Stewart-Hess, C. H.: A case of carcinoid tumour. Brit. med. J. 1957 II, 276.

[778] Stewart, M. J., R. A. Willis, and G. S. W. de Saram: Argentaffine carcinoma (carciniod tumour) arising in ovarian teratomas; a report of two cases. J. Path. Bact. 49, 207 (1939).

[779] Stiefel, E.: El carcinoide del tracto gastrointestinale y el sindrome del carcinoide. Rev. esp. Enferm. Apar. dig. 17, 517 (1958).

[780] Stoll, W. A.: Lysergsäure-Diethylamid, ein Phantasticum aus der Mutterkorngruppe. Schweiz. Arch. Neurol. 60, 279 (1947).

[781] Stout, A. P.: Cellular origin of bronchial adenoma. Arch. Path. 35, 803 (1943).

[782] Studnitz, W. v.: On the excretion of 3-methoxy-4-hydroxymandelic acid in patients with serotonin producing tumours. Scand. J. clin. Lab. Invest. 11, 309 (1959).

[783] Sturm, A.: Die Bestimmung des Serotonins im Serum mit Hilfe der Hochspannungselektrophorese. Klin. Wschr. 39, 365 (1961).

[784] Sullenberger, J. W., W. T. Weaver, J. I. Fabrikant, and W. G. Anlyan: A study on the pressor effects of serotonin and its possible role in massive thromboembolism. Surg. Forum 9, 127 (1958).

[785] Sullivan, T. J.: Effect of antibiotics on the 5-hydroxytryptamine content of the small intestine an other organs in rats and mice. Brit. J. Pharmacol. 16, 90 (1961).

[786] Sulser, F., and B. B. Brodie: Is reserpine tranquilization linked to change in brain serotonin or brain norepinephrine? Science 131, 1440 (1960).

[787] Supek, Z., and S. Milkovic: Quantitative biological determination of 5-hydroxytryptamine. Experientia (Basel) 12, 71 (1956).

[788] Supik, W. J.: Carcinoid; report of three cases. Maryland med. J. 6, 402 (1957).

[789] Tashian, R. E.: Effect of phenylalanine metabolites on urinary excretion of indole-3-acetic acid and 5-hydroxyindole-3-acetic acid in man. Proc. Soc. exp. Biol. (N. Y.) 103, 407 (1960).

[790] Teichmann, W., u. G. Schmidt: Nochmals zum Nachweis von 5-Hydroxy-indolessigsäure — zugleich einige Bemerkungen zu der Veröffentlichung „Über einen einfachen Test für die Diagnose von Karzinommetastasen". Z. ges. inn. Med. 12, 327 (1957).

[791] Telford, J. M., and G. B. West: The effects of corticosteroids and related compounds on the histamine and 5-hydroxytryptamine content of rat tissues. Brit. J. Pharmacol. 15, 532 (1960).

[792] Temme, N.: Zur Frage der histochemischen Identität der Carcinoidtumoren. Klin. Wschr. 36, 876 (1958).

[793] — Das Bronchuscarcinoid in seinen morphologischen und histochemischen Beziehungen zum Carcinoidproblem. Inaug.-Diss., München 1958.

[794] Thomas, J. F., M. B. Dockerty, and J. M. Waugh: Cancer (Philad.) 1, 564 (1948).

[795] Thorbjarnarson, B., and F. Glenn: Carcinoma of the gallbladder. Cancer (Philad.) 12, 1009 (1959).

[796] Thorson, A.: Hemodynamic changes during flush in carcinoidosis; the carcinoid syndrome. Amer. Heart J. 52, 444 (1956).

[797] — Studies on carcinoid disease. Acta med. scand. 161 (Suppl. 334) 1 (1958).

[798] —, G. Biörck, G. Biörkmann, and J. Waldenström: Malignant carcinoid of the small intestine with metastases of the liver, valvular disease of the right side of the heart (pulmonary stenoses and tricuspid regurgitation without septal defects), peripheral vasomotor symptoms, broncho-constriction and an unusual type of cyanosis. Amer. Heart J. 47, 795 (1954).

[799] —, A. Hanson, B. Pernow, N. Söderström, J. Waldenström, S. Winblad, and H. B. Wulff: Carcinoid tumour within an ovarian teratoma in a patient with the carcinoid syndrome (carcinoidosis); clinical picture and metabolic studies before and after total resection of tumor. Acta med. scand. 161, 495 (1958).

[800] Tickner, A.: Inhibition of amine oxidase by antihistamine compounds and related drugs. Brit. J. Pharmacol. 6, 606 (1951).

[801] Titus, E., and S. Udenfriend: Metabolism of 5-hydroxytryptamine (serotonin). Fed. Proc. 13, 411 (1954).

[802] Tomczyk, L.: Przypadek rakowiaka wyrostka rabaczkowego. Pol. Przegl. chir. 28, 1065 (1956).

[803] Torvik, A.: Carcinoid syndrome in a primary tumour of the ovary. Acta path. microbiol. scand. 48, 81 (1960).

[804] Traissac, F. J., H. Leger, J. Dabadie et L. Sehabiague: Carcinoide du grêle avec métastases hépatiques et rétrécissement pulmonaire. Arch. Mal. Appar. dig. 47, 1082 (1958).

[*805*] Tu, J.-B., and H. Zellweger: Blood-serotonin deficiency in Down's syndrome. Lancet **1965 II**, 715.

[*806*] Tucker, R. B. K., and R. E. Yodaiken: A malignant bronchial adenoma presenting as a carcinoid syndrome. S. Afr. med. J. **37**, 555 (1963).

[*807*] Twarog, B. M., and I. H. Page: Serotonin content of some mammalian tissues and urine and a method for its determination. Amer. J. Physiol. **175**, 157 (1953).

[*808*] Udenfriend, S., D. F. Bogdanski, and H. Weissbach: Fluorescence characteristics of 5-hydroxytryptamine (serotonin). Science **122**, 972 (1955).

[*809*] —, E. Titus, and H. Weissbach: The identification of 5-Hydroxy-3-indoleacetic acid in normal urine and a method for its assay. J. biol. Chem. **216**, 499 (1955).

[*810*] — — —, and R. E. Peterson: Biogenesis and metabolism of 5-hydroxy-indole compounds. J. biol. Chem. **219**, 335 (1956).

[*811*] —, H. Weissbach, and C. T. Clark: The estimation of 5-hydroxytryptamine (serotonin) in biological tissues. J. biol. Chem. **215**, 337 (1955).

[*812*] — —, and A. Sjoerdsma: Studies on tryptophan and serotonin in patients with malignant carcinoid. Science **123**, 669 (1956).

[*813*] Unghvary, L., M. Hovanyi, F. Gorgenyi und F. Farkas: Wirkung des Serotonin-Antagonisten Deseril (1-Methyllysergsäurebutanolamid) auf das Niveau des Gesamtkatecholamins des Vollblutes und seine Rolle beim Karzinoid-Syndrom (Cassidy-Scholte). Z. Kreisl.-Forsch. **52**, 1125 (1963).

[*814*] Vajda, D., u. R. Zulik: Magenkarzinoid. Fortschr. Röntgenstr. **96**, 566 (1962).

[*815*] Vaeth, J. M., R. E. Rousseau, and T. R. Purcell: Radiation response of carcinoid of the rectum. Amer. J. Roentgenol. **88**, 967 (1962).

[*816*] Veerdonk, F. C. G. van de: Serotonin, a melanocyte-stimulating component in the dorsal skin secretion of Xenopus laevis. Nature (Lond.) **187**, 948 (1960).

[*817*] Verdesca, A. S., C. D. Westermann, R. S. Crampton, W. C. Black, R. I. Nedeljkovic, and J. G. Hilton: Direct adrenocortical stimulatory effect of serotonin. Amer. J. Physiol. **201**, 1065 (1961).

[*818*] Verity, M. A., S. M. Mellinkoff, M. Frankland, and M. Greipel: Serotonin content and argentaffin and paneth cell changes in ulcerarive colitis. Gastroenterology **43**, 24 (1962).

[*819*] Verley, J. M.: Les tumeurs carcinoides bronchiques et digestives de l'homme. Z. Kreisl.-Forsch. **66**, 503 (1965).

[*820*] Vialli, M.: Considerazioni su alcuni problemi ancora aperti nello studio delle cellule enterocromaffini. Istituto Lombardo (Rend. Sc.) **97**, 267 (1963).

[*821*] Virtama, P., and E. Jänkälä: Pulmonary arterial response to serotonin and reserpine as visualized by pulmonary arteriography in the rabbit. Angiology **11**, 77 (1961).

[*822*] Vogel, F.: Argentaffinoma of the sigmoid; case report. Gastroenterologia (Basel) **89**, 47 (1958).

[*823*] Vogel, M. D.: Clinics on endocrine and metabolic diseases. 5. acute Cushing's syndrome associated with bronchogenic carcinoma. Proc. Mayo Clin. **36**, 387 (1961).

[*824*] Vogt, W.: Identifizierung von Substanz DS mit 5-Oxytryptamin. Arch. exp. Path. **222**, 427 (1954).

[825] WAALKES, T. P.: The determination of serotonin (5-hydroxytryptamine) in human blood. J. Lab. clin. Med. **53**, 824 (1959).
[826] —, H. COBURN: Studies on the relationship of the release of serotonin and histamine, by chemical means ,to anaphylaxis in the rabbit. J. Allergy **31**, 395 (1960).
[827] — —, and L. L. TERRY: The effect of reserpine on histamine and serotonin. J. Allergy **30**, 408 (1959).
[828] —, A. SJOERDSMA, C. R. CREVELING, H. WEISSBACH, and S. UDENFRIEND: Serotonin, norepinephrine, and related compounds in bananas. Science **127**, 648 (1958).
[829] —, H. WEISSBACH, J. BOZICEVICH, and S. UDENFRIEND: Serotonin and histamine release during anaphylaxis in the rabbit. J. clin. Invest. **36**, 1115 (1957).
[830] WALDENSTRÖM, J.: Diagnosis and pathology of carcinoidosis. Gastroenterologia (Basel) **86**, 451 (1956).
[831] — Symptomes et diagnostic de la tumeur argentaffine maligne (carcinoidose). Brux.-méd. **37**, 1183 (1957).
[832] — Clinical picture of carcinoidosis. Gastroenterology **35**, 565 (1958).
[833] — Karzinoidose. 20. Tagung der Deutschen Ges. f. Verdau- u. Stoffwechselkr., Kassel 14.—17. 10. 1959.
[834] —, and E. LJUNGBERG: Carcinoidtumörer och vasomotorik. Svenska Läk.-Tidn. **50**, 690 (1953).
[835] — — Studies on the functional circulatory influence from metastasizing carcinoid (argentaffine, enterochromaffine) tumors and their possible relation to enteramine production. I. Symptoms of carcinoidosis. Acta med. scand. **152**, 293 (1955).
[836] — — dasselbe. II. The chemistry of carcinoid tumors. Acta med. scand. **152**, 311 (1955).
[837] —, B. PERNOW, and H. SILVER: Case of metastasizing carcinoma (argentaffinoma?) of unknown origin showing peculiar red flushing and increased amounts of histamine and 5-hydroxy-tryptamine in blood and urine. Acta med. scand. **156**, 73 (1956).
[838] WALDMANN, E. B., W. J. MARTIN, and D. O. FERRIS: Carcinoid tumours of the small intestine: possible confusion of their manifestations with primary pancreatic or hepatic disease. Proc. Mayo Clin. **30**, 127 (1955).
[839] WALKER, J.: Metastasizing argentaffinoma from the dermatologist's point of view. S. Afr. med. J. **31**, 1271 (1957).
[840] WARNER, R. R. P., P. A. KIRSCHNER, and G. M. WARNER: Serotonin production by bronchial adenomas without the carcinoid syndrome. J. Amer. med. Ass. **178**, 1175 (1961).
[841] —, and A. L. SOUTHREN: Carcinoid syndrome produced by metastasizing bronchial adenoma. Amer. J. Med. **24**, 903 (1958).
[842] WEBSTER, R., and A. WILLIAMS: Notes on argentaffin (carcinoid) tumours: three examples in childhood. Med. J. Aust. **43 II**, 553 (1956).
[843] WEEL, M. W. VAN: Carcinoid tumour of the ampulla of vater. Arch. chir. neerl. **14**, 15 (1962).
[844] WEICHSELBAUMER, W.: Das Karzinoid des Bronchialbaumes. Krebsarzt **19**, 332 (1964).
[845] WEISBERG, H. F., and G. L. SCHAEFER: Possible relationship between carcinoid and the hyperglycemic-glycogenolytic factor. (HGF). Amer. J. clin. Path. **22**, 1169 (1952).

[846] WEISE, H. J., and G. WIEGANDT: Über eine Sonderform des metastasierenden Karzinoids in Kombination mit exzessiver isolierter Glyzinurie.
Med. Klin. **58**, 1461 (1963).
[847] WEITZEL, G., U. ROESTER, E. BUDDECKE und F.-J. STRECKER: Zinkgehalt
und blutzuckersteigernde Wirkung von Organextrakten. Hoppe-
Seylers Z. physiol. Chem. **303**, 161 (1956).
[848] WELCKER, E. R.: Dünndarmkarzinoid — Mohnwurstileus — Darmbrand —
Mesenteriallymphknotenhyperplasie. Zbl. Chir. **83**, 27 (1958).
[849] WENGEN, H. C. A.: Beitrag zur Kenntnis der Appendixkarzinoide. Klin.
Wschr. **20**, 316 (1941).
[850] WENGER, R., H. MÖSSLACHER und H. DITTRICH: Ein Fall von Endokard-
fibrosierung bei Karzinoidsyndrom. Z. Kreisl.-Forsch. **54**, 123 (1965).
[851] WESTERMANN, E.: Über die Wirkung von 5-Hydroxytryptamin (Serotonin)
auf die Atmung. Naunyn Schmiedebergs Arch. exp. Path. Pharmak. **233**,
518 (1958).
[852] WHITTAKER, V. P.: Sub-cellular distribution of 5-hydroxytryptamine in
Guinea pig brain. Nature (Lond.) **195**, 1100 (1962).
[853] WILKINS, R. W.: Serotonin, antiserotonins and hypertension. New Engl. J.
Med. **255**, 115 (1956).
[854] —, and W. HOLLANDER: Serotonin and antiserotonins; II. Clinical studies,
especially in essential hypertension with the benzyl analog of serotonin
(BAS). Circulation **116**, 256 (1957).
[855] WILLIAMS, E. D., and J. G. AZZOPARDI: Tumors of the lung and the carcinoid
syndrome. Thorax **15**, 30 (1960).
[856] —, and L. R. CELESTIN: The association of bronchial carcinoid and pluri-
glandular adenomatosis. Thorax **17**, 120 (1962).
[857] —, and M. SANDLER: The classification of carcinoid tumours. Lancet **1963 I**,
238.
[858] WILLIAMS, R.: A metastasizing carcinoid tumor with unusual features. Brit.
med. J. **1960 I**, 28.
[859] WILLOX, S. W.: Carcinoid tumours of the appendix in childhood. Brit. J.
Surg. **51**, 110 (1964).
[860] WILSON, H., and V. D. BUTTERICK jr.: Massive liver resection for control of
severe vasomotor reactions secondary to malignant carcinoid. Ann. Surg.
149, 641 (1959).
[861] —, and E. H. STORER: Malignant carcinoid syndrome. Arch. Surg. **79**, 917
(1959).
[862] WOLFE, H. R. I.: Carcinoid tumours. Diskussion zu A. N. SMITH. Proc. roy.
Soc. Med. **52**, 24 (1959).
[863] WOLFE, S. A.: Metastatic carcinoid tumour of the ovary. Amer. J. Obstet.
70, 563 (1955).
[864] WOLFE, H. R. I., A. DAVIES, A. P. MATHIAS, and M. SCHACHTER: Metastatic
argentaffinoma secreting 5-hydroxytryptamine in a patient with a patent
foramen ovale. Brit. J. **1960 I**, 925.
[865] WOOLEY, D. W.: Tranquilizing and antiserotonin activity of nicotinamid.
Science. **128**, 1277 (1958).
[866] —, and N. K. CAMPBELL: Serotonin-like and antiserotonin properties of
psilocybin and psilocin. Science **136**, 777 (1962).
[867] —, and P. M. EDELMAN: Displacement of serotonin from tissues by a
specific antimetabolite. Science **127**, 281 (1958).
[868] —, and E. SHAW: Some neurophysiological aspects of serotonin. Brit. med.
J. **1954 II**, 122.

[*869*] —, and E. N. SHAW: Antiserotonins in hypertension and the antimetabolite approach to chemotherapy. Science. **124**, 34 (1956).

[*870*] WUHRMANN, F.: Helv. med. Acta **24**, 256 (1957).

[*871*] WUKETICH, ST., u. H. BERNHEIMER: Bronchiales Karzinoid mit Myokardmetastasen und endo-myo-perikardialer Fibrose. Wien. klin. Wschr. **76**, 25 (1964).

[*872*] ZARAFONETIS, C. J. D., and J. P. KALAS: Serotonin, catechol amines and amino oxidase activity in the venoms of certain reptiles. Amer. J. med. Sci. **240**, 764 (1960).

[*873*] — — Serotonin degradation by ceruloplasmin and its inhibition by isoniazid and iproniazid. Amer. J. med. Sci. **239**, 203 (1960).

[*874*] —, S. H. LORBER, and S. M. HANSON: Association of functioning carcinoid syndrome and scleroderma. I. Case report. Amer. J. med. Sci. **236**, 1 (1958).

[*875*] ZBINDEN, G., A. PLETSCHER und A. STUDER: Regionäre Unterschiede der Reserpinwirkung auf enterochromaffine Zellen und 5-Hydroxytryptamin-Gehalt im Magendarmtrakt. Schweiz. med. Wschr. **87**, 629 (1957).

[*876*] ZEH, E.: Die Endokardfibroelastose. Dtsch. med. Wschr. **85**, 34 (1960).

[*877*] ZEITLHOFER, J., u. K. FORMANEK: Beitrag zum sogenannten Carcinoid-Syndrom. Zbl. allg. Path. path. Anat. **99**, 306 (1959).

[*878*] ZELICKSON, A. S.: Cutaneous manifestations of the carcinoid syndrome. Minn. Med. **40**, 771 (1957).

[*879*] ZIEGAN, J.: Karzinoid der Zunge. Zbl. allg. Path. path. Anat. **103**, 115 (1962).

[*880*] ZILBERSTEIN, R. M.: Effects of reserpine, serotonin and vasopression on the survival of coldstressed rats. Nature (Lond.) **185**, 249 (1960).

[*881*] ZYLKA, W., u. T. KÖHLER: Anwendung verschiedener Methoden zum quantitativen Nachweis von 5-Hydroxytryptamin und 5-Hydroxyindolessigsäure bei einem Fall von metastasierendem Dünndarm-Karzinoid. Klin. Wschr. **35**, 622 (1957).

[*882*] — — und W. ACHENBACH: Laboratoriumsdiagnostik beim Carcinoidsyndrom. Verh. dtsch. Ges. inn. Med. **63**, 570 (1957).

Nachtrag

[*883*] BAYER, O., D. KOLMAR und CH. DOUKAS: Zur Genese der Herzklappenveränderungen beim Karzinoidsyndrom. Dtsch. med. Wschr. **91**, 1217 (1966).

[*884*] KELLERHOFF, H., H. HENNING und J. RUCKES: Primäres Ovarialkarzinoid, kasuistischer Beitrag. Med. klin. **61**, 1252 (1966).

[*885*] WERLE, E., I. TRAUTSCHOLD und H. SCHIEVELBEIN: Carcinoid und Kallikrein-Kininsystem. Klin. Wschr. **44**, 656 (1966).